utb 5847

utb.

AF831819

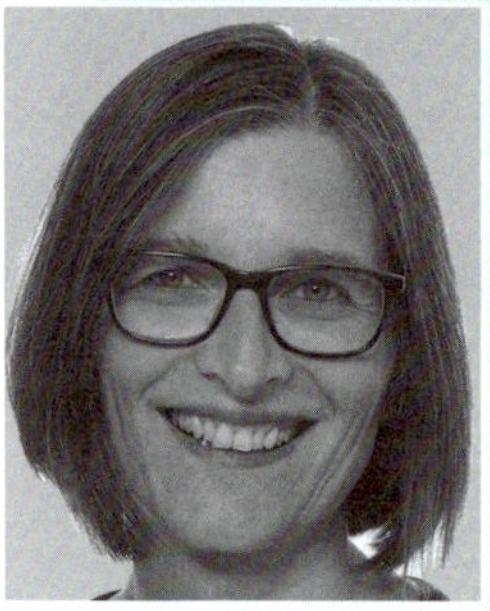 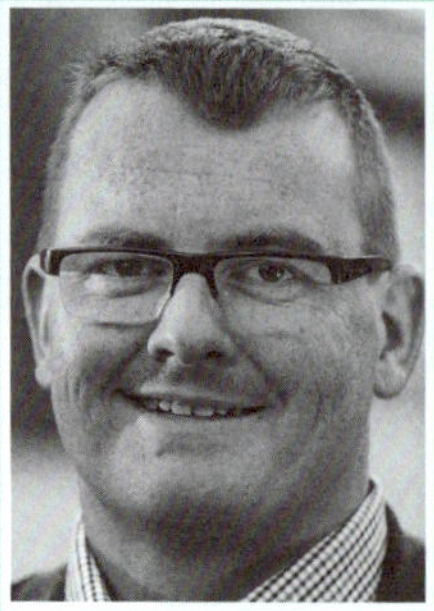 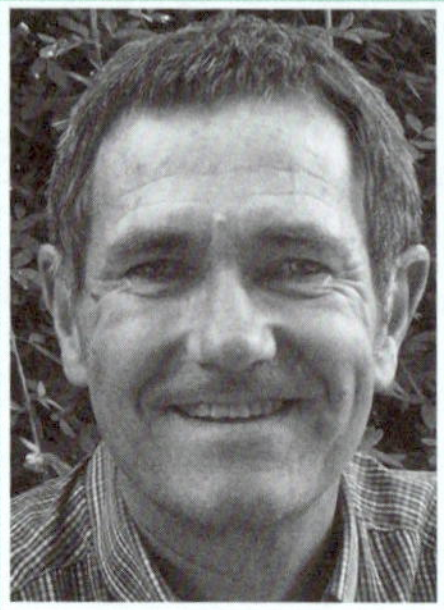 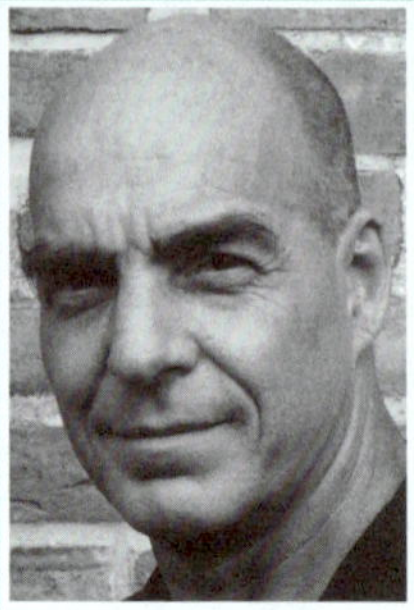

Prof. Dr. phil. Jeannette Bischkopf ist Diplom-Psychologin, sie vertritt an der Fachhochschule Kiel die Lehrgebiete Psychologie und Gruppendynamik.

Prof. Dr. phil. Christoph Walther ist Diplom-Sozialpädagoge und Professor für Soziale Arbeit an der Technischen Hochschule Nürnberg.

Prof. Dr. phil. Daniel Deimel, Sozialarbeiter, M.Sc., Suchttherapeut, Supervisor, vertritt die Klinische Sozialarbeit an der Katholischen Hochschule Nordrhein-Westfalen, Abteilung Aachen.

Prof. Dr. med. Ralf-Bruno Zimmermann ist Facharzt für Psychiatrie und Professor für Sozialpsychiatrische und Sozialmedizinische Grundlagenan der Katholischen Hochschule f Sozialwesen Berlin.

Soziale Arbeit in der Psychiatrie. Lehrbuch

Jeannette Bischkopf, Daniel Deimel, Christoph Walther, Ralf-Bruno Zimmermann (Hg.)

Mitarbeit

*Dagmar Brosey
Dario Deloie
Stephan Dettmers
Anja Dieterich
Ilse Eichenbrenner
Wilfried Görgen
Lisa Große
Uta Gühne
Gernot Hahn
Sabrina Hancken
Johannes Jungbauer
Yvonne Kahl
Carmen Kaminsky
Christine Kröger
Katrin Liel
Reinhard Lütjen
Olaf Neumann
Margret Osterfeld
Dirk Richter
Ilja Ruhl
Viviana Schulz
Jörg Utschakowski*

Psychiatrie Verlag

Jeannette Bischkopf, Daniel Deimel,
Christoph Walther, Ralf-Bruno Zimmermann (Hg.)
Soziale Arbeit in der Psychiatrie. Lehrbuch
1. Auflage 2023

Bibliografische Information der Deutschen Nationalbibliothek
Die Deutsche Nationalbibliothek verzeichnet diese Publikation
in der Deutschen Nationalbibliografie;
detaillierte bibliografische Daten sind im Internet über
http://dnb.d-nb.de abrufbar.

Umschlagkonzeption: Atelier Reichert, Stuttgart
unter Verwendung eines Fotos von Godruma / shutterstock.com
Typografiekonzeption und Satz: Iga Bielejec
Druck und Bindung: Plump Druck & Medien GmbH, Rheinbreitbach

utb-Band 5847
ISBN: 978-3-8252-5847-4
eISBN: 978-3-8385-5847-9

C Qualitätsentwicklung, Forschung und Selbstfürsorge

Alle Downloadmaterialien finden Sie auf
https://psychiatrie-verlag.de/product/soziale-arbeit-in-der-psychiatrie/
Den Zugangscode finden Sie auf Seite 66

Abkürzungsverzeichnis

AA = Anonyme Alkoholiker
ALG = Arbeitslosengeld
APK = Aktion Psychisch Kranke
APP = Ambulante Psychiatrische Pflege
ASD = Allgemeinen Sozialen Dienst
BAG = Bundesarbeitsgemeinschaft
BAMF = Bundesamt für Migration und Flüchtlinge
BApK = Bundesverband der Angehörigen psychisch Kranker
BBW = Berufsbildungswerk
BFW = Berufsförderungswerk
BGB = Bürgerliches Gesetzbuch
BPE = Bundesverband der PsychiatrieErfahrenen
BRD = Bundesrepublik Deutschland
BTZ = Berufstrainingszentrum
BVerfG = Bundesverfassungsgeriht
CRAFT = Community Reinforcement and Family Training
DBSH = Deutscher Berufsverband für Soziale Arbeit
DBT = DialektischBehaviorale Therapie
DDPP = Dachverband Deutschsprachiger PsychosenPsychotherapie
DGfB = Deutsche Gesellschaft für Beratung
DGPPN = Deutsche Gesellschaft für Psychiatrie und Psychotherapie, Psychosomatik und Nervenheilkunde
DGSA = Deutsch Gesellschaft für Soziale Arbeit
DGSP = Deutsche Gesellschaft für Soziale Psychiatrie
DHS = Deutsche Hauptstelle für Suchtfragen
DIMDI = Deutsches Institut für Medizinische Dokumentation und Information
DIN = Deutsches Institut für Normung
DSM = Diagnostic and Statistical Manual of Mental Disorders
DV = Deutscher Verein für öffentliche und private Fürsorge
EFQM = European Foundation for Quality Management
EN = Europäische Norm
EX-IN = Experienced Involvement
FamFG = Gesetz über das Verfahren in Familiensachen und in den Angelegenheiten der freiwilligen Gerichtsbarkeit
GAF = Global Assessment of Functioning
G-BA = Gemeinsamer Bundesausschuss (der Ärzte, Zahnärzte, Psychotherapeuten, Krankenhäuser und Krankenkassen in Deutschland)

GG = Grundgesetz
GPV = Gemeindepsychiatrischen Verbund
IC = InklusionsChart
ICD = International Classification of Diseases
ICF = International Classification of Functioning, Disability and Health
IFD = Integrationsfachdienst
IFSW = International Federation of Social Work
Igsp = Institut für Gesundheitsforschung und Soziale Psychiatrie
ISO = Internationale Organisation für Normung
KiGGS = (Langzeit)Studie zur Gesundheit von Kindern und Jugendlichen in Deutschland
LTA = Leistungen zur Teilhabe am Arbeitsleben
LVR = Landschaftsverband Rheinland
LWL = Landschaftsverband WestfalenLippe
MDK = Medizinischen Dienst der Krankenkassen
MMSE = Mini Mental State Examination
NASW = (American) National Association of Social Workers
NetzG = Bundesnetzwerk Selbsthilfe seelische Gesundheit
ObLG = Oberlandesgericht
pAp = persönlichen Ansprechpartner
PDCA = Plan, Do, Check, Act
PIA = Psychiatrische Institutsambulanz
PPP-RL = Richtlinie zur Personalausstattung in psychiatrischen und psychosomatischen stationären Einrichtungen
PREDI = Psychosoziales ressourcenorientiertes Diagnostikinstrument
PSAG = Psychosoziale Arbeitsgemeinschaft
Psych(H)KG = PsychischKranken(Hilfe-)Gesetz (der Länder)
PsychThG = Gesetz über die Berufe des Psychologischen Psychotherapeuten und des Kinder und Jugendlichenpsychotherapeuten
PTBS = Posttraumatische Belastungsstörung
RCT = Randomized Controlled Trial
Reha = Rehabilitation
RPK = Rehabilitationseinrichtungen für psychisch kranke und behinderte Menschen
SGB = Sozialgesetzbuch
SpDi = Sozialpsychiatrischer Dienst
StGB = Strafgesetzbuch
SWOT = Strengths, Weaknesses, Opportunities, Threats

TWG = Therapeutischen Wohngemeinschaft
TzBfG = Teilzeit und Befristungsgesetz
UB = Unterstützte Beschäftigung
UBG = Unterbringungsgesetz
UN-BRK = UNBehindertenrechtskonvention
ÜWH = Übergangswohnheim
VHS = Volkshochschule
WfbM = Werkstatt für behinderte Menschen
WHO = Weltgesundheitsorganisation
WVO = Werkstättenverordnung
ZEKO = Zentrale Ethikkommission bei der Bundesärztekammer
ZKS = Zentralstelle für Klinische Sozialarbeit

Vorwort

Sozialarbeiter*innen sind eine unverzichtbare und anerkannte Berufsgruppe in der psychiatrischen Versorgung geworden. Mittlerweile tragen sie durch den diagnostisch fundierten Einsatz sozialer Interventionen ganz wesentlich dazu bei, die Beschwerden psychisch kranker Menschen und ihrer Angehörigen zu lindern oder zu beseitigen, ihre Verschlimmerung zu verhindern, die Lebensqualität der Betroffenen zu verbessern sowie deren Partizipation und gesellschaftliche Teilhabe zu ermöglichen. Deshalb formuliert die Klinische Sozialarbeit konsequenterweise die Forderung, Soziale Arbeit in diesem Kontext als Heilberuf mit einem sozialtherapeutischen Behandlungszugang anzuerkennen. Außerdem ist uns ein großes Anliegen, dass das Lehrbuch Sozialarbeiter*innen in einem interprofessionellen Diskurs unterstützt, ihre Perspektive in interdisziplinären Teams einzubringen und zu vertreten.

Dieses Lehrbuch bietet einen umfassenden Überblick über relevantes Wissen für das Arbeitsfeld Psychiatrie für alle Bachelor- und Masterstudierenden in Studiengängen der Sozialen Arbeit. Es kann als theoretische und methodische Grundlage zur Seminar- und Prüfungsvorbereitung dienen und als Begleiter in Praktika, Anerkennungsjahr und Beruf. Auch Sozialarbeiter*innen in allen anderen Arbeitsfeldern, in denen psychiatrische Frage- und Problemstellungen immer wieder eine Rolle spielen, können von dem hier vermittelten Wissen profitieren.

Psychiatrie wird von uns konsequent als Sozialpsychiatrie verstanden, auch wenn noch nicht überall der klare Fokus auf die sozialen Ursachen und Folgen psychischer Erkrankung gelegt wird.

Alle Autor*innen orientieren sich am Alltag und an der Lebenswelt der Betroffenen und zeigen multiperspektivische Konzepte und Methoden auf, wie Impulse gegeben, Entwicklungen angestoßen, Stabilisierungen erreicht und Veränderungen eingeleitet werden können.

Das Buch gliedert sich in drei Teile:

Teil A behandelt die theoretischen, geschichtlichen, medizinischen, institutionsbezogenen, rechtlichen und ethischen Grundlagen Sozialer Arbeit im Arbeitsfeld Psychiatrie.

Teil B beschreibt vielfältige psychosoziale Interventionsmöglichkeiten, deren Grundhaltung und Einbettung in einen personalen Beziehungskontext sowie die dazugehörige psychosoziale Diagnostik, Netzwerkarbeit, Hilfeplanung und Aspekte der interdisziplinären Zusammenarbeit.
Teil C bietet einen Einblick in die Möglichkeiten und die Notwendigkeit eines Selbstverständnisses Sozialer Arbeit als forschende Disziplin, die sich auch Fragen der Evidenzbasierung ihrer Interventionen stellt und der Qualitätssicherung.

Für alle Kapitel gilt, dass sie eine Einführung bieten und einen Überblick vermitteln, den die Leser*innen nach eigenem Interesse vertiefen können – und auch sollten. Wir geben am Ende jedes Kapitels Hinweise auf Internetseiten und weiterführende Literatur; Fragen und Übungen fordern darüber hinaus dazu auf, das Gelesene selbstständig anzuwenden und zu vertiefen. Auch ein umfangreicher Downloadbereich mit (fast) allen Abbildungen des Buches, mit ergänzenden Materialien zu den einzelnen Kapiteln sowie einem Leitfaden und einem Video zur systematischen Literaturrecherche für Seminar-, Haus-, Bachelor- und Masterarbeiten steht zur Verfügung. Die Vertiefungsmöglichkeiten sind mit Signets gekennzeichnet:

- steht für den Downloadbereich,
- für die Literaturhinweise,
- ••• für Internetquellen und
- für Filmmaterial.

Für die Neuausgabe wurden wir einerseits von den zahlreichen Rückmeldungen aus Lehre, Forschung und Praxis und andererseits von vielen neuen Entwicklungen in der Klinischen Sozialarbeit und der Sozialpsychiatrie inspiriert.

Die wesentliche konzeptionelle Änderung betrifft die »Lernfälle«, die nun nicht mehr im Lehrbuch enthalten sind, sie werden zeitnah in einem eigens konzipierten und eng mit dem Lehrbuch verschränkten Buch erscheinen. Damit erhält die Fallarbeit einen größeren Raum und kann durch weitere Texte gerahmt werden.

Als Themenfelder neu aufnehmen konnten wir die Folgen der Corona-Pandemie auf die Unterstützungsmöglichkeiten und -formen, die Auswirkung des reformierten SGB IX auf die Hilfeplanung, die Arbeit mit Angehörigen psychisch erkrankter Menschen, die Gruppenarbeit, die Möglichkeiten multiprofessioneller integrierter Versorgung und die Selbstfürsorge und Gesundheitsförderung. Auch die Vorbereitung eines Forschungsvorhabens wird neu thematisiert.

Wir Herausgeber*innen kommen aus der Sozialen Arbeit, der Psychologie und der Medizin. Uns vereinen der Rahmen einer lebensweltorientierten und teilhabeorientierten Sozialen Arbeit, die Erfahrung der Lehre im Studiengang Sozialer Arbeit und der Forschung an unterschiedlichen Hochschulen. In vielen Treffen, Telefonkonferenzen und E-Mails haben wir erfahren, wie wichtig, erkenntnisreich und kreativ der gemeinsame Austausch ist. Das Buch ist Ergebnis dieses Austausches und unterstreicht, dass Soziale Arbeit in der Psychiatrie Erkenntnisse und Handlungsweisen unterschiedlicher Disziplinen einbeziehen muss, von Perspektivenvielfalt lebt und auf umfangreiche theoretische und methodische Kompetenzen in diesem Arbeitsfeld zurückgreifen kann. Außerdem ermöglicht die Mitwirkung vieler Autor*innen einen je spezialisierten Blick auf bestimmte theoretische oder methodische Entwicklungen der Sozialen Arbeit in der Psychiatrie.

Unser besonderer Dank gilt der Lektorin Frau Karin Koch, die es mit Geschick, vielen Impulsen, Geduld und Hartnäckigkeit verstand, uns vier Herausgebende und die Autor*innen zusammenzubringen und das Gesamtprojekt stets im Blick zu behalten. Wir bedanken uns bei allen Autor*innen für die Zusammenarbeit und bei Studierenden für wertvolle Hinweise und Rückmeldungen. Wir hoffen, dass das Lehrbuch weiterhin in der Lehre sowohl für Lehrende als auch für Studierende ein wertvoller Begleiter ist und für die Praxis wichtige Impulse geben kann.

Jeannette Bischkopf, Daniel Deimel, Christoph Walther und Ralf-Bruno Zimmermann

Kiel, Aachen, Nürnberg und Berlin im September 2022

Soziale Arbeit in der Psychiatrie

Der erste Teil des Lehrbuches reflektiert die historischen und professionsbezogenen Entwicklungen der Sozialen Arbeit in der Psychiatrie. Es wird der Frage nachgegangen, wie die Soziale Arbeit ihren Platz in der Psychiatrie gefunden hat und welche theoretische und methodische Gestalt die Profession im Verlauf der vergangenen 100 Jahre angenommen hat. Es wird beschrieben, mit welchen Klient*innen Sozialarbeiter*innen in der Psychiatrie arbeiten und wie sie dort in die interdisziplinäre Zusammenarbeit eingebunden sind. Es wird auch die Etablierung der Klinischen Sozialarbeit als Fachsozialarbeit in den vergangenen gut 25 Jahren nachgezeichnet.

Anschließend werden die im engeren Sinne psychiatrisch-medizinischen Grundlagen erläutert und hinsichtlich ihrer Bedeutung für die Soziale Arbeit kritisch eingeordnet. Nach der Darstellung der Institutionen, Strukturmerkmale und Akteur*innen des psychosozialen Systems der Beratung, Behandlung und Begleitung psychisch erkrankter Menschen werden rechtliche und ethische Rahmungen sowie Herausforderungen der Sozialen Arbeit in der Psychiatrie referiert und analysiert.

Der erste Teil schließt mit einem Blick auf die Auswirkungen der Corona-Pandemie auf vulnerable Bevölkerungsgruppen einschließlich der psychisch erkrankten Menschen, die Inzidenz psychischer Erkrankungen und die psychiatrische Versorgung ab.

Lernziele dieses Kapitels sind:

- Grundlagenwissen über die Theorien, Konzepte und Methoden der Sozialen Arbeit in der Psychiatrie zu erwerben,
- die Fundierung der Klinischen Sozialarbeit in der Psychiatrie hinsichtlich ihrer Herkunft, theoretischen Basierung und der methodischen Ansätze nachvollziehen zu können,

- die Wissensbestände der medizinischen Psychiatrie, insbesondere der Diagnostik, der Krankheitslehre und der Psychopharmakabehandlung für die Soziale Arbeit mit den Klient*innen kritisch zu reflektieren und in der interdisziplinären Zusammenarbeit zu nutzen,
- einen Überblick über Aufbau, Funktionsweisen und Finanzierungsbedingungen der aktuellen Versorgungsstrukturen der Sozialpsychiatrie in Deutschland zu bekommen und deren Möglichkeiten und Begrenzungen zu sehen,
- die rechtlichen Rahmenbedingungen für die Soziale Arbeit in der Psychiatrie kennenzulernen und die daraus resultierenden besonderen Herausforderungen zu verstehen,
- ethische und moralische Herausforderungen in diesem besonderen Arbeitsfeld der Sozialen Arbeit zu erkennen und zu reflektieren,
- die Auswirkungen der Pandemie auf Inzidenz psychischer Erkrankungen, auf psychisch erkrankte Menschen sowie das Versorgungssystem erfassen und in die praktische Arbeit mit einzubeziehen,
- sich der eigenen professionsspezifischen Kompetenzen bewusst zu werden und diese in der interdisziplinären Zusammenarbeit in der Psychiatrie benennen und vertreten zu können.

Mit dem Überblick über die wesentlichen Grundlagen der Sozialen Arbeit in der Psychiatrie hoffen wir, Sozialarbeiter*innen den Einstieg in dieses komplexe, aber auch interessante Arbeitsfeld zu erleichtern. Es würde uns freuen, wenn es den Leser*innen nicht nur gelingt, sich zu orientieren, bedeutsame Entwicklungslinien und den Stand des Wissens und Könnens im Überblick kennenzulernen, sondern wenn sie sich eingeladen fühlten, sich weiter theoretisch und praktisch mit der Sozialen Arbeit in der Psychiatrie auseinanderzusetzen.

1 Soziale Arbeit und Psychiatrie

Christoph Walther

In diesem Kapitel informieren wir Sie über die Profession Soziale Arbeit und eines ihrer großen Arbeitsfelder. Sie lernen die wesentlichen Strukturmerkmale kennen und erfahren anhand historischer Meilensteine, wie sich die Soziale Arbeit in der Psychiatrie etabliert hat, was sie für die Klient*innen in der Psychiatrie tun kann und wie sich das Zusammenspiel mit den anderen Berufsgruppen gestaltet.
Schlagworte: **Doppeltes Mandat, Triple-Mandat, individuelle und strukturelle Ebene, Kooperation, Soziale Arbeit in der Psychiatrie**

1.1 Das Selbstverständnis Sozialer Arbeit

Im Juli 2014 hat der Weltverband der Sozialen Arbeit (International Federation of Social Work, IFSW) auf seiner Generalversammlung Soziale Arbeit neu definiert. Der Deutsche Berufsverband für Soziale Arbeit (DBSH 2014b) hat die Definition so übersetzt:

> *»Soziale Arbeit ist eine praxisorientierte Profession und eine wissenschaftliche Disziplin, deren Ziel die Förderung des sozialen Wandels, der sozialen Entwicklung und des sozialen Zusammenhalts sowie die Stärkung und Befreiung der Menschen ist. Die Prinzipien der sozialen Gerechtigkeit, die Menschenrechte, gemeinsame Verantwortung und die Achtung der Vielfalt bilden die Grundlagen der Sozialen Arbeit. Gestützt auf Theorien zur Sozialen Arbeit, auf Sozialwissenschaften, Geisteswissenschaften und indigenem Wissen werden bei der Sozialen Arbeit Menschen und Strukturen eingebunden, um existenzielle Herausforderungen zu bewältigen und das Wohlergehen zu verbessern.«*

Unter Sozialer Arbeit versteht man also zweierlei, einmal die Praxis in den verschiedenen Arbeitsfeldern und Einrichtungen, in denen Sozialarbeiter*innen tätig sind, und zum anderen eine wissenschaftliche Fachdisziplin. Im Mittelpunkt der Aktivitäten stehen Menschen, die in sozialen Problemlagen leben, die sich häufig in Wechselwirkung mit gesamtgesellschaftlichen Veränderungen entwickelt haben. Zurzeit erleben wir z. B. die sozialen Auswirkungen von Globalisierungs- und Deregulierungsprozessen, Staatsverschuldung, Digitalisierung, Arbeitsverdichtung, Klimakrise, Ressourcenraubbau, zunehmender Spaltung in Arm und Reich, von Migration und Pandemiegeschehen.

Soziale Arbeit fokussiert auf die soziale Dimension menschlicher Existenz, wenn in diesem Bereich Probleme oder Herausforderungen auftreten, bei denen sowohl die Unterstützung der betroffenen Menschen und ihres sozialen Umfelds als auch die Beeinflussung der gesellschaftlichen Strukturen notwendig werden. Ziel ist es dabei, die Handlungsfähigkeit und Teilhabechancen (»capabilities« entsprechend dem Capability Approach von Amartya Sen) der Einzelnen wiederherzustellen, zu sichern oder zu erweitern, damit ein möglichst autonomes, gesundes und zufriedenstellendes Leben gelingen kann.

Mit »sozial« sind alle relevanten Bezugsgrößen gemeint, die dem Menschen Teilhabe an der Gemeinschaft ermöglichen, in der er lebt.

In unserer Kultur wird Teilhabe vor allem durch materielle Absicherung, soziale Kontakte, Wohnmöglichkeit, Selbstversorgung, (Aus-)Bildungsgelegenheiten, Arbeit und Beschäftigung bzw. Tagesstruktur und kulturelle Zugangsmöglichkeiten gesichert. Diese Bezugsgrößen stehen in Wechselwirkung miteinander, so ist z. B. der Zugang zu Wohn- und Freizeitmöglichkeiten abhängig von dem verfügbaren Einkommen. In der Sozialwirtschaft wurde für die konkrete Teilhabesituation der Begriff der »Lebenslage« eines Menschen geprägt (Engels 2008).

Wenn psychische – und auch körperliche – Leiden sozial (mit-)verursacht sind oder einschneidende soziale Folgen haben, kümmert sich Soziale Arbeit um die soziale Situation der Betroffenen (»soziale Dimension menschlicher Existenz«), um in Absprache mit ihnen ihre Symptomlast zu reduzieren und ihre Lebensqualität zu verbessern. In den oben genannten Bezugsgrößen der sozialen Dimension können gravierende Problemstellungen bestehen, sie können aber auch wichtige Ressourcen zur Bewältigung oder Linderung dieser Leiden bzw. ihrer Auswirkungen offenlegen.

Zentrale Leitwerte sind soziale Gerechtigkeit, die Menschenrechte, die Achtung der Vielfalt wie auch der Autonomie der Einzelnen (vgl. DBSH 2014a,

S. 30 f.). Manchmal versucht Soziale Arbeit, die z. T. widerstreitenden Interessen der Gesellschaft und ihrer Mitglieder auszugleichen, manchmal ergreift sie auch einseitig Partei für ihre Klient*innen. Soziale Arbeit leistet damit einen wesentlichen Beitrag zur sozialen Funktionsfähigkeit einer Gesellschaft. Indem sie mithilft, das gesellschaftlich anerkannte Mindestmaß an sozialer Verteilungsgerechtigkeit zu garantieren oder die Legitimation der Höhe dieses »Mindestmaßes« zu diskutieren, trägt sie maßgeblich dazu bei, den sozialen Frieden zu wahren bzw. neu zu justieren (siehe z. B. Arbeiten von Addams 1907; Staub-Bernasconi 2017, S. 49–95). Beispielsweise betreuen Sozialarbeiter*innen psychisch kranke Menschen in beruflichen Qualifizierungsangeboten. Das hilft zum einen konkret einzelnen Menschen, die nur schwer oder gar keinen Zugang zum ersten Arbeitsmarkt finden können, zum anderen hilft es der Gesellschaft, Folgekosten von Arbeitslosigkeit zu verringern.

1.2 Strukturmerkmale Sozialer Arbeit

Im Folgenden versuchen wir anhand von vier Strukturmerkmalen einen Überblick zu geben, was Soziale Arbeit im Kern ausmacht:

- Hilfe und Kontrolle (doppeltes Mandat),
- Handeln in bürokratischen Abläufen,
- zwei Interventionsebenen,
- Kooperation mit anderen Professionen.

1.2.1 Hilfe und Kontrolle

In den 1970er Jahren wurde der Begriff des Doppelten Mandats geprägt (Böhnisch & Lösch 1973; Staub-Bernasconi 1995, 2017, S. 198–202). Der Begriff beschreibt einen strukturellen Konflikt in sehr vielen Handlungsfeldern Sozialer Arbeit. Sozialarbeiter*innen bewegen sich in einem Spannungsfeld zwischen den Unterstützungswünschen der Klient*innen und den gesellschaftlich aufgetragenen und institutionell abgesicherten Kontrollaufgaben.

Mittlerweile wird in der Sozialarbeitswissenschaft auch vom »Triple-Mandat« gesprochen. Gemeint ist damit, dass Soziale Arbeit sich nicht nur zwischen Hilfe und Kontrolle bewegt, sondern als Profession von dem Doppelmandat unabhängige fachliche Qualitätsmaßstäbe für die eigene Arbeit formuliert (Staub-Bernasconi 2017). Das kann z. B. über den Bezug zu den Menschenrechten, weiteren Leitwerten (Gerechtigkeit, Teilhabesicherung), ethischen Standards oder Formulierung von Mindestanforderungen geschehen. Die Umsetzbarkeit ist jedoch nicht trivial (vgl. Lutz 2020).

Soziale Arbeit bewegt sich häufig zwischen Hilfe und Kontrolle. Das Ausmaß kann einrichtungs-, situations- und personenbezogen variieren. Hilfen unterliegen staatlichen und rechtlichen Vorgaben, bestimmten Prüf- und Kontrollverfahren sowie möglichen Auflagen. Diese müssen Klient*innen im Rahmen der gesetzlich verankerten Mitwirkungspflicht dulden bzw. akzeptieren oder sie erhalten die Unterstützungsleistung nicht. So kann z. B. die Teilnahme an der beruflichen Qualifizierung Voraussetzung für den weiteren Bezug von Arbeitslosengeld II sein. Ein Platz im Betreuten Wohnen ist daran gebunden, dass die Klient*innen sich am Hilfeplanverfahren beteiligen, die Hausordnung einhalten und bei massiven Regelverstößen mit einer Kündigung rechnen müssen. Manchmal erhalten Klient*innen auch Hilfe, die sie nicht verlangt haben, wenn sie einen Platz in der Werkstätte für Menschen mit Behinderung bekommen, auf dem sie aber entsprechend ihrem Wunsch nicht halbtags arbeiten können. Noch deutlicher wird der Kontrollauftrag Sozialer Arbeit, wenn ohne oder gegen den ausdrücklichen Willen der Klient*innen in ihr Leben mit einer Zwangsmaßnahme eingegriffen wird (vgl. die Kapitel A 6, »Die Rechte von Klient*innen«, und A 7, »Ethik in der Sozialen Arbeit«).

Sozialarbeiter*innen können dem Spannungsfeld des doppelten Mandats nicht entkommen, auch ein Negieren hilft nicht weiter, im Gegenteil: Werden Macht- und Kontrollbefugnisse tabuisiert, besteht die Gefahr »sanfter Kontrolle« oder »wohlmeinenden Überredens«. Das doppelte Mandat kann von Sozialarbeiter*innen auch nicht zugunsten einer Seite aufgelöst werden, indem sie sich entweder ganz den Interessen der Klient*innen oder denen der Gesellschaft verschreiben.

Professionalität drückt sich durch eine differenzierte Reflexion und Auseinandersetzung mit den Hilfe- und Kontrollaufgaben und den damit verbundenen Macht- und Ohnmachtserfahrungen aus.

Sozialarbeiter*innen gelingt dies, wenn sie
- das doppelte Mandat als Strukturbedingung ihres beruflichen Handelns anerkennen;
- klären, welche Kontrollfunktionen von ihnen in ihrem Arbeitsfeld tatsächlich ausgeübt werden müssen;
- ihre Kontrollbefugnisse den Klient*innen gegenüber transparent machen;
- die professionsethischen Prinzipien achten und einhalten;

- Reflexions- und Evaluationsmethoden zur Wahrnehmung verdeckter Machtprozesse und willkürlicher Machtausübung einsetzen;
- regelmäßig jede Zwangsmaßnahme mit den Klient*innen und im Team nachbesprechen.

1.3 Handeln in bürokratischen Abläufen

Eine Folge des doppelten Mandats ist, dass Sozialarbeiter*innen, auch wenn sie nicht ausschließlich administrative Aufgaben haben, immer Teil der Sozialbürokratie sind und mit Verwaltungen und Kostenträgern verschiedenster Dienste kooperieren müssen. Klient*innen suchen oft individuelle, auf ihre persönlichen und konkreten Bedürfnisse zugeschnittene Unterstützung. Sozialarbeiter*innen müssen mögliche Maßnahmen den entsprechenden allgemein formulierten Rechts- und Verfahrensvorschriften zuordnen und prüfen, ob der Einzelfall die dort genannten Voraussetzungen erfüllt und ob Ausnahmeregelungen zugelassen sind (vgl. Kapitel A 5, »Das psychiatrische Hilfesystem«).

Hier trifft eine sozialarbeiterische Vorgehensweise, die sich an den spezifischen individuellen Bedürfnissen des konkreten Menschen orientiert, auf Verwaltungsverfahren, die auf Standardisierung und Typisierung von Lebenslagen und Leistungen basieren. Rechts- und Verwaltungsvorschriften garantieren in einem Rechtsstaat einklagbare Rechte, Verfahrenssicherheit und -gerechtigkeit »ohne Ansehen der Person«, sie sind also bewusst einzelfallunabhängig. Entsprechend arbeitet die Verwaltung mit standardisierten Anschreiben, Formularen, Anträgen und normierten Verwaltungsabläufen, um Gleichbehandlung, Dokumentation und Kontrollierbarkeit zu sichern.

Um dem Einzelfall gerecht zu werden, besteht Verfahrensgerechtigkeit darin, Ungleiches ungleich und Gleiches gleich zu behandeln.

Auf Klient*innenseite stellt sich die Frage, wieweit die Bereitschaft da ist, sich hinreichend mit dem Sinn und Zweck dieser Formulare zu beschäftigen, ob die verwendete Sprache und die Fragen verstanden werden, um sie ausfüllen zu können. Hier müssen Sozialarbeiter*innen gegebenenfalls »Übersetzungsarbeit« leisten, damit die Klient*innen entsprechende Anträge und Formulare ausfüllen können, die für die Bewilligung von sozialen, rehabilitativen und pflegerischen Leistungen Voraussetzung sind. Ebenso können sie darauf hinwirken, dass Formulare in Leichter Sprache und in verschiedenen Fremdsprachen vorliegen.

Sozialarbeiter*innen erleben Verwaltungshandeln häufig als eine lästige Pflicht. Immer wieder wird der hohe Anteil an Dokumentationsaufgaben beklagt, der zulasten der unmittelbaren Klient*innenarbeit gehe. Es ist natürlich stets zu überprüfen, wo es bürokratische Auswüchse gibt, doch eine gute Dokumentation und Aktenführung sind Teil der Sozialen Arbeit. Eine sorgfältige Aktenführung dient

- Klient*innen als Schutz zur Wahrung von sozialen Rechtsansprüchen und Fristen, zur Dokumentation und Kontrolle gemeinsam vereinbarter Ziele und als Beweismittel bei Widerspruch, Beschwerden und Klagen;
- Sozialarbeiter*innen als Gedächtnisstütze, zur Selbstkontrolle, zur rechtlichen Absicherung, zur Terminplanung, als Grundlage für Hilfeplanung, Stellungnahmen und Gutachten, als Tätigkeitsnachweis, zu Übergabezwecken im Team und zu Evaluationszwecken;
- der Einrichtung als Beleg für erbrachte Leistungen, als Datenpool für statistische Erhebungen und Rechenschaftsberichte vor Kostenträgern und Kooperationspartnern, zur Stellenplanung und als Grundlage einer Leistungsevaluation zur Weiterentwicklung interner Abläufe und der eigenen Einrichtung.

Soziale Arbeit muss in rechtlichen und verwaltungstechnischen Arbeitsabläufen kundig zu sein, um die individuellen Hilfebedürfnisse der Klient*innen Rechts- und Verfahrensvorschriften zuzuordnen, vorhandene Ermessenspielräume auszuloten und gelegentlich auch erst mit der Sozialverwaltung auszuhandeln.

1.3.1 Zwei Interventionsebenen

Die Soziale Arbeit kann auf zwei verschiedenen Ebenen intervenieren, um Einfluss auf das soziale, psychische und körperliche Wohlergehen von Menschen zu nehmen. Auf der individuellen Ebene geht es um die Unterstützung einzelner Menschen und ihres Umfeldes, auf der politischen und strukturellen Ebene um die (Mit-)Gestaltung der sozialen Umwelt (vgl. Staub-Bernasconi 2017).

In der Geschichte der Sozialen Arbeit gab es Zeiten, in denen jeweils nur eine Ebene im Blick war. Im Zuge einer beginnenden Aufarbeitung der NS-Diktatur Ende der 1960er Jahre wurde von einigen die Aufgabe Sozialer Arbeit darin gesehen, die politische Ordnung grundlegend infrage zu stellen (vgl. z. B. Khella 1982). Das andere Extrem folgte Ende der 1970er Jahre: Problemlösung sollte nicht durch Revolution, sondern durch individuelle Veränderung geschehen. Soziale Arbeit wurde mit Übernahme von Therapieverfahren »psychotherapeutisiert« und im Grunde gleichgesetzt mit Psychotherapie (siehe z. B. Thiersch 1978).

Sozialarbeiter*innen heute haben beide Ebenen im Blick: Soziale Arbeit ist Unterstützung der Einzelnen bzw. der Familie und gleichzeitig Arbeit an der Verbesserung der sozialen Umwelt. Die individuelle und die politische Ebene sind zwei zusammengehörige Perspektiven eines Gesundheits- und Krankheitsverständnisses, das auf einem biopsychosozialen Konzept beruht (siehe A 2, »Theorien und Konzepte Klinischer Sozialarbeit in der Psychiatrie«). Identitätsstiftend für die Profession Soziale Arbeit ist, beides im Blick zu haben.

Zum Beispiel wird einem arbeitslosen psychisch kranken Menschen die Möglichkeit gegeben, sich beruflich zu qualifizieren (individuelle Ebene). Soziale Arbeit setzt sich aber auch dafür ein, dass die geringe Teilhabe psychisch kranker Menschen am Arbeitsleben unabhängig vom Einzelfall als Systemproblem erkannt wird, um neue Optionen für diese Menschen zu schaffen. Durch manchmal langwierige politische Überzeugungsarbeit der Wohlfahrtsverbände oder überregionale Gremienarbeit können dann neue Interventionsinstrumente (z. B. das Budget für Arbeit) eingeführt, ausprobiert und in die Regelfinanzierung überführt werden (sozialpolitische Ebene). Von dieser neuen Möglichkeit profitieren wiederum die einzelnen Menschen.

1.3.1.1 Die individuelle Ebene

Die individuelle Unterstützung kann sich an dem Prinzip der »Hilfe zur Selbsthilfe« orientieren. Soziale Arbeit sollte nur helfend tätig werden, wenn den Klient*innen eine selbstständige Veränderung der der Problematik zugrunde liegenden Bedingungen grundsätzlich nicht, zurzeit nicht, nicht in diesem Fall oder nicht mit den ihnen zur Verfügung stehenden Mitteln möglich ist (vgl. Müller 2017). Wird dieser Grundsatz nicht beachtet, wird aus Hilfe schnell Bevormundung, ein »Ich weiß, was für dich gut ist«. Hier hilft das Konzept des Empowerment, um die Klient*innen bei konsequenter Nutzung ihrer Ressourcen und durch Stärkung von Selbstorganisationskräften zu befähigen, die Kontrolle über die eigene Lebensgestaltung so weit wie möglich (wieder) zu erlangen.

Auf der individuellen Ebene ist das Selbstbestimmungsrecht und damit die partizipative Gestaltung der Hilfen zu beachten. Im SGB IX hat die Selbstbestimmung einen hohen Stellenwert. Die Leistungen der Eingliederungshilfe haben sich nach den Besonderheiten des Einzelfalls zu richten (§ 104 SGB IX). Dem Wunsch- und Wahlrecht der Betroffenen bei der Gestaltung der Leistung ist erst mal zu entsprechen, soweit dies »angemessen« ist. § 104 Abs. 2 und 3 regeln, was als »nicht angemessen« im Sinne des SGB IX gesehen wird.

Dazu ist es sinnvoll, zwischen Bedarf und Bedürfnis in folgender Weise zu unterscheiden: »Bedarf« wird von außen (Außenperspektive) als das definiert, was einem Betroffenen in seiner Situation als Unterstützung zugestanden wird (z. B. eine Rechtsnorm über die Höhe des Regelsatzes oder festgelegte Hilfebedarfsgruppen). »Bedürfnis« ist hingegen das, was der Betroffene als Hilfe für notwendig ansieht oder sich wünscht (Eigenperspektive).

Diese Unterscheidung hilft z. B. im Rahmen der Hilfeplanung, wenn es heißt: »Erhebung des Hilfebedarfs«, denn Bedürfnis und Bedarf decken sich nicht immer: Die mühsame Organisation eines dem Pflegeaufwand angemessenen Pflegeplatzes kann von der betreffenden Person als Abschiebung erlebt werden; die Werkstatt für behinderte Menschen bietet einen sicheren Arbeitsplatz, doch die Beschäftigten müssen dafür den Rechtsstatus eines behinderten Menschen akzeptieren. Insofern bekommen Klient*innen manchmal Hilfe, die sie nicht als Hilfe erleben bzw. die sie so nicht wollen. Umgekehrt bekommen sie manchmal nicht das, was ihrem Bedürfnis nach Hilfe entspricht. Manche Frauen, die als Geflüchtete nach Deutschland kommen, wünschen sich eine von Männern getrennte Unterbringung, die aber in einer Gemeinschaftsunterkunft erst einmal so nicht vorgesehen und vorgehalten ist. Nimmt die Anzahl dieser Frauen zu, kann es in der Gemeinschaftsunterkunft zu Konflikten kommen, die zu Konsequenzen führen müssen. So können mittel- und längerfristig Bedürfnisse aber auch zu einem neuen Bedarf werden, der anerkannt und mithilfe der Sozialen Arbeit organisiert wird. Es besteht also eine Wechselwirkung zwischen Bedarf und Bedürfnis.

Das Prinzip der »Hilfe zur Selbsthilfe« verweist auf die subjektiven Hilfeanliegen der Klient*innen und auf einen öffentlich ausgehandelten und meist in Rechtsvorschriften festgehaltenen gesellschaftlich definierten Bedarf, der ihnen zusteht und auf den sie einen Rechtsanspruch haben. So erhält z. B. eine von Drogen abhängige Klientin zwar kein Heroin, was eigentlich ihr Bedürfnis wäre, aber z. B. in einer Notschlafstätte saubere Spritzen und bei entsprechender Motivation auch eine Entzugsbehandlung, um ihre gesundheitliche Situation zu verbessern, aber auch um gesellschaftliche Folgekosten ihres Drogenkonsums zu begrenzen.

Subjektiv definierte Bedürfnisse (Eigenperspektive) und gesellschaftlich definierter Bedarf (Außenperspektive) sind nicht immer konflikt- oder widerspruchsfrei miteinander zu verbinden, sie sind aber nicht grundsätzlich Gegensätze. Oftmals müssen geäußerte Bedürfnisse und gewährter Bedarf zusammengeführt und ausgehandelt werden. Soziale Arbeit zeichnet sich dadurch aus, die Unterschiede weder zu verschleiern noch einseitig zugunsten einer Seite aufzulösen, sondern sie als solche zu erkennen und in der Arbeit zu nutzen. Zwischen Bedarf und Bedürfnis zu unterscheiden, bringt Sozialarbeiter*innen und Klient*innen mehr Klarheit über

- den berechtigten Anspruch der Klient*innen auf eine möglichst autonome und selbstbestimmte Lebensführung,
- die Tatsache, dass der Staat nur ein qualitativ und quantitativ begrenztes Unterstützungsangebot bereithält,
- ihre derzeitige Arbeitsbeziehung (z. B. Klarheit über doppeltes Mandat),
- ihre jeweiligen Rechte und Pflichten,
- ihre unterschiedlichen Verantwortungsbereiche.

1.3.1.2 Die politische und strukturelle Ebene

Die politische Ebene der Sozialen Arbeit baut auf Prinzipien der Gemeinwesen- oder Sozialraumorientierung auf (Budde u. a. 2006). Mit Sozialraum ist zunächst räumlich das Stadtviertel, die Gemeinde gemeint, in der eine Klientin lebt. Mit dem Sozialraum sind aber auch die rechtlichen, ökonomischen und politischen Strukturen des konkreten Ortes des täglichen Lebens im Fokus, die gesellschaftliche Teilhabe ermöglichen oder behindern.

Sozialräumliche Bedingungen können zugleich Probleme als auch Ressourcen darstellen. Vom jeweiligen Sozialraum hängt das Maß einer möglichen Integration oder Desintegration von einzelnen Menschen, aber auch von Gruppen wie z. B. psychisch kranken Menschen ab. Die Gestaltung des Sozialraumes hat wesentlichen Einfluss darauf, wie gut Inklusion gelingt.

Für die Berufspraxis ist es sinnvoll, das Angebot der vorhandenen öffentlichen Einrichtungen von dem Inklusionserleben der Bürger*innen zu unterscheiden. Wenn ein wohnungsloser psychisch kranker Mensch nicht die passende Kleidung und das Geld hat, um in das Inklusionscafé im Bürgerzentrum zu gehen, wird er womöglich eher die Imbissbude an der Ecke aufsuchen. Es wären also grundsätzlich Einrichtungen zur Inklusion vorhanden, doch fühlt er sich dort nicht notwendigerweise wohl. Das muss jedoch nicht unbedingt von Nachteil sein, denn die Imbissbude könnte in diesem Beispiel der subjektiv erlebte bessere Ort der Zugehörigkeit sein als der offiziell zur Verfügung gestellte Inklusionsort.

Manchmal besteht die Gefahr, dass keine soziale Inklusion von psychisch kranken Menschen erfolgt, weil sie nur Kontakte zu ebenfalls erkrankten Menschen haben. Es entsteht ein »sozialpsychiatrisches Ghetto«. Die Gemeindepsychiatrie wird zur Psychiatriegemeinde (Brüninghaus 1990). Manche psychisch kranke Menschen ziehen es vor, in der Anonymität der Stadt zu wohnen, weil hier die soziale Kontrolle und die Kontaktdichte zu Nachbar*innen geringer sind als auf dem Land. Andere Betroffene fliehen förmlich aus der Stadt, weil diese ihnen zu unübersichtlich ist. Beide Male handelt es sich um individuelle Strategien für Reizreduktion. Wie für psychisch kranke Menschen ein gutes Zusammenspiel von niederschwelligen Angeboten und dem tatsächlichen Erleben von Zugehörigkeit organisiert werden und gelingen kann, zeigt Doortje Kal (2021) am Beispiel des niederländischen Modells »Kwartiermaken«. Typische sozialraumorientierte Aktivitäten sind z. B., dort lebende Menschen untereinander in Kontakt zu bringen, Austausch und Begegnung zu fördern, Interessengruppen zu gründen, fehlende soziale Einrichtungen zu etablieren, vorhandene Einrichtungen zu vernetzen, bezahlbaren Wohnraum zu organisieren, Mitsprachemöglichkeiten zu etablieren und spezifische Angebote zu schaffen, etwa kultursensible Beratung für psychisch kranke Migrant*innen.

Darüber hinaus geht es im überregionalen Sozialraum einer Gesellschaft um die Beteiligung der Betroffenen an allen Entscheidungen, die sie und ihre Lebenssituation betreffen. Konkret hieße das z. B. die Beteiligung an der Entwicklung von S3-Leitlinien, die Standards für die Behandlung von psychischen Erkrankungen setzen. Sozialraumorientierung kann auch die Entwicklung neuer Finanzierungsmodelle beinhalten. Derzeit werden Möglichkeiten erprobt, für einen definierten Sozialraum anstelle der üblichen fallbezogenen Finanzierung ein Gesamtbudget für vorher vertraglich zwischen Kostenträger und Leistungserbringer festgelegte Sozialleistungen zur Verfügung zu stellen. In der Jugendhilfe werden solche Modelle unter dem Begriff »Sozialraumbudget« diskutiert (Noack 2012). Im Bereich der Psychiatrie gibt es positive Erfahrungen mit sogenannten Regionalbudgets z. B. in Schleswig-Holstein (vgl. Deister & Wilms 2014).

1.3.2 Interdisziplinäre Kooperation

Sozialarbeiter*innen müssen generell nicht nur mit Mitarbeitenden verschiedenster Einrichtungen kooperieren, sondern sind auch Teil eines meist multidisziplinären Teams. Dies gilt generell für alle Handlungsfelder der Sozialen Arbeit. Um z. B. eine berufliche Qualifizierungsmaßnahme auf den Weg zu bringen, ist eine Zusammenarbeit mit der Sachbearbeiterin des Jobcenters, dem behandelnden Psychiater als medizinischem Befürworter der Maßnahme und mit den zuständigen Mitarbeiter*innen des Leistungserbringers notwendig.

Die Kooperation mit anderen Professionen und Einrichtungen ergibt sich durch das biopsychosoziale Problemverständnis bei psychisch erkrankten Menschen. Ursachen und Folgen der Erkrankungen können und sollten über diese drei Dimensionen menschlicher Existenz (körperlich, seelisch, sozial) angegangen werden. Das führt, wenn eine qualitativ gute ganzheitliche Arbeit geleistet werden soll, zwingend zur Kooperation und Ergänzung der eigenen Expertise mit allen anderen Beteiligten. Dies gilt dann nicht nur für Fachkräfte der Sozialen Arbeit, sondern auch für Fachkräfte der Medizin, Psychologie, Pflege, Ergotherapie usw.

Nicht alle Kooperationen finden auf Augenhöhe statt. Sozialarbeiter*innen werden in Psychiatrie und Suchthilfe wegen des hier vorherrschenden medizinischen Paradigmas immer wieder asymmetrischen Beziehungsstrukturen zwischen ärztlichen und psychosozialen Fachkräften begegnen. Das ändert sich auch nicht grundlegend, wenn man miteinander persönlich gut klarkommt. Sozialarbeiter*innen sind häufig auf die fachliche Kooperation mit Ärzt*innen angewiesen, die Sozialarbeiterin z. B. stellt zusammen mit der Klientin den Antrag auf Rehabilitation, doch dieser muss ärztlicherseits befürwortet werden. Die Asymmetrie wird am deutlichsten, wenn die Sozialarbeiterin in einer Klinik arbeitet. Hier liegt zusätzlich die Fachaufsicht über die Soziale Arbeit in der Regel bei der Stations- oder Oberärztin. Es gibt aber auch die Beobachtung, dass mittlerweile zunehmend mehr Haus- und Fachärzt*innen registrieren, dass die Zusammenarbeit mit Sozialarbeiter*innen für sie selbst und auch für die gemeinsamen Klient*innen einen Mehrwert hat.

Eine andere Besonderheit ist, dass Sozialarbeiter*innen nicht alle anfallenden Arbeiten im sozialen Bereich selbst erledigen können, sondern andere Fachkräfte zur vertieften Bearbeitung von Detailfragen oder -problemen hinzuziehen müssen. Ist z. B. eine Räumungsklage abzuwehren, muss das Gericht bemüht werden, und für die dahinterstehende Verschuldungsproblematik ist eine Schuldner*innenberatungsstelle zurate zu ziehen, sonst wäre z. B. eine Privatinsolvenz nicht einzuleiten.

Diese Zusammenarbeit mehrerer Fachkräfte bei der Erbringung aufeinander abgestimmter Unterstützungsleistungen zu initiieren, zu koordinieren, sicherzustellen und die komplexen Wirkungen und Folgen, die sich daraus für den Alltag und die Lebenssituation der Klient*innen ergeben, im Auge zu behalten, ist oftmals die Aufgabe von Sozialarbeiter*innen (siehe Kapitel B 9, »Case Management in der sozialpsychiatrischen Eingliederungshilfe«). Man spricht auch von der »indirekten Klient*innenarbeit«.

Dieses viel Zeit in Anspruch nehmende Case Management hat zur Folge, dass bei anderen Berufsgruppen und manchmal auch bei den Sozialarbeiter*innen selbst der Eindruck entsteht, dass sie von allem etwas, aber von nichts viel verstehen. Sozialarbeiter*innen gelten oft als Generalist*innen im Unterschied zu anderen Professionen, die sich als Spezialist*innen verstehen und nicht selten von Sozialarbeiter*innen Zuarbeit und Unterstützung erwarten.

Manchmal erscheint Soziale Arbeit auch als »Restgröße«: Um alles, was nach der Arbeit anderer Professionen noch unerledigt ist, kümmert sie sich. So geraten Sozialarbeiter*innen im Berufsalltag immer wieder neu unter einen Rechtfertigungs- und Legitimationsdruck.

Eine reflektierte und selbstbewusste professionelle Haltung ist für das Gelingen von Kooperationsbeziehungen von besonderer Bedeutung.

Deshalb ist es wichtig, dass sich Sozialarbeiter*innen ihres Kerngeschäftes im Bereich der sozialen Dimension menschlicher Existenz bewusst sind. Hier liegt ihre professionelle Identität.

Das meiste, was Sozialarbeiter*innen tun, lässt sich dem sozialen Bereich zuordnen, auch wenn im Einzelnen manche hauswirtschaftliche, pflegerische oder therapeutische Tätigkeit zusätzlich ausgeübt wird. Einzelne dieser scheinbar berufsfremden Tätigkeiten sind in ihrer Bedeutung für eine gute Beziehung zu den Klient*innen aber nicht zu unterschätzen. Oftmals kommen wichtige Themen eher nebenbei zur Sprache, z. B. während des gemeinsamen Einkaufs eines Regals und nicht während des offiziell angesetzten Beratungsgesprächs (siehe »Tür-und-Angel-Beratung«, S. 292). Gleichwohl müssen Sozialarbeiter*innen sich aber auch in anderen Situationen gegen Aufforderungen zu berufsfremder Tätigkeit abgrenzen können.

1.4 Soziale Arbeit in der Psychiatrie

Die bisherige Positionsbestimmung Sozialer Arbeit gilt für alle ihre Handlungsfelder. Im Folgenden geht es um das psychiatrische Arbeitsfeld, das Gegenstand dieses Buches ist.

Der deutsche Psychiater Johann Christian Reil (1759–1813) hat als Erster den Begriff »Psychiatrie« benutzt. Er kommt aus dem Griechischen und setzt sich aus den Wörtern »Seele« (psyche) und »Arzt« (iatros) zusammen. Psychiatrie ist eine medizinische Teildisziplin, die auf der Grundlage eines organmedizinischen Krankheitsbegriffs das Fachwissen und die Kompetenz zu Prävention, Diagnostik, Behandlung sowie Rehabilitation psychischer und psychosomatischer Störungen umfasst.

Psychiatrie beschäftigt sich mit der Verursachung (Ätiologie), den Merkmalen (Symptomatologie), der Systematik (Syndromatik und Nosologie) sowie der Diagnostik, Prävention und Therapie psychischer Erkrankungen.

Soziale Arbeit im psychiatrischen Arbeitsfeld beschäftigt sich dagegen mit den (psycho-)sozialen Belangen psychisch kranker Betroffener und ihrer Angehörigen mit dem Ziel, auf den Krankheitsverlauf positiv einzuwirken, die Symptomlast zu verringern und deren soziales, psychisches und körperliches Wohlbefinden im Alltag zu verbessern. Hier steht die Lebenswelt der Klient*innen und ihrer Bezugspersonen im Vordergrund (siehe Kapitel A 2, »Theorien und Konzepte Klinischer Sozialarbeit in der Psychiatrie«).

Soziale Arbeit war nicht immer Bestandteil der Behandlung psychisch kranker Menschen. Im Folgenden geben wir einen kurzen historischen Abriss, wie die Soziale Arbeit und wie vor allem die soziale Perspektive in die Psychiatrie kam.

1.4.1 Von der Psychiatrie zur Sozialpsychiatrie

Wann in Deutschland die ersten Fürsorger*innen oder Sozialarbeiter*innen in der Psychiatrie gearbeitet haben, lässt sich historisch nicht genau rekonstruieren. Vermutlich war das am Ende des Kaiserreichs vor Beginn des Ersten Weltkrieges (Brückner 2015). Wer einen guten Einblick in die internationale Geschichte der Psychiatrie sucht, findet ihn bei Shorter (2003).

Soziale Aspekte bei der Erklärung und Behandlung psychischer Erkrankungen sind schon in der Antike nachweisbar. So empfiehlt etwa der griechische Arzt und Philosoph Asklepiades (124–60 v. Chr.) für die Behandlung Musik, Wein, Liebe, Beschäftigung, Aufmerksamkeit und Gedächtnistraining: »Cito, tuto et iucunde«, d. h., schnell, sicher und schonend bzw. angenehm sollten die therapeutischen Anwendungen sein.

Im Mittelalter waren die sozialen Aspekte nicht präsent, es dominierten eher dämonologische und (pseudo-)theologische Vorstellungen. Erst in der Zeit der Aufklärung wurde sozialen Aspekten wieder mehr Bedeutung beigemessen. Man versuchte in den Irrenanstalten gezielt über milieutherapeutische Ansätze, Einfluss auf den Krankheitsverlauf zu nehmen (ebd.). Dazu gehörten in der Regel Ruhe, Abschirmung von Besuch, heimatferne Unterbringung, Diäten, geregelter Tagesablauf, Disziplin und körperliche Arbeit (»moral treatment«). Als Pioniere der Milieutherapie gelten der englische Psychiater William Battie (1704–1776) und der französische Arzt Philippe Pinel (1745–1826).

Diese therapeutischen Ansätze müssen natürlich im Kontext der jeweiligen Zeit gesehen werden. In der Zeit der Aufklärung beispielsweise wurden Zucht-, Toll-, Arbeits- oder Irrenhäuser errichtet, um dort nicht arbeitsfähige oder nicht arbeitswillige Menschen zu verwahren. Zum einen wollte man damit die Familien entlasten, die bisher größtenteils die psychisch beeinträchtigten Angehörigen im Familien- oder Gemeindeverband betreuten. Zum anderen sollten arbeitsfähige Familienmitglieder im Zuge der zunehmenden Industrialisierung örtlich und zeitlich flexibel einer Lohnarbeit nachgehen können, ohne darin durch familiäre Pflegeaufgaben eingeschränkt zu werden. Gleichzeitig sollte die Verwahrung auf alle anderen potenziell »Arbeitsunwilligen« abschreckend wirken bzw. Bettelei, Obdachlosigkeit und Landstreicherei begrenzen und die öffentliche Ordnung sichern.

Erst im 20. Jahrhundert hat sich ein Verständnis von Sozialer Arbeit entwickelt, wie wir es oben beschrieben haben. Einige Meilensteine stellen wir im Folgenden vor (zur Vertiefung siehe Brückner 2015; Clausen & Eichenbrenner 2016, S. 11–24).

Psychoanalyse Durch die Psychoanalyse wurden psychische Krankheiten in den Zusammenhang mit der individuellen Entwicklungsgeschichte und Biografie gestellt. Inner- und intrapsychische Konflikte aus der Kindheit wurden für bestimmte psychische Erkrankungen verantwortlich gemacht. Damit wurden günstige oder ungünstige soziale Bedingungen für den Krankheitsverlauf bedeutsam, doch diese bezogen sich ausschließlich auf Beziehungsfaktoren zu wichtigen Bezugspersonen im familiären Nahbereich.

Gesellschaftskritische Analysen Auf die Ermordung und Zwangssterilisation psychisch kranker Menschen in der Zeit des Nationalsozialismus folgte in den 1960er bis in die 1970er Jahre eine kritische soziologische und sozialwissenschaftliche Auseinandersetzung mit der Institution Psychiatrie. Die Kritik an der Entrechtung und Entmündigung psychisch kranker Bürger*innen und den menschenunwürdigen Verhältnissen, in denen sie in den psychiatrischen Kliniken, den sogenannten Heil- und Pflegeanstalten und Heimen in großen Bettensälen mit oft katastrophalen Sanitäreinrichtungen leben mussten, wurden nicht nur von Mitarbeitenden, sondern auch von Angehörigen, Bürgerhelfer*innen und Politiker*innen geäußert und sogar im Bundestag diskutiert. Die Analysen zeigten:

- Bei der Entstehung psychischer Störungen spielen auch soziale Faktoren eine Rolle, z. B. Arbeitslosigkeit und Armut.
- Sowohl die Verteilung psychischer Störungen in der Bevölkerung als auch deren Behandlungs- und Versorgungsqualität sind abhängig vom sozialen Status.
- Die psychiatrische Anstalt isoliert, hospitalisiert, ächtet und stigmatisiert vor allem die Langzeitpatient*innen (These von der totalen Institution, die das Verhalten der dort Lebenden fast vollständig regelt und kontrolliert, siehe Goffman 1972).
- Psychiatrische Behandlung ist nicht nur eine Reaktion auf eine Krankheit, sondern sie kann selbst psychosozial auffälliges Verhalten und Symptome produzieren, die dann als krank diagnostiziert und behandelt werden (Labeling-Theorie, siehe Becker 2014).
- Psychische Krankheit kann als Selbstheilungsversuch verstanden werden, z. B. als Befreiungsschlag in krank machenden familiären Kommunikationsmustern, oder als einzig verbleibende Möglichkeit, auf unerträgliche Zustände zu reagieren (Kommunikationsforschung der Palo-Alto-Schule, siehe z. B. Marc & Picard 1991).

Antipsychiatrie Die antipsychiatrische Bewegung (Ende der 1950er Jahre bis ca. 1975) kritisierte den Vorrang des medizinischen Krankheitsmodells, die ärztliche Dominanz und Leitung in den Kliniken, empörte sich über die inhumanen Zustände dort und die paternalistisch-kontrollierende Umgangsweise mit den Patient*innen. Als Behandlungsalternativen wurden ambulante soziale Settings ausprobiert, z. B. bewusst antihierarchisch und demokratisch gestaltete autonome Behandlungseinheiten (therapeutische Gemeinschaft), wo sich Therapeut*innen und Patient*innen auf Augenhöhe im therapeutischen Dialog begegnen und Entscheidungen gemeinsam fällen. Prominente Vertreter waren David Cooper, Ronald D. Laing oder Franco Basaglia. Ein Slogan, der Basaglia zugeschrieben wird, lautete »Freiheit heilt«. Italien löste sogar seine psychiatrischen Anstalten auf. Die heutigen betreuten Wohngemeinschaften gehen im Grunde auf die Idee der therapeutischen Gemeinschaft zurück.

Die Antipsychiatrie selbst wurde aber auch als zu ideologisch ausgerichtet kritisiert. Selbst Basaglia hat sich von der Antipsychiatrie als »ideologisches Unterfangen« distanziert (Finzen 1998, S. 42), sich aber dennoch als Psychiatriekritiker gesehen. Doch haben mindestens zwei wesentliche Gedanken der Antipsychiatrie die Sicht und den Umgang mit Menschen in psychischen Krisen nachhaltig verändert: zum einen das Verständnis für eine subjektive Eigenwelt im Erleben von Betroffenen, der es nachzugehen gilt, und zum anderen die Berücksichtigung familiärer Strukturen und Lebensweltfaktoren.

Psychiatrie-Reform 1963 wurden die »Rodewischer Thesen« formuliert (Sächsisches Krankenhaus für Psychiatrie und Neurologie Rodewisch 1963). Sie waren die Initialzündung für eine Reform der Anstaltspsychiatrie und der Beginn eines Aufbaus von beruflicher und sozialer Rehabilitation akut und chronisch psychisch Erkrankter in der DDR. Diese Thesen fanden auch in Westdeutschland Beachtung. Hier wurde 1970 von der Bundesregierung die erste systematische Untersuchung der psychiatrischen Versorgungssituation in der Bundesrepublik in Auftrag gegeben. 1975 wurde vom Deutschen Bundestag die sogenannte Psychiatrie-Enquete veröffentlicht, an der auch drei Sozialarbeiterinnen und ein Sozialarbeiter mitgearbeitet haben (Quelle siehe unter Vertiefungsmöglichkeiten).

Die Enquete formulierte für die psychiatrische Versorgung erstmals konsequent eine soziale Perspektive: Es wurde das Fehlen einer über die medizinische Versorgung hinausgehende soziale Unterstützung der psychisch kranken Menschen außerhalb der Klinikmauern festgestellt und der Aufbau einer ambulanten Versorgungsstruktur angestoßen, u. a. vom sogenannten Mannheimer Kreis. 1970 trafen sich in Mannheim psychiatrisch Tätige aller Berufsgruppen aus Unzufriedenheit über die Zustände in den Kliniken und mit dem Wunsch, Reformen anzustoßen. Dieses Treffen gilt als Beginn der sozialpsychiatrischen Bewegung in Deutschland, aus der im gleichen Jahr die Deutsche Gesellschaft für Soziale Psychiatrie (DGSP) entstand, noch heute der größte berufsgruppenübergreifende Fachverband sozialpsychiatrisch tätiger Menschen in Deutschland.

Sozialpsychiatrie Die Haltung, den psychisch kranken Menschen als eine biopsychosoziale Einheit im Wechselspiel zwischen Körper, Seele und sozialen Bedingungen zu verstehen, ist für die Sozialpsychiatrie kennzeichnend. Die Erkrankung ist immer im Zusammenhang mit der jeweiligen psychosozialen Situation zu sehen, die sowohl Mitauslöser als auch Konsequenz der Erkrankung ist. Sozialpsychiatrie ist keine Teildisziplin der Psychiatrie; Dörner (1993) folgend, ist Psychiatrie Sozialpsychiatrie oder sie ist keine.

Sich um die soziale Situation psychisch kranker Menschen zu kümmern, bedeutet positiven Einfluss auf den Verlauf der Erkrankung, die Symptomlast und das soziale, psychische und körperliche Wohlbefinden der Betroffenen zu nehmen. Die soziale Dimension wird als therapierelevant anerkannt (vgl. S3-Leitlinie »Psychosoziale Therapien bei schweren psychischen Erkrankungen«, DGPPN 2019). Damit rückt auch die Gesellschaft in den Fokus der Sozialpsychiatrie, die krank machende Strukturen und Prozesse analysiert, Teilhabebehinderung und Teilhabeverbesserung thematisiert und gesundheitsfördernde gesellschaftliche Strukturen fördert. Die sozialpsychiatrische Haltung schlägt sich schließlich in gemeindepsychiatrischem Handeln nieder.

Gemeindepsychiatrie In Abgrenzung zur Anstaltspsychiatrie wurde die Gemeindepsychiatrie aufgebaut: Es entstanden kleinere dezentrale Wohn-, Kontakt-, Beratungs-, Rehabilitations-, Beschäftigungs- und Arbeitsmöglichkeiten außerhalb des Klinikgeländes. Die psychiatrische Versorgung geschieht nicht mehr vorrangig in der Klinik, sondern in sozialraumorientierten und multiprofessionellen Angeboten in der Gemeinde. Es geht um soziale Fragen wie etwa: Wo wohnt ein psychisch kranker Mensch, wo kann er arbeiten, von welchem Geld lebt er?

Dies war die Geburtsstunde z. B. von Sozialpsychiatrischen Diensten, Tagesstätten, Berufsförderwerken und dem ambulant Betreuten Wohnen. Das Personal in diesen Einrichtungen wird nach wie vor zu einem großen Teil von der Profession der Sozialen Arbeit gestellt.

Angehörigen- und Betroffenenbewegung 1984 gründete sich zunächst der Bundesverband der Angehörigen psychisch Kranker (BApK e.V.), 1992 dann der Bundesverband der Psychiatrie-Erfahrenen (BPE). Als soziale Bewegung geht es ihnen neben der dezentralen ambulanten Versorgung um die Anerkennung ihrer Erfahrungen und um die Beteiligung bei Behandlungsentscheidungen und Behandlungsprozessen (vgl. Kapitel B 10, »Recoveryorientierung und Einbezug von Psychiatrie-Erfahrenen«).

UN-Behindertenkonvention (UN-BRK) Die Ratifizierung der UN-Behindertenrechtskonvention durch die Bundesregierung 2009 führte nicht nur in Deutschland zu weitreichenden und grundsätzlichen Reformen im Umgang mit behinderten Menschen. Schlagwortartig sei auf den Inklusionsdiskurs verwiesen, auf die Diskussion um Leitwerte wie Teilhabe, Selbstbestimmung und Partizipation, die Neufassung der Legaldefinition von Behinderung (§ 2 SGB IX) und auf die Neufassung des SGB IX durch das Bundesteilhabegesetz (BTHG).

Heute ist Soziale Arbeit neben der Medizin, der Psychologie und der Pflege eine der Professionen, die in der Versorgung psychisch kranker Menschen eine zentrale Rolle spielen. Die Berufsgruppe der Sozialarbeiter*innen ist im stationären, aber vor allem auch im ambulanten Bereich der Sozialpsychiatrie eine bedeutende Berufsgruppe und ihre Beteiligung an der sozialpsychiatrischen Versorgung ist teilweise gesetzlich vorgeschrieben, z. B. in der Richtlinie zur Personalausstattung in Psychiatrie und Psychosomatik (PPP-RL).

1.4.2 Konkurrierende Paradigmen

Es besteht die Gefahr, dass die Bedeutung der sozialen Dimension psychischer Erkrankung wieder an Geltung verliert, wenn Erkenntnisse der Neurowissenschaften und Fragen der Ökonomie genutzt werden, um die Bedeutung des Sozialen zu relativieren.

Neurowissenschaften Der enorme Zuwachs an neurobiologischem Wissen und das derzeit hohe Ansehen der Neurowissenschaften können dazu verführen, Gehirnaktivitäten als alleinige Ursache einer psychischen Störung zu interpretieren (vgl. Hasler 2015). Die Psychiatrie wäre dann wieder biologisch und nicht mehr sozialpsychiatrisch orientiert. Aus unserer Sicht lassen sich die Forschungsergebnisse der Neurowissenschaften dagegen sehr gut in das biopsychosoziale Krankheitsverständnis integrieren.

Ein wichtiger Befund stellt die seit Längerem bekannte sogenannte Neuroplastizität des Gehirns dar. Damit ist gemeint, dass sich soziale Erfahrungen im negativen wie im positiven Sinn auch auf die Gestaltung der neuronalen Vernetzung im Gehirn auswirken. Schon in der »Adverse Childhood Experiences Study« (Felitti u. a. 1998) konnte z. B. gezeigt werden, dass sich Misshandlung und (mit-)erlebte Gewalt in der Kindheit auf die Hirnentwicklung und die Entwicklung körperlicher und psychischer Erkrankungen im Erwachsenenalter auswirken. Doch ebenso können alternative positive soziale (Beziehungs-)Erfahrungen Änderungen auf der neuronalen Ebene bewirken. Selbst Genstrukturen reagieren auf individuelle und soziale Erfahrungen (Bauer 2004, 2010). Die Neurowissenschaften tragen damit zu einem umfassenderen Verständnis des Sozialen bei, sie können sogar die neuronalen Grundlagen hilfreicher Interaktionen in der Sozialen Arbeit beschreiben (Fuchs 2021).

Die Ergebnisse der Neurowissenschaften zeigen aber auch, dass wohl letztlich nicht genau zu sagen ist, ob es sich z. B. bei Transmitterbefunden an den Synapsen um neurophysiologische Korrelate von spezifischen psychischen Zuständen, um Auslöser dieser Zustände oder um Kompensationsversuche des Gehirns handelt. Neurobiologische Prozesse ermöglichen, bestimmte Gefühle erleben zu können, diese wiederum ermöglichen spezifische neuronale Prozesse. Was Ursache und was Auswirkung ist, verschwimmt, es scheinen eher zwei zusammengehörige Aspekte eines lebendigen Geschehens zu sein (ebd.). Das bestätigt der Sozialen Arbeit (und den anderen Professionen) noch einmal die Komplexität der Problemlagen und zeigt die Notwendigkeit zur interdisziplinären Zusammenarbeit bei der Behandlung psychischer Erkrankungen auf.

Ökonomisierung Durch den Neoliberalismus und in der Folge durch die Ökonomisierung der Sozialen Arbeit droht die soziale Dimension wieder an Bedeutung zu verlieren (z. B. Butterwegge u. a. 2016; Seithe 2011). Eine Erklärung liefert die Individualisierungsthese des Soziologen Ulrich Beck (Beck & Beck-Gernsheim 1994). Sie besagt, dass durch den Verlust traditioneller Vorgaben jeder einzelne Mensch seinen eigenen individuellen Lebensentwurf gestalten kann, aber auch muss. Deutlich mehr Freiheiten und Optionen gehen einher mit dem gleichzeitigen und unumgänglichen Druck, diese Gestaltung und die dazugehörigen Entscheidungen auch zu treffen, seines eigenen Glückes Schmied zu sein. Damit liegt die Verantwortung für Erfolg oder Scheitern beim jeweiligen Individuum, soziale Rahmenbedingungen spielen als Einflussfaktoren so gut wie keine Rolle. Soziale Arbeit wird in diesem Verständnis zu einer Ansammlung sozialer Dienstleistungen, die Erfolge in puncto Aktivierung, Eigeninitiative und Hilfe zur Selbsthilfe in messbaren Kennzahlen liefern sollen. Betroffene werden auf ihr eigenes Verhalten verwiesen und sind selbst verantwortlich für ihre Performance und ihr Wohlergehen. Gesellschaftliche Problemlagen werden individualisiert.

Wenn aus Klient*innen Kund*innen werden, trägt man zwar ihrer Handlungs- und Entscheidungsfähigkeit Rechnung, blendet aber auch aus, dass es sich überwiegend um sozial benachteiligte, in einer gesellschaftlichen Partizipation behinderte, von ihren Rechten, gesellschaftlichen Ressourcen, Teilhabemöglichkeiten und sozialer Gerechtigkeit ausgegrenzte Menschen handelt. Wir plädieren deshalb dafür, dass Soziale Arbeit die Reduzierung sozialer Benachteiligung nicht aus den Augen verliert und sich damit Tendenzen zu ihrer Entpolitisierung widersetzt (Roer 2010; Müller u. a. 2016).

Um die Bedeutung des Sozialen in der Psychiatrie weiter zu fundieren, bedarf es in der Sozialarbeitswissenschaft einer Forschung und darauf aufbauend einer Differenzierung ihrer Theoriebildung. Beispiele dazu finden Sie in diesem Buch in Teil C, »Qualitätsentwicklung, Forschung und Selbstfürsorge«. Gute Praxis braucht gute Theorie und so ist es die Aufgabe von Sozialarbeiter*innen, sich jeweils den aktuellen Forschungsstand in ihrem Arbeitsfeld durch Fort- und Weiterbildung anzueignen und gleichzeitig Probleme und Fragestellungen aus der Praxis in die Forschung zu tragen, damit diese praxisrelevant bleibt. Die Ergebnisse der Forschung fließen dann wiederum in die Praxis zurück, dienen ihrer Evidenzbasierung, ihrer Qualitätssicherung, der Konzeptionierung neuer Angebote und können als Argumentationshilfe gegenüber den Kostenträgern und anderen Professionen, die in der Psychiatrie arbeiten, genutzt werden.

1.5 Zusammenfassung

Psychiatrie ist die Lehre von den seelischen Erkrankungen. Soziale Arbeit im psychiatrischen Arbeitsfeld unterstützt psychisch kranke Betroffene und deren Bezugspersonen bei denjenigen sozialen Frage- und Problemstellungen, die die psychische Erkrankung mitverursacht haben oder die ihre Folgen sind.

Dass soziale Lebensbedingungen Mitursache einer psychischen Erkrankung sein können und damit auch bei deren Behandlung in den Fokus gehören, ist eine Erkenntnis, die bereits in der Antike gewonnen wurde. Die Psychiatrie hat seit den 1960er Jahren Perspektiven einer Sozialpsychiatrie entwickelt, der wir heute viele institutionelle Unterstützungsformen verdanken wie z. B. das Betreute Wohnen, Kontakt- und Beratungsstellen oder die Inklusionsfirmen.

Am Ende des 19. Jahrhunderts wurde die Psychiatrie zum Arbeitsfeld der sich entwickelnden Profession Soziale Arbeit. Heute ist sie neben der Psychologie, der Medizin und der Pflege als weitere Profession bei der Behandlung psychischer Erkrankungen fest etabliert und kann selbstbewusst auf ihre erreichte Bedeutung und Kompetenz in der Psychiatrie blicken. Darauf aufbauend ist es im Sinne der Stärkung und Weiterentwicklung der Profession Sozialer Arbeit wichtig, sich für die Weiterentwicklung interdisziplinärer Zusammenarbeit, die Stärkung von Berufs- und Fachverbänden (z. B. DGSA, DGSP) und für Weiterbildung einzusetzen sowie sich auch an sozialpsychiatrischen Fragestellungen forschend zu beteiligen, um auf diesen Wegen sich für die Bedeutung und Wahrnehmung des Sozialen in der Psychiatrie immer wieder starkzumachen.

***Christoph Walther** ist Diplom-Sozialpädagoge und Professor für Soziale Arbeit an der Technischen Hochschule Nürnberg.*

1.6 Vertiefungsmöglichkeiten

... 1.6.1 Internet

Deutscher Berufsverband für Soziale Arbeit: http://www.dbsh.de/
Deutsche Gesellschaft für Soziale Psychiatrie e.V.: http://www.dgsp-ev.de
Deutsche Gesellschaft für Psychiatrie und Psychotherapie, Psychosomatik und Nervenheilkunde: https://www.dgppn.de
Psychiatrie-Enquete: https://dserver.bundestag.de/btd/07/042/0704200.pdf

1.6.2 Literatur

Brückner, B. (2015): Geschichte der Psychiatrie. 2., korr. Aufl. Köln: Psychiatrie Verlag.

Clausen, J.; Eichenbrenner, I. (2016): Soziale Psychiatrie. Grundlagen, Zielgruppen, Hilfeformen. 2. Aufl. Stuttgart: Kohlhammer.

Dörner, K.; Plog, U.; Bock, T.; Brieger, P.; Heinz, A.; Wendt, F. (2019): Irren ist menschlich. Lehrbuch für Psychiatrie und Psychotherapie. 25. Aufl. Köln: Psychiatrie Verlag.

1.7 Fragen und Übungen

1. Tauschen Sie sich darüber aus, wie leicht oder schwer es Ihnen fällt, im Verwandten- oder Bekanntenkreis zu erklären, was Soziale Arbeit und was Sozialpsychiatrie ist.
2. Sammeln Sie typische berufliche Tätigkeiten, die Ihrer Ansicht nach dem Charakter von Hilfe und Kontrolle entsprechen. Unter welchen Bedingungen kann Kontrolle auch hilfreich sein?
3. Besprechen Sie an einem selbst gewählten Beispiel, was die sozialen Folgen eines psychischen oder körperlichen Leidens sind und wie diese Leiden sozial mitverursacht sein können.
4. Recherchieren Sie, welche psychiatrischen Angebote es in Ihrer Gemeinde gibt.
5. In der Zeit des nationalsozialistischen Terrors gab es in der deutschen Psychiatrie das sogenannte Euthanasieprogramm (»Aktion T4«). Psychisch kranke Menschen wurden ermordet oder zwangssterilisiert. Recherchieren Sie die Hintergründe, warum Mitarbeitende in den Einrichtungen mit den damaligen politisch Verantwortlichen kooperiert haben und wo und wie es Widerstand gegen diese Maßnahmen gab.

1.8 Referenzen

Addams, J. (1907): New ideals of peace. New York: Chautauqua Press.

Bauer, J. (2004): Das Gedächtnis des Körpers. Wie Beziehungen und Lebensstile unsere Gene steuern. München: Piper.

Bauer, J. (2010): Das kooperative Gen. Evolution als kreativer Prozess. München: Heyne.

Becker, H. (2014): Außenseiter. Zur Soziologie abweichenden Verhaltens. 2. Aufl. Wiesbaden: Springer.

Beck, U.; Beck-Gernsheim, E. (Hg.) (1994): Riskante Freiheiten. Frankfurt a. M.: Suhrkamp.

Böhnisch, L.; Lösch, H. (1973): Das Handlungsverständnis des Sozialarbeiters und seine institutionelle Determination. In: Otto, H.-U.; Schneider, S. (Hg.): Gesellschaftliche Perspektiven der Sozialarbeit, Bd. 2, S. 21–40. Neuwied, Berlin: Luchterhand.

Brückner, B. (2015): Geschichte der Psychiatrie. 2. Aufl. Köln: Psychiatrie Verlag.

Brüninghaus, T. (1990): Psychiatriegemeinde. Soziale Netzwerke, Beziehungen, Kontakte ehemaliger Psychiatriepatienten. Frankfurt a. M. u. a.: Peter Lang.

Budde, W.; Früchtel, F.; Hinte, W. (Hg.) (2006): Sozialraumorientierung. Wege zu einer veränderten Praxis. Wiesbaden: VS.

Butterwegge, C.; Lösch, B.; Ptak, R. (2016): Kritik des Neoliberalismus. 3. Aufl. Wiesbaden: VS.

Clausen, J.; Eichenbrenner, I. (2016): Soziale Psychiatrie. Grundlagen, Zielgruppen, Hilfeformen. 2., überarb. u. erweit. Aufl. Stuttgart: Kohlhammer.

DBSH – Deutscher Berufsverband für Soziale Arbeit (2014a): Berufsethik des DBSH. Ethik und Werte. Forum Sozial, 18 (4). https://www.dbsh.de/media/dbsh-www/redaktionell/pdf/Sozialpolitik/DBSH-Berufsethik-2015-02-08.pdf (25.05.2022).

DBSH – Deutscher Berufsverband für Soziale Arbeit (2014b): Definition Soziale Arbeit. https://www.dbsh.de/profession/definition-der-sozialen-arbeit/deutsche-fassung.html (25.05.2022).

Deister, A.; Wilms, W. (2014): Regionale Verantwortung übernehmen. Modellprojekte in Psychiatrie und Psychotherapie nach § 64b SGB V. Köln: Psychiatrie Verlag.

DGPPN – Deutsche Gesellschaft für Psychiatrie und Psychotherapie, Psychosomatik und Nervenheilkunde (Hg.) (2019): S3-Leitlinie. Psychosoziale Therapien bei schweren psychischen Erkrankungen. 2. Aufl. Berlin, Heidelberg: Springer. https://www.awmf.org/uploads/tx_szleitlinien/038-020l_S3_Psychosoziale_Therapien_bei_schweren_psychischen_Erkrankungen_2019-07.pdf (27.06.2022).

Dörner, K. (1993): Welches Menschen- und Gesellschaftsbild hat die Gemeindepsychiatrie? Sozialpsychiatrische Informationen, 23 (4), S. 28–29.

Engels, D. (2008): Lebenslagen. In: Maelicke, B. (Hg.): Lexikon der Sozialwirtschaft, S. 643–646. Baden-Baden: Nomos.

Felitti, A.; Anda, R. ; Nordenberg, D.; Williamson, D.; Spitz, A.(1998): Relationship of Childhood Abuse and Household Dysfunction to Many of the Leading Causes of Death in Adults. The Adverse Childhood Experiences (ACE) Study. In:

American Journal of Preventive Medicine 14 (4), S. 245–258. DOI: 10.1016/S0749-3797(98)00017-8

Finzen, A. (1998): Das Pinelsche Pendel. Bonn: Psychiatrie Verlag.

Fuchs, T. (2021): Das Gehirn – ein Beziehungsorgan: Eine phänomenologisch-ökologische Konzeption. 6., erweit. u. aktual. Aufl. Stuttgart: Kohlhammer.

Goffman, E. (1972): Asyle. Frankfurt a. M.: Suhrkamp.

Hasler, F. (2015): Neuromythologie. Eine Streitschrift gegen die Deutungsmacht der Hirnforschung. 5. Aufl. Bielefeld: transcript.

Kal, D. (2021): Gastfreundschaft. Das niederländische Konzept Kwartiermaken. Köln: Psychiatrie Verlag.

Khella, K. (1982): Sozialarbeit von unten. Praktische Methoden fortschrittlicher Sozialarbeit und Sozialpädagogik. Hamburg: Theorie und Praxis Verlag.

Lutz, R. (2020): Tripelmandat. Socialnet Lexikon. https://www.socialnet.de/lexikon/Tripelmandat (25.07.2022).

Marc, E.; Picard, D. (1991): Bateson, Watzlawick und die Schule Palo Alto. Frankfurt a. M.: Hain.

Müller, B. (2017): Sozialpädagogisches Können. Ein Lehrbuch zur multiperspektivischen Fallarbeit. 8. Aufl. Freiburg: Lambertus.

Müller, C.; Mührel, E.; Birgmeier, B. (Hg.) (2016): Soziale Arbeit in der Ökonomisierungsfalle? Wiesbaden: Springer.

Noack, M. (2012): Der Raum als Scharnier zwischen Lebenswelt und Hilfesystem – Raumanalysen zur lebensweltlichen Kontextualisierung erzieherischer Hilfen. sozialraum.de 1/2012. http://www.sozialraum.de/der-raum-als-scharnier-zwischen-lebenswelt-und-hilfesystem.php (25.05.2022).

Roer, D. (2010): Soziale Arbeit und Sozialpolitik. Der Beitrag der Mainstream-Sozialarbeitswissenschaften zur (Ent-)Politisierung der Profession. In: Michel-Schwartze, B. (Hg.): »Modernisierungen« methodischen Handelns in der Sozialen Arbeit, S. 33–48. Wiesbaden: VS.

Sächsisches Krankenhaus für Psychiatrie und Neurologie Rodewisch (1963): Rodewischer Thesen. https://www.skh-rodewisch.sachsen.de/fileadmin/user_upload/rodewisch/pdf/Publikationen/Rodewischer_Thesen_1963.pdf (27.05.2022).

Seithe, M. (2011): Schwarzbuch Soziale Arbeit. 2. durchg. u. erw. Aufl. Wiesbaden: VS.

Shorter, E. (2003): Geschichte der Psychiatrie. Reinbek: Rowohlt.

Staub-Bernasconi, S. (1995): Das fachliche Selbstverständnis Sozialer Arbeit – Wege aus der Bescheidenheit. Soziale Arbeit als Human Rights Profession. In: Wendt, W. R. (Hg.): Soziale Arbeit im Wandel ihres Selbstverständnisses – Beruf und Identität, S. 57–104. Freiburg: Lambertus.

Staub-Bernasconi, S. (2017): Soziale Arbeit als Handlungswissenschaft. Systemtheoretische Grundlagen und professionelle Praxis. Ein Lehrbuch. 2. Aufl. Bern, Stuttgart: Haupt/UTB.

Thiersch, H. (Hg.) (1978): Neue Praxis. Sonderheft Sozialarbeit und Therapie. Lahnstein: Verlag Neue Praxis.

2 Theorien und Konzepte Klinischer Sozialarbeit in der Psychiatrie

Christoph Walther und Daniel Deimel

In diesem Kapitel werden Theorien und Konzepte der Klinischen Sozialarbeit eingeführt und Sie lernen wichtige gesundheitsspezifische Rahmenkonzepte kennen. Daran schließt sich eine Zusammenfassung der Theorie der lebensweltorientierten Sozialen Arbeit nach Hans Thiersch an. Sie dient als Referenztheorie für dieses Buch.
Aus dieser Theorie wird ein pragmatischer Handlungsleitfaden abgeleitet, der Leitfragen zu acht Lebensweltbereichen der Sozialen Arbeit mit psychisch erkrankten Menschen enthält. Wie Sie sehen werden, korrespondieren diese acht Lebensbereiche sowohl mit der Komponente »Aktivitäten und Partizipation (Teilhabe)« der ICF, die für die Ermittlung des Unterstützungsbedarfs von Klient*innen wichtig ist, als auch mit dem SGB IX, in dem die Leistungen der Eingliederungshilfe verankert sind.
Schlagworte: **Klinische Sozialarbeit, Theorie, Lebensweltorientierung, ICF, SGB IX**

2.1 Gegenstand und Methoden

Die Soziale Arbeit im Gesundheitswesen kann auf eine lange Geschichte zurückblicken und umfasst neben der traditionellen Arbeit in der medizinischen und beruflichen Rehabilitation auch das Feld der Gesundheitsförderung. Eine Übersicht über das Arbeitsfeld ist in Homfeldt und Sting (2006), Homfeldt (2012) sowie in Dettmers und Bischkopf (2021) zu finden.

Die Bezeichnung »Klinische Sozialarbeit« hat im deutschsprachigen Raum erst seit den 1990er Jahren Verbreitung gefunden. Sie kommt aus dem US-amerikanischen Raum, wo der Begriff schon lange genutzt wird. So definiert die amerikanische National Association of Social Workers (NASW) Klinische Sozialarbeit wie folgt:

> *»Clinical social work shares with all social work practice the goal of enhancement and maintenance of psychosocial functioning of individuals, families and small groups. Clinical social work practice is the professional application of social work theory and methods to the treatment and prevention of psychosocial dysfunction, disability, or impairment, including emotional and mental disorder. It is based on knowledge of one or more theories of human development within a psychosocial context. Clinical social work services consist of assessment; diagnosis; treatment, including psychotherapy and counseling; client-centered advocacy; consultation; and evaluation. The process of clinical social work is undertaken within the objectives of social work and the principles and values contained in the NASW Code of Ethics«*
> *(NASW, zit. nach Grant 2008, S. 318–319).*

In Deutschland ist Klinische Sozialarbeit als Fachsozialarbeit zu verstehen (vgl. die Definitionen auf den Webseiten der DGSA, Sektion Klinische Sozialarbeit, und der Zentralstelle für Klinische Sozialarbeit, ZKS). Damit ist eine Abgrenzung zu einer generalistisch verstandenen Sozialen Arbeit verbunden, auch wenn die Übergänge fließend sind (Mühlum 2002; Pauls 2013). Fachsozialarbeit meint, dass die Realisierung von Zielen unter einer spezifischen Behandlungsperspektive erfolgt und elaborierte Methoden und Verfahren zum Einsatz kommen, welche aus der Profession und Disziplin der Sozialen Arbeit entwickelt und eingesetzt werden oder aus Bezugswissenschaften adaptiert wurden.

Klinische Sozialarbeit hat die Prävention und Reduktion von psychosozialen Belastungen und die Erhöhung des Handlungsrepertoires der Klient*innen zum Ziel. Sie fokussiert auf die Überwindung psychosozialer Folgen akuter und chronischer Erkrankungen und soll zu einer besseren Passung im Person-Umwelt-System beitragen. Darüber hinaus strebt sie die Realisierung von gesellschaftlicher Teilhabe an und fördert die Partizipation ihrer Klient*innen am gesellschaftlichen Leben sowie deren Ermächtigung, die eigenen Bedürfnisse zu artikulieren und zu realisieren (Empowerment).

Klinische Sozialarbeit richtet sich insbesondere an Menschen, welche durch klassische medizinische oder psychotherapeutische Zugänge nur sehr schwer oder gar nicht erreicht werden (sogenannte Hard-to-reach-Klient*innen) oder die einen hohen Unterstützungsbedarf haben. Dies sind insbesondere Menschen mit einer Behinderung, mit psychischen und/oder Suchterkrankungen, schwer traumatisierte Menschen oder auch chronisch erkrankte Personen in psychosozialen Multiproblemlagen (Pauls & Mühlum 2005). Zudem sind einige Gruppen (psychisch Kranke, Suchtkranke und HIV-positive Menschen) aufgrund ihrer Erkrankungen Stigmatisierungen und Ausgrenzungen ausgesetzt, welche als weitere erhebliche zusätzliche Belastungen angesehen werden müssen.

Klinische Sozialarbeit kommt in unterschiedlichen Arbeitsfeldern zum Einsatz, präventiv in der Gesundheitsfürsorge mit benachteiligten Personen und kurativ in der sozialpsychiatrischen Versorgung sowie der Suchtkrankenhilfe. Konzeptionelle und methodische Zugänge stammen aus den Bereichen der Jugendhilfe, der Sozialpsychiatrie, der Behindertenhilfe, der Aidshilfe sowie der Arbeit mit Geflüchteten.

In der Arbeit mit diesen Personen bedienen sich Sozialarbeiter*innen spezifischer Methoden, die an dieser Stelle kurz skizziert und in Teil B dieses Buches, »Psychosoziale Interventionsformen«, ausführlich vorgestellt werden.

Aufsuchende Soziale Arbeit und niedrigschwellige Basisversorgung Aufsuchende Soziale Arbeit beschreibt einen lebensweltnahen Zugang zu Klient*innengruppen, die bisher wenig oder gar nicht von der allgemeinen Gesundheitsversorgung erreicht werden. Aufgesucht werden Klient*innen im öffentlichen Raum (Streetwork, Quartiersarbeit) oder im privaten Raum (Hausbesuche). Leitparadigmen sind die Akzeptanz der aktuellen Lebenssituation sowie die Niedrigschwelligkeit und Barrierefreiheit des Angebotes.

Neben der Kontaktaufnahme und Kontaktgestaltung sind die Basisversorgung und die Vermeidung und Reduktion weiterer gesundheitlicher Schäden (harm reduction) zentrale Aufgaben. Geleistet werden sie z. B. von Kontakt- und Notschlafstellen für Suchtkranke, Wohnungslose oder psychisch Kranke. Diese bieten Möglichkeiten zur Körperhygiene, regelmäßige warme Mahlzeiten, sichere Übernachtung, Kleiderkammer, medizinische Grundversorgung, Spritzentausch, Drogenkonsumräume und weiteren Kontakt zum Hilfesystem.

Psychosoziale Diagnostik Unter psychosozialer Diagnostik wird ein strukturierter Prozess verstanden, welcher der Erfassung und Analyse des Beratungs- und Behandlungsbedarfs dient, ein Situationsverständnis schafft und Behandlungsoptionen eröffnet. Diese Form der Diagnostik beinhaltet neben der klassifikatorischen Diagnostik ebenso Verfahren zur Erhebung der aktuellen psychosozialen Lebenssituation der Klient*innen sowie die Analyse ihrer Biografie unter der Perspektive bedeutsamer sozialer und gesundheitsrelevanter Faktoren (siehe auch Kapitel B 3, »Psychosoziale Diagnostik«).

Psychosoziale Beratung und Einzelfallhilfe Die psychosoziale Beratung ist eine spezifische Form der Einzelfallhilfe. Durch sie erfahren Klient*innen eine direkte Unterstützung, welche bei Erfolg zu einer Überwindung der psychosozialen Notlage und zu einer Verbesserung der eigenen Handlungsfähigkeit führt. Im Rahmen der psychosozialen Beratung kommen Verfahren der psychosozialen Diagnostik, spezifische Methoden der Gesprächsführung (z. B. klient*innenzentrierte Gesprächsführung oder motivierende Gesprächsführung) sowie des Case Managements zum Einsatz (siehe Kapitel B 5, »Psychosoziale Beratung«).

Sozialtherapie Unter Sozialtherapie ist, in Abgrenzung zur Soziotherapie nach § 37a des SGB V (vgl. dazu Kapitel A 5, »Das psychiatrische Hilfesystem«), eine genuine Methode der Klinischen Sozialarbeit zu verstehen, welche neben klassischen sozialarbeiterischen Hilfen (psychosoziale Beratung) therapeutische Interventionen nutzt. Sozialtherapie kommt in unterschiedlichen Settings zum Einsatz, z. B. in sozialtherapeutischen Langzeiteinrichtungen für komorbide Klient*innen oder auch im Rahmen der Suchttherapie (mehr zu den Leitideen einer professionellen Grundhaltung in Kapitel B 1, »Leitideen einer sozialpsychiatrischen Grundhaltung«).

Soziale Gruppenarbeit Die Gruppe stellt ein wichtiges Setting für die Soziale Arbeit dar und kann als Methode auf eine lange Tradition zurückblicken (vgl. Schmidt-Grunert 2009). Im klinischen Kontext ist die Gruppe ein bedeutsamer Wirkfaktor für die Genesung der Klient*innen (Yalom 2007). Im Rahmen von sozialer Gruppenarbeit können Klient*innen erleben, dass es andere Menschen gibt, die sich in ähnlichen Lebenssituationen befinden wie sie selbst. Sie erfahren Solidarität, treten aus der sozialen Isolation heraus, lernen Rollenvorbilder kennen und üben mitmenschliches Verhalten (Modelllernen). Zudem erhalten sie durch Mitpatient*innen wichtige Informationen und erleben wieder Hoffnung, wenn diese in der Bewältigung von Krisen und Krankheiten schon weitergekommen sind (mehr zur sozialen Gruppenarbeit in Kapitel B 8, »Gruppenarbeit«).

Evaluation Im Rahmen der Einzelfall- und Gruppenarbeit bedarf es einer regelmäßigen Zielüberprüfung der jeweiligen Maßnahme, um die weitere Betreuung und Behandlung den Bedarfen der Klient*innen anzupassen. Zudem findet Evaluation auf der Systemebene statt, indem geschaut wird, ob und wie eine spezifische Intervention für die jeweilige Klient*innengruppe wirkt. An dieser Stelle weist die Evaluation methodische Überschneidungen zum Qualitätsmanagement auf (vgl. Kapitel C 1, »Qualitätsmanagement und Qualitätsentwicklung in der Klinischen Sozialarbeit«).

2.2 Gesundheitstheoretische Rahmenkonzepte

Klinische Sozialarbeit bezieht sich als Fachdisziplin und Profession auf spezifische gesundheitstheoretische Rahmenkonzepte von Gesundheit und Krankheit, welche als Grundlage für die weiteren Kapitel dieses Buches dienen.

Biologische Perspektive Weite Teile der Medizin gehen immer noch davon aus, dass Erkrankungen sich durch genetische Dispositionen und somatische Prozesse entwickeln. Krankheit kann man demnach verstehen als »regelwidrigen Funktionszustand körperlicher Organe, der eine spezifische Ursache, bestimmte Grundstörung, typische Symptome und beschreibbare Prognose aufweist« (Hülshoff 2011, S. 16).

Diese Sichtweise impliziert ein pathogenes und störungsorientiertes Verständnis von Krankheit, dem ein Verständnis von Gesundheit gegenübersteht, das durch die Abwesenheit von Krankheit definiert ist und durch den Menschen kaum beeinflusst werden kann. Dieses Verständnis von Gesundheit und Erkrankung ist, obwohl es zu kurz greift und den Menschen auf ein Objekt reduziert, das eine Erkrankung aushalten muss, gesellschaftlich sehr anerkannt und etabliert. Soziale, psychische und ökologische Wechselwirkungen werden in diesem Ansatz komplett ausgeblendet (Sting & Zurhorst 2000, S. 9). Erst im letzten Viertel des vergangenen Jahrhunderts wurde ein psychosoziales Verständnis von Gesundheit und Krankheit entwickelt, das zu integrativen biopsychosozialen Modellen führte. Obwohl die Definition von Gesundheit der WHO bereits 1948 schon ein »biologisches, psychisches und soziales Wohlbefinden« einbezogen hatte.

Biopsychosoziales Gesundheitsverständnis Das biopsychosoziale Modell von Gesundheit stellt die Grundlage der Klinischen Sozialarbeit dar. Konzeptionen des biopsychosozialen Modells – die alle auf George Engel (1977, 1980) zurückgehen – beschreiben ein multifaktorielles Geschehen, welches für die Entstehung und Aufrechterhaltung von Erkrankungen verantwortlich ist. Danach ist die Interaktion verschiedener Faktoren komplexer Systeme die Ursache für ein niedriges oder erhöhtes Wohlbefinden (Borrell-Carrió u. a. 2004). Das bedeutet, dass sowohl biologische Faktoren (z. B. genetische Disposition eines Menschen oder Vorerkrankungen), die psychische Situation einer Person (Resilienz, Coping-Verhalten, Handlungsfähigkeit usw.) sowie soziale oder auch Umweltbedingungen (u. a. Arbeits- und Wohnsituation, soziales Umfeld, ökologische Rahmenbedingungen) die Entstehung und Aufrechterhaltung von Erkrankungen bedingen. Diese drei Dimensionen existieren nicht losgelöst voneinander. Vielmehr interagieren sie miteinander und können sich hinsichtlich ihrer Wirkung kumulieren und verstärken oder ausgleichen. In welchem Umfang die einzelnen Faktoren die jeweilige Störung bedingen, ist im Einzelfall sehr unterschiedlich und bedarf einer individuellen Analyse.

Person-in-Environment-Perspektive Konstruiert sich Gesundheit durch die biopsychosoziale Perspektive, müssen Sozialarbeiter*innen Klient*innen in ihrem ganzen ökosozialen Umfeld und in ihrer ökosozialen Lebenswelt wahrnehmen. Dieser Ansatz geht auf Jane Addams und Mary Richmond zurück (Cornell 2006). Richmond (1922) definiert bereits vor gut 100 Jahren social casework als »those processes which develop personality through adjustments consciously effected, individual by individual, between men [sic] and their social environment« (S. 98 f.).

Der Umweltaspekt wird in der Person-Umwelt-Perspektive sehr weit gefasst und schließt soziale, wirtschaftliche, politische, kommunale, historische, religiöse, physische, kulturelle und familiäre Dimensionen mit ein. Person und Umwelt befinden sich in einem Austauschprozess und beeinflussen sich gegenseitig (Kondrat 2008, S. 348). Um dieser Situation gerecht zu werden, muss die Klinische Sozialarbeit einen doppelten Fokus haben und sowohl bei der Person als auch in ihrem direkten Umfeld intervenieren. Die Person-in-Environment-Perspektive hat theoretische Bezugspunkte zur Systemtheorie sowie zum ökosozialen Ansatz. Neuere Konzeptionen wie der nichtlineare dynamische Ansatz komplexer medizinischer Probleme oder die Risiko- und Resilienztheorien beziehen sich ebenso auf die Austauschprozesse von Person und Umwelt. Einige Methoden der psychosozialen Diagnostik und Einzelfallhilfe, wie z. B. Genogramm, Ecomap und Netzwerkkarte, nehmen direkt Bezug auf die Person-in-Environment-Perspektive (Kondrat 2008).

Salutogenese Das Konzept der Salutogenese geht auf den amerikanisch-israelischen Medizinsoziologen Aaron Antonovsky (1997) zurück. Salutogenese ist ein Gegenbegriff zur Pathogenese. Fokussiert diese auf die krank machenden Faktoren, konzentriert sich die Salutogenese auf die Bedingungen, welche für den Erhalt von Gesundheit bedeutsam sind.

Gesundheit und Krankheit sind aus der Sicht von Antonovsky zwei Pole auf einem Kontinuum. Zudem betrachtet er Krankheiten nicht als eine Abweichung der Norm, sie sind vielmehr ein normaler Bestandteil des Lebens. Für ihre Bewältigung spielt das Kohärenzgefühl eine bedeutsame Rolle.

Kohärenz bezeichnet dabei das Ausmaß der persönlichen Überzeugung, belastende Lebenssituationen meistern zu können. Das Kohärenzgefühl beeinflusst also die individuelle Position auf dem Gesundheits-Krankheits-Kontinuum. Das

Kohärenzgefühl selbst setzt sich aus den drei Teilkomponenten Verstehbarkeit, Handhabbarkeit und Bedeutsamkeit zusammen. Verstehbarkeit meint, inwieweit eine Person interne und externe Reize als kognitiv sinnvoll wahrnimmt. Dies bedeutet, dass die Stimuli strukturiert, geordnet und konsistent erlebt werden und nicht als Irritation, Störung oder Chaos. Handhabbarkeit bedeutet, dass ein Mensch ausreichend Ressourcen zur Verfügung hat, um eine Krise zu bewältigen. So erleben sich Menschen nicht mehr in einer passiven Opferrolle, sondern können ihr Leben aktiv beeinflussen und gestalten.

Unter Bedeutsamkeit kann das Maß verstanden werden, in dem ein Mensch sein Leben als sinnvoll empfindet. Nur dann wird er sich mit den an ihn herangetragenen Herausforderungen auseinandersetzen. Die Bedeutsamkeit stellt somit den motivationalen Teil des Kohärenzgefühls dar.

Der Mensch entwickelt das Kohärenzgefühl über seine Lebensspanne hinweg und benötigt für dessen Ausbildung wiederkehrende Erfahrungen von Konsistenz (in Abläufen, Strukturen und Beziehungen), von angemessenen Herausforderungen (ohne dauerhafte Über- oder Unterforderungen) sowie von Partizipation, also der Erfahrung, dass man Einfluss auf seine Umwelt hat und diese mitgestalten kann. Um solche, das Kohärenzgefühl steigernde Erfahrungen machen zu können, bedarf es auch kultureller Faktoren, Stabilität und Frieden sowohl in der politischen als auch der sozialen Situation (Antonovsky 1997; Franke 2012).

Lebenslage Das Konzept der Lebenslage stammt aus der Soziologie und beschreibt »die gemeinsamen charakteristischen Lebensumstände abgrenzbarer sozialer Gruppen, die wie soziale Milieus als Bindeglied zwischen Individuum und Sozialstruktur fungieren« (Franzkowiak u. a. 2011, S. 107). Die Lebenslage eines Menschen lässt Rückschlüsse auf seine Lebensverhältnisse und somit auf die Ressourcen und Mittel zu, die ihm zur Befriedigung wichtiger Bedürfnisse und Anliegen zur Verfügung stehen. Die Lebensbedingungen, in der sich ein Mensch befindet, und seine verfügbaren Ressourcen stehen wiederum in einem direkten Zusammenhang zu seiner Gesundheit. Wie in Abbildung A 2.1 dargestellt, wird soziale Ungleichheit auch in der gesundheitlichen Situation von Menschen deutlich (Lampert u. a. 2005).

Abbildung A 2.1 Modell zur Erklärung der gesundheitlichen Ungleichheit (nach Mielck 2005, S. 53)

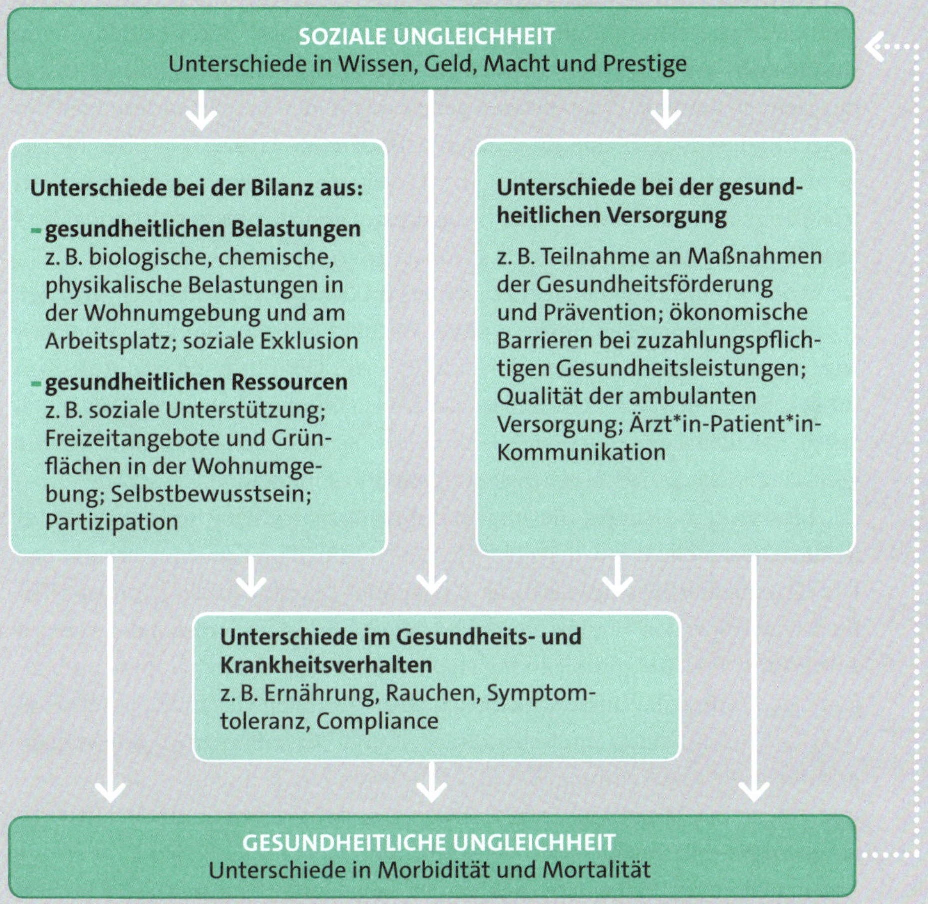

So konnte z. B. in der KiGGS-Studie, einer Langzeitstudie zur Gesundheit von Kindern und Jugendlichen in Deutschland, ermittelt werden, dass Jungen und Mädchen im Alter von drei bis 17 Jahren mit einem niedrigen Sozialstatus (gemessen am Bildungsniveau der Eltern, deren beruflicher Stellung sowie dem Nettoeinkommen im Haushalt) deutlich häufiger von dauerhaften gesundheitlichen Einschränkungen sowie psychischen und Verhaltensauffälligkeiten betroffen sind als Gleichaltrige mit einem hohen Sozialstatus (Kuntz u. a. 2018).

Ein grundlegender Faktor für die Entwicklung dieser sozialen Ungleichheit ist das jeweilige Bildungsniveau. Bildung drückt sich einerseits in Wissen und Handlungskompetenz aus, die eine gesundheitsförderliche Lebensweise unterstützen. Ebenso konnte gezeigt werden, dass Menschen mit einer höheren Bildung besser gesundheitliche Beschwerden deuten und kommunizieren sowie besser mit den unterschiedlichen Berufsgruppen im Gesundheitswesen interagieren können. Entsprechend gehen sie mit den Herausforderungen der Erkrankungen besser um als weniger gebildete Menschen. Darüber hinaus werden psychosoziale Schutzfaktoren wie Selbstwirksamkeitserwartung, Kontrollüberzeugungen sowie soziale Unterstützung positiv mit dem Bildungsgrad in Verbindung gebracht (Kuntz & Lampert 2012).

Auch Arbeitslosigkeit stellt ein Kriterium dar, welches mit einer erhöhten Rate von Erkrankungen, insbesondere psychischer Erkrankungen, assoziiert wird. So sind arbeitslose Menschen häufiger von Depressionen und Angststörungen, Suchtentwicklungen und suizidalen Handlungen betroffen (Weber u. a. 2007). Erhalten sie jedoch soziale Unterstützung, kann sich dies positiv auf ihre gesundheitliche Situation auswirken (Kroll & Lampert 2011).

Eine weitere Gruppe, die aufgrund ihrer sozialen Situation auch gesundheitliche Nachteile erfährt, stellen Menschen mit Migrationshintergrund dar. Die Gründe hierfür sind vielfältig: So gehören Migrant*innen häufiger einer niedrigeren sozialen Schicht an und erleben häufig einen Prozess der sozialen Abwertung. Prekäre und gesundheitsgefährdende Arbeitsverhältnisse und ungünstige Wohnverhältnisse wirken sich ebenso auf den Gesundheitsstatus aus wie das Erleben von Fremdenfeindlichkeit und Diskriminierung sowie mangelnde soziale Anerkennung. Besonders belastend wirken spezifische Ursachen und Folgen des Migrationsprozesses wie etwa das Erleben von Folter, Kriegserfahrungen und Flucht sowie die Erfahrungen im Aufnahmeland, die häufig Traumatisierungen nach sich ziehen. Der langwierige und unsichere Prozess von Asylverfahren, der geduldete oder gar illegalen Aufenthalt gehen mit einem schlechteren Zugang zum Gesundheitssystem einher und beeinflusst auch in dieser Hinsicht die gesundheitliche Situation dieser Menschen (Deimel 2013a; Homfeldt & Sting 2006; Köchling-Farahwaran 2021; Razum u. a. 2008).

In den nächsten Jahrzehnten dürften zudem aufgrund des demografischen Wandels mehr Menschen von Altersarmut und somit von einer belasteten Gesundheitssituation betroffen sein. Ebenso dürfte die Zahl der Menschen steigen, welche an psychischen Erkrankungen im Alter wie z. B. Demenz leiden. Hier werden in Zukunft verstärkt die Aufgaben der Klinischen Sozialarbeit liegen.

Syndemieproduktion Ein recht neues theoretisches Konzept, das für die Klinische Sozialarbeit vielversprechend erscheint, ist der Ansatz der Syndemieproduktion. Diese Theorie geht auf den US-amerikanischen medizinischen Anthropologen Merrill Singer zurück (Singer 2009; Singer u. a. 2017). Der Begriff Syndemie verbindet die Begriffe Synergie und Epidemie miteinander. Im Kern geht es um eine Interaktion von unterschiedlichen Erkrankungen, die sich gegenseitig verstärken und chronifizieren.

Der soziale Kontext, in dem Menschen leben, ist für die Ausbildung von syndemischen Produktionen von hoher Bedeutung: Betroffen sind insbesondere Menschen, die über wenig soziale Macht verfügen bzw. sozial randständig sind. Die erste syndemische Produktion, die Singer beschrieben hat, wurde als SAVA-Syndemie bezeichnet (Singer 1996, 2006). Es konnte eine komplexe Interaktion von Substanzkonsum, Gewalterfahrungen und HIV-Infektionen in vulnerablen und sozial randständigen Gruppen aufgezeigt werden (Sexarbeiter*innen, Opfer von häuslicher Gewalt, Männer, die Sex mit Männern haben, und Drogenkonsument*innen).

Der Ansatz der Syndemieproduktion wurde inzwischen empirisch überprüft und weiterentwickelt. Die Forschungsarbeiten konzentrieren sich allerdings im Wesentlichen auf den angloamerikanischen Raum und auf Entwicklungsländer (Mendenhall u. a. 2017; Tsai u. a. 2017). Da die sozialen Kontextfaktoren eine zentrale Bedeutung einnehmen, stellt sich unweigerlich die Frage, wie soziale Gerechtigkeit, das Menschenrecht auf psychische und körperliche Gesundheit sowie die Auflösung von sozialer Ungleichheit und Armut erzielt werden können und welche Implikationen dies für die in der Gesundheitspolitik und Gesundheitsversorgung Tätigen haben (Willen u. a. 2017). Es wäre sehr wünschenswert, wenn auch im deutschsprachigen Raum vermehrt Forschungsarbeiten unter der Perspektive der Syndemieproduktion realisiert würden.

2.3 Theoretischer Rahmen

Nachdem das Gesundheits- und Krankheitsverständnis vorgestellt wurden, bedarf es noch einer sozialarbeitswissenschaftlichen theoretischen Fundierung des professionellen Handelns in der Psychiatrie.

Eine Theorie hat mehrere Funktionen inne. In Anlehnung an Füssenhäuser (2011) können folgende Dimensionen beschrieben werden, die eine Theorie der Sozialen Arbeit ausmachen:

Gegenstand Eine Theorie Sozialer Arbeit bestimmt den Gegenstand der Sozialen Arbeit in Wissenschaft und Praxis. Ein spezifischer Blickwinkel auf Theorie, Forschung und Praxis wird somit möglich.

Verbindung zu Traditionslinien und Bezugswissenschaften Eine Theorie der Sozialen Arbeit leitet ihre Eigenart und Identität von historischen Entwicklungslinien der Sozialen Arbeit sowie ihrem Verhältnis zu Nachbarwissenschaften ab.

Verhältnis von Theorie und Praxis Eine Theorie der Sozialen Arbeit klärt die unterschiedlichen Wissensformen von Theorie und Praxis, also das Verhältnis zwischen Disziplin- und Professionswissen.

Gesellschaftliche Aufgabe und Funktion Eine Theorie Sozialer Arbeit gibt Auskunft über ihre gesellschaftliche Funktion und Aufgabe.

Lebenslagen der Adressat*innen Eine Theorie Sozialer Arbeit ermöglicht einen Einblick in die Lebenslage der Adressat*innen im jeweiligen Arbeitsfeld und diskutiert diese im Kontext von Normalität und Abweichung.

Rechtliche und institutionelle Organisationen Eine Theorie Sozialer Arbeit analysiert die Organisationen und Institutionen in diesem Arbeitsfeld. Hierzu zählen insbesondere Fragen nach dem professionellen Handeln, den Standards und der Qualität.

Professionelle Handlungsmuster Eine Theorie Sozialer Arbeit führt zu einer Konkretisierung der professionellen Handlungsmuster. Diese müssen für die unterschiedlichen Arbeitsfelder, Settings und Handlungsformen differenziert werden.

Sozialethische und normative Klärung Eine Theorie der Sozialen Arbeit beschäftigt sich mit sozialethischen Fragestellungen, wie z. B. Fragen der Berufsethik, normativen Konzepten der Praxis oder auch der ethischen Grundlage des professionellen Handelns.

Soziale Arbeit kann auf einen umfangreichen Fundus von Theorien zurückgreifen, z. B. das Life-Model nach Germain und Gitterman, das systemische Denkmodell von Staub-Bernasconi oder die ökosoziale Handlungstheorie nach Wendt. Einen guten Überblick dazu findet man in Engelke u. a. (2018).

2.3.1 Auswahl einer Theorie

Für die Soziale Arbeit in der Psychiatrie haben wir die Theorie der lebensweltorientierten Sozialen Arbeit nach Hans Thiersch ausgewählt. Fünf wesentliche Argumente sprechen für die Theorie von Thiersch:

- Die Theorie der lebensweltorientierten Sozialen Arbeit hat als Ausgangspunkt den Alltag der Klient*innen. Dieser Fokus entspricht genau der Situation in einem Erstkontakt, wo es zunächst gilt, sich einen Überblick über die aktuellen Lebensbedingungen zu verschaffen. Auch die Praxis setzt am Alltag an.

- Thierschs Verständnis Sozialer Arbeit umfasst immer sowohl die individuelle Bedeutung der Probleme als auch gleichzeitig ihre (sozial-)politischen Implikationen. Eins ist ohne das andere nicht vollständig. Diese Haltung drückt aus, wie wir Soziale Arbeit in der Psychiatrie in diesem Buch behandeln: als Arbeit am Individuum und an den gesellschaftlichen Rahmenbedingungen (vgl. Kapitel A 1, »Soziale Arbeit und Psychiatrie«).
- Thierschs Paradigmen der Niedrigschwelligkeit und Dezentralisierung entsprechen dem Verständnis der Sozialpsychiatrie, Hilfen sozialraumorientiert in der Lebenswelt der Klient*innen zu verorten.
- Die Struktur- und Handlungsmaxime der Prävention nimmt sowohl in der theoretischen Konzeption von Thiersch als auch in den Feldern der Sozialpsychiatrie und Suchtkrankenhilfe eine zentrale Rolle ein.
- In der lebensweltorientierten Sozialen Arbeit kommt der Selbsthilfe ein hoher Stellenwert zu. Da seit Beginn dieses Jahrhunderts die Bedeutung von Selbsthilfe im Bereich der Psychiatrie enorm zugenommen hat (vgl. Kapitel B 10, »Recoveryorientierung und Einbezug von Psychiatrie-Erfahrenen«), brauchen Sozialarbeiter*innen einen geschärften Blick für die Bedeutung und das therapeutische Potenzial von Selbsthilfeaktivitäten.

2.3.2 Die Bedeutung einer theoretischen Fundierung

Unter Theorie versteht man allgemein einen relativ systematischen und verallgemeinerten Wissens- und Erfahrungsschatz, der Aussagen, Erklärungen und Prognosen über einen begrenzten Wirklichkeitsausschnitt zulässt. Soziale Arbeit befasst sich mit der gelingenden oder misslingenden Interaktion zwischen Individuum und Gesellschaft (vgl. die Definition von Sozialer Arbeit der IFSW, S. 16 in diesem Buch). Wie das im Einzelnen zu verstehen ist, welche Probleme dabei wie entstehen, welche Interventionen warum notwendig oder nicht hilfreich sind usw., dazu gibt es in der Sozialen Arbeit unterschiedlichste Theorien. In diesem Buch geht es um psychische Erkrankung vor dem Hintergrund der wechselseitigen Interaktionen zwischen psychisch kranken Bürger*innen und der sie umgebenden Gesellschaft.

Die Frage danach, was denn eine Theorie Nützliches für die Praxis Sozialer Arbeit in der Psychiatrie bieten kann, ob sie nicht wirklichkeitsfremd, verkomplizierend, nicht zielfördernd oder einfach nur nervend ist, spricht grundsätzlich das Verhältnis von Theorie und Praxis an. In Anlehnung an den Semantiker

Alfred Korzybski könnte man die Praxis mit einer Landschaft vergleichen, die Theorie wäre die dazu passende Landkarte.

Theorie und Praxis brauchen einander. Theorie ohne Praxis wäre wie eine Landkarte ohne Landschaft. Auf die Praxis zurückgreifend baut die Theorie gestützt auf Beobachtungen, Erfahrungen und Forschung systematisierte Erfahrungs- und Wissensbestände auf, identifiziert regelhaftes Geschehen, prägt Fachbegriffe, kommt zu Erklärungsmodellen (Konzepten), leitet daraus begründete Handlungsempfehlungen (Methoden, Techniken) und Prognosen ab und überprüft diese anhand empirischer Forschung und systematischer Reflexion in der Praxis (zur genaueren Abgrenzung von Konzept, Methode und Techniken siehe Geißler & Hege 2007, S. 20–27).

Ebenso braucht die Praxis die Theorie. Landschaften, die auf keiner Landkarte verzeichnet sind, existieren zwar, doch ohne Karte ist eine Positionsbestimmung für sich selbst und Außenstehende nicht möglich. Praxis bekommt durch Theorie

- ein Wissen und eine Umgangsweise für den Einzelfall an die Hand, was sich aus der systematischen Auswertung der Erfahrungen vieler Einzelfälle ergibt;
- einen Bezugsrahmen als Orientierung, an dem sie ihr Handeln ausrichten, reflektieren und evaluieren kann;
- einen Erfahrungs-, Wissens- und Methodenbestand, auf den sie ihr professionelles Handeln beziehen und es damit den Klient*innen, dem Einrichtungsträger, dem Kostenträger, der Öffentlichkeit und sich selbst begründen kann.

2.4 Lebensweltorientierte Soziale Arbeit

Ende der 1970er Jahre entwickelte Hans Thiersch seine Überlegungen. Eine ausführliche Darstellung findet sich bei Thiersch (2006; 2014; 2020), Zusammenfassungen bieten Grunwald und Thiersch (2018) oder Engelke u. a. (2018). Historisch vorausgegangen war, dass um die 1968er Jahre von der Sozialen Arbeit eine gesellschaftsverändernde Praxis eingefordert wurde, um dann Ende der 1970er Jahre mit einer psychotherapeutischen Wende in das andere Extrem zu verfallen: Probleme wurden individualisiert gesehen und waren folglich vor allem psychotherapeutisch anzugehen. Thiersch setzte gegen diese Auffassungen einen Kontrapunkt: Der Ansatz allen Handelns in der Sozialen Arbeit sei weder Revolution noch Therapie, sondern der Alltag bzw. die Lebenswelt der Klient*innen (vgl. Thiersch & Rauschenbach 1987, S. 1003, 1008; Thiersch 2006, S. 52).

2.4.1 Konzept

Thiersch verwendet die Ausdrücke »Alltagsorientierung« und »Lebensweltorientierung« synonym. Die Lebenswelt hat für ihn drei Ebenen:

Individuelle Ebene »Einen Alltag haben alle Menschen.« (Thiersch 2006, S. 17). Alle Klient*innen finden sich in einer je spezifischen Lebenswelt mit der Aufgabe der Lebensbewältigung wieder, für die sie individuelle Bewältigungsmuster entwickeln. Ihre Handlungsweisen als Ausdruck der Lebensbewältigung lassen sich nicht ausschließlich aus ihrer Persönlichkeit erklären, sondern können nur in Bezug auf ihre Lebenswelt verstanden werden.

Gesellschaftliche Ebene In der je konkreten Lebenswelt spiegeln sich die Macht-, Verteilungs- und Interessenkämpfe einer Gesellschaft wider. Thiersch spricht von einem Doppelspiel mit Vordergrund (Bewältigungsmuster) und Hintergrund (soziale, materielle und politische Strukturen) (Grunwald & Thiersch 2018, S. 909; Thiersch 2006, S. 17).

Veränderungspotenzial Jede Lebenswelt trägt in sich die dialektische Spannung von Gegebenem (»So ist es eben«) und Möglichem (»Denkbar wäre, dass …«). Im Gegebenen liegt immer auch die Chance zum Möglichen, welches das Gegebene verbessern kann (vgl. Grunwald & Thiersch 2018, S. 909).

Der konkrete Alltag bzw. die Lebenswelt der Klient*innen zeigen sich als Alltäglichkeit in der Alltagswelt. Alltäglichkeit drückt sich in den Verstehens- und Handlungsmustern der Klient*innen aus, die sich wiederum in verschiedenen Alltagswelten zeigen (Thiersch 2006, S. 21).

Mit Alltäglichkeit meint Thiersch das soziale und pragmatische Verstehen und Handeln in den Auseinandersetzungen mit den Lebensverhältnissen (ebd., S. 22). Diese Auseinandersetzungen finden zwischen unterschiedlichen Antipoden statt: zwischen Problemen und Ressourcen, Freiheit und Handlungszwängen, Selbstbehauptung und Unterwerfung, Selbstbestimmung und Anpassung an Leistungs-, Konsum-, Flexibilitäts- und Verhaltenserwartungen. Die Klientin unternimmt verschiedene Anstrengungen mit »subjektiven Deutungs- und Handlungsstrategien, in Anpassungen, Verwandlungen und Verweigerungen, pragmatisch und in Routinen und Ritualen entlastet« (Grunwald & Thiersch 2018, S. 908), um den Alltag in seiner Komplexität mit vielgestaltigen Aufgaben, Situationen und Konflikten zu meistern.

Mit Alltagswelten sind konkrete Lebensfelder gemeint (z. B. Schule, Arbeitsplatz, Familie) oder auch Lebenslagen (z. B. Arbeitslosigkeit, Armut, Alter, psychische Erkrankung). Auf der Basis ihrer Alltagserfahrungen und Selbstdeutungen entwickeln Menschen (also auch Klient*innen) ein Bild von Wirklichkeit und Identität, das erst einmal bis auf Weiteres gilt und damit ein

Gefühl von Verlässlichkeit und Vertrautheit vermittelt. Die lebensweltlichen Bewältigungsmuster bleiben aber in der Spannung zwischen verfügbaren und nicht verfügbaren Ressourcen, zwischen Gelingendem und Misslingendem, Erfüllung und Versagungen, Hoffnung und Entmutigung, Pragmatismus und Visionen, Beschränkungen des Alltags und Aufbegehren gegen die Verhältnisse (»Borniertheit und Zweideutigkeit gegebener Alltagsverhältnisse«, ebd.).

Thiersch unterscheidet zwei Arten von Alltagsdeutugen:

Das konservative Verständnis appelliert – ohne Beachtung gesellschaftlicher Hintergründe – an die Klient*innen, Probleme selbst zu bewältigen und sich nicht von zu viel professioneller Hilfe verwöhnen zu lassen. Auch Selbsthilfe und Ehrenamt können in diesem Sinne funktionalisiert werden. Im kritischen Verständnis wird Alltag als ein Protestpotenzial gesehen, dessen innere Widersprüche es zu nutzen gilt, »um daraus Perspektiven zur Arbeit an einem humaneren Leben zu gewinnen« (Thiersch 2006, S. 40).

Lebensweltorientierte Soziale Arbeit basiert auf diesem kritischen Verständnis. Sie will den Klient*innen fachliche Hilfeleistungen zur Entwickung besserer Bewältigungsstrategien geben. Ausgangspunkt ist der jeweilige Alltag, weil dort der »Zusammenhang politischer, materieller, instrumenteller und sozialer Nöte und Aufgaben zu sehen« ist (ebd., S. 52). Das Ziel ist, die im Alltag angelegten Möglichkeiten eines »gelingenderen Alltags« (ebd., S. 45) zu stärken bzw. (wieder) freizusetzen. Der Komparativ ist dabei wesentlich. Nicht ein gelingender Alltag ist das Ziel, denn das wäre eine Utopie. Es geht um einen immerwährenden Suchprozess mit Umwegen, Wiederholungen, Stillstand und Neuanfängen mit letztlich offenem Ausgang.

Bei diesem Prozess müssen Klient*innen ermutigt, unterstützt und manchmal auch wohlwollend provoziert werden, um durchzuhalten und weiterzumachen und nicht den gewohnten Alltagsroutinen zu erliegen. Die Aufgabe Sozialer Arbeit dabei ist, Anwalt sozialer Gerechtigkeit zu sein und im Kontext einer Demokratie für Verteilungs- und Zugangsgerechtigkeit zu sorgen: Auf der Basis verbesserter eigener Kompetenzen soll ein möglichst selbstbestimmtes Leben in gerechteren Verhältnissen ermöglicht werden (Grunwald & Thiersch 2018, S. 907). Hier lassen sich Verbindungen zum Capability Approach (Befähigungsansatz) herstellen, wie er von Amartya Sen begründet und durch Dieter Röh spezifisch für die Soziale Arbeit erschlossen wurde (Röh 2013), sowie zum Verständnis Sozialer Arbeit als Menschenrechtsprofession, wie es in den Diskussionen zu der UN-Behindertenrechtskonvention (UN-BRK) aufscheint (vgl. Kapitel A 6, »Die Rechte von Klient*innen«).

Die Umsetzung des lebenweltorientierten Ansatzes geschieht einerseits durch Respekt und Anerkennung der lebensweltlichen Gegebenheiten und bisheriger Bewältigungsleistungen, andererseits durch Eröffnung und Aktivierung von (weiteren) Optionen, die die Lebenswelt (noch ungenutzt) in sich trägt. In der Sozialen Arbeit kommt es immer auf beides an.

Respekt gegenüber Klient*innen bedeutet dreierlei:

- Den Klient*innen wird grundsätzlich eine Zuständigkeit für ihr Leben zugestanden, ihre (Lebens-)Erfahrungen werden als potenzielle Ressourcen gesehen – und nicht als zu überwindende Hindernisse auf dem Weg zur von Professionellen vermeintlich notwendigen Lösung. Hier gibt es Ähnlichkeiten zum Recoveryansatz (siehe Kapitel B 10, »Recoveryorientierung und Einbezug von Psychiatrie-Erfahrenen«).
- Problematisches, auffälliges, unverständliches, verrücktes, eigensinniges, abweichendes Verhalten wird als Ergebnis von Versuchen zur Bewältigung des Alltags gesehen. »Lebensweltorientierte Arbeit antwortet nicht (...) mit ›Lösungen‹ auf ›Probleme‹, sondern auf Lösungen, die aus der Sicht verschiedener Beteiligter unbefriedigend sind, mit dem Vorschlag von besseren« (Thiersch 2006, S. 858).
- Soziale Arbeit unterstützt immer bei den konkreten zu bewältigenden Aufgaben im Hier und Jetzt, muss sich also auf die gegenwärtigen Anstrengungen zur Lebensbewältigung beziehen. Soziale Arbeit zielt darauf, den Bedürfnissen und Möglichkeiten der Klient*innen zu entsprechen. Eine sorgfältige psychosoziale Diagnostik (siehe Kapitel B 3) und ein gutes Case Management (siehe Kapitel B 9) helfen dabei.

Respekt vor subjektiven Sichtweisen und Handlungen allein reicht für eine Weiterentwicklung einer Person und ihrer Bewältigungsmöglichkeiten nicht aus. Die Wertschätzung steht immer in einer dialektischen Spannung mit der Provokation von möglichen (Handlungs-)Optionen, die den Alltag etwas besser gelingen lassen könnten. Diese Optionen – gegen alle Selbstbeharrung von selbstverständlich gewordenen, festgefahrenen Alltagsroutinen und Gewohnheiten – zu entdecken, anzustoßen, zu aktivieren, gangbar zu machen, auszubauen und zu vermehren, ist Aufgabe der Sozialen Arbeit.

Aktuelle gesellschaftliche Umbrüche, wie sie z. B. mit den Begriffen Globalisierung, Neoliberalismus, Ökonomisierung, Individualisierung, Migration, Klimakrise, Ressourcenraubbau, Pandemiegeschehen, Digitalisierung skizziert werden, zwingen alle Individuen, gewohnte Routinen zu verlassen und (neue) Handlungsoptionen zu entwickeln, auszuwählen, zu gestalten, zu steuern und zu begründen. Soziale Arbeit begleitet und berät diesen Such- und Entwicklungsprozess, sie initiiert Lernprozesse, Austauschmöglichkeiten, Neuorientierungen, neue Erfahrungsmöglichkeiten, Perspektivwechsel und Veränderungen. Die Gefahr dabei ist, im Sinne einer »Disziplinierung« und »fürsorglichen Belagerung« im Namen herrschender Moral der Anpassung Vorschub zu leisten und bevormundend zu handeln (vgl. Thiersch & Rauschenbach 1987, S. 1007). Soziale Arbeit sollte stattdessen das Ziel eines »gelingenderen Alltags« im Kontext verbesserter sozialer Gerechtigkeit, gesicherter Teilhabemöglichkeiten und Verwirklichungschancen (capabilities) verfolgen.

2.4.2 Strategien

Zentrale Strategien der Sozialen Arbeit sind nach Thiersch die Verhandlung (das Aushandeln), die Einmischung und die Vernetzung.

Verhandeln, Aushandeln Verhandeln zu können setzt voraus, gegenseitiges Vertrauen und Anerkennung aufgebaut und die beiderseitigen, vielleicht auch kontroversen Positionen verdeutlicht zu haben, z. B. den Wunsch der Klient*innen nach Selbstbestimmung versus die Abwehr von Selbstgefährdung aus Sicht der Sozialarbeiter*innen. Auf dieser Grundlage ist dann die gemeinsame Suche nach Optionen, Neuem und Weiterführendem anzuregen, aber auch eine Auseinandersetzung, gegenseitige Herausforderung und Zumutung, sogar ein Streit ist möglich, um Veränderungen anzustoßen. Diese Überlegungen sind gut zu verknüpfen mit der von der Selbsthilfebewegung psychisch kranker Menschen aufgestellten Forderung »Verhandeln statt behandeln«. Verhandlungsprozesse brauchen die regelmäßige Absicherung und Überprüfung durch reflexive Selbst- und Fremdkontrolle, z. B. durch Supervision, Intervision, Fortbildung, Fremdevaluationen oder Beschwerdemöglichkeiten.

Einmischen Soziale Arbeit selbst steht in der Spannung von Hilfe und Kontrolle, von Anpassung an Vorgegebenes und Freisetzung von neuen Möglichkeiten, von Disziplinierung und Selbstbestimmung. Diese Spannung birgt auch Spielräume, die die Soziale Arbeit durch (sozial-)politische Einmischung nutzen kann. Um mehr soziale Gerechtigkeit, verbesserte Verteilungs- und Zugangsgerechtigkeit sowie die Ermöglichung und Sicherung von Teilhabechancen zu erreichen, muss sie Verwerfungen in den Lebensverhältnissen markieren und zum öffentlichen Thema machen. Soziale Arbeit nimmt so Einfluss auf gesellschaftliche Bedingungen, sie sucht die Zugänge zu sozialrechtlichen Ansprüchen, psychosozialen Unterstützungsangeboten, Gesundheitsversorgung, Arbeitsmarkt, Bildungsangeboten und demokratischen Mitsprachemöglichkeiten zu sichern und zu verbessern. Dies liegt oft nicht im gesellschaftlichen Trend, denn »soziale Gerechtigkeit und im besonderen Zugangsgerechtigkeit in den Lebensverhältnissen werden primär als Belastung einer auf Leistung und Konkurrenz angewiesenen Gesellschaft verstanden (…), soziale Probleme werden dethematisiert und privatisiert« (Grunwald & Thiersch 2018, S. 914).

Vernetzen Vernetzen bedeutet, das Selbstzutrauen, die Selbstzuständigkeit und Selbstregulierung der Klient*innen zu stärken. Alle Ressourcen, die in primären Hilfebeziehungen der Familie, Peers, Nachbarschaft, Vereine, Selbsthilfeorganisation, Bürgerinitiativen, der Regelangebote im Stadtteil, des Arbeitsplatzes liegen, sind zugänglich zu machen und zu stärken. In Absprache mit den Betroffenen sollten immer auch mögliche sozialräumliche Lösungsansätze in Betracht gezogen werden, bevor sozialarbeiterische Maßnahmen umgesetzt werden, die die Lebenswelt ersetzen. Beispielsweise wäre im Einzelfall zu prüfen, ob die Versorgung eines dementen Menschen durch ein Netz von Angehörigen, Nachbar*innen und die Sozialstation umsetzbar ist oder der Aufenthalt in einem Pflegeheim doch die bessere Wahl ist. Voraussetzung ist, dass der Sozialraum so organisiert und vernetzt ist und mit institutionalisierten Angeboten der Sozialen Arbeit ergänzt wird, dass ein gelingenderer Alltag möglich wird. So wächst der Grad an Partizipation und Teilhabe an der Lebenswelt.

Lebensweltorientierte Soziale Arbeit in der Psychiatrie setzt auf ambulante vor stationären Hilfen,

- Beratung, Begleitung und Evaluation von Lernprozessen vor eingriffsorientierten Interventionen von außen,
- Vernetzung und Kooperation vor Spezialisierung und (Zuständigkeits-) Abgrenzung,
- informelles und nonformelles Lernen vor formellem Lernen,
- in der Lebenswelt verortete Regelangebote vor künstlich geschaffenen Ersatzangeboten,
- Selbsthilfe vor kompensatorischer professioneller Hilfe,
- Subsidiarität (Nachrangigkeit) und Regionalisierung der Unterstützungen vor Zentralisierung,
- Diversity als ein Neben- und Miteinander unterschiedlicher Lebenswelten vor Normierung sowie
- Prävention vor Therapie und Rehabilitation.

2.5 Leitfaden für die Soziale Arbeit mit psychisch erkrankten Menschen

Aufbauend auf die lebensweltorientierte Soziale Arbeit haben wir aus Gründen der Übersichtlichkeit und Praktikabilität einen Handlungsleitfaden für die konkrete sozialpsychiatrische Arbeit erstellt (vgl. auch Obert 2016). Dieser unterscheidet acht Alltagsbereiche, um die im Erstkontakt vorzufindende Lebenswelt und Alltäglichkeit der Klient*innen übersichtlich für sie, die Sozialarbeiter*innen und evtl. Kostenträger erfassen und entsprechenden Unterstützungsbedarf beschreiben, begründen, durchführen und evaluieren zu können.

Für jeden der aufgeführten Bereiche sind nicht nur die aktuellen Probleme und Ressourcen, sondern auch mögliche noch ungenutzte Optionen zu skizzieren. Diese liegen manchmal auf der Hand, müssen öfter aber erst im Laufe des Kontaktes mit den Klient*innen entwickelt bzw. ausgehandelt werden.

Die acht Lebensweltbereiche werden in Abbildung A 2.2 kurz erläutert und mit einer oder zwei Leitfragen versehen.

Diese acht Lebensweltbereiche sind nicht trennscharf zu unterscheiden, sie stehen in Wechselwirkung miteinander. Kulturelle Teilhabe kann sich mit dem sozialen Netz überschneiden, wenn sich z. B. durch den Besuch eines Fußballspiels der Bekanntenkreis erweitert oder sogar Freundschaften entstehen. Wechselwirkungen ergeben sich auch dadurch, dass der Zugang zu Geld z. B. den Zugang zu bestimmten Freizeitaktivitäten erst ermöglicht.

Fehlende Arbeitsmöglichkeiten verringern das Niveau der materiellen Absicherung, die in unserer Kultur eine prominente Bedeutung hat, weil die Verfügbarkeit von Geld oft eine Schlüsselfunktion für die Teilhabe in anderen Bereichen hat (z. B. Wohnen, kulturelle Teilhabe). Aus diesem Grund gibt es in vielen Kommunen kostenreduzierte oder kostenlose Angebote für Nahrungsmittel (»Tafel«), Secondhandkleidung oder kulturelle Veranstaltungen (»Kultur-Tafel«).

Zu berücksichtigen ist, dass nicht alle Klient*innen in allen Bereichen Unterstützung benötigen und wünschen.

Die gewählte Unterteilung in diese acht Lebensweltbereiche kann auf den ersten Blick als willkürlich und beliebig erscheinen. Sie ist jedoch kompatibel zu wesentlichen Koordinaten der Sozialen Arbeit in der Sozialpsychiatrie: der ICF, die die Entwicklung aller Instrumente zur Ermittlung des Teilhabebedarfs geprägt hat, und dem SGB IX, in dem die Leistungen der Eingliederungshilfe verankert sind. Das wollen wir im Folgenden genauer aufzeigen.

Abbildung A 2.2 Leitfragen zu den acht Lebensweltbereichen der Sozialen Arbeit mit psychisch erkrankten Menschen

Materielle Absicherung Wie ist der Klient derzeit materiell abgesichert?
Materielle Absicherung Wie ist die Klient*in derzeit und zukünftig materiell abgesichert? Sozialrechtliche Ansprüche müssen identifiziert, beantragt und durchgesetzt werden.
Rechtliche Position Gibt es eine besondere Rechtssituation zu beachten, z. B. gesetzliche Betreuung, Asylstatus, Zwangsunterbringung, bestehender Behandlungsvertrag?
Wohnsituation und Selbstversorgung Ein »Zuhause« kann die eigene Wohnung sein, ein Heimplatz, aber auch ein Stammplatz im Park. Eng damit verbunden ist die Möglichkeit der Gestaltung und Pflege des Zuhauses, des eigenen Körpers und die Möglichkeit der Selbstversorgung mit Nahrung und Kleidung. Wo und wie wohnt die Klient*in und wie kann sie sich versorgen?
Tagesstruktur, Beschäftigung und Arbeit Wie sieht der Tagesablauf aus? Welche Ausbildungs-, Beschäftigungs- und Arbeitsmöglichkeiten werden von den Klient*innen angestrebt und sind umsetzbar?
Soziales Netz Welche und wieviele Beziehungen bestehen zu Verwandten, Lebenspartner*innen, Freund*innen, Kolleg*innen, Bekannten, Nachbar*innen, Ehrenamtlichen, anderen Betroffenen und professionellen Helfer*innen inklusive Peers als Quelle und Sicherung von sozialer Unterstützung? Hilfreich sind Netzwerkkarten, die das soziale Netz systematisch quantitativ und qualitativ veranschaulichen.
Kulturelle Teilhabe Wieweit können persönliche Interessen, Talente, Lebenspläne inklusive Elternschaft umgesetzt werden und wieweit ist der Zugang zu Mobilitätsangeboten, zu digitalen Angeboten, Informationen, Kommunikation, zu Veranstaltungen, Freizeit-, Sport- und Vereinsangeboten, staatsbürgerlichen Aktivitäten gegeben, oder muss er erst (wieder) geschaffen werden?
Sicherstellung der Wirksamkeit der ärztlichen, nicht-ärztlichen und ärztlich verordneten Leistungen Ist der Zugang zu den benötigten Behandlungs- und Versorgungsangeboten gesichert und können die Leistungen genutzt werden?
Umgang mit der Erkrankung Welche Einstellung besteht zu der Erkrankung? Wie wird mithilfe welcher Unterstützungsangebote mit ihr umgegangen? Welche individuell angemessenen Copingstrategien werden entwickelt? Der Zugang zu entsprechenden Unterstützungsangeboten ist ggf. zu erschließen, zu erweitern und sicherzustellen.

2.5.1 Bezug zur ICF

Im Kapitel B 3, »Psychosoziale Diagnostik«, wird die International Classification of Functioning, Disability and Health (ICF) genauer vorgestellt. Ihr liegt ein biopsychosoziales Krankheitsverständnis zugrunde. Hier soll lediglich der Bezug zu einer der insgesamt fünf Komponenten dieses Diagnoseverfahrens hergestellt werden, nämlich »Aktivitäten und Partizipation (Teilhabe)«, weil der Gesetzgeber in § 118 SGB IX die Kostenträger der Eingliederungshilfe dazu verpflichtet, dass sich die Instrumente zur Ermittlung eines Unterstützungsbedarfs von Menschen mit Behinderungen an der ICF orientieren müssen.

Unter Aktivität wird die Durchführung einer Handlung verstanden (individuelle Perspektive des Verhaltens). Partizipation bzw. Teilhabe meint das Einbezogensein einer Person in kulturell signifikante Lebensbereiche wie Arbeit, Wohnen und Freizeit. Es geht hierbei um die Frage, wie ihre Gelegenheiten zum Handeln gestaltet sind (gesellschaftliche Perspektive der Verhältnisse). Für einen psychisch erkrankten Menschen bedeutet das, dass er all das machen kann, was er machen will (mit den Grenzen, die für alle Bürger*innen gelten), aber auch das, was von einem Menschen ohne Beeinträchtigung erwartet wird (Aktivität). Das setzt voraus, dass die Gesellschaft die Gelegenheit und Voraussetzungen schafft, dass ihm dies gelingen kann (Partizipation).

Aktivität und Partizipation stehen in einem Zusammenhang. Manchem ist die individuelle Handlungsfähigkeit trotz gegebener gesellschaftlicher Ausstattung nicht bewusst und es braucht dann eine Unterstützungs- oder Assistenzleistung. Ein junger psychisch erkrankter Mensch kann vielleicht nicht einschätzen, ob er eine Erstausbildung wagen soll. Hier wären eine Beratung und ein institutioneller Rahmen hilfreich, in dem er Erfahrungen sammeln könnte, um ein Gefühl für seinen derzeitigen Stand zu bekommen (z. B. Maßnahme in einem Berufsausbildungswerk). In einem anderen Fall gibt es an der individuellen Handlungsfähigkeit keinen Zweifel, aber es fehlt z. B. eine entsprechende Gelegenheit: Eine psychisch erkrankte Frau würde gerne nur stundenweise in der Werkstatt für behinderte Menschen arbeiten, doch die Förderrichtlinien des Kostenträgers sehen das in ihrem Fall nicht vor. Ebenso lässt das Konzept der Werkstatt dies aus wirtschaftlichen und belegschaftsbezogenen Gründen nicht zu.

Die ICF hat die Komponente »Aktivitäten und Partizipation (Teilhabe)« in neun Kapitel untergliedert:
Kapitel 1: Lernen und Wissensanwendung
Kapitel 2: Allgemeine Aufgaben und Anforderungen
Kapitel 3: Kommunikation
Kapitel 4: Mobilität
Kapitel 5: Selbstversorgung
Kapitel 6: Häusliches Leben
Kapitel 7: Interpersonelle Interaktionen und Beziehungen
Kapitel 8: Bedeutende Lebensbereiche (Erziehung/Bildung; Arbeit/Beschäftigung; Wirtschaftliches Leben)
Kapitel 9: Gemeinschafts-, soziales und staatsbürgerliches Leben

Kapitel 1 bis 3 beschreiben eher allgemeine Aktivitäten, die in allen Lebensbereichen notwendig sind. Die nachfolgenden Kapitel 4 bis 9 nennen Lebensbereiche, die sich unserem Handlungsleitfaden teilweise zuordnen lassen.
Abbildung A 2.3 ordnet den Handlungsleitfaden den ICF-Komponenten zu.

Abbildung A 2.3 Zuordnung des Handlungsleitfadens zu Komponenten der ICF

Handlungsleitfaden	Kapitel der Komponente »Aktivitäten und Partizipation (Teilhabe)« in der ICF
Materielle Absicherung	Bedeutende Lebensbereiche: Bildung, Arbeit und Beschäftigung, wirtschaftliches Leben (Kapitel 8)
Wohnsituation und Selbstversorgung	Selbstversorgung und häusliches Leben (Kapitel 5 und 6)
Tagesstruktur und Beschäftigung	Bedeutende Lebensbereiche: Bildung, Arbeit und Beschäftigung, wirtschaftliches Leben (Kapitel 8)
Soziales Netz	Interpersonelle Interaktionen und Beziehungen (Kapitel 7)
Kulturelle Teilhabe	Kommunikation (Kapitel 3) Mobilität (Kapitel 4) Erziehung (Kapitel 8) Gemeinschaftsleben (Kapitel 9)

Bei der »materiellen Absicherung« ist zu beachten, dass diese in unserer Kultur grundsätzlich über den »bedeutenden Lebensbereich (Erwerbs-)Arbeit« gesichert wird und bei Arbeitslosigkeit oder fehlender Erwerbsfähigkeit entsprechende sozialrechtliche (Ersatz-)Ansprüche bestehen. Da das Niveau dieser Ansprüche je nach Herkunftsstaat sehr unterschiedlich sein kann, ist es wohl in dem internationalen Klassifikationssystem der ICF nicht berücksichtigt worden.

Für die Lebensbereiche »Klärung der Rechtsposition«, »Sicherstellung der Wirksamkeit der ärztlichen und ärztlich verordneten Leistungen« und »Umgang mit der Erkrankung« finden sich in der Komponente »Aktivitäten und Partizipation (Teilhabe)« keine Items, auch wenn z. B. gerade die Rechtsposition den individuellen Handlungsspielraum und die Teilhabemöglichkeiten erheblich erweitern oder begrenzen können. Diese Bereiche finden sich aber in anderen Komponenten der ICF wieder. Die Rechtsposition und die Sicherstellung ärztlicher Maßnahmen können in der Komponente »Umweltfaktoren« und dort den Kapiteln 3, »Unterstützung und Beziehungen«, und 5, »Dienste, Systeme und Handlungsgrundsätze«, zugeordnet werden. Der Umgang mit der Erkrankung findet sich wieder in der Komponente »Personbezogene Kontextfaktoren«, die relevante Kriterien für den Umgang mit Einschränkungen auflistet, z. B. »Lebensstil«, »Gewohnheiten«, »Bewältigungsstile«, »Erfahrungen/Ereignisse«, »allgemeine Verhaltensmuster und Charakter« und »individuelles psychisches Leistungsvermögen«.

2.5.2 Bezug zum SGB IX

Durch das Bundesteilhabegesetz (BTHG) wurde die Teilhabe als zentrales Ziel im Rehabilitationsrecht verankert. Die Eingliederungshilfe wurde zum 01.01.2020 aus der Sozialhilfe im SGB XII herausgenommen und in das SGB IX als neuer Teil 2 mit der Überschrift »Besondere Leistungen zur selbstbestimmten Lebensführung für Menschen mit Behinderungen (Eingliederungshilferecht)« integriert.

§ 1 SGB IX garantiert:

> *»Menschen mit Behinderungen oder von Behinderung bedrohte Menschen erhalten Leistungen nach diesem Buch und den für die Rehabilitationsträger geltenden Leistungsgesetzen, um ihre Selbstbestimmung und ihre volle, wirksame und gleichberechtigte Teilhabe am Leben in der Gesellschaft zu fördern, Benachteiligungen zu vermeiden oder ihnen entgegenzuwirken.«*

Sozialrechtlich umfasst die Teilhabe am Leben in der Gesellschaft nach § 5 Leistungen zur medizinischen Rehabilitation (§§ 42–48), zur Teilhabe am Arbeitsleben (§§ 49–63), zur Teilhabe an der Bildung (§ 75) und zur sozialen Teilhabe (§§ 76–84).

Die ersten drei Leistungsbereiche erschließen sich selbstredend. Leistungen zur Sozialen Teilhabe ist ein Oberbegriff für einige weitere Leistungen, die im § 76 in einer Übersicht genannt werden. Hier führen wir nur die auf, die für psychisch erkrankte Menschen infrage kommen:

- Leistungen für Wohnraum (§ 77),
- Assistenzleistungen (§ 78),
- Leistungen zum Erwerb und Erhalt praktischer Kenntnisse und Fähigkeiten (§ 81),
- Leistungen zur Mobilität (§ 83) und
- Hilfsmittel (§ 84).

§ 78 Abs. 1 beschreibt die Assistenzleistungen, die typische wesentliche sozialarbeiterische Tätigkeiten beinhalten:

> *»Zur selbstbestimmten und eigenständigen Bewältigung des Alltags einschließlich der Tagesstruktur werden Leistungen für Assistenz erbracht. Sie umfassen insbesondere Leistungen für die allgemeinen Erledigungen des Alltags, wie die Haushaltsführung, die Gestaltung sozialer Beziehungen, die persönliche Lebensplanung, die Teilhabe am gemeinschaftlichen und kulturellen Leben, die Freizeitgestaltung einschließlich sportlicher Aktivitäten sowie die Sicherstellung der Wirksamkeit der ärztlichen und ärztlich verordneten Leistungen. Sie beinhalten die Verständigung mit der Umwelt in diesen Bereichen.«*

Wesentlich ist das Wort »insbesondere«. Das bedeutet, dass der Katalog der Assistenzleistungen nicht abschließend zu verstehen ist und mit entsprechender Begründung im Einzelfall auch erweitert werden kann. Alle genannten Leistungen zur Teilhabe werden bei entsprechender Bedarfsermittlung und -feststellung vom zuständigen Kostenträger finanziert.

§ 78 Abs. 6 nennt noch eine weitere Assistenzleistung: »Leistungen zur Erreichbarkeit einer Ansprechperson unabhängig von einer konkreten Inanspruchnahme werden erbracht, soweit dies nach den Besonderheiten des Einzelfalls erforderlich ist.«

Es folgt in Abbildung A 2.4 eine Zuordnung unseres Handlungsleitfadens zu den Teilhabeleistungen nach SGB IX:

Abbildung A 2.4 Zuordnung unseres Handlungsleitfadens zu den Teilhabeleistungen nach SGB IX

Handlungsleitfaden	Leistungen zur Teilhabe nach SGB IX
Materielle Absicherung	• Leistungen zur sozialen Teilhabe: Assistenzleistung § 78 Abs. 1 Satz 1
Rechtliche Position	• Leistungen zur sozialen Teilhabe: Assistenzleistung § 78 Abs. 1 Satz 1
Wohnsituation und Selbstversorgung	• Leistungen zur sozialen Teilhabe: Leistungen für Wohnraum § 77, Assistenzleistung § 78 Abs.1 Satz 2 • Leistungen zum Erwerb und Erhalt praktischer Kenntnisse und Fähigkeiten: § 81 Satz 2
Tagesstruktur und Beschäftigung	• Leistungen zur Teilhabe am Arbeitsleben: §§ 49–63 • Leistungen zur Teilhabe an Bildung: § 75 • Leistungen zur sozialen Teilhabe: Assistenzleistung § 78 Abs. 1 Satz 1 • Leistungen zum Erwerb und Erhalt praktischer Kenntnisse und Fähigkeiten: § 81 Satz 2
Soziales Netz	• Leistungen zur sozialen Teilhabe: Assistenzleistung § 78 Abs. 1 Satz 2
Kulturelle Teilhabe	• Leistungen zur sozialen Teilhabe: Assistenzleistung § 78 Abs. 1 Satz 2 und Satz 3 • Leistungen zum Erwerb und Erhalt praktischer Kenntnisse und Fähigkeiten: § 81 Satz 2 • Leistungen zur Mobilität: § 83 • Hilfsmittel: § 84
Sicherstellung der Wirksamkeit der ärztlichen und ärztlich verordneten Leistungen	• Leistungen zur sozialen Teilhabe: Assistenzleistung § 78 Abs. 1 Satz 2, Krankenversicherung SGB V • Leistungen zur medizinischen Rehabilitation: §§ 42–48

Unser Handlungsleitfaden umfasst also alle sozialarbeiterischen Tätigkeiten, die über die Leistungsgruppen der Teilhabe am Leben in der Gesellschaft von unterschiedlichen Kostenträgern finanziert werden.

Die Maßnahmen zur materiellen Absicherung müssen natürlich auf weitere Sozialgesetzbücher wie SGB II, III, VI, IX oder XII Bezug nehmen. Auch die Klärung der Rechtsposition benötigt Rechtsgrundlagen, die über das SGB hinausgehen, z. B. das Betreuungsrecht im BGB oder die länderspezifischen Gesetze für Hilfen und Unterstützung psychisch kranker Menschen, die sogenannte »Psychisch-Kranken-(Hilfe-)Gesetze«.

Für den Umgang mit der Erkrankung lässt sich keine direkte Zuordnung zum SGB IX vornehmen, weil dies ein Querschnittsthema bei allen Leistungsarten der Teilhabe ist oder eine zusätzliche Kassenleistung in Form von Psychotherapie nach SGB V. Für den Umgang mit der Erkrankung kann im Einzelfall die in § 78 Abs. 6 stehende Assistenzleistung der Erreichbarkeit einer Ansprechperson unabhängig von einer konkreten Inanspruchnahme bedeutsam sein (z. B. eine Rufbereitschaft zur Krisenbewältigung).

Der Handlungsleitfaden kann als Orientierung bei der Fallbearbeitung dienen. Fallbeispiele finden sich bei Bischkopf u. a. (2023).

2.6 Zusammenfassung

Es existieren sehr unterschiedliche Ansätze, wie man Gesundheit und Krankheit beschreiben und verstehen kann. Für die Soziale Arbeit sind mehrere gesundheitstheoretische Konzeptionen wegweisend: das biopsychosoziale Krankheitskonzept, das Person-in-Environment-Konzept und die Salutogenese. Allen gemeinsam ist, dass sie die gesundheitliche Situation eines Menschen in einem unmittelbaren Zusammenhang mit seiner sozialen Lage sehen. Insbesondere Armut ist ein starker Risikofaktor für die Ausbildung und den Verlauf von psychischer Störung. Deshalb haben soziale Faktoren deutlichen Einfluss auf das methodische Vorgehen in der Sozialen Arbeit.

Für die Klinische Sozialarbeit in der Psychiatrie ist Thierschs Theorie der Lebensweltorientierung ein guter Ausgangspunkt für das praktische Vorgehen und dessen Begründung. Aus der Lebensweltorientierung lässt sich ein Handlungsleitfaden ableiten, mit dem Fallkonstellationen in der praktischen Sozialen Arbeit systematisch erschlossen, verstanden und bearbeitet werden können. Der Handlungsleitfaden ist kompatibel zur ICF und zum SGB IX. Diese Anschlussfähigkeit ist notwendig, weil sich bundesweit alle Bedarfserhebungsinstrumente, die einen Anspruch auf Leistungen zur Teilhabe aus dem SGB IX begründen, an der ICF zu orientieren haben.

Christoph Walther *ist Diplom-Sozialpädagoge und Professor für Soziale Arbeit an der Technischen Hochschule Nürnberg.*

Daniel Deimel *ist Diplom-Sozialarbeiter, Suchttherapeut, Supervisor und Professor für Klinische Sozialarbeit an der Katholischen Hochschule Nordrhein-Westfalen, Abteilung Aachen.*

2.7 Vertiefungsmöglichkeiten

2.7.1 Downloadmaterial

Leitfaden für die Soziale Arbeit mit psychisch erkrankten Menschen
Alle Downloadmaterialien finden Sie auf
https://psychiatrie-verlag.de/product/soziale-arbeit-in-der-psychiatrie/
Der Zugangscode lautet »Soziale Arbeit_2023«

2.7.2 Internet

IFSW – International Federation of Social Workers: http://www.ifsw.org

Deutsche Gesellschaft für Soziale Arbeit, Sektion Klinische Sozialarbeit: https://www.dgsa.de/sektionen/klinische-sozialarbeit/

European Centre for Clinical Social Work: https://eccsw.eu/

Deutsche Vereinigung für Soziale Arbeit im Gesundheitswesen (DVSG): https://dvsg.org/die-dvsg/

Umsetzungsbegleitung Bundesteilhabegesetz. Ein Projekt des Deutschen Vereins für öffentliche und private Fürsorge: https://umsetzungsbegleitung-bthg.de/

2.7.3 Literatur

Dettmers, S.; Bischkopf, J. (Hg.) (2022): Handbuch gesundheitsbezogene Soziale Arbeit. 2. Aufl. München: Reinhardt.

Franke, A. (2012): Modelle von Gesundheit und Krankheit. Bern: Huber.

Pauls, H. (2013): Klinische Sozialarbeit. Weinheim und Basel: Beltz Juventa.

Sommerfeld, R.; Dällenbach, C.; Rüegger, C.; Hollenstein, L. (2016): Klinische Soziale Arbeit und Psychiatrie: Entwicklungslinien einer handlungstheoretischen Wissensbasis. Wiesbaden: VS.

Thiersch, H. (2020): Lebensweltorientierte Soziale Arbeit – revisited. Weinheim: Beltz Juventa.

Trabert, G.; Waller, H. (2021): Sozialmedizin. Grundlagen und Praxis. 8., erw. u. überarb. Aufl. Stuttgart: Kohlhammer.

2.8 Fragen und Übungen

1. Wie definieren Sie Gesundheit und Krankheit für sich selbst? Wann sind Sie gesund und wann krank?
2. Führen Sie in Ihrem Umfeld eine kleine Befragung zum Thema Gesundheit durch. Welche Risiko- und Schutzfaktoren werden für die Entwicklung von psychischen Erkrankungen benannt? Inwiefern decken sich die Annahmen in Ihrem Umfeld mit dem Stand der Forschung und wo gibt es Differenzen?
3. Wo sehen Sie Grenzen in der Aussagekraft der Theorie lebensweltorientierter Sozialer Arbeit?
4. Informieren Sie sich über den Capability Approach von Amartya Sen und suchen Sie Berührungspunkte mit der Lebensweltorientierung.
5. Systemisches Denken und Handeln hat in der Sozialen Arbeit eine große Verbreitung. Wieweit ist der Ansatz von Thiersch mit dem systemischen Ansatz kompatibel?
6. Verschaffen Sie sich einen Überblick über die Instrumente zur Bedarfsermittlung in den einzelnen Bundesländern: https://umsetzungsbegleitung-bthg.de/service/links-und-materialien/material-bedarfsermittlung-icf/

2.9 Referenzen

Antonovsky, A. (1997): Salutogenese. Zur Entmystifizierung der Gesundheit. Tübingen: dgvt.

Bischkopf, J.; Deimel, D.; Walther, C.; Zimmermann, R.-B. (2023): Soziale Arbeit in Psychiatrie und Suchthilfe. Fallbuch. utb/Psychiatrie Verlag.

Borrell-Carrió, F.; Suchman, A.; Epstein, R. M. (2004): The Biopsychosocial Model 25 Years Later: Principles, Practice, and Scientific Inquiry. In: Annals of Family Medicine, 2 (6), 576–582. DOI: 10.1370/afm.245

Cornell, K. L. (2006): Person-In-Situation: History, Theory, and New Directions for Social Work Practice. In: Praxis: Where Reflection & Practice Meet, 6 (6), 50–57.

Deimel, D. (2013a): Ausländerrechtliche Rehabilitationshindernisse in der Behandlung suchtkranker Migranten. Suchttherapie, 14 (4), S. 155–159.

Deimel, D. (2013b): Psychosoziale Behandlung in der Substitutionstherapie. Praxis Klinischer Sozialarbeit. Marburg: Tectum.

Dettmers, S.; Bischkopf, J. (2021): Handbuch gesundheitsbezogene Soziale Arbeit. 2., aktual. Aufl. München: Reinhardt.

Engel, G. L. (1977): The Need for a New Medical Model: A Challenge for Biomedicine. In: Science, 196 (4286), 129–136. DOI: 10.1126/science.847460

Engel, G. L. (1980): The clinical application of the biopsychosocial model. In: The American Journal of Psychiatry, 137 (5), 535–544. DOI: 10.1176/ajp.137.5.535

Engelke, E.; Borrmann, S.; Spatscheck, C. (2018): Theorien der Sozialen Arbeit. Eine Einführung. 7. Aufl. Freiburg: Lambertus.

Franke, A. (2012): Modelle von Gesundheit und Krankheit. 3. überarb. u. erw. Aufl. Bern: Huber.

Franzkowiak, P.; Homfeldt, H. G.; Mühlum, A. (2011): Lehrbuch Gesundheit. Weinheim: Beltz Juventa.

Füssenhäuser, C. (2011): Theoriekonstruktion und Positionen der Sozialen Arbeit. In: Otto, H.-U.; Thiersch, H. (Hg.): Handbuch Sozialer Arbeit, S. 1646–1660. 6., überarb. Aufl. München: Reinhardt.

Geißler, K. A.; Hege, M. (2007): Konzepte sozialpädagogischen Handelns. Ein Leitfaden für soziale Berufe. 11. Aufl. Weinheim: Beltz Juventa.

Grant, D. (2008): Clinical Social Work. In: Mizrahi, T.; Davis, I. E. (Hg.): Encyclopedia of Social Work. 20. Aufl. Bd. 1, S. 317–326. New York: Oxford Press.

Grunwald, K.; Thiersch, H. (2018): Lebensweltorientierung. In: Otto, H.-U.; Thiersch, H.; Treptow, R.; Ziegler, H. (Hg.): Handbuch Soziale Arbeit, S. 906–915. 6. Aufl. München: Reinhardt.

Homfeldt, H. G. (2012): Soziale Arbeit im Gesundheitswesen und in der Gesundheitsförderung. In: Thole, W. (Hg.): Grundriss Sozialer Arbeit, S. 489–503. 4. Aufl. Wiesbaden: VS.

Homfeldt, H. G.; Sting, S. (2006): Soziale Arbeit und Gesundheit. Eine Einführung. München: Reinhardt.

Hülshoff, T. (2011): Basiswissen Medizin für die Soziale Arbeit. München: Reinhardt.

Köchling-Farahwaran, J. (2021): Gesundheit und Migration. In: Dettmers, S.; Bischkopf, J. (Hg.): Handbuch gesundheitsbezogene Soziale Arbeit, S. 57–64. 2. Aufl. München: Reinhardt.

Kondrat, M. E. (2008): Person in environment. In: Mizrahi, T.; Davis, I. E. (Hg.): Encyclopedia of Social Work. 20. Aufl., Bd. 3, S. 348–354. New York: Oxford Press.

Kroll, L. E.; Lampert, T. (2011): Unemployment, social support and health problems – results of the GEDA study in Germany, 2009. Deutsches Ärzteblatt International, 108 (4), S. 47–52. DOI: 10.3238/arztebl.2011.0047

Kuntz, B.; Lampert, T. (2012): Bildung als Ressource für Gesundheit. Impulse für Gesundheitsförderung, 74 (3), S. 11–12.

Kuntz, B.; Rattay, P.; Poethko-Müller, C.; Thamm, R.; Hölling, H; Lampert, T. (2018): Soziale Unterschiede im Gesundheitszustand von Kindern und Jugendlichen in Deutschland – Querschnittergebnisse aus KiGGS Welle 2. Journal of Health Monitoring 3(3), S. 19–36. DOI: 10.17886/RKI-GBE-2018-076

Lampert, T.; Saß, A.-C.; Häfelinger, M.; Ziese, T. (2005): Armut, soziale Ungleichheit und Gesundheit. Beiträge zur Gesundheitsberichterstattung des Bundes. Berlin: Robert Koch-Institut. DOI: 10.25646/3134

Mendenhall, E.; Kohrt, B. A.; Norris, S. A.; Ndetei, D.; Prabhakaran, D. (2017): Non-communicable disease syndemics: poverty, depression, and diabetes among low-income populations. Lancet, 389 (10072), 951–963. DOI: 10.1016/S0140-6736(17)30402-6

Mielck, A. (2005): Soziale Ungleichheit und Gesundheit. Einführung in die aktuelle Diskussion. Bern: Huber.

Mühlum, A. (2002): Klinische Sozialarbeit. Stationen einer Kontroverse. In: Gödecker-Geenen, N.; Nau, H. (Hg.): Klinische Sozialarbeit. Eine Positionsbestimmung, S. 18–56. Münster: LIT.

Obert, K. (2016): Alltags- und lebensweltorientiertes sozialpsychiatrisches Handeln. In: Grunwald, K.; Thiersch, H. (Hg.): Praxishandbuch Lebensweltorientierte Soziale Arbeit. Handlungszusammenhänge und Methoden in unterschiedlichen Arbeitsfeldern, S. 221–232. 3. Aufl. Weinheim: Beltz Juventa.

Pauls, H. (2013): Klinische Sozialarbeit. Grundlagen und Methoden psycho-sozialer Behandlung. 3. Aufl. Weinheim: Beltz Juventa.

Pauls, H.; Mühlum, A. (2005): Klinische Kompetenzen. Eine Ortsbestimmung der Sektion Klinische Sozialarbeit. https://www.dgsa.de/fileadmin/Dokumente/Sektionen/Klinische_Sozialarbeit/klinsa_2005-1-1_fulltext.pdf (21.07.2022).

Razum, O.; Zeeb, H.; Meesmann, U.; Schenk, L.; Bredehorst, M.; Brzoska, P.; Dercks, T.; Glodny, S.; Menkhaus, B.; Salman, R.; Saß, A.-C.; Ulrich, R. (2008): Migration und Gesundheit. Schwerpunktbericht der Gesundheitsberichterstattung des Bundes. Berlin: Robert Koch-Institut.

Richmond, M. E. (1922): What is Social Case Work? An Introductory Description. New York: Sage.

Röh, D. (2013): Soziale Arbeit, Gerechtigkeit und das gute Leben: Eine Handlungstheorie zur daseinsmächtigen Lebensführung. Wiesbaden: Springer.

Schmidt-Grunert, M. (2009): Soziale Arbeit in Gruppen. Eine Einführung. 3. Aufl. Freiburg: Lambertus.

Singer, M. (1996): A dose of drugs, a touch of violence, a case of AIDS: Conceptualizing the SAVA syndemic. Free Inquiry in Creative Sociology, 24 (2), 99–110.

Singer, M. (2006): A dose of drugs, a touch of violence, a case of AIDS, part 2: Further conceptualizing the SAVA syndemic. In: Free Inquiry Creative Sociology, 34 (1), 39–54.

Singer, M. (2009): Introduction to Syndemics. Critical Systems Approach to Public and Community Health. CA: Jossey-Bass.

Singer, M.; Bulled, N.; Ostrach, B.; Mendenhall, E. (2017): Syndemics and the biosocial conception of health. In: Lancet, 389 (10072), 941–950. DOI: 10.1016/S0140-6736(17)30003-X

Sting, S.; Zurhorst, G. (2000): Gesundheit – Ein Kernthema in der Sozialen Arbeit? In: Sting, S.; Zurhorst, G. (Hg.): Gesundheit und Gesundheitsförderung in den Praxisfeldern der Sozialen Arbeit, S. 7–11. Weinheim: Beltz Juventa.

Thiersch, H. (2006): Die Erfahrung der Wirklichkeit. Perspektiven einer alltagsorientierten Sozialpädagogik. 2., ergänzte Aufl. Weinheim: Beltz Juventa.

Thiersch, H. (2014): Lebensweltorientierte Soziale Arbeit. Aufgaben der Praxis im sozialen Wandel. 9. Aufl. Weinheim: Beltz Juventa.

Thiersch, H. (2020): Lebensweltorientierte Soziale Arbeit – revisited. Weinheim: Beltz Juventa.

Thiersch, H.; Rauschenbach, T. (1987): Sozialpädagogik/Sozialarbeit: Theorie und Entwicklung. In: Thiersch, H.; Otto, H.-U.; Eyferth, H. (Hg.): Handbuch zur Sozialarbeit/Sozialpädagogik, S. 984–1016. Neuwied: Luchterhand.

Tsai, A. C.; Mendenhall, E.; Trostle, J. A.; Kawachi, I. (2017): Co-occurring epidemics, syndemics, and population health. In: Lancet, 389 (10072), 978–982. DOI: 10.1016/S0140-6736(17)30403-8

Weber, A.; Hörmann, G.; Heipertz, W. (2007): Arbeitslosigkeit und Gesundheit aus sozialmedizinischer Sicht. Deutsches Ärzteblatt, 104 (43), S. 2957–2962.

Willen, S. S.; Knipper, M.; Abadía-Barrero, C. E.; Davidovitch, N. (2017): Syndemic vulnerability and the right to health. In: Lancet, 389 (10072), 964–977. DOI: 10.1016/S0140-6736(17)30261-1

Yalom, I. (2016): Theorie und Praxis der Gruppenpsychotherapie. Ein Lehrbuch. 14. Aufl. Stuttgart: Klett-Cotta.

3 Psychiatrische Grundlagen

Ralf-Bruno Zimmermann und Viviana Schulz

Für die Soziale Arbeit im Handlungsfeld Psychiatrie gibt es eine Reihe bedeutsamer und hilfreicher psychiatrischer Grundlagen. Sie lesen hier, wie sich die Wissensbestände des medizinischen Fachs Psychiatrie ausgebildet haben, und erfahren Grundlegendes über die psychiatrische Krankheitslehre, die Häufigkeitsverteilung psychischer Störungen und die medizinische Diagnostik. Gleichzeitig möchten wir eine kritische Haltung gegenüber eindimensionalen Erklärungsmustern für psychische Störungen vermitteln und für eine menschliche und offene Haltung den Betroffenen und den ihnen Nahestehenden gegenüber werben.
Schlagworte: **Geschichte der Psychiatrie, Krankheitslehre, Epidemiologie, Psychopathologie, Suizidalität, Aggression und Gewalt**

3.1 Die Entwicklung der Wissensbestände

Weil das Arbeitsfeld Psychiatrie so unübersichtlich erscheint und weil sowohl die Adressat*innen Sozialer Arbeit als auch die professionellen Helfer*innen besonders vielen Missverständnissen und Vorurteilen ausgeliefert sind, soll hier zunächst die Entwicklung der Psychiatrie als Teil der Medizin dargestellt werden.

Die Geburtsstunde der Psychiatrie im engeren Sinne fällt mit der Ausdifferenzierung der medizinischen Fachgebiete im 18. Jahrhundert zusammen. Bekannt wurde etwa Philippe Pinel (1745–1826), der in Paris die Kliniken Salpêtrière und Bicêtre leitete und gegen Zwangsbehandlung und Ketten kämpfte. Er sah in Vererbung, falscher Erziehung und unregelmäßigem Lebenswandel die Ursachen für die Entwicklung psychischer Störungen und forderte nicht die Absonderung, sondern die Einbindung der Betroffenen in die Gesellschaft.

Wilhelm Griesinger (1817–1868) steht für die naturwissenschaftliche (biologische) Fundierung der Psychiatrie. Er wurde 1864 an der Charité in Berlin der erste Ordinarius für Psychiatrie und Neurologie in Deutschland.

Trotz dieser theoretischen Fortschritte im Verständnis psychischer Störungen blieb für die allermeisten Betroffenen nur ein tristes Dasein in großen Anstalten mit zum Teil brutalen »Behandlungsmethoden« wie harter körperlicher Arbeit, Zwangsmasken und -jacken, Käfigen und Tauchkörben: »Man ergreift sie mit hinlänglicher Kraft, ohne Rücksicht auf ihr Widerstreben, taucht sie in kaltes Wasser oder stürzt sie in einen reißenden Strom«, so beschrieb das 1803z. B. Johann Christian Reil in seinem Lehrbuch (1803/2012, S. 341).

Das 20. Jahrhundert wurde auf der einen Seite von detaillierten Beschreibungen der Psychopathologie psychischer Störungen geprägt, auf der anderen Seite führten eugenische Vorstellungen zur massenhaften Ermordung und Zwangssterilisation psychisch kranker und behinderter Menschen während der nationalsozialistischen deutschen Herrschaft. Die Zahl der Opfer lässt sich nicht mehr genau rekonstruieren, weil viele Unterlagen vernichtet wurden. Es muss jedoch davon ausgegangen werden, dass mindestens 8.000 Kinder und 100.000 Erwachsene ermordet und bis zu 400.000 Menschen zwangssterilisiert wurden (Mitscherlich & Mielke 1948/1995; Schmuhl 2016).

Nach dem Zweiten Weltkrieg füllten sich die Anstalten rasch mit mittellosen Flüchtlingen und Kriegsverletzten, die weder ausreichend medizinisch noch materiell versorgt werden konnten. Erst ab Mitte der 1960er Jahre nahm die deutsche Psychiatrie Entwicklungen im angelsächsischen und skandinavischen Raum auf, verfolgte später auch die durch Franco Basaglia in Italien vorangetriebene Schließung der Anstalten, deren Zustand auch in Deutschland im Bericht der Enquete-Kommission über die Lage der Psychiatrie in der Bundesrepublik Deutschland als »misslich« (Deutscher Bundestag 1975, S. 6) beschrieben wurde. Die hier niedergeschriebenen Empfehlungen, die psychiatrische Versorgung aus der Domäne der stationären (Langzeit-)Behandlung in Krankenhäusern und Heimen in eine alle denkbaren Hilfsangebote organisierende und bündelnde gemeindenahe Versorgungsstruktur zu überführen, hat heute noch Gültigkeit. Diese Zeit gilt als Geburtsstunde der deutschen Sozialpsychiatrie.

Auch wenn der Reformprozess in den vergangenen Jahrzehnten immer wieder ins Stocken geriet, so kann konstatiert werden, dass in vielen Regionen ein großer Teil der Begleitung insbesondere chronisch psychisch kranker Menschen vom stationären Setting in ambulante bzw. ambulant-komplementäre Strukturen verlagert wurde (vgl. Armbruster u. a. 2015).

Für die Soziale Arbeit hatte dieser Reformprozess zunächst die Konsequenz, dass weit mehr Sozialarbeiter*innen in den Betreuungs- und Begleitungsprozess eingebunden wurden, dies sowohl im stationären Krankenhaussozialdienst durch die Psychiatrie-Personalverordnung (Psych-PV) (Kunze u. a. 2010) als auch im ambulant-komplementären Sektor durch den Aufbau neuer Angebote mobiler Unterstützung für die Bereiche Wohnen, Arbeit und Freizeit. Erst durch diesen Prozess, durch den die betroffenen Menschen mit ihren sozialen Bezügen in den Mittelpunkt der Beratung und Behandlung gestellt wurden, ist der Sozialen Arbeit ihre heutige Bedeutung in der Psychiatrie erwachsen (vgl. Kapitel A 1, »Soziale Arbeit und Psychiatrie«).

Von der Betrachtung des Menschen im Kontext seiner Lebenswelt bis zur Einbeziehung der Perspektiven und Erfahrungen der Betroffenen und ihrer Angehörigen in Forschung, Lehre und Behandlung scheint der Schritt nicht groß, es ist aber tatsächlich ein qualitativer Sprung. Seit den 1990er Jahren werden mehr oder weniger systematisch alle drei Erfahrungshorizonte von Behandelnden, Betroffenen und Angehörigen gehört und gesehen. Durch den sogenannten Trialog über psychische Krankheit, die Wünsche und Bedürfnisse der Betroffenen und Angehörigen und die Grenzen der Behandlungs- und Begleitungsangebote sind viele neue Impulse in die Sozialpsychiatrie gekommen, so etwa Psychose-Seminare, Behandlungsvereinbarungen, EX-IN-Initiativen, partizipativ gestaltete Tagungen und Forschungsprojekte (siehe Bock 2014 und Kapitel B 10, »Recoveryorientierung und Einbezug von Psychiatrie-Erfahrenen«).

Die Einbeziehung von Erfahrungswissen ist auch vor dem Hintergrund der UN-BRK zu sehen, die mit der Stärkung der Autonomie der Betroffenen, der Ächtung von Zwangsmaßnahmen und der Forderung nach gesellschaftlicher Teilhabe die Arbeit in der Psychiatrie stark verändert hat. Neuerdings sind diese Impulse und Perspektiven auch sozialrechtlich durch das Bundesteilhabegesetz (BTHG) präzisiert worden (s. Kapitel B 9 »Case Management in der sozialpsychiatrischen Eingliederungshilfe«).

Eine weitere Tendenz ist die Entwicklung spezialisierter Psychotherapieverfahren auch für schwer und chronisch psychisch kranke Menschen. So hat die von Marsha Linehan entwickelte Dialektisch-Behaviorale Therapie (DBT) die Behandlung von Borderline-Patient*innen entscheidend verändert. Auch die psychotherapeutischen Methoden zur Behandlung von Menschen mit Psychosen wurden in den vergangenen Jahren weiterentwickelt. Ärzt*innen, Sozialarbeiter*innen und Psycholog*innen haben eine eigene Fachgesellschaft gegründet, den Dachverband Deutschsprachiger Psychosen-Psychotherapie (DDPP), der eine Änderung der Psychotherapierichtlinien dahingehend erreichen konnte, dass Psychose-erfahrenen Menschen der Zugang zur Psychotherapie erleichtert wurde (Haebler 2015).

Vor dem Hintergrund der globalen Migrationsbewegungen wurden die früheren Forschungsansätze der Ethnopsychiatrie im Sinne interkultureller bzw. kultursensibler Psychiatrie weiterentwickelt (z. B. Wohlfahrt & Zaumseil 2006; Oestereich u. a. 2022). Die trauma- und kultursensible Beratung und Begleitung von Geflüchteten ist längst nicht mehr nur ein Arbeitsfeld von Spezialist*innen, sondern wird Teil der Gemeindepsychiatrie (Graef-Calliess 2017; Schneck 2016).

Resümierend lässt sich für die Psychiatrie als Fach der Medizin feststellen, dass sie über Jahrhunderte durch einen Schulenstreit geprägt wurde, bei dem wie bei einem Pendel einmal eher eine naturwissenschaftlich orientierte, nach physiologischen Ursachen und somatisch fokussierten Behandlungsmethoden suchende biologische Psychiatrie dominierte, dann wieder eine die Genese von psychischen Erkrankungen in der Seele bzw. im psychosozialen Bereich vermutende soziale Psychiatrie (vgl. Finzen 1998).

Mit heutiger Distanz kann festgestellt werden, dass alle »Schulen« wesentliche Erkenntnisse zu unserem heutigen Verständnis einer dem Individuum und der Gesellschaft zugewandten Psychiatrie beigetragen haben. Anders als zu Anfang der Psychiatrie-Geschichte dominiert nicht mehr der Blick auf die kranke Person und ihre Psychopathologie, die Aufmerksamkeit gilt immer auch der Interaktion mit der sozialen Umgebung. Damit hat die Psychiatrie als medizinisches Fach nun eine mal kleinere, mal größere Schnittmenge zur Sozialen Arbeit mit ihrer expliziten Lebensweltorientierung.

3.2 Psychiatrische Krankheitslehre

Die Suche nach Erklärungen für das Auftreten psychischer Störungen hat eine lange Tradition. Bis zur Etablierung der Internationalen Klassifikation für psychische Störungen diente – insbesondere in Deutschland – das sogenannte triadische System zur systematischen Einordnung der psychischen Störungen entlang der drei für maßgeblich gehaltenen Ursachen. Die von Emil Kraepelin (1856–1926) entwickelte Systematik wurde von Ernst Kretschmer (1888–1964) und Karl Jaspers (1883–1969) modifiziert und weiterentwickelt. Die drei Gruppen wurden so unterschieden:

- durch eine organische Störung bedingte psychische Erkrankungen mit bekannter Ursache (etwa eine Hirn- oder Systemerkrankung);
- seelisch bedingte psychogene Störungen (z. B. Neurosen und Persönlichkeitsstörungen);

- organisch bedingte endogene Störungen ohne bekannte Ursache (z. B. die Schizophrenien und bipolaren Störungen).

Diese übersichtliche Einteilung in drei große Gruppen musste mit den wachsenden Wissensbeständen der modernen Psychiatrie aufgegeben werden, da etwa die neurobiologische Forschung und neue bildgebende Verfahren zeigten, dass sogenannte psychogene Störungen wie z. B. Neurosen auch organische Ursachen haben können. Parallel ergaben sozialwissenschaftliche Untersuchungen, dass früher als »endogen« bezeichnete, also als von innen heraus entstehende psychische Störungen sowohl körperliche als auch psychosoziale Ursachen haben.

Die derzeit gültigen Klassifikationen der WHO (ICD) und der amerikanischen psychiatrischen Gesellschaft (DSM) fokussieren nicht mehr primär auf die Ursache der Störungen (Ätiologie) als systematisches Einordnungskriterium, sondern auf die Art und Schwere der Symptome und den Verlauf der Erkrankung (vgl. Kapitel B 3, »Psychosoziale Diagnostik«).

Eine Grundschwierigkeit, die einer eindeutigen psychiatrischen Krankheitslehre (Nosologie) und -systematik entgegensteht, ist darin zu sehen, dass die Grenze zwischen »gesund« und »krank« nicht klar zu definieren ist. Die Vorstellung davon, was noch psychisch gesund bzw. schon psychisch krank ist, hängt von gesellschaftlichen, kulturellen und politischen Normen, Werten und Einstellungen ab.

Versuche, psychische Gesundheit zu operationalisieren, sind dennoch mehrfach vorgelegt worden und hilfreich zur Orientierung und zum Diskurs. So etwa wurde mit dem Global Assessment of Functioning (GAF) versucht, die Schwere der Auswirkungen einer psychischen Störung auf das Funktionsniveau eines Menschen abzuschätzen, die International Classification of Functioning, Disability and Health (ICF) bildet den Gesundheitszustand, die sozialen Beeinträchtigungen und die Umweltbedingungen ab und ist als prozessurale Dokumentation und Weiterentwicklung von Teilhabeplanungen bedeutsam (vgl. Kapitel B 3, »Psychosoziale Diagnostik«). Im Einzelfall aber können solche Skalen nur bedingt klären, ob ein Mensch psychisch krank oder gesund ist. Am einfachsten lässt sich dies vielleicht am Beispiel eines Menschen verdeutlichen, der seinen Partner durch Tod verloren hat: Wie stark und wie lange »darf« er unter depressiven Symptomen leiden, bis wir ihn als depressiv etikettieren?

Eine hinreichend validierte Diagnostik muss neben der Beschreibung der auffälligen Symptome (Psychopathologie) immer auch einen eindeutigen Zusammenhang zwischen Symptomen und Erkrankung herstellen. Schließlich wird von der Medizin erwartet, mit einer Diagnose sowohl eine Voraussage zum weiteren Verlauf (Prognose) zu treffen wie auch eine Empfehlung für Behandlungsstrategien (Therapie) zu geben. Beides ist immer nur in Grenzen möglich, da die Verläufe vieler psychischer Störungen individuell sehr stark variieren und die therapeutischen Strategien nach wie vor nicht durchgehend überzeugen können, wenn etwa die unerwünschten Arzneimittelwirkungen stärker sind als die erwünschten oder eine Psychotherapie bei dem einen Betroffenen sehr gut hilft, bei dem anderen aber nicht.

Stark verallgemeinernd kann nach dem heutigen Wissensstand gesagt werden, dass die meisten psychischen Störungen multifaktoriell bedingt sind, d. h., dass in der Regel die Kombination mehrerer Ursachen körperlicher, auch genetischer, seelischer und sozialer Art zur Entwicklung psychischer Störungen führen.

Damit wird auch deutlich, dass bestimmte Lebensereignisse oder genetische Dispositionen nicht notwendigerweise bestimmte psychische Störungen hervorrufen müssen. So kann ein traumatisches Ereignis zur Entwicklung einer Posttraumatischen Belastungsstörung (PTBS) führen, muss es aber nicht. Das Konzept der Resilienz verweist darauf, dass Menschen unterschiedliche Widerstands- oder Kraftreserven haben, um auch schwere Herausforderungen meistern zu können (Fröhlich-Gildhoff & Rönnau-Böse 2015).

Eine Übersicht der Risikofaktoren und Schutzfaktoren findet sich auf der nächsten Seite in Abbildung A 3.1.

Luc Ciompi (1998) hat die verschiedenen möglichen Faktoren für die Entstehung einer Schizophrenie in seinem Vulnerabilitäts-Stress-Modell zusammengeführt und zu einem Drei-Phasen-Verlaufsmodell weiterentwickelt, das inzwischen für die Entstehung psychischer Störungen insgesamt als Erklärungsansatz herangezogen wird (Abb. A 3.2, S. 78). Nach diesem Modell führen unterschiedliche Einflüsse zu einer mehr oder weniger ausgeprägten frühen (prämorbiden) Verletzlichkeit (Vulnerabilität). Unspezifischer Stress in Form von Lebensereignissen (»life events«) kann dann eine akute psychische Erkrankung auslösen. Die danach wirksamen psychosozialen Einflüsse, zu denen auch die Behandlungsmaßnahmen gehören, haben erheblichen Einfluss darauf, ob es zur Remission (Heilung), zu dauerhaften Einschränkungen (Potenzialeinbußen) oder zu einer schweren chronischen Störung (Residualzustand) kommt.

Eine psychosoziale Dimension, die oft vernachlässigt wird, ist die enge Korrelation von Armut und psychischer Erkrankung – Armut hier im Sinne sozialer Ausgrenzung verstanden und nicht allein bezogen auf die materiell-ökonomische Situation. Armut ist ein bedeutender Risikofaktor für die Entstehung

Abbildung A 3.1 Risiko- und Schutzfaktoren (nach Rahn & Mahnkopf 2005, S. 60)

Risikofaktoren	Schutzfaktoren
◉ Psychopathologische Auffälligkeiten der Eltern	◉ Dauerhafte und gute Beziehung zu mindestens einer primären Bezugsperson
◉ Erkrankungen der Eltern	◉ Internale Kontrollüberzeugungen
◉ Schlechte Erziehung und Ausbildung der Eltern	◉ Aufwachsen in einer Familie mit Entlastung der Mutter, weitere kompensatorische Bezugspersonen
◉ Scheidung, Trennung, Tod der Eltern	◉ Ein insgesamt attraktives Mutterbild und positive Elternimagines
◉ Chronische Familienzwistigkeiten	◉ Mindestens durchschnittliche Intelligenz
◉ Abwesenheit des Vaters	◉ Ein robustes, aktives und kontaktfreudiges Temperament
◉ Arbeitslosigkeit des Vaters	◉ Soziale Förderung (Schule, Kirche, Jugendgruppen)
◉ Wechsel des Wohnorts	◉ Eine oder mehrere verlässlich unterstützende Bezugspersonen im Erwachsenenalter
◉ Chronische Armut	◉ Lebenszeitlich späteres Eingehen sogenannter »schwer auflösbarer Bindungen«
◉ Perinatale Komplikationen	◉ Geringere Risikogesamtbelastung
◉ Verlängerte Trennungen von der primären Pflegeperson	
◉ Ernsthafte und wiederholte Kinderkrankheiten	
◉ Rasch nachfolgende Geburten jüngerer Geschwister	
◉ Entwicklungsprobleme der Geschwister	

psychischer Störung. Umgekehrt ist eine (chronische) psychische Störung ein erheblicher Risikofaktor für soziale Exklusion. Zugespitzt kann formuliert werden, dass Armut (psychisch) krank und andersherum psychische Krankheiten arm machen (Zimmermann 2015).

Ein aktuelles Beispiel für die Auswirkungen einer – in diesem Falle globalen gesellschaftlichen Krise auf die psychische Gesundheit und auf Menschen mit bereits bestehenden psychischen Störungen ist die Covid-19-Pandemie (siehe auch A 9, »Psychische Probleme und psychiatrische Versorgung während der Coronavirus-Pandemie«). Zwar stehen wir noch am Anfang der wissenschaftlichen Bewertung, es lassen sich aber bereits Tendenzen erkennen: Psychisch

Abbildung A 3.2 Drei-Phasen-Verlaufsmodell psychischer Störungen (in Anlehnung an Ciompi 1998)

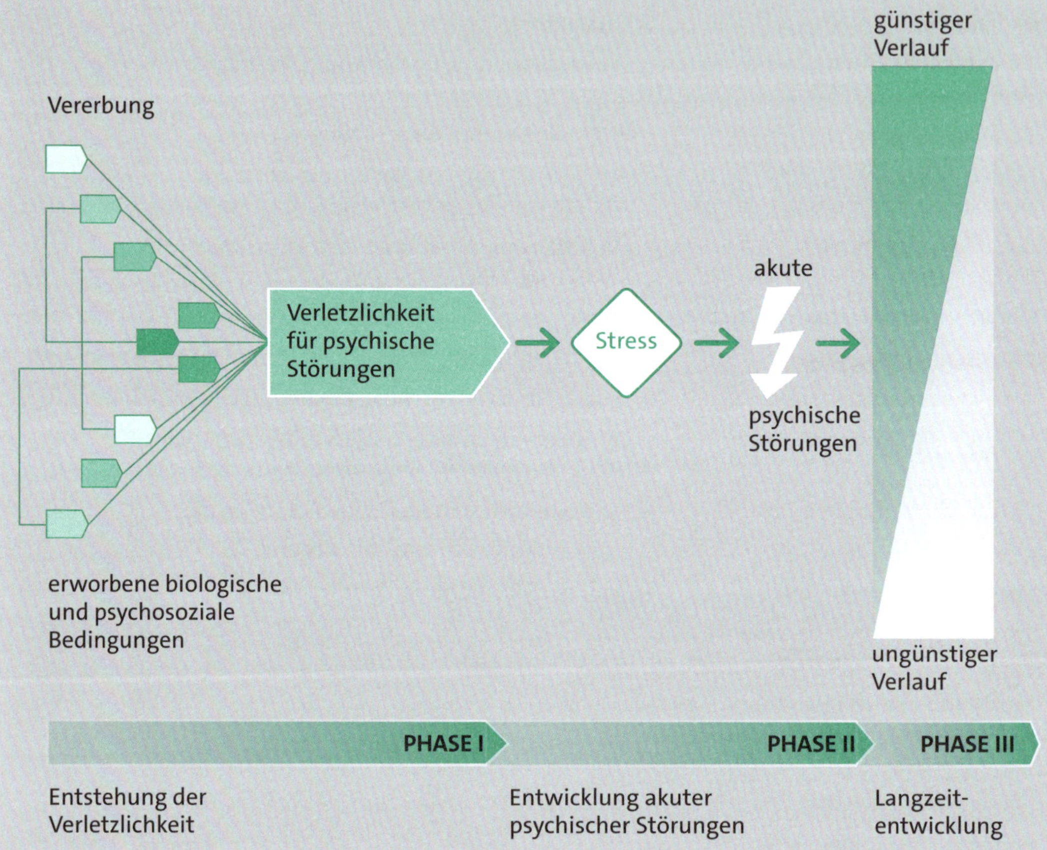

Erkrankte litten teils besonders unter der sozialen Isolation, bei manchen hat sich die psychische Situation jedoch stabilisiert. Derzeit mit dem Begriff »Long Covid« bezeichnete Verläufe der Infektion gehen mit teils erheblichen psychischen und kognitiven Beeinträchtigungen einher. Auch wurden die psychosozialen und therapeutischen Angebote der Situation angepasst, indem verstärkt digitale Methoden eingesetzt wurden (Berger & Müller 2021). Auch die Frage, inwiefern den Bedürfnissen und den Interessen der Betroffenen von psychischen Störungen in Corona-Schutzverordnungen des Bundes und der Länder nachgekommen ist und wie diese Menschen in zukünftigen ähnlichen Situationen besser berücksichtigt werden können, ist Gegenstand der Forschung (Fasshauer u. a. 2021).

3.3 Epidemiologie

Es ist nicht nur schwer, überhaupt festzustellen, ab wann ein Mensch psychisch krank ist, es ist auch schwer, die Betroffenen zu zählen. Im Prinzip müssten möglichst viele für eine repräsentative Stichprobe geeignete Personen mittels Testverfahren oder psychiatrischer Exploration untersucht werden – und zwar am besten von derselben untersuchenden Person. Dazu müssen dann alle Gütekriterien für Testverfahren (bzw. wissenschaftliche Untersuchungen) eingehalten werden: Objektivität, Reliabilität, Validität, Utilität. Man kann sich vorstellen, wie aufwendig das ist. Entsprechend selten wurde die ganze Bevölkerung einer Region psychiatrisch untersucht. Hierzulande besonders bekannt wurde die wiederholte epidemiologische Untersuchung der Bevölkerung Mannheims (Franz u. a. 2000).

Eine andere Methode stellt die Erfassung der Behandlungsfälle dar, wie sie z. B. von den Krankenkassen vorgelegt werden. Damit sind aber andere Unschärfen verbunden, da nicht jede Person, die wegen einer psychischen Störung behandelt wird, objektiv auch psychisch krank sein muss, und manche, die als körperlich krank behandelt wird, in Wirklichkeit oder ursprünglich psychisch krank ist. Hinzu kommen alle, die zum Messzeitpunkt nicht behandelt werden, weil sie keinen Zugang zum Behandlungssystem haben können oder wollen.

Kein Wunder also, dass die verbreiteten Zahlen sehr stark variieren. Aus jüngeren großen Untersuchungen können aber einige Befunde zur Orientierung dienen (vgl. Falkai & Laux 2022, S. 17 ff.):

Die Häufigkeit psychischer Störungen hat in den letzten Jahrzehnten wohl nicht zugenommen, doch wurden psychische Störungen häufiger diagnostiziert. Die geringere Tabuisierung und ein differenziertes Hilfesystem bringen Menschen mit psychischen Störungen früher und konsequenter in fachkundige Behandlung und Beratung.

Die Prävalenz (Häufigkeit) psychischer Störungen darf nicht unterschätzt werden. Neueren Untersuchungen zufolge leiden zu einem beliebigen Erhebungszeitpunkt (Punktprävalenz) in Europa 10–20% der Erwachsenen an einer psychischen Störung. Über einen längeren Zeitraum betrachtet (Einjahresprävalenz), ist der Anteil deutlich höher und liegt zwischen 30 und 40%.

Am häufigsten sind leichtere psychische Störungen wie Depressionen, Angststörungen und somatoforme Störungen mit je 6–8%. Auch die Prävalenz der Demenzen liegt etwa in dieser Größenordnung. Schizophrenien und bipolare Störungen sind dagegen mit je ca. 1% deutlich seltener.

Außer bei der Häufigkeitsverteilung der Abhängigkeitserkrankungen lassen sich für Europa keine wesentlichen Differenzen in der Prävalenz messen.

Für die Soziale Arbeit bedeuten diese Befunde, dass in jedem Arbeitsfeld damit zu rechnen ist, dass unter den Klient*innen auch Menschen mit psychischen Störungen sind, nicht nur in der Sozialpsychiatrie. Entsprechend müssen sich Sozialarbeiter*innen mit den medizinischen Grundlagen der Psychiatrie beschäftigen, um die interdisziplinäre Zusammenarbeit von sich aus auf hohem Niveau gestalten zu können.

3.4 Psychiatrische Untersuchung und Diagnostik

Die Diagnose einer psychischen Störung unterscheidet sich von der psychosozialen Diagnostik, wie sie in Kapitel B 3 ausführlich beschrieben wird.

Zu einer psychiatrischen Erstuntersuchung gehört eine ausführliche Exploration, die in einem – mehr oder minder strukturierten – Gespräch erfolgt. In diesem werden Aspekte der gesamten Entwicklung des Menschen, seine Neigungen, Stärken und Schwächen erfragt, aber auch seine Prägungen durch Familie, Gesellschaft und Religion erkundet. Die eigentliche Krankheitsanamnese dient der Erforschung des Beginns, der Ausprägung und des Verlaufs der aktuellen Symptome sowie einer eventuell früher schon bestehenden psychischen Störung. Für eine gelingende psychiatrische Untersuchung ist ein zugewandter, empathischer Habitus gegenüber den Klient*innen und den ihnen nahestehenden Personen bedeutungsvoll. Neben dem eigentlichen Gesprächsinhalt werden auch das Verhalten und die Interaktionen der Personen beobachtet.

Ebenso ist in aller Regel eine dezidierte körperliche Untersuchung nötig, um somatische Ursachen erkennen bzw. ausschließen zu können. Erst bei einer körperlichen Untersuchung ist mitunter das Ausmaß von Verletzungen (auch von Selbstverletzungen) oder Behinderungen zu sehen, die Einfluss auf die psychische Gesundheit haben können. Schließlich folgen – je nach Verdachtsdiagnose – mehr oder weniger aufwendige apparative und Laboruntersuchungen, um morphologische oder physiologische Veränderungen an Organen oder dem Zentralnervensystem auszuschließen (vgl. Stieglitz & Freyberger 2015, S. 18 ff.). So sind depressive Symptome häufig Folge sowohl einer Über- wie einer Unterfunktion der Schilddrüse. Durch eine Überfunktion der Schilddrüse (Hyperthyreose) kann überdies ein schwerer Verwirrtheitszustand (Delir) ausgelöst werden, der auch eine Folge eines Hirntumors, einer Hirnblutung oder einer diabetischen Stoffwechsellage (Unterzuckerung, Hypoglykämie) sein kann. Psychologische Testverfahren können schließlich helfen, eine psychische Störung genauer einzugrenzen oder ihre Ausprägung mittels operationalisierter Items zu quantifizieren.

Für eine körperliche Ursache einer psychischen Störung sprechen folgende Hinweise:

- rascher Beginn und akute Zuspitzung;
- keine längere Vorgeschichte einer bekannten psychischen Störung;
- zusätzliche körperliche, vor allem neurologische Symptome.

In der Sozialpsychiatrie besteht die Gefahr, organische Ursachen für psychische Störungen zu vernachlässigen, weil in der Biografie und den Lebensereignissen einzelner Menschen schnell hinreichende Gründe für die Entwicklung einer psychischen Störung zu finden sind. Tatsächlich werden aber viele psychische Störungen durch körperliche Erkrankungen verursacht oder mitverursacht. Für Sozialarbeiter*innen ist es deshalb wichtig zu wissen, dass nur selten von der psychopathologischen Symptomatik darauf geschlossen werden kann, ob eine organische Ursache vorliegt oder nicht. Aus diesem Grund ist im Zweifel die Vermittlung in eine ärztliche Untersuchung angezeigt.

Beispiel

Der Sozialpsychiatrische Dienst wird vom Notarzt zu einer verwirrten älteren Dame gerufen, die in ihrer Wohnung auf dem Boden sitzt. Im Gespräch wird deutlich, dass sie seit 24 Stunden dort gesessen hat. Nach wenigen Sätzen fallen erhebliche Orientierungsstörungen auf, außerdem die steife Körperhaltung der Klientin. Beim Versuch, die Klientin aufzurichten, um sie in die psychiatrische Klinik zu fahren, schreit sie vor Schmerz laut auf. Die dann durchgeführte körperliche Untersuchung legt den Verdacht eines Bruchs des Oberschenkelknochens nahe. In der chirurgischen Abteilung wird diese Diagnose bestätigt, zudem ein schwerer Flüssigkeitsmangel festgestellt. Nach erfolgter Flüssigkeitszufuhr, Operation des Knochenbruchs und entsprechender Mobilisierung kann die Frau wieder in ihre Wohnung entlassen werden.

Gleichzeitig sei darauf hingewiesen, dass nicht wenige psychisch erkrankte Menschen in Deutschland wegen vermeintlicher körperlicher Erkrankungen behandelt werden. Sehr häufig kommt es etwa bei depressiven Störungen zu einer Vielfalt körperlicher Befindlichkeitsstörungen (Verdauungsstörungen,

Kopfschmerzen, Verlust von Libido und Potenz, Schlafstörungen usw.), die auf organische Funktionsstörungen hinzuweisen scheinen. In der Folge werden diese Patient*innen oft lange auf körperlicher Ebene behandelt, bis die Depression diagnostiziert und auch behandelt wird. Eine sorgfältige psychiatrische Diagnosestellung muss deshalb am Anfang jeder Hilfeplanung stehen. Sie erfolgt schrittweise über eine mehr oder minder längere Zeit der Befunderhebung und der Beobachtung des Verlaufs, indem

- die aktuellen Symptome und ihre Schweregrade analysiert werden,
- die in typischer Weise zusammen auftretenden Symptome zu Syndromen zusammengefasst werden (etwa zu einem psychotischen oder depressiven Syndrom) und
- nach Vorliegen aller Befunde eine Diagnose nach ICD-10 gestellt wird.

Für viele psychische Erkrankungen bedarf es einer Verlaufsdiagnostik. Sozialarbeiter*innen müssen ihre Klient*innen darin bestärken, von ihren Symptome auch offen zu berichten, damit diese Verlaufsdiagnostik erstellt werden kann. Gleichzeitig müssen sie ihre Klient*innen darin bestärken, die Zeit für eine Schilderung ihrer Symptome bei Ärzt*innen und Institutionen einzufordern.

3.5 Grundzüge der Psychopathologie

Für die Soziale Arbeit ist hervorzuheben, dass eine gute Kenntnis der psychopathologischen Begriffe und deren Bedeutung hilfreich sein kann, nicht nur, um Klient*innen in ihrem aktuellen Zustand besser einschätzen zu können, sondern auch, um mit ihnen über ihre Symptome und deren Auswirkungen besser ins Gespräch zu kommen. Schließlich hilft eine Grundkenntnis der psychopathologischen Begriffe, im interdisziplinären Kontext mit ärztlichen und psychologischen Kolleg*innen auf Augenhöhe sprechen zu können.

3.5.1 Häufige psychopathologische Symptome

Im Folgenden werden einige häufig vorkommende Symptome bzw. Syndrome kurz erläutert (vgl. Perneczky 2022).

Bewusstseinsstörungen Das Bewusstsein des Menschen kann quantitativ gestört sein, die Stadien reichen von der Benommenheit über eine Somnolenz (Schläfrigkeit) und den Sopor (nur durch starke Reize erweckbar) bis hin zum Koma. Beispiele: Gehirnerschütterung, hohes Fieber, Drogeneinnahme, Medikamente. Qualitativ liegt eine Bewusstseinsstörung vor, wenn über durchgeführte Handlungen, seien sie sinnvoll oder sinnentleert, keine klare Bewusstheit mehr besteht. Beispiele: bestimmte epileptische Anfälle, Drogenwirkung, Delir.

Orientierungsstörungen Die Orientierung des Menschen kann zu den Dimensionen Zeit, Ort, Situation oder zur eigenen Person gestört sein. Die Orientierungsstörung in Bezug auf die eigene Person ist die schwerste Form, wenn etwa nicht mehr gewusst wird, wer man ist oder wie alt man ist. Beispiel: fortgeschrittene Demenz.

Denkstörungen Der Ablauf des Denkens ist verändert bzw. gestört, was sich in der Regel in den verbalen Mitteilungen der Betroffenen äußert. Wahrgenommen werden kann eine Veränderung der Geschwindigkeit (Verlangsamung oder Beschleunigung) oder der Inhalte (ständig wiederkehrende Denkinhalte, Grübeln oder im Gegenteil ständig neue, assoziativ nur locker verbundene Denkinhalte). Wenn auf Nebensächliches fokussiert wird, das Sprechen unlogisch (paralogisch) erscheint oder durch gestörten Satzbau, Wortneuschöpfungen (Neologismen) und kaum verstehbare Inhalte gekennzeichnet ist, spricht man von inkohärentem Denken.

Formale Denkstörungen kommen bei sehr vielen psychischen Störungen vor: Psychosen, Depressionen, Demenzen, Drogen- und Medikamentenwirkung. Für Sozialarbeiter*innen stellen sowohl das inkohärente Denken bei Schizophrenien als auch das assoziativ aufgelockerte und stark beschleunigte Denken während manischer Phasen eine große Herausforderung dar, da übliche Kommunikationsgewohnheiten oft nicht greifen.

Wahn Auch als inhaltliche Denkstörung bezeichnet, kann Wahn als krankhaft gewertete Fehlbeurteilung der Realität – oder der doch von anderen übereinstimmend als Realität bezeichneten Sachlage – beschrieben werden: Es ist ein durch Logik und Erfahrung unkorrigierbarer Irrtum, der auch nicht auf der Überzeugung einer bestimmten (Sub-)Kultur oder Religion beruht. Meist vollzieht sich die Entwicklung eines Wahns in einem mehr oder weniger längeren Prozess mit entsprechender Dynamik. Der Wahn wird durch Deutung innerer oder äußerer Wahrnehmungen ausgestaltet und verfestigt (Wahnarbeit).

Die Unterscheidung eines psychotischen Wahns von Ideologien oder Verschwörungstheorien ist nicht immer leicht. Der Ausbau einer inhaltlich geschlossenen Wahnstruktur (Wahnsystem) macht es oft fast unmöglich, Zweifel anzubringen. Beim Beziehungswahn werden Zusammenhänge (Beziehungen) zur eigenen Person gewähnt, die von außen nicht nachvollziehbar erscheinen (»Dass die Ampel auf Rot springt, ist ein Zeichen Gottes für mich«). Sehr häufig finden sich Größen-, Beziehungs-, Verfolgungs- und religiöser Wahn. Ausgeprägte Wahnsymptome kommen sehr häufig bei Schizophrenien, aber auch bei anderen Störungen vor (Manie, schwere Depression, Drogenwirkung, Delir). Um die Beziehung zu den Klient*innen nicht zu gefährden, ist es oft besser, die mit dem Wahn verbundenen Ängste oder anderen Gefühle aufzugreifen und nicht zu versuchen, den Wahn mit rationalen Argumenten zu widerlegen.

Halluzinationen Unter diesem Begriff werden Wahrnehmungen der Sinne verstanden, die keinen realen Auslöser haben. Es kann zu veränderter Wahrnehmung kommen (ein Rauschen wird etwa als Stimmengewirr gehört) oder zu Wahrnehmungen ohne jeden äußeren Reiz: Es werden Stimmen (akustische Phoneme), Geräusche oder Musik gehört, Dinge bzw. Menschen oder Szenen gesehen (optische, szenische Halluzinationen), die nicht da sind. Unterschieden werden weiter Empfindungen auf der Haut (taktile Halluzinationen), Geruchs- oder Geschmackssensationen (olfaktorische oder gustatorische Halluzinationen). Schließlich empfinden manche Klient*innen eine schwerwiegende Veränderung von Teilen oder gar des gesamten Körpers (zoenästhetische Halluzinationen). Halluzinationen können die Betroffenen schwer beeinträchtigen, eher selten werden sie positiv empfunden (Stimmen ermuntern), vielmehr haben sie oft beängstigenden Charakter, wenn Stimmen beleidigen oder befehlen (imperative Phoneme). Nicht selten sprechen Betroffene nicht gern über ihre Halluzinationen, erst bei einer guten Beziehung offenbaren sie solche Phänomene, die sie oft stark verunsichern. Beispiele: Psychosen, Demenzen, Drogen- oder Medikamentenwirkung, schwere Traumatisierung.

Ichstörungen Es handelt sich um schwere und meist irritierend erlebte Veränderungen oder Verstörungen der Meinhaftigkeit, oft verbunden mit einer erlebten Durchlässigkeit der Ichgrenzen bis hin zum Eindringen anderer in die eigenen Gedanken oder den eigenen Körper. Typisch für Ichstörungen ist das Gefühl von empfundenem Kontrollverlust. Die ganze Person oder Teile, manchmal auch die Umgebung, werden als fremd oder verändert erlebt – bis hin zur Vorstellung, eine ganz andere Person zu sein (Appersonierung) oder in einer veränderten Realität zu leben (Derealisierung). Stark beunruhigend ist für Betroffene das Gefühl des von fremden Menschen oder Mächten Gemachten: Gedanken werden erlebt als von jemandem oder etwas gestoppt, eingepflanzt, entzogen, »gelesen« oder ausgebreitet.

Ichstörungen kommen vor allem bei schizophrenen Psychosen vor. Sie sind für Angehörige und Profis oft nicht leicht einfühlbar und meist mit starken Affekten verbunden (Angst, Wut, Trauer).

Zwang Zwänge bzw. Zwangsvorstellungen werden von den Betroffenen als unausweichlich erlebt, obwohl sie selbst meist wissen, dass diese unsinnig, unnötig oder unangemessen sind. Wasch-, Zähl-, Ordnungs- oder Handlungszwänge sind oft leicht zu erkennen, Vermeidungszwänge oder Zwangsgedanken (»Wenn ich nicht bis 1.000 zähle, geschieht ein Unglück«) sehr viel schwerer, da viele Betroffene ungern darüber sprechen. Dass Betroffene selbst, auch bei ausgeprägter Zwangssymptomatik, lange keine Hilfe suchen, liegt daran, dass die tief verwurzelte Angst besteht, ohne das Zwangsverhalten die Kontrolle zu verlieren. Insofern haben diese oft bizarr anmutenden Verhaltensweisen eine stabilisierende, nämlich die Angst reduzierende Wirkung für die Betroffenen. Häufig sind es Angehörige, die zur Behandlung drängen, weil sie extrem unter den Zwangssymptomen der Betroffenen leiden.

Zwangssymptome kommen auch außerhalb der eigentlichen Zwangskrankheit vor, z. B. bei Schizophrenien und Intelligenzminderungen.

Angst Neben dem unbestimmten oder »alles umfassenden« (diffusen) Gefühl der Angst werden spezielle Ängste oder Befürchtungen (Phobien) nach ihren Inhalten unterschieden: Agoraphobie (weite Plätze), Akrophobie (Höhe), Klaustrophobie (geschlossene oder enge Räume, Menschenansammlungen), Zoophobie (bestimmte Tiere), Sozialphobie (bekannte und unbekannte Personen). Angstsymptome können sich zur Panikattacke ausweiten, bei der stets auch körperliche Symptome auftreten: Schwitzen, hoher Pulsschlag, Übelkeit, Erbrechen usw. Typischerweise kommt es bei Angstsyndromen zu einem teils ausgeprägten Vermeidungsverhalten, das dafür sorgen soll, dass Angst auslösende Situationen nicht eintreten. Das kann so weit gehen, dass die Betroffenen im Alltag schwer eingeschränkt sind, weil sie z. B. das Haus nicht mehr verlassen oder keine öffentlichen Räume mehr betreten. Die Angst kann im Verlauf auch durch kleinere Reize ausgelöst werden, die an den ursprünglichen Reiz erinnern, etwa an den Geruch der U-Bahn. Angehörige und Sozialarbeiter*innen sind sehr gefordert in der Begleitung chronisch angstkranker Menschen, eine interdisziplinäre Behandlung ist meist angezeigt.

Angstsymptome kommen auch bei vielen anderen psychischen Störungen vor, z. B. bei Psychosen, Depressionen, Intelligenzminderungen und Demenzen.

Störungen der Stimmung und des Affektes Affekte sind ausgeprägte bis heftige Gefühlszustände, die meist nicht sehr lang anhalten wie Glück, Wut oder Ohnmacht. Dagegen bezeichnet Stimmung eher einen länger andauernden Gefühlszustand wie Traurigkeit, Fröhlichkeit oder Gleichgültigkeit. Die ins Depressive oder Manische veränderten Affekte kommen nicht nur bei den auch so genannten depressiven oder manischen Störungen, sondern auch bei anderen psychischen Störungen vor. Während bei Ambivalenz widersprüchliche Gefühle förmlich miteinander ringen, können die Affekte auch verarmt, starr, unkontrollierbar rasch wechselnd (affektlabil bis -inkontinent) sein. Manch schwer depressiver Mensch sagt, er habe gar keine Gefühle mehr, auch keine depressiven (Gefühl der Gefühllosigkeit).

Das Eingehen auf die Gefühlswelt der Betroffenen stellt in der Regel eine gute Möglichkeit dar, in Kontakt zu kommen; auch und gerade bei schwer psychisch erkrankten Menschen kann auf diesem Weg erst eine menschliche und dann eine Arbeitsbeziehung aufgebaut werden.

Störungen des Antriebs Der Antrieb und die Psychomotorik des Menschen können in vielfältiger Weise gesteigert, vermindert oder auffällig verändert sein. Besonders eindrucksvoll ist die Katatonie, die in Form des katatonen Sperrungszustandes mit mehr oder weniger erloschenem Antrieb (Stupor) oder als katatoner Erregungszustand (mit gesteigertem Antrieb und Bewegungsunruhe) vorkommen.

Für die Soziale Arbeit spielen Zustände mit ausgeprägter Antriebsminderung (Hypokinese, Akinese, Stupor) eine große Rolle, da viel Geschick und methodisches Know-how benötigt werden, um diese Klient*innen im Alltag zu aktivieren. Mutismus nennt man ein Verstummen bei erhaltener Sprechfähigkeit, Katalepsie wird eine schwere Bewegungsstörung bei Schizophrenie genannt, bei der es zu einem Verharren in oft bizarrer Körperhaltung kommt.

Impulshandlungen, Impulskontrollstörungen Wenn Impulsen nachgegangen werden muss, die nicht angemessen oder die schädlich oder gesellschaftlich unerwünscht (verboten) sind, kann eine Impulskontrollstörung vorliegen. In der ambulanten Arbeit spielt das sogenannte Messie-Syndrom eine Rolle. Der Sammeltrieb, der sich auf ganz unterschiedliche Dinge richten kann, wird regelmäßig zur professionellen Herausforderung, weil schwer zu sagen ist, ab wann eine betroffene Person in ihrer Lebensqualität so eingeschränkt ist, dass Hilfe nötig wird. Weitere Störungen in dieser Kategorie sind das dranghafte Feuerlegen (Pyromanie), Stehlen (Kleptomanie) oder Trinken (muss nicht Alkohol sein, Dipsomanie).

3.5.2 Besondere psychiatrische Herausforderungen

Jenseits der Symptomebene gibt es weitere Herausforderungen, die hier angesprochen werden sollen, weil sie insbesondere bei krisenhaften Zuspitzungen vorkommen, oft mit Angst auch aufseiten von Sozialarbeiter*innen besetzt sind und weil sie mit der Frage nach der Einleitung von Zwangsmaßnahmen verbunden sind (vgl. auch das Kapitel A 6, »Die Rechte von Klient*innen«).

3.5.2.1 Suizidalität

Die Suizidalität stellt keine psychische Störung dar, vielmehr kann sie als ein menschlicher Zustand bezeichnet werden. Die Frage, ob Lebensmüdigkeit und Todeswunsch (Suizidalität) oder Selbsttötung (vollendeter Suizid) als Ausdruck menschlicher Krisen zu verstehen sind und der Hilfe bedürfen oder aber ob ein Suizid als autonome Entscheidung (»Freitod«) zu respektieren ist, zieht sich durch die Geschichte der Philosophie, Theologie und Psychiatrie. In den meisten Fällen verbirgt sich hinter der Absicht, das eigene Leben zu beenden, eine schwere Krise, die in der Regel behandelbar ist. Solche Menschen sehen wir in der psychosozialen und sozialpsychiatrischen Versorgungslandschaft regelmäßig, sei es, dass sie durch gravierende Lebensereignisse an den Rand ihrer Kraft geraten sind, sei es, dass sie durch die Auswirkungen einer psychischen Störung eine Selbsttötungsabsicht entwickeln.

Um diesen Menschen helfen zu können, ist es wichtig, hinreichendes Wissen über Suizidalität zu haben und – neben einer feinfühligen und aufmerksamen Zuwendung – über ein Methodenrepertoire der Krisenintervention zu verfügen (vgl. Kapitel B 7, »Krisenintervention«).

Durch die erhöhte öffentliche Aufmerksamkeit, mehr Anlauf- und Beratungsstellen sowie die Eindämmung der Möglichkeiten, sich das Leben zu nehmen (»closing the exits«, z. B. durch Reduktion des Kohlenmonoxidgehaltes im Haushaltsgas, Restriktion von Schusswaffen in Haushalten), sind die Zahlen der vollendeten Suizide in einigen Ländern deutlich zurückgegangen: In Deutschland hat sich die Zahl seit 2005 auf einem Niveau von ca. 10.000 pro Jahr stabilisiert.

Die Häufigkeiten sind regional stark verschieden und Schwankungen unterlegen, etwa bezogen auf einzelne Länder (Bundesamt für Statistik 2022), für die einfache wissenschaftliche Erklärungen nicht greifen. Wegen der besonderen Herausforderungen, die mit diesem Thema verbunden sind, hat sich in den vergangenen Jahrzehnten eine eigene interdisziplinäre wissenschaftliche Disziplin entwickelt, die Suizidologie.

Man unterscheidet die parasuizidale Pause, in der der Wunsch nach Ruhe vorherrscht, nach Schlafenwollen, Abschalten ohne den klaren Wunsch, sterben zu wollen, von der parasuizidalen Handlung oder Geste, die als Appell an die Mitmenschen zu verstehen ist, das eigene Leiden zu sehen.

Von einer »harten« Suizidmethode spricht man, wenn Suizidversuche in einer Weise unternommen werden, die meist tödlich endet (Schusswaffengebrauch, Erhängen, Sprung aus großer Höhe usw.). Diese Methoden werden eher von Männern bevorzugt, während »weiche« Methoden (Intoxikationen mit Medikamenten) eher von Frauen angewandt werden.

Jeder Suizidversuch ist Ausdruck einer ernsthaften, grundsätzlich lebensbedrohlichen Krise, Suizidversuche oder -androhungen dürfen nicht bagatellisiert werden, schon deshalb, weil bekannt ist, dass sich nach Suizidversuchen das Risiko für einen vollendeten Suizid erhöht. Auf zehn bis zwanzig Suizidversuche kommt rechnerisch ein vollendeter Suizid, Männer suizidieren sich ungefähr dreimal häufiger als Frauen, während Frauen häufiger Suizidversuche unternehmen. Besonders hohe Suizidraten finden sich bei Menschen mit schweren und chronischen psychischen Störungen und bei Menschen in kritischen Lebenslagen (Eink & Haltenhof 2022; Dorrmann 2018).
Als Risikogruppen sind bekannt:

- Jugendliche und junge Erwachsene sowie ältere Menschen
- Menschen mit psychischen Störungen, vor allem mit Depressionen und Suchterkrankungen
- Verfolgte, Geflüchtete, Traumatisierte, Angehörige von Minderheiten
- Straftäter*innen
- Menschen mit chronischen oder unheilbaren Erkrankungen
- Menschen in sozialer Not
- Menschen in Partnerschaftskrisen
- Menschen, in deren Umgebung ein Suizid stattfand
- Menschen, die durch Tod einen nahen Angehörigen verloren haben

Aus dieser Liste lässt sich schließen, dass häufig schon eine sorgfältige Anamnese besonders gefährdete Klient*innen erkennen lässt. Überdies hilft eine gezielte und offene Exploration. Die Frage, ob und gegebenenfalls welche Methoden für eine Selbsttötung geplant oder gar vorbereitet wurden, sollte man nicht vermeiden, es gibt etablierte Fragenkataloge, die dabei eine Orientierung geben können (Jobes 2021; Möller 2022, S. 149 f.; Kozel 2015, S. 35). Viele Betroffene sind erleichtert, wenn sie endlich auf ihre Fantasien und Nöte angesprochen werden.

Man unterscheidet chronische (latente) von akuter Suizidalität, wobei die Grenzen fließend sind. Oft ist ein Prozess zu erkennen, in dem der Phase der Erwägung eine Zeit der Ambivalenz folgt, die schließlich zur finalen Entscheidung führt. Während in den ersten beiden Phasen eine Krisenintervention gute und rasche Ansatzpunkte bietet, sind Menschen in der Entschlussphase kaum zugänglich.

Ein Mensch in einer suizidalen Krise braucht fachkundige Begleitung und Behandlung, die Risiken für eine drohende Suizidhandlung müssen sorgfältig abgewogen werden (vgl. Kapitel A 7, »Ethik in der Sozialen Arbeit«). Die individuell angemessenen Interventionen reichen von speziellen Beratungsstellen über ambulante Krisendienste und Behandlungsangebote bis hin zur stationären Krisenintervention. Da suizidale Krisen im Zusammenhang mit lebensgeschichtlichen Ereignissen recht schnell durch eine gezielte Intervention abgemildert werden können, kommt es auf eine geeignete Anschlussbehandlung an.

Sollte es trotz aller Bemühungen zu einem Suizid kommen, ist nicht nur die Unterstützung der Angehörigen wichtig, sondern auch eine zeitnahe Nachbesprechung im Team, wie sie z. B. Menzel und Brieger (2021) vorschlagen. Diese schafft nicht nur einen Raum für die Trauer und die Frage, wie es so weit kommen konnte, sondern ist evtl. auch eine Gelegenheit, die Präventionsmaßnahmen zu überprüfen.

3.5.2.2 Aggression und Gewalt

In der Psychiatrie spielen aggressive Impulse eine große Rolle. Bezogen auf die Betroffenen wird zwischen Fremd- und Autoaggression unterschieden, je nachdem, ob sich der Impuls auf fremde Sachen oder Personen oder auf die eigene Person richtet. Ferner kann unterschieden werden, ob die aggressiven Impulse eine Folge der Erkrankung sind, etwa durch einen paranoiden Wahn hervorgerufen wurden, oder eine Reaktion auf die Krankheitsauswirkungen (soziale Isolation, Krankenhauseinweisung, Zwangsbehandlung). Autoaggressive Impulse können als selbstverletzendes Verhalten (schneiden, ritzen, verbrennen), Sich-Haare-Ausreißen (Trichotillomanie) oder Nägelkauen (Onychophagie) vorkommen.

Unabhängig davon, ob die aggressiven Impulse durch die Krankheit selbst oder die indirekten Krankheitsauswirkungen verursacht sind, müssen die in der Psychiatrie Tätigen auch ihr eigenes Handeln reflektieren, da auch von ihnen und den Institutionen, in denen sie arbeiten, Gewalt gegen die Betroffenen ausgehen kann. Die gesetzlich sanktionierten Maßnahmen ohne oder gegen den Willen der Betroffenen können zu Verletzungen, Wut, Trauer und Empörung führen. Hier gilt es einerseits, sich sicher im Rahmen der gesetzlichen Bestimmungen zu bewegen, und andererseits, alle Handlungen gegen oder ohne den Willen der Betroffenen ganz besonders sorgfältig zu prüfen und zu gestalten (vgl. die Kapitel A 6, »Die Rechte von Klient*innen«, und A 7, »Ethik in der Sozialen Arbeit«).

Viele Maßnahmen der Behandlung und Begleitung können – mehr oder weniger – versteckte Gewalt darstellen wie Einschränkungen der Bewegungsfähigkeit, Einteilung des Geldes, Vorschriften zum Verhalten, zur Ernährung, zur Vernunft. Im Gegenzug gibt es auch viele Maßnahmen, die Gewalt reduzieren können, wie offene Türen, eine an Klient*innenbedürfnissen angepasste Behandlung und eine Intensivbegleitung in Krisen (vgl. Zinkler u.a. 2016).

3.6 Zusammenfassung

Die wechselvolle Geschichte der Psychiatrie lässt die Suche nach Erklärungsmodellen für die Entstehung psychischer Störungen erkennen. Die Befunde der Epidemiologie zeigen, dass psychische Störungen sehr häufig vorkommen, die Wissensbestände der Psychopathologie lassen uns unterschiedliche Symptome und Syndrome voneinander unterscheiden. Eine dezidierte Untersuchung der Betroffenen unter Einschluss der medizinischen Perspektive hilft, die Vielschichtigkeit der Störung zu erkennen und individuell angemessene Beratung und Begleitung anzubieten.

Prof. Dr. med. ***Ralf-Bruno Zimmermann*** *ist Facharzt für Psychiatrie und Professor für Sozialpsychiatrische und Sozialmedizinische Grundlagen an der Katholischen Hochschule für Sozialwesen Berlin.*

Prof. Dr. med. Viviana Schulz *ist Fachärztin für Kinderpsychiatrie und Professorin für Medizinische Grundlagen an der TH Nürnberg GSO, Fakultät Sozialwissenschaft.*

3.7 Vertiefungsmöglichkeiten

... 3.7.1 Internet

LVR – Psychiatrie und Heilpädagogik: Psychiatriegeschichte http://www.lvr.de/de/nav_main/kliniken/verbundzentrale/psychiatriegeschichte/psychiatriegeschichte_1.jsp

Archiv für Leipziger Psychiatriegeschichte http://bibliotheken-leipzig.de/index.php/de/alphabetische-suche/a/415-archiv-fuer-leipziger-psychiatriegeschichte-bibliothek

Deutsche Gesellschaft für Suizidprävention https://www.suizidprophylaxe.de/

Bundesverband Psychiatrie-Erfahrener (BPE) e. V. http://www.bpe-online.de/

Bundesverband der Angehörigen psychisch Kranker e. V. (BApK) http://www.psychiatrie.de/bapk/

Bundesnetzwerk Selbsthilfe seelische Gesundheit https://www.netzg.org/

3.7.2 Literatur

Falkai, P.; Laux, G.; Diester, A.; Möller, H.-J. (2022): Psychiatrie, Psychosomatik und Psychotherapie. 7., überarb. Aufl. Stuttgart: Thieme.

Berger, M. (Hg.) (2018): Psychische Erkrankungen. Klinik und Therapie. 6. Aufl. München: Urban & Fischer / Elsevier.

Dörner, K.; Plog, U.; Bock, T.; Brieger, P.; Heinz, A.; Wendt, F. (2019): Irren ist menschlich. Lehrbuch für Psychiatrie und Psychotherapie. 25. Aufl. Köln: Psychiatrie Verlag.

Möller, H.-J; Laux, G.; Kapfhammer, H.-P. (Hg.) (2017): Psychiatrie, Psychosomatik, Psychotherapie. 4 Bde. 5., vollst. überarb. u. aktual. Aufl. Berlin: Springer.

3.8 Fragen und Übungen

1. Was meinen Sie: Warum wurden in der Menschheitsgeschichte Betroffene von psychischer Erkrankung fast durchgehend und fast überall stigmatisiert, diskriminiert, gequält und verfolgt?
2. Wenn Sie an Ihren letzten ausgeprägten Albtraum denken: Finden Sie Ähnlichkeiten zu den Symptomen einer Psychose? Wo liegen die Unterschiede?
3. Bitten Sie zwei Kommiliton*innen, Ihnen gleichzeitig jeweils nah an einem Ihrer Ohren eine Geschichte zu erzählen. Reflektieren Sie danach, was Sie erlebt haben und ob es vielleicht Ähnlichkeiten zu dem Erleben von Stimmenhörer*innen gibt. Oder laden Sie nach Rücksprache mit Ihrer Lehrperson Mitglieder des Netzwerks Stimmenhören e. V. in ein Seminar ein und bitten Sie sie um die Gestaltung einer Seminareinheit.
4. Suizidale Krisen sind häufig. Überlegen Sie, wie Sie Klient*innen in einer solchen Krise als Sozialarbeiter*in begegnen können? Welche fachliche Unterstützung könnten Sie bei wem bekommen?
5. Stellen Sie sich einen sehr aufgeregten, verbal aggressiven Klienten in einer Beratungsstelle vor. Wie können Sie sich und ihn vor einer gewalttätigen Eskalation der Situation schützen?

3.9 Referenzen

Armbruster, J.; Dieterich, A.; Hahn, D.; Ratzke, K. (Hg.) (2015): 40 Jahre Psychiatrie-Enquete. Blick zurück nach vorn. Köln: Psychiatrie Verlag.

Berger, M.; Müller, M. (2021): Psychische Erkrankungen – und die Auswirkungen einer Pandemie. Risiken, Folgen und Wege aus der Krise. München: Urban & Fischer / Elsevier.

Bock, T.; Klappheck, K.; Ruppelt, F. (2014): Sinnsuche und Genesung. Erfahrungen und Forschungen zum subjektiven Sinn von Psychosen. Köln: Psychiatrie Verlag.

Bundesamt für Statistik (2022): Anzahl der Sterbefälle durch vorsätzliche Selbstbeschädigung (Suizide) in Deutschland in den Jahren von 1980 bis 2020. http://de.statista.com/statistik/daten/studie/583/umfrage/sterbefaelle-durch-vorsaetzliche-selbstbeschaedigung/ (10.06.2022).

Ciompi, L. (1998): Affektlogik. Über die Struktur der Psyche und ihre Entwicklung. Ein Beitrag zur Schizophrenieforschung. Stuttgart: Klett-Cotta.

Deutscher Bundestag (1975): Bericht über die Lage der Psychiatrie in der Bundesrepublik Deutschland. Zur psychiatrischen und psychotherapeutischen/psychosomatischen Versorgung der Bevölkerung. Drucksache 7/4200.https://dip.bundestag.de/suche?term=Bericht%20%C3%BCber%20die%20Lage%20der%20Psychiatrie%20in%20der%20Bundesrepublik%20Deutschland%20-%20Zur%20psychiatrischen%20und%20psychotherapeutisch/psychosomatischen%20Versorgung%20der%20Bev%C3%B6lkerung%20-&rows=25 (10.06.2022).

Dorrmann, W. (2018): Suizid. Therapeutische Interventionen bei Selbsttötungsabsichten. 10. Aufl. Stuttgart: Klett-Cotta.

Eink, M.; Haltenhof, H. (2022): Umgang mit suizidgefährdeten Menschen. 7., überarb. Aufl. Köln: Psychiatrie Verlag.

Falkai, P.; Laux, G. (2022): Einführung. In: Falkai, P. u. a.: Psychiatrie, Psychosomatik und Psychotherapie, S. 17–23. 7., überarb. Aufl. Stuttgart: Thieme.

Fasshauer, J. M.; Schomerus, G.; Stengler, K. (2021): COVID-19-Pandemie und Versorgung schwer psychisch erkrankter Menschen – Inwieweit wurden die Interessen psychisch erkrankter Menschen in den Schutzverordnungen des Bundes und der Länder berücksichtigt? Psychiat Prax 2021, 48(6): 309–315. DOI: 10.1055/a-1353-1774

Finzen, A. (1998): Das Pinelsche Pendel. Bonn: Psychiatrie Verlag.

Franz, M.; Lieberz, K.; Schepank, H. (Hg.) (2020): Seelische Gesundheit und neurotisches Elend. Der Langzeitverlauf in der Bevölkerung. Springer: Wien.

Fröhlich-Gildhoff, K.; Rönnau-Böse, M. (2015): Resilienz. 4., aktual. Aufl. München: Reinhardt/utb.

Graef-Calliess, I. T. (2017): Migration und Transkulturalität: Neue Aufgaben in Psychiatrie und Psychotherapie. Stuttgart: Schattauer.

Haebler, D. von (2015): Modifizierte, psychodynamische Behandlungstechnik und therapeutische Haltung in der Psychotherapie von Menschen mit Psychosen. Forum für Psychoanalyse, 31 (4), S. 395–413.

Jobes, D. (2021): Suizidalität im Fokus. Der CAMS-Ansatz für eine Behandlung auf Augenhöhe. Köln: Psychiatrie Verlag.

Kozel, B. (2015): Professionelle Pflege bei Suizidalität. Köln: Psychiatrie Verlag.

Kunze, H.; Kaltenbach, L.; Kupfer, K. (Hg.) (2010): Psychiatrie-Personalverordnung. Textausgabe mit Materialien und Erläuterungen für die Praxis. 6., aktual. u. erweit. Aufl. Stuttgart: Kohlhammer.

Menzel, S.; Brieger, P. (2021): Umgang mit Suizid in psychiatrischen Einrichtungen. Köln: Psychiatrie Verlag.

Mitscherlich, A.; Mielke, F. (Hg.) (1948/1995): Medizin ohne Menschlichkeit. Dokumente des Nürnberger Ärzteprozesses. Frankfurt a. M.: Fischer.

Möller, H.-J. (2022): Suizidalität. In: Falkai, P. u. a.: Psychiatrie, Psychosomatik und Psychotherapie, S. 136–157. 7., überarb. Aufl. Stuttgart: Thieme.

Oestereich, C.; Castro Núñez, S.; Klosinski, M.; Hegemann, T. (Hg.) (2022): Handbuch Transkulturelle Psychiatrie. Stuttgart: utb / Psychiatrie Verlag.

Perneczky, R. (2022): Neurokognitive Störungen, organische psychische Störungen. In: Falkai, P. u. a. (Hg.): Psychiatrie, Psychosomatik und Psychotherapie, S. 192–247. 7., überarb. Aufl. Stuttgart: Thieme.

Reil, J. C. (1803/2012): Rhapsodien über die Anwendung der psychischen Curmethode auf Geisteszerrüttungen. Charleston: Nabu Press.

Rosemann, M. (2018): BTHG: Die wichtigsten Neuerungen für die psychiatrische Arbeit. Köln: Psychiatrie Verlag.

Schmuhl, H.-W. (2016): Die Gesellschaft Deutscher Neurologen und Psychiater im Nationalsozialismus. Berlin, Heidelberg: Springer.

Schneck, U. (2016): Psychosoziale Beratung und Begleitung von traumatisierten Flüchtlingen. Köln: Psychiatrie Verlag.

Stieglitz, R.-D.; Freyberger, H. J. (2015): Psychiatrische Untersuchung und Befunderhebung. In: Berger, M. (Hg.): Psychische Erkrankungen, S. 17–35. München: Urban & Fischer / Elsevier.

Zimmermann, R.-B. (2015): Armut und Psychiatrie seit der Psychiatrie-Enquete. In: Armbruster, J. u. a. (Hg.): 40 Jahre Psychiatrie-Enquete, S. 389–401. Köln: Psychiatrie Verlag.

Zinkler, M.; Laupichler, K.; Osterfeld, M. (Hg.) (2016): Prävention von Zwangsmaßnahmen. Menschenrechte und therapeutische Kulturen in der Psychiatrie. Köln: Psychiatrie Verlag.

4 Häufige psychische Störungen

Ralf-Bruno Zimmermann und Viviana Schulz

Aus der Fülle des mittlerweile vorliegenden Wissens über psychische Störungen können hier nur einige häufige Störungen entlang der deutschen Version der ICD-10 (DIMDI 2022) mit ihren Besonderheiten für die Soziale Arbeit umrissen werden. Die 11. Version der ICD wurde von der WHO bereits 2019 verabschiedet, wann sie in Deutschland verbindlich eingeführt wird, steht noch nicht fest. Da die Behandlung schwerer psychischer Störungen oft mit einer Psychopharmakotherapie einhergeht, werden abschließend die wichtigsten Medikamentengruppen und ihre erwünschten und unerwünschten Wirkungen vorgestellt. Die Kenntnis der Krankheitsbilder und der Behandlungsmethoden ist für Sozialarbeiter*innen wichtig, um die Betroffenen verstehen und mit Vertreter*innen anderer Berufsgruppen kompetent zusammenarbeiten zu können. Die Beratungs- und Behandlungsmethoden der Sozialen Arbeit werden in Teil B dieses Buches ausführlich dargestellt.
Schlagworte: **Psychische Störungen, Verhaltensstörungen, ICD, Behandlungsmethoden, Psychopharmaka**

4.1 Organische psychische Störungen

Organische psychische Störungen (ICD-10: F00–09) sind häufig, allein schon wegen der hohen Prävalenz der Demenzen (siehe »Lernfall Demenz« in Bischkopf u. a. 2023). Neben den Demenzen gibt es eine Reihe anderer organisch bedingter Störungen, die durch primäre oder sekundäre Funktionsstörungen des Gehirns entstehen können. Primäre Funktionsstörungen betreffen das Gehirn und beruhen auf Verletzungen, Infektionen, Tumoren, Medikamenten, Drogen, Umweltgiften usw. Sekundäre sind Folgen einer Systemerkrankung: So kann ein rasch ansteigendes Fieber zu einem Verwirrtheitszustand mit Wahnsymptomatik führen (sog. Fieberwahn) oder eine Unter- oder Überzuckerung ein Delir auslösen. Auch viele Medikamente können schwere hirnorganische Störungen verursachen, und zwar nicht allein Psychopharmaka, sondern z. B.

auch Antibiotika. Eine Intoxikation mit Drogen oder Alkohol kann ebenso wie der plötzliche Entzug dieser Substanzen zu schweren hirnorganischen Syndromen führen (siehe S. 101).

Die Gefahr einer organischen psychischen Störung steigt mit zunehmendem Lebensalter. Weniger bekannt sind Befunde, nach denen auch eine soziale Isolation als Faktor für die Entwicklung oder Verstärkung eines solchen Syndroms infrage kommt (Perneczky 2022, S. 397 ff.). Anhand der jeweiligen Symptomatik lässt sich in der Regel nicht genau erkennen, welche Ursache vorliegt. Eine medizinische Abklärung ist in aller Regel nötig, und nicht selten sind es Sozialarbeiter*innen, die in diesen Prozess mit eingebunden werden, weil sie viele Informationen und Einschätzungen über die Klient*innen aus psychosozialer Sicht beitragen können.

4.2 Psychische und Verhaltensstörungen durch psychotrope Substanzen

Ein quantitativ und qualitativ großer Bereich der Psychiatrie stellt die Gruppe der Verhaltensstörungen durch psychotrope Substanzen dar (ICD-10: F10–19). Drei verschiedene Konsummuster werden unterschieden:

Schädlicher Gebrauch Nach ICD-10 geht ein schädlicher Konsum psychotroper Substanzen mit einer Gesundheitsschädigung einher. Diese kann als körperliche Störung auftreten, etwa in Form einer Virus-Hepatitis nach Selbstinjektion der Substanz mit einer kontaminierten Spritze oder als psychische Störung, z. B. als depressive Episode durch massiven Alkoholkonsum.

Missbrauch Der Begriff Substanzmissbrauch kommt weder in der ICD-10 noch im DSM-5 vor, wird jedoch in Forschungsarbeiten häufiger herangezogen, wenn in den letzten zwölf Monaten mindestens eines der folgenden Kriterien im Zusammenhang mit dem Substanzkonsum zutraf:
Versagen bei der Erfüllung wichtiger Verpflichtungen;
eine körperliche Gefährdung;
wiederkehrende Probleme mit dem Gesetz;
Fortführung des Konsums trotz zwischenmenschlicher oder sozialer Probleme.

Abhängigkeit Eine Substanzabhängigkeit beschreibt eine klinische Diagnose nach ICD-10. Sie ist gesichert, wenn in den letzten zwölf Monaten drei der folgenden sechs Kriterien zutrafen:

- Es besteht keine Kontrolle mehr über den Substanzkonsum (Kontrollverlust);

- eine immer größere Dosis der Substanz für die gewünschte Wirkung wird benötigt (Toleranzentwicklung);
- ein starkes Verlangen, die Substanz zu konsumieren (Suchtdruck, Craving);
- bei Reduktion oder Absetzen der Substanz kommt es zu körperlichen Symptomen, die bei erneutem Konsum verschwinden (Entzugssymptome);
- es wird weiter konsumiert trotz bereits eingetretener Schädigung;
- Vernachlässigung ursprünglich vorhandener Neigungen und Interessen mit gleichzeitiger Fokussierung auf die Substanzbeschaffung.

Das Feld der Suchtstörungen und der Behandlung ist durch das Paradoxon einer irrationalen Bewertung der Substanzen und der Folgen des Konsums gekennzeichnet. So existiert eine gesellschaftliche Norm und Übereinkunft, bestimmte Substanzen als illegale Drogen zu klassifizieren. Auf der anderen Seite sind Alkohol und Nikotin legal erhältlich, mit Steuern belegt und werden insbesondere durch Vertreter*innen der entsprechenden Industriezweige als »Genussmittel« bezeichnet.

Das Risiko, das von den unterschiedlichen Substanzen ausgeht, spiegelt sich in der ICD-10-Gliederung der Abhängigkeitsstörungen nicht wider. So liegt die Zwölf-Monats-Prävalenz für eine Alkoholabhängigkeit (F10) in Deutschland bei 3,4% und die eines Alkoholmissbrauchs bei 3,1%. Das entspricht rund 1,8 Millionen Alkoholabhängigen und 1,6 Millionen Menschen mit Alkoholmissbrauch. Die Prävalenzen für illegale Substanzen liegen deutlich niedriger: Cannabis 7,1% (F12); Kokain 1,1% (F14); Opioide 0,4% (F11), und Amphetamine 0,6% (F15) (Atzendorf u.a. 2019). Zwar geben fast 30% der Bevölkerung an, mindestens einmal in ihrem Leben illegale Drogen konsumiert zu haben, die Prävalenz der Abhängigkeit ist aber mit unter 1% gering.

Da Besitz und Handel illegaler Substanzen gemäß Betäubungsmittelgesetz (BtMG) verboten sind, gehen Konsument*innen dieser Drogen das Risiko ein, strafrechtlich belangt zu werden. Deutlich wird dies insbesondere in der Situation Inhaftierter: Rund 30–40% der Gefangenen in deutschen Justizvollzugsanstalten sind drogenabhängig (Stöver 2012).

Insbesondere der intravenöse Drogenkonsum ist mit gesundheitlichen Risiken wie z.B. Abszessen und einer erhöhten Rate von Hepatitis-C- und HIV-Infektionen verbunden. Für Opiatabhängige, die den größten Teil der intravenös Drogenkonsumierenden ausmachen, haben sich schadensminimierende Interventionen (z.B. Spritzentausch und Drogenkonsumräume) sowie die substitutionsgestützte Behandlung in Kombination mit psychosozialer Unterstützung als besonders wirkungsvoll gezeigt (Deimel 2013; Deimel & Stöver 2015). Infolgedessen war die Zahl der Drogentoten viele Jahre in Deutschland rückläufig und lag bis 2014 bei rund 1.000 pro Jahr. Allerdings ist in den vergangenen Jahren ein Anstieg zu registrieren, der vor allem den neuen synthetischen Drogen wie Crystal Meth zugeschrieben wird. 2020 stieg die Zahl der jährlichen Drogentoten auf 1.581, was einer Zunahme von 13% gegenüber dem Vorjahr entspricht. Die meisten Todesfälle gehen nach wie vor auf den Konsum von Opioiden und Beikonsum zurück (Drogenbeauftragte der Bundesregierung 2021).

Quantitativ nicht zu unterschätzen ist die Medikamentenabhängigkeit: Circa 1,4 Millionen Erwachsene in Deutschland sind von Medikamenten abhängig. Die Medikamentensucht entwickelt sich meist auf dem Boden von körperlichen Erkrankungen oder Befindlichkeitsstörungen und beginnt mit regulären ärztlichen Verordnungen. Im Verlauf kann es zur Dosissteigerung mit entsprechend erhöhtem Substanzbedarf kommen und zu Schwierigkeiten, sich diese legal zu beschaffen. Wissen sollten Sozialarbeiter*innen auch, dass die Suizidgefahr bei Substanzmittelabhängigkeit erhöht ist. Kommt eine depressive Störung hinzu, steigt das Risiko weiter. Bei rund 25% aller Suizide spielt Alkohol eine ursächliche Rolle.

4.2.1 Aspekte des Substanzkonsums

Je nach wissenschaftlicher und therapeutischer Perspektive existieren unterschiedliche Erklärungsansätze für die Entstehung einer Suchterkrankung. Es besteht jedoch Übereinkunft darin, dass die Entwicklung einer Suchtstörung auf der Interaktion dreier Faktoren beruht: der Person (biologisch-psychologischer Faktor), ihrer Umwelt (öko-sozialer Faktor) und der jeweiligen Substanz (biochemischer Faktor). Das Wissen über das Beziehungsgefüge »Mensch – Umwelt – Droge« ist mit dem Arzt und Wissenschaftler Wilhelm Feuerlein (1920–2015) verbunden (Bell-D'Avis 2020, S. 141).

Dynamischer Prozess Die Entwicklung hin zu Suchterkrankungen beginnt häufig mit Alkohol- oder Drogenkonsum in der Jugend. Das Erleben von Rausch und Ekstase ist hier eine wichtige Erfahrung. Der Substanzkonsum wird durch die positiv erlebte Wirkung verstärkt und deshalb vielleicht wiederholt. Manifestiert sich der Substanzkonsum und geschieht dieser in Risikosituationen, kann sich eine Abhängigkeit ausbilden (Tretter 2017). Die Suchtentwicklung hängt auch von den individuellen Risiko- und Schutzfaktoren ab.

Soziale Komponente Eine Suchterkrankung wirkt sich nicht nur direkt auf die Betroffenen aus, sondern auch auf ihr soziales Umfeld. Angehörige von Suchtkranken stehen häufig unter enormem Druck und versuchen die abhängige Person z. B. gegenüber dem Arbeitgeber, Freund*innen oder der weiteren

Familie zu entschuldigen und zu schützen. Der Begriff der Ko-Abhängigkeit wird in diesem Zusammenhang noch immer häufig genutzt. Da er jedoch eine Verantwortungszuschreibung impliziert, ist er wenig hilfreich und führt zu Stigmatisierungen. Angehörige von Suchtkranken benötigen häufig selbst Unterstützung und mit dem Community Reinforcement and Family Training (CRAFT) liegt inzwischen ein entsprechendes Trainingsprogramm vor (Smith & Meyers 2013).

Zu beachten ist auch die Situation der Kinder aus suchtbelasteten Familien; bei ihnen findet sich ein besonderes Risiko, Gewalt zu erfahren und eine Suchterkrankung oder eine andere psychische Störung auszubilden. Sozialpädagogische Gruppenangebote, die die sozioemotionale Kompetenz und das Wissen über Suchtentstehung und Folgen fördern sowie das Inanspruchnahmeverhalten von Hilfen unterstützen, versuchen diese Kinder zu stärken (Ruths u. a. 2013).

Genderaspekte Während die Abhängigkeit von Alkohol und deren Folgekrankheiten eine deutliche Männerdomäne sind (fast doppelt so viele Männer wie Frauen sterben an den Folgen des Alkoholkonsums), überwiegt der Anteil der Frauen bei der Medikamentenabhängigkeit. Auch die Verträglichkeit von Alkohol ist zwischen den Geschlechtern verschieden, denn aus medizinischer Sicht liegt die für noch nicht schädlich gehaltene Menge reinen Alkohols, die regelmäßig konsumiert werden kann, bei Frauen bei 12 Gramm, bei Männern bei 24 Gramm. Das entspricht z. B. 0,3 bzw. 0,6 Litern Bier oder 0,15 bzw. 0,3 Litern Wein. Bei manifest Drogenabhängigen kommt es infolge des steigenden Bedarfs und der Kosten für die Substanz bei Männern eher zur Beschaffungskriminalität, bei Frauen eher zur Prostitution (Laux 2022 a, S. 307 f.).

4.2.2 Substanzwirkungen

Die psychotrope (bewusstseinsverändernde) Wirkung von Drogen stellt sich sehr unterschiedlich dar und gibt einen Hinweis darauf, welchen Effekt sich die Konsument*innen durch die Einnahme der Substanz erhoffen. Psychotrope Substanzen können bezüglich ihrer Wirkung in die Kategorien aktivierend, sedierend und bewusstseinsverändernd eingeteilt werden (vgl. Abb. A 4.1).

Abbildung A 4.1 Das Leistungsdreieck (nach Marschner & Brosey 2021, S. 78)

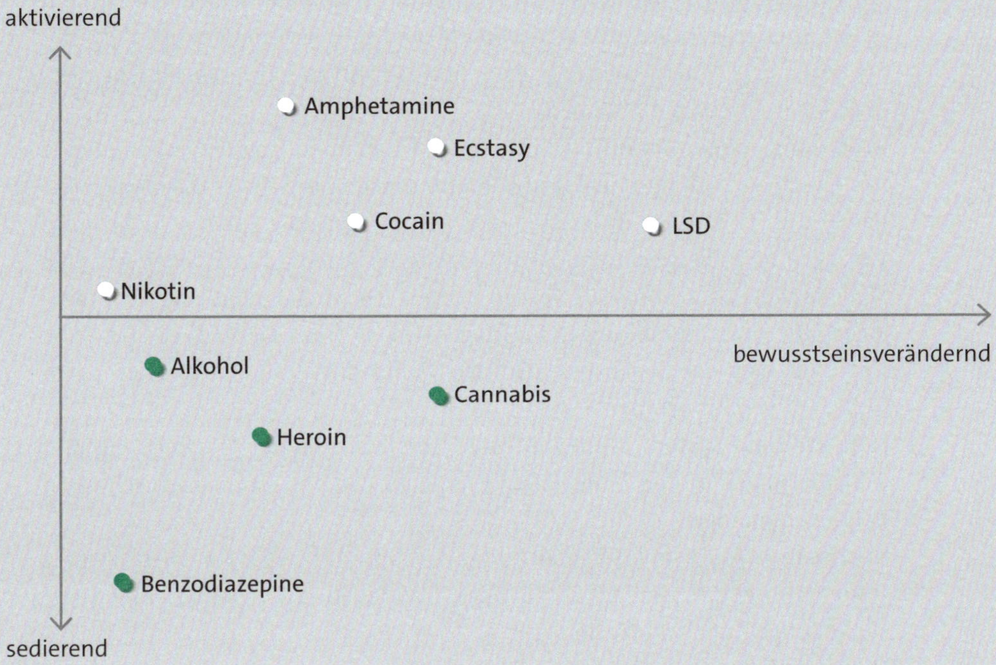

Die von den Betroffenen in der Substanz gesuchten Effekte sind für die Beratung und Behandlung wichtig, weil für die Funktion des Substanzkonsums ein Ersatz gefunden werden muss, wenn ein konsumarmer oder abstinenter Lebensstil angestrebt wird.

Ein Motiv für die Konsumreduktion kann neben den vielfältigen sozialen und psychischen Folgen der Abhängigkeit auch die körperliche Gesundheit sein. Oft sind es erst die körperlichen Folgeerkrankungen, die ein gewisses Problembewusstsein und eine Änderungsbereitschaft bewirken. Beispielhaft werden sie hier für den übermäßigen Alkoholkonsum beschrieben, der alle Organ- und Funktionssysteme des menschlichen Körpers schwer schädigen kann (Singer & Teyssen 2005):

Leberschäden Durch chronisch hohe Alkoholzufuhr kommt es zunächst zur Entzündung (Hepatitis) und einer Fettanreicherung der Leberzellen (Fettleber), später zu einem Umbau durch Bindegewebe (Leberzirrhose). Schließlich werden der Blutdurchfluss und die Stoffwechselleistung der Leber stark verringert, bis es zum Leberversagen kommen kann. Eng mit dieser Störung verbunden ist ein Umgehungskreislauf des Blutes durch die Venen auf der Bauchhaut und in der Speiseröhre, die größer werden (Ösophagusvarizen, Krampfadern der Speiseröhre). Letztere können platzen und es kann zu schweren, oft lebensbedrohlichen Blutungen kommen.

Verdauung, Magen-Darm-Trakt Häufig sind Entzündungen der Schleimhäute mit Geschwürbildung (Ulkus) und Blutungsneigung. Schwer Alkoholkranke leiden unter einer Mangelernährung, weil sie normale Speisen nicht mehr vertragen und die Inhaltsstoffe der Nahrung nicht mehr hinreichend über die Schleimhäute aufgenommen werden können. Deutlich erhöht sind die Prävalenzen für Krebserkrankungen im Magen-Darm-Trakt. Gefürchtet sind akute Entzündungen der Bauchspeicheldrüse (Pankreatitis), die nicht selten einen tödlichen Verlauf nehmen.

Herz-Kreislauf-System Bluthochdruck, Verringerung der Herzleistung und Veränderungen in den Blutgefäßen führen zu den entsprechenden schweren Folgeerkrankungen.

Knochenbau, Muskeln Im Verlauf kommt es zum Umbau der Knochensubstanz (Osteoporose) und zum Abbau der Skelettmuskulatur (Myopathie). Eine Folge sind häufige Knochenbrüche.

Hormonstörungen Bei Männern führt eine Verringerung der Testosteronausschüttung zum Rückgang der sekundären Geschlechtsmerkmale (verringerter Bartwuchs, sog. Bauchglatze), zur Verkleinerung der Hoden und zu Impotenz.

Neurologische Folgen Die Hirnsubstanz nimmt im Laufe der Zeit ab (Hirnatrophie), besonders betroffen ist das Kleinhirn, das u. a. für die motorische Koordination zuständig ist. Das führt zu Stand- und Gangstörungen (zerebelläre Ataxie), Tremor (Zittern) und Sprechstörungen (Dysarthrie). Die Nervenversorgung in den Extremitäten wird geschädigt mit Ausfall der Oberflächen- und Tiefensensibilität (sensible und motorische Polyneuropathie). Im verringerten Schmerzempfinden liegt ein Grund für die häufige Vernachlässigung von Verletzungen (kein Schmerz) oder fulminanter Entzündungen von Wunden an Füßen und Beinen. Auch die Sehkraft lässt nach, vor allem die Fähigkeit, im Dunkeln zu sehen (Nachtblindheit).

Neben den körperlichen Folgeerkrankungen müssen Sozialarbeiter*innen auch solche Situationen einschätzen können, die rasches ärztliches Eingreifen notwendig machen:

Akute Intoxikation Die psychotrope Substanz führt zu Störungen von Bewusstseinslage, kognitiven Fähigkeiten, Wahrnehmung, Affekt und Verhalten oder anderen psychophysiologischen Funktionen. Komplikationen können sein: körperliches Trauma, Aspiration von Erbrochenem, Delir, Koma, epileptische Krampfanfälle usw. Die Art dieser Komplikationen hängt auch von den pharmakologischen Eigenschaften der Substanz und von der Einnahmeart ab. Die akute Intoxikation stellt eine häufige Herausforderung für Sozialarbeiter*innen dar, da zu entscheiden ist, ob eine akute Gefährdung des Betroffenen vorliegt oder nicht. Im Zweifel ist immer eine ärztliche Untersuchung angezeigt.

Entzugssyndrom Nach absolutem oder relativem Entzug einer psychotropen Substanz kann sich ein Entzugssyndrom in unterschiedlicher Schwere entwickeln. Symptome in der Reihenfolge des Entstehens sind: Schwitzen, Zittern, Puls- und Blutdruckanstieg, Angst und psychomotorische Unruhe. Das Entzugssyndrom kann durch symptomatische epileptische Krampfanfälle kompliziert werden, die in jedem Fall die Hinzuziehung eines Arztes erforderlich machen. Wird das Entzugssyndrom durch ein Delir kompliziert, ist ein stationärer Aufenthalt unumgänglich.

Delirium tremens Bei ca. 5% der Alkoholkranken tritt ein Delirium tremens als lebensgefährliche Komplikation nach einem Entzug auf. Leitsymptome sind Orientierungsstörungen, motorische Unruhe, optische Halluzinationen (»weiße Mäuse«). Weitere Kennzeichen sind hohe Suggestibilität (es wird vom weißen Blatt abgelesen), Tremor (Zittern), Schwitzen, hoher Blutdruck und Puls. In diesem Fall muss schnellstens eine stationäre (Intensiv-)Behandlung erfolgen.

Psychotische Störung Während oder nach dem Substanzgebrauch können psychotische Phänomene auftreten, die nicht durch eine akute Intoxikation erklärt werden können und auch nicht Teil eines Entzugssyndroms sind. Die Störung ist durch Halluzinationen (typischerweise akustische, aber nicht nur und meist gepaart mit anderen, z. B. visuellen), Wahrnehmungsstörungen, Wahnideen (häufig paranoide Gedanken oder Verfolgungsideen), psychomotorische Störungen (Erregung oder Stupor) sowie ausgeprägte Affekte gekennzeichnet (Angst bis Ekstase). Das Bewusstsein kann bis zu einem gewissen Grad eingeschränkt sein, eine ausgeprägte Verwirrtheit tritt aber nicht auf. Meist ist vorübergehend eine stationäre Behandlung nötig.

Amnestisches Syndrom Das auch als Wernicke-Korsakow-Syndrom bezeichnete amnestische Syndrom geht mit einer ausgeprägten und andauernden Beeinträchtigung des Kurz- und Langzeitgedächtnisses einher. Die Störungen des Zeitgefühls und des Zeitgitters sind meist deutlich. Objektiv falsche verbale Äußerungen auch auf einfache Fragen (Konfabulationen) können ausgeprägt sein, sind jedoch nicht in jedem Fall vorhanden. Andere kognitive Funktionen sind meist relativ gut erhalten. Bei chronischem Verlauf benötigen die Betroffenen eine langfristige Alltagsunterstützung.

Die Behandlung von Menschen mit Suchterkrankungen ist inzwischen zu einem hochdifferenzierten eigenen Fachgebiet mit spezifischen Behandlungs- und Beratungsangeboten geworden (siehe z. B. Tretter 2017), die im Rahmen dieses Lehrbuchs nicht dargestellt werden können. Die je eigenen Hilfesysteme (vgl. Kapitel A 5, »Das psychiatrische Hilfesystem«) suggerieren eine klare Trennung, die aber eher historisch gewachsen als fachlich zu begründen ist. Sehr häufig treten psychische Erkrankungen und Abhängigkeitserkrankungen gleichzeitig auf (Komorbidität) und müssen dann auch zusammen behandelt werden, was stets eine besondere Herausforderung für Behandlung und Begleitung darstellt (vgl. »Lernfälle Sucht« in Bischkopf u. a. 2023). Insbesondere für Psychose-Erfahrene mit Drogenkonsum wurde inzwischen eine Vielzahl von spezialisierten Angeboten entwickelt (Sadowski & Niestrat 2010; Walter & Gouzoulis-Mayfrank 2019).

EXKURS

Drogen und Psychose

Eine Besonderheit stellt das Auslösen einer schizophrenen Psychose durch Drogenkonsum dar. Schon anhand der sich ähnelnden Symptome zwischen der Wirkung halluzinogener Drogen und der akuten Episode einer schizophrenen Psychose ist eine gewisse Analogie naheliegend: Mit der Einnahme dieser Drogen wollen die Drogenkonsument*innen eine zeitlich begrenzte Bewusstseinserweiterung erleben.

Aus Luc Ciompis (1998) Überlegungen zu den Ursachen der Psychosen können wir folgern, dass Menschen mit einer erhöhten Vulnerabilität für die Entwicklung einer schizophrenen (oder bipolaren) Psychose dieses Risiko durch die Einnahme von Drogen, namentlich von Halluzinogenen, erhöhen. Menschen, die bereits eine oder mehrere Episoden einer schizophrenen (oder bipolaren) Psychose erlebt haben, laufen durch Drogeneinnahme Gefahr, weitere Episoden auszulösen. Ein anderer Zusammenhang besteht darin, dass nicht wenige der unter chronischen Psychosen leidenden Betroffenen zusätzlich Alkohol und/oder Drogen missbräuchlich oder abhängig konsumieren. Dies kann mitunter als Versuch einer Selbstmedikation verstanden werden: »Es ist die Suche nach ein bisschen Ruhe in meinem Herzen«, wie es ein Klient formulierte (Sander 2010, S. 29).

4.3 Schizophrenien und andere wahnhafte Störungen

Keine andere Krankheitsgruppe hat in der Menschheitsgeschichte so viele Erklärungsversuche, Missverständnisse und Fehleinschätzungen hervorgerufen wie die Schizophrenien, keine andere Betroffenengruppe musste und muss so viel Leid durch Bestrafung, Exklusion und Stigmatisierung erleben (Finzen 2013).

Auch heute wissen wir trotz umfangreicher Forschungen vergleichsweise wenig, was denn Schizophrenien genau sind. Sicher können wir sagen, dass es »die« Schizophrenie nicht gibt, sondern dass es sich um eine Gruppe von Störungen handelt, die sich in Symptomatik (paranoid, hebephren, kataton) und Verlauf erheblich unterscheiden. Auch gibt es Schnittmengen zu anderen Krankheitskategorien, etwa den bipolaren Störungen (Häfner 2016), wie auch Abbildung A 4.2 zeigt.

Abbildung A 4.2 Krankheitsbezeichnungen aus dem schizophrenen Formenkreis (nach Wienberg u. a. 2013, S. 62)

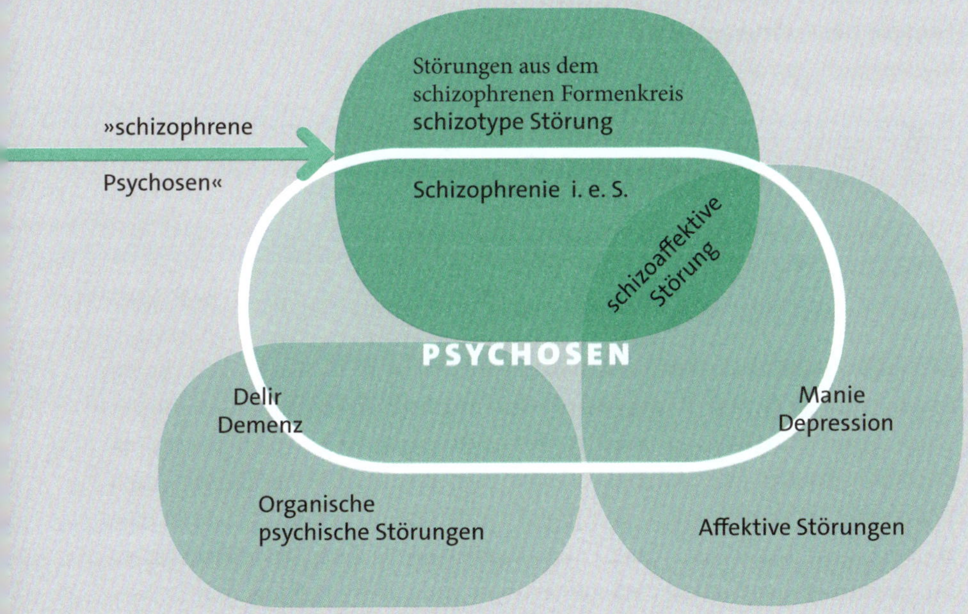

Heute wird häufig von »Psychosen« anstelle von »Schizophrenien« gesprochen, weil der von Eugen Bleuler geprägte Begriff »Schizophrenie« (griechisch: gespaltener Geist) als diskriminierend empfunden wird. Leider führt die Verwendung des Begriffs »Psychose« zu Ungenauigkeiten, da dieser alle »Störungen« umschreibt, die mit psychotischen Symptomen und einem Verlust an Realitätsbezug einhergehen, das kann aber z. B. auch bei Demenzen, Abhängigkeitserkrankungen, hohem Fieber und neurologischen Störungen der Fall sein. Deshalb sind eine medizinische Diagnostik und eine genaue Beschreibung der Symptomatik gerade bei den Schizophrenien sehr wichtig.

Die psychopathologischen Symptome der Schizophrenien nach ICD-10 im Überblick

Positivsymptome (so genannt, weil etwas hinzukommt):

Ich-Störungen Gedankenlautwerden, Gedankeneingebung oder Gedankenentzug, Gedankenausbreitung

Wahn Wahnwahrnehmung, Kontrollwahn, Beeinflussungswahn oder das Gefühl des Gemachten, paranoider Wahn

Halluzinationen z. B. Stimmen, die in der dritten Person die Patient*innen kommentieren oder über sie sprechen

Formale Denkstörungen inkohärentes oder zerfahrenes Denken, Neologismen

Negativsymptome (so genannt, weil ein früheres Niveau absinkt):

- Antriebsminderung, sozialer Rückzug, nachlassende Interessen
- Bewusstsein und intellektuelle Fähigkeiten sind in der Regel nicht beeinträchtigt, obwohl sich im Laufe der Zeit gewisse kognitive Defizite entwickeln können.

Für das Verständnis des zunächst unfassbaren Erscheinungsbildes einer akuten Psychose ist die Beschreibung der Arbeitsgemeinschaft der Psychoseseminare (2001, S. 14) hilfreich: »Eine schizophrene Psychose ist zu verstehen als ein Zustand extremer Dünnhäutigkeit – mit dem Risiko der Überflutung durch Wahrnehmungen von außen und Impulsen von innen und der Flucht in eine andere, eigene Realität als Schutz. Diese Durchlässigkeit gilt in beide Richtungen: Inneres dringt ungehindert nach außen und nimmt als Vision oder Stimme Gestalt an. Reale äußere Reize, Spannungen und Konflikte, die wir im ›normalen‹ Zustand filtern und verdrängen, treffen ohne jede Abwehrchance ins Innere.«

Dieser Prozess ist vor dem jeweils individuellen Lebensweg zu sehen mit seinen inneren und äußeren Bedingungen, die eine Integration äußerer und innerer Realitäten gestatten oder auch nicht. Insofern können die Symptome zum Teil als ein schöpferischer Lösungsversuch für diesen schwierigen und schmerzhaften Kampf gesehen werden. In der Psychose kann eine unerträgliche innere Angst in eine paranoide Angst vor äußerer Verfolgung durch andere gewandelt werden und so die Betroffenen wieder in die Lage versetzen, sich aktiv wehren zu können. Viele Betroffene berichten eindrucksvoll von diesem Prozess und dieser Entwicklung, die in Behandlung und Beratung aufgegriffen werden sollten (Benedetti 2003; Bock 2013).

EXKURS

Stimmenhören

Die Psychiatrie hat jahrhundertelang das Phänomen des Stimmenhörens ausschließlich als ein psychopathologisches Symptom meist schwerer psychischer Störungen angesehen. Heute wissen wir, dass viele Menschen Stimmen hören, die sie zeitweise oder andauernd begleiten, einen sehr unterschiedlichen Charakter haben, sehr unterschiedlich erlebt werden, und dass längst nicht alle eine psychische Störung haben. Auch Menschen, die Psychosen haben, nehmen ihre Stimmen sehr unterschiedlich wahr: Manche sind gequält, belästigt, verängstigt, andere haben die Stimmen in ihr Erleben integriert, erfahren sie vielleicht sogar als Unterstützung, wollen sie nicht um jeden Preis, jedenfalls nicht um den Preis andauernder Psychopharmakaeinnahme »loswerden«. Für viele geht es um eine Bearbeitung dieses Erlebens und sie profitieren von einer interessierten und zugewandten Begleitung. Eine biografische Einordnung der Stimmen ist oft möglich und Sozialarbeiter*innen können ihren Klient*innen helfen, sich mit dem Sinn dieser psychotischen Erlebnisse zu beschäftigen und einen konstruktiven Umgang mit den Stimmen zu finden (»Netzwerk Stimmenhören«; Klafki & Wojke 2006; Romme & Escher 2013).

Schizophrenien sind mit einer Prävalenz von ca. 1% vergleichsweise selten. Sie kommen in allen gesellschaftlichen Schichten gleich häufig vor, Klient*innen aus Familien mit niedrigem sozioökonomischem Status zeigen aber häufiger schwere Verläufe.

Schwere Verläufe mit chronischem Ausgang bestimmen nach wie vor die öffentliche und teils auch die professionelle Wahrnehmung. Tatsächlich kann es entweder zu einem primär chronischen Verlauf mit zunehmenden oder stabilen Einschränkungen (Residuum) kommen oder nach einer oder mehreren Episoden erfolgt eine vollständige oder unvollständige Heilung (Remission). Insgesamt verlaufen 20–30% der Erkrankungen chronisch mit deutlichen Einbußen der Betroffenen, was Autonomie, Gestaltungsfähigkeit und gesellschaftliche Teilhabe angeht. Bei ca. 20% der Erkrankten kann aber auch eine weitgehende oder dauerhafte »Heilung« beobachtet werden. Bei den übrigen sind die Einbußen so ausgeprägt, dass ein (fast) eigenständig organisiertes und autonomes Leben geführt werden kann (vgl. den »Lernfall Psychose« in Bischkopf u. a. 2023).

Das frühe Alter, in dem die ersten Symptome einer Schizophrenie auftreten (15–25 Jahre), ist u. a. deshalb von Bedeutung, weil in dieser Lebensphase ganz wesentliche Entwicklungsschritte in das Erwachsenenleben zu meistern sind und diese möglicherweise durch die Erkrankung empfindlich gestört werden. Es wurden eine Reihe prognostischer Faktoren gefunden, die eher für einen ungünstigen Verlauf sprechen: männliches Geschlecht, niedriger sozioökonomischer Status, niedriges Alter bei Ersterkrankung, genetische Disposition. Es wurden aber auch spezielle Angebote für junge Menschen mit Psychosen entwickelt wie das FRITZ (Frühinterventions- und Therapiezentrum) am Vivantes-Klinikum Am Urban in Berlin (Bechdolf u. a. 2021). Zentrales Ziel von FRITZ ist, durch eine medizinische, psychotherapeutische und vor allem auch soziale Unterstützung eine frühe Bindung an das Hilfesystem für den Fall einer erneuten psychotischen Episode zu schaffen und so Chronifizierungen möglichst zu vermeiden.

Unter den bisher gesicherten Ursachen für die Schizophrenien sollte die genetische Disposition nicht überbewertet werden. Zwar zeigt sich bei ca. 45% eineiiger Zwillinge eine Konkordanz (beide Geschwister entwickeln dieselbe Krankheit) und bei gut 10% der Kinder schizophren erkrankter Eltern entwickelt sich eine Schizophrenie, gleichzeitig kann bei ca. 80% der Schizophrenien keine Häufung in den Familien der Betroffenen gefunden werden. Dass insgesamt 50% der Kinder von schizophren erkrankten Eltern psychische Auffälligkeiten zeigen, verweist vor allem darauf, dass diese Kinder oft schwere Herausforderungen zu meistern haben. Hier kann die Stärkung der kindlichen Resilienz durch entsprechende Präventionsmaßnahmen einen erheblichen Schutzfaktor darstellen (Leucht u. a. 2015, S. 312).

Neben der genetischen Disposition spielen andere Ursachen ebenfalls eine bedeutende Rolle: Das können morphologische Veränderungen des Gehirns

(z. B. frühe Entwicklungsstörungen des ZNS) oder psychosoziale Faktoren wie kritische Lebensereignisse oder Traumatisierungen sein. Die bei Menschen mit Schizophrenie gefundenen Veränderungen in der Konzentration bestimmter Neurotransmitter in manchen Hirnregionen sind einerseits ein Hinweis auf eine mögliche Mitverursachung der Erkrankung durch Störungen des Neurotransmitterhaushalts, andererseits ist eine einfache Ursache-Wirkung-Beziehung bislang nicht erwiesen. Diese Befunde können auch darauf verweisen, dass diese psychische Störung Veränderungen im Haushalt der Neurotransmitter nach sich zieht.

Zum Verständnis der Genese und der individuellen Symptomatik von Psychosen hat auch die Psychoanalyse beigetragen. Psychodynamische Ansätze können im Arbeitsalltag helfen, einen tieferen Zugang zu den Phänomenen der Psychose und den Betroffenen selbst zu bekommen. Insbesondere Stavros Mentzos (2015) sieht in der Ausdrucksform (schwerer) psychischer Störungen den Verarbeitungsversuch von lebensgeschichtlichen Problemen und Krisen.

Für Menschen mit chronischen Psychosen sind die Koordination der einzelnen Behandlungsangebote und ihre genaue Abstimmung aufeinander ganz besonders wichtig. Im Rahmen der Integrierten Versorgung scheint dies am ehesten zu gelingen, weil hier die unterschiedlichen, an der Behandlung beteiligten Berufsgruppen und Institutionen systematisch zusammenarbeiten (vgl. Kapitel B 11, »Möglichkeiten multiprofessioneller integrierter Versorgung«).

Ein häufiger Baustein der Behandlung von Schizophrenien sind Psychopharmaka. Neuroleptika, werden oft auch zur Rezidivprophylaxe (Prävention einer Wiedererkrankung) verordnet. Die Fokussierung auf die medikamentöse Behandlung hat immer wieder die Suche nach alternativen Behandlungskonzepten befeuert, eines davon, das für Ersterkrankte entwickelt wurde, ist die Soteria.

EXKURS

Soteria

In den 1970er Jahren hat Loren R. Mosher in Kalifornien nach den Prinzipien der therapeutischen Gemeinschaften die Behandlung von Menschen mit Schizophrenien ganz anders aufgebaut und »Soteria« genannt (griechisch: Rettung, Befreiung, Heilung). Luc Ciompi hat dieses Konzept in Bern aufgegriffen und weitergeführt. Zu den Kernelementen der Soteria gehören: Begleitung der Be-

troffenen in Form des aktiven Dabeiseins in einer angenehmen und reizarmen Umgebung, zurückhaltender Umgang mit Psychopharmaka und ein milieutherapeutischer Ansatz. Die Behandlungsmethode bewährte sich, wurde wissenschaftlich untersucht und weiterentwickelt (Ciompi u. a. 2011). Inzwischen gibt es Versuche, die Kernideen der Soteria auch im stationären Krankenhaussetting umzusetzen (Hartmann 2013). Letztlich führten diese Erfahrungen auch zu Modellen, die Behandlung von Menschen in akut psychotischen Krisen zu Hause (Hometreatment) durchzuführen (Aderhold 2014).

In den vergangenen Jahrzehnten wurden spezifische Präventionsprogramme zur Vermeidung von Schizophrenien entwickelt, die entweder universell (Information der breiten Bevölkerung), selektiv (für Gruppen mit Risikofaktoren) oder indiziert (Menschen mit Vorstufen der Erkrankung) angeboten wirden. Eine hohe praktische Bedeutung erlangten die Arbeiten zu den Frühwarnzeichen. Mit ihrer Kenntnis gelingt es, frühzeitig das familiäre und professionelle Hilfesystem zu aktivieren und ausgeprägte psychotische Krisen zu vermeiden oder abzuschwächen (ausführliche Darstellung der Präventionsmöglichkeiten bei Knuf & Gartelmann 2020). Das Erkennen von Frühwarnzeichen ist auch ein wichtiger Teil der Psychoedukation (vgl. Wienberg u. a. 2013).

4.4 Affektive Störungen

Bei den affektiven Störungen (ICD-10: F30–39) werden bipolare (manisch-depressive) Störungen von anderen Formen der Depression unterschieden. Gemeinsam ist allen affektiven Störungen, dass es zu einer Veränderung von Stimmung und Affekten kommt. Entweder sind unterschiedlich lange Krankheitsphasen von längeren gesunden Phasen abzugrenzen, in denen die Betroffenen sich gut fühlen und auch wenig oder gar keine Unterstützung brauchen, oder Betroffene leiden jahre- oder jahrzehntelang ununterbrochen an einer affektiven Störung (z. B. Dysthymie).

Wie bei den Schizophrenien ist davon auszugehen, dass es individuell unterschiedliche »Bereitschaften« im Sinne einer Vulnerabilität oder einer Disposition gibt, die durch Lebensereignisse und soziale Faktoren dann zur Entwicklung einer affektiven Störung führen können. Diese Disposition ist offenbar zu einem Teil auch genetisch mitbestimmt, und zwar bei den bipolaren Störungen besonders deutlich (Laux 2022 b, S. 96 ff.).

Für den Verlauf und die Prognose der Erkrankung sind das soziale Netzwerk, eine materielle Absicherung sowie die Qualität der Behandlung bedeutungsvoll. Wegen der deutlich erhöhten Mortalität durch Suizide ist eine Abschätzung der Suizidalität immer Teil der Begleitung und Behandlung. Wichtig ist, darauf hinzuweisen, dass sowohl verbreitete körperliche Erkrankungen (z. B. Herzerkrankungen, Schilddrüsenfunktionsstörungen, Infektionen, Hormonveränderungen und Drogen- oder Alkoholfolgeerkrankungen) als auch häufig verordnete Medikamente (z. B. Blutdrucksenker, Parkinsonmittel, Schmerzmittel, Herzmedikamente, Psychopharmaka) eine Depression hervorrufen können.

4.4.1 Depressionen

Sehr häufig kommen vor allem leichte und mittelschwere Depressionen (lateinisch deprimere = herunterdrücken) vor, dagegen sind schwere Depressionen selten. Pro Jahr erkranken ca. 5–7% der Bevölkerung an einer Depression, im Durchschnitt erleben 16% aller Menschen einmal im Laufe ihres Lebens eine Depression. Dabei werden Depressionen etwa zwei- bis dreimal häufiger bei Frauen diagnostiziert als bei Männern (Hammer & Plößl 2015, S. 86). Kritisiert wird an diesen immer wieder publizierten Geschlechtsunterschieden, dass das den Frauen von Männern zugeschriebene Rollenklischee ein »depressiv reagierendes« sei. Unbestritten ist, dass sich Frauen früher in Behandlung oder Beratung begeben und Behandlungen nicht so häufig abbrechen wie Männer.

Anders als bei den Schizophrenien oder Persönlichkeitsstörungen fällt es vielen Menschen zunächst leicht, sich in eine betroffene Person mit einer Depression hineinzudenken und mitzufühlen. Das liegt sicher daran, dass viele Menschen im Verlauf ihres Lebens selbst Krisen mit depressiver Stimmung erlebt haben. Je ausgeprägter aber die Depression ist und je länger sie dauert, desto schwerer ist es für diese Betroffenen, Verständnis zu finden. Auch für die an Behandlung und Beratung depressiver Klient*innen Beteiligten ist es eine große Herausforderung, über einen längeren Zeitraum empathisch zu bleiben und sich nicht von der Niedergeschlagenheit und dem Pessimismus der Klient*innen »anstecken« zu lassen. Nicht selten sind dann Teamgespräche und Selbsterfahrung durch Supervision sinnvoll, um die eigenen Anteile an einer solchen Dynamik zu verstehen (vgl. Analyse der Gegenübertragung, S. 239 ff. in diesem Buch).

Wegen der sehr unterschiedlichen Ausprägung der Depressionen, ihres Verlaufes und der Auswirkungen auf die Betroffenen sind in den Klassifikationssystemen eine Reihe unterschiedlicher Formen der Depression beschrieben, die aber zentrale gemeinsame Symptome haben.

Symptome der Depression nach ICD-10
Stimmung gedrückt, traurig, missmutig, pessimistisch, freudlos
Affekte hoffnungslos, ohnmächtig, starr
Antrieb und Aktivität vermindert bis zum depressiven Stupor, Interessenrückgang
Psychomotorik reduziert, gehemmt oder agitiert, unruhig, getrieben
Denken verlangsamt, gehemmt, perseverierend, Zwangsgedanken, Schuldgefühle
Somatische Symptome Schlafstörungen, Appetitlosigkeit, Verdauungsstörungen, Libidoverlust
Bei schwerer Depression zusätzlich Schuld-, Verarmungs-, hypochondrischer oder nihilistischer Wahn

Daneben gibt es eine »agitierte« Form der Depression, bei der der Antrieb gesteigert ist und es zu einer ängstlichen Getriebenheit mit unproduktiver Geschäftigkeit kommt.

Eine weitere Besonderheit stellt die »larvierte« Depression dar, bei der weniger die klassischen psychischen Auffälligkeiten einer Depression imponieren, sondern eine Vielzahl, auch wechselnder, meist hartnäckiger körperlicher Befindlichkeitsstörungen und Beschwerden, die lange nicht als Ausdruck einer Depression erkannt werden und ohne Besserung in hausärztlicher oder internistischer Behandlung verbleiben.

Wird eine Depression erkannt, sind die Behandlungschancen gut. Für die Depression stehen neben psychopharmakologischen und psychotherapeutischen Behandlungen einige spezifische Interventionen zur Verfügung, die hier nur genannt werden können: Lichttherapie, Schlafentzug und Elektrokrampftherapie.

Manie

Bei der Manie (griechisch: Raserei, Außersichsein, Ekstase) kommt es bei einem Menschen zu einer der Depression entgegengesetzten Veränderung von Stimmung, Affekt und Antrieb.

Symptome der Manie nach ICD-10
Stimmung gehoben, heiter, bestgelaunt
Denken beschleunigt, ideenflüchtig, assoziativ aufgelockert

Affekt sorglos glücklich, euphorisch bis gereizt (dysphorisch)
Antrieb gesteigert, unruhig-getrieben, Vielgeschäftigkeit mit hoher körperlicher und geistiger Aktivität, gesteigerte Geselligkeit, Gesprächigkeit
Somatisch gesteigerte Libido, vermindertes Schlafbedürfnis
Verhalten extrovertiert, einnehmend, selbstüberschätzend, übermäßig vertraulich, sozial inkompatibel, hypersexuell
Wahn Größenideen oder -wahn

Bei ausgeprägten manischen Phasen findet eine sehr eindrucksvolle Veränderung eines Menschen statt, die anfangs meist positiv von der Umgebung wahrgenommen wird (gute Laune ist »ansteckend«). Dieser Zustand wird aber früher oder später für die Umgebung anstrengend, lästig oder auch abstoßend. Die sozialen Konflikte, die sich in einer manischen Phase ergeben, können erhebliche Ausmaße annehmen. So kann es zu einem Kaufrausch mit entsprechenden finanziellen Konsequenzen oder Straftaten durch die unbegrenzte Selbstüberschätzung kommen, nicht selten begleitet von einer Herabwürdigung aller anderen Menschen. Fehleinschätzungen zur gesteigerten körperlichen Leistungsfähigkeit können gefährlich werden, wenn notwendige Medikamente (z. B. Herztabletten) nicht eingenommen werden oder wenn die Überforderung durch die Hyperaktivität und den Schlafmangel sowie die mangelnde Nahrungsaufnahme zu entsprechenden Komplikationen führen.

In einer ausgeprägten manischen Phase sind die Betroffenen meist eingeschränkt schuldfähig und geschäftsunfähig.

4.4.2 Bipolare Störungen

Die bipolaren Störungen (bipolar = zweipolig, sich gegenüberstehend) sind durch einen phasenhaften Verlauf entweder ausschließlich depressiver oder manischer Phasen oder beider Auslenkungen bei demselben Menschen gekennzeichnet. Sie sind mit einer Prävalenz von 1 bis 2% etwa so häufig wie die Schizophrenien (Hammer & Plößl 2015, S. 107 f.).

Die Phasen treten mehr oder weniger deutlich abgesetzt voneinander auf, meist besteht zwischen den Phasen ein monate- oder jahrelanger unauffälliger Zustand von Stimmung und Antrieb. Sie können aber auch ineinander übergehen, insbesondere folgt einer ausgeprägten manischen Phase nicht selten eine »depressive Nachschwankung«, die auch als Auswirkung der medikamentösen Behandlung entstehen kann.

Die Vielfalt der individuellen Verläufe ist groß, bei mehr als vier Phasen im Jahr spricht man von »Rapid Cycling«. Es kann auch zu ausgeprägten psychotischen Symptomen kommen, die dann inhaltlich entweder depressiv oder manisch gefärbt sind.

4.5 Neurotische, Belastungs- und somatoforme Störungen

Dieses Kapitel in der ICD-10 enthält eine Reihe häufiger, zum Teil nicht so schwerwiegend verlaufender Störungen, die früher als »neurotische Störungen« bezeichnet wurden.

Phobien (F40) und Angststörungen (F41) sind wie Zwangsstörungen (F42) weit verbreitet, wobei die Grenze zwischen einer besonderen Charakterausprägung und einer Störung mit Krankheitswert oft schwer zu ziehen ist. Es werden die klassischen, schon in Kapitel A 3 beschriebenen psychopathologischen Symptome als Syndrome zusammengefasst.

Zu beachten ist, dass Ängste und Zwänge bei vielen psychischen Störungen zusätzlich als Symptome vorkommen und nicht selten – wenigstens phasenweise – bei Depressionen, Schizophrenien, Demenzen und anderen Störungen sogar im Vordergrund stehen. Deshalb besteht oft eine große Herausforderung darin, die Ängste und Zwänge neben anderen auffälligen Symptomen wahrzunehmen, sie ernst zu nehmen und Unterstützung anzubieten (vgl. den »Lernfall Psychose« in Bischkopf u. a. 2023).

Von zunehmender Bedeutung für die Soziale Arbeit sind die Reaktionen auf schwere Belastungen und Anpassungsstörungen. Im »Lernfall Trauma« (Bischkopf u. a. 2023) wird die Posttraumatische Belastungsstörung (PTBS, F43.1) dargestellt. Es ist eine Störung, die erst in den vergangenen Jahrzehnten etwas besser untersucht und verstanden wurde. Inzwischen wissen wir, dass die psychischen Störungen nach schweren Belastungen und nach Traumatisierungen häufig vorkommen und die Ausgestaltung der Symptomatik individuell sehr verschieden sein kann. Nicht zuletzt durch die vielen Opfer von Krieg, Terror und Folter, die in Deutschland Zuflucht suchen, haben wir die große Aufgabe, uns diesen Menschen, ihrem Schicksal und ihren psychischen Verletzungen zu widmen. Weiter braucht eine wachsende Anzahl an Soldat*innen, die von Auslandseinsätzen der Bundeswehr mit traumatischen Erfahrungen wiederkehren, professionelle Unterstützung (Sulz & Bronisch 2013; Augsburger & Maercker 2020).

Neben der PTBS werden in dieser Störungskategorie noch die sogenannten Anpassungsstörungen beschrieben, die als psychische Reaktionen auf besondere Lebensereignisse entstehen können. So kann z. B. der Verlust der Partnerin, der Arbeitsstelle oder die Nachricht über eine schwere Erkrankung je nach individueller Vulnerabilität eine solche Störung auslösen. Oft kommt es zu depressiver Stimmung, Angst oder Sorge, verbunden mit dem Gefühl, den Alltag nicht mehr bewältigen zu können. Der Zusammenhang zwischen Auslöser (Lebensereignis) und Folge (Anpassungsstörung) ist nicht immer eindeutig, meist besteht aber ein starker Eindruck, dass sich die Störung ohne dieses Ereignis nicht entwickelt hätte.

Zunehmend im Fokus auch der öffentlichen und medialen Diskussion ist seit Jahren das Burn-out-Syndrom. Nach wie vor reicht die wissenschaftliche Befundlage noch nicht für die Formulierung eines eigenen Krankheitsbildes (einer Entität) aus. Dennoch ist von psychosozial Beratenden und Behandelnden aufzugreifen, dass offenbar immer mehr Menschen unter dem leiden, was Burn-out-Syndrom genannt wird. Mitunter wird vergessen, dass dieser Symptomkomplex seit Jahrhunderten bekannt und als Neurasthenie (griechisch: Nervenschwäche) oder Erschöpfungssyndrom längst beschrieben ist. Neu scheint eine Häufung in bestimmten Berufsgruppen zu sein: bei Berufstätigen der sogenannten High-Touch-Berufe, bei denen ein intensiver und häufiger Kontakt mit Kund*innen, Klient*innen oder Patient*innen den beruflichen Alltag prägen, oder in Berufen mit hoher Verantwortung und hohem Status. Damit sind auch Angehörige aller helfenden Berufe gemeint, die deshalb frühzeitig präventive Maßnahmen zur Verhinderung eines »Ausbrennens« entwickeln müssen (vgl. Kapitel C 5, »Selbstfürsorge und Gesundheitsförderung«).

Die Symptomatik ist u. a. bestimmt durch ein dauerndes Überforderungsgefühl, depressive Stimmung, Versagensangst, Müdigkeit, Schlafstörungen und diverse körperliche Beschwerden. Die Übergänge zu Depressionen und Angststörungen sind fließend (Deister 2022 a, S. 167 f.). In der ICD-10 wird nur im Kapitel Z eine entsprechende Diagnosemöglichkeit aufgeführt (Z73.0: »Probleme mit Bezug auf Schwierigkeiten bei der Lebensbewältigung: Ausgebranntsein«). In der 11. Version der ICD wird Burnout als Verschlüsselung angeboten (QD85). Als diagnostische Kriterien werden genannt: Energielosigkeit und Erschöpfung, eine zunehmende geistige Distanz, negative Haltung oder Zynismus zur eigenen Arbeit sowie ein verringertes berufliches Leistungsvermögen. In dieser Definition ist das Burn-out-Syndrom eine Folge von chronischem Arbeitsstress und bezieht sich ausschließlich auf die eigene Arbeit (den »Job«) – andere Bereiche des Lebens werden als Ursache explizit ausgeschlossen.

Ausgesprochen häufig kommen die somatoformen Störungen vor (früher: psychosomatische Erkrankungen, F45), bei denen körperliche Beschwerden ohne passenden Organbefund vorliegen. Die Betroffenen werden in der Regel nicht primär im Arbeitsfeld Psychiatrie behandelt oder begleitet. Gleichwohl können die beständige Klage und das entsprechende Leiden unter solchen Beeinträchtigungen auch im sozialpsychiatrischen Alltag vorkommen. Natürlich muss eine hinreichende ärztliche Abklärung stattfinden, um ernste körperliche Ursachen ausschließen zu können. Das Behandlungssetting für diese Klient*innen erfordert die sorgfältige Abstimmung ärztlicher, psychotherapeutischer und psychosozialer Interventionen.

4.6 Verhaltensauffälligkeiten mit körperlichen Störungen und Faktoren

Bei den Verhaltensauffälligkeiten mit körperlichen Begleiterscheinungen sind vor allem die Essstörungen (F50) in westlichen Ländern verbreitet. Essstörungen unterliegen einem starken kulturellen Einfluss, der einerseits an den uneingeschränkten Zugriff auf Lebensmittel gebunden, andererseits stark vom jeweiligen Schönheitsideal abhängig ist.

Es ist davon auszugehen, dass Essstörungen in den vergangenen einhundert Jahren deutlich zugenommen haben. Die häufigste Form ist die Adipositas (lateinisch adeps = Fett), die wegen der körperlichen Folgeerkrankungen erhebliche Risiken mit sich bringt. In der Psychiatrie spielt sie u. a. eine Rolle als unerwünschte Wirkung vieler Psychopharmaka. Andere Essstörungen sind die Anorexia nervosa und die Bulimia nervosa (Ess-Brech-Attacken), die beide deutlich häufiger Mädchen bzw. Frauen betreffen als Jungen und Männer (Prävalenz ca. 0,5–1% bei Frauen). Häufiger kommt noch die Binge-Eating-Störung (Ess-Attacken) vor, ebenfalls mit Betonung auf das weibliche Geschlecht. Diese Essstörungen beginnen oft in der Pubertät im Zusammenhang mit den für diese Übergangszeit typischen Selbstwertkrisen (Heedt 2021). Neben genetischen kommen vor allem soziokulturelle (Schönheitsideale), biografische (frühe Entwicklungsstörungen) und psychosoziale Faktoren (familiäre Beziehungsstrukturen) für die Entstehung einer Essstörung infrage.

Die Prognose der Anorexia nervosa ist besser als jene der anderen Essstörungen, was den Behandlungserfolg angeht, allerdings hat die Anorexia die höchste Mortalitätsrate (Tod durch die Folgen der Essstörung) von 8 bis 20%, deshalb sind regelmäßige ärztliche Untersuchungen mit Prüfung bestimmter

Laborparameter (Elektrolyte) wichtig. Und nach zehn bis 15 Jahren bestehen bei rund 20% der Betroffenen weiterhin deutliche Symptome.

Bei Vorliegen einer solchen Störung sollte frühzeitig eine spezialisierte Behandlung eingeleitet werden, bei schweren Verläufen in der Regel mit stationärem Behandlungsbeginn. Da stets das soziale Umfeld (Familie, Freund*innen) stark mitbetroffen ist, sind diese Personen in das Behandlungskonzept mit einzubeziehen.

4.7 Persönlichkeits- und Verhaltensstörungen

Keine psychische Störungskategorie ist so umstritten wie die der Persönlichkeitsstörungen (ICD-10: F60–69), weil sich hier psychopathologische Konzepte mit sozialen Normvorstellungen vermischen. Einem Menschen eine Störung in einem Kernbereich seines Erlebens und seines So-geworden-Seins zu attestieren, ist problematisch. Die Unterscheidung zwischen Persönlichkeitsstilen und Persönlichkeitsstörungen, wie Peter Fiedler (2003) sie eingeführt hat, zeigt nicht nur die Abgrenzungsschwierigkeiten der im Kern positiven persönlichen Eigenschaften zu ihrer übersteigerten Ausprägung, sondern eröffnet auch eine Möglichkeit, die Ressourcen der Klient*innen zu sehen und mit ihnen über ihren ausgeprägten persönlichen Stil ins Gespräch zu kommen (siehe Abb. A 4.3).

Abbildung A 4.3 Persönlicher Stil und Persönlichkeitsstörung
(nach Hammer & Plößl 2013, S. 125)

Persönlicher Stil	Persönlichkeitsstörung
ehrgeizig, selbstbewusst	narzisstisch
emotional, selbstdarstellend	histrionisch
risikofreudig, abenteuerlustig	dissozial
sorgfältig, gewissenhaft	zwanghaft
anhänglich, loyal	dependent
einzelgängerisch, zurückhaltend	schizoid
selbstkritisch, vorsichtig	selbstunsicher
wachsam, scharfsinnig	paranoid

Die Diagnose einer Persönlichkeitsstörung sollte nur gestellt werden, wenn aus dieser Persönlichkeitszuspitzung Probleme entstehen, entweder im Sinne eines Leidens der betreffenden Person unter ihrem Sosein oder einem Leiden der Person darunter, dass andere sie (angeblich oder tatsächlich) so nicht wertschätzen, mögen und sie benachteiligen. Die Diagnose ist auch möglich, wenn ausschließlich oder vor allem andere unter dem Verhalten und den Einstellungen des betreffenden Menschen leiden.

Für die Diagnose einer Persönlichkeitsstörung müssen schon in der Jugend oder dem frühen Erwachsenenalter entwickelte starre Verhaltensmuster vorliegen, die deutliche Abweichungen gegenüber der Mehrheit der Bevölkerung im Wahrnehmen, Denken, Fühlen und in den Beziehungen zu anderen zeigen.

Die Prävalenzen von Persönlichkeitsstörungen sind so schwer zu bestimmen wie die Abgrenzung der noch »normalen« Abweichung zur pathologischen. In den entsprechenden epidemiologischen Studien werden extrem abweichende Werte gemessen und dokumentiert. Für die deutsche Bevölkerung werden Prävalenzen von rund 11%, für den stationär-psychiatrischen Bereich sogar von bis zu 50% genannt (Deister 2022b, S. 336).

Die Ursachen der Persönlichkeitsstörungen sind multifaktoriell. Neben genetisch determinierten Anlagen wie z. B. einer reduzierten Empathiefähigkeit, haben psychosoziale Faktoren, nicht nur in Kindheit und Jugend, offenbar einen großen Einfluss (Kernberg 2021; Sachse 2020).

Für den weiteren Lebensverlauf spielen soziale Faktoren eine große Rolle, da die Betroffenen mit ihrem häufig fragilen Selbstbild besonders darauf angewiesen sind, ein stabiles soziales Netzwerk aufzubauen, eine Ausbildung zu absolvieren und eine Partnerschaft einzugehen. Bei der Bearbeitung aller psychosozialen Probleme können Sozialarbeiter*innen sie gut unterstützen, auch wenn die Begleitung oft viel Zeit in Anspruch nimmt, häufig Jahre dauert und viele Abbrüche und Neuanfänge beinhaltet. Das gilt insbesondere für die Borderline-Persönlichkeitsstörung, die aus den Untergruppen herauszuheben ist, weil die Symptomatik und die Dynamik der Beziehungsgestaltung sehr besonders sind (vgl. den »Lernfall Borderline-Persönlichkeitsstörung« in Bischkopf u. a. 2023).

Es gibt inzwischen diverse ambulante und stationäre Therapiekonzepte, die auch die psychosoziale Dimension miteinbeziehen. Hier sind vor allem Skills und Fertigkeiten zur Symptomreduktion in Kontexten der Sozialen Arbeit von Bedeutung. Dabei spielt neben der langfristigen Behandlung und Begleitung auch die spezielle Krisenintervention eine besondere Rolle (Blum u. a. 2013; Bohus & Wolf-Arehult 2018).

Eine besondere Bedeutung haben die Persönlichkeitsstörungen im Strafrecht und in der forensischen Psychiatrie, weil ein Teil der Betroffenen mit dem Gesetz in Konflikt gerät und sich dann die Frage stellt, ob eine eingeschränkte oder aufgehobene Schuldfähigkeit (§ 20 StGB) vorliegt.

Von den weiteren im Kapitel F60 aufgelisteten psychischen Störungen seien hier nur noch die abnormen Gewohnheiten und Störungen der Impulskontrolle (F63) erwähnt, da unter diese Rubrik neuerdings auch das exzessive Sexualverhalten (»Sexsucht«), der abhängige Mediengebrauch und das pathologische Spielen eingeordnet werden. Diese Störungen gewinnen wegen der Bedeutung der Medien eine zunehmende Relevanz und es wurden Konzepte zur Diagnostik und Behandlung vorgelegt (Bilke-Hentsch u. a. 2014).

Störungen der Geschlechtsidentität, der Sexualpräferenz und in Verbindung mit der sexuellen Entwicklung und Orientierung, die auch noch in dieser Gruppe zu finden sind (F64–66), sollten zurückhaltend als psychische Störungen klassifiziert werden. Allerdings gibt es ohne Zweifel Menschen, die unter ihrer, womöglich unklaren, Geschlechtsidentität leiden. Naturgemäß sind diese Kategorien stark von normativen Diktionen einer Gesellschaft determiniert und deshalb in besonderer Weise als vorläufig zu betrachten. In der ICD-11 findet sich im Abschnitt »Zustände mit Bezug zur sexuellen Gesundheit« die Kategorie »Genderinkongruenz« (HA60). Definiert wird diese als ausgeprägte und beständige Nichtübereinstimmung zwischen dem erlebten und dem zugewiesenen Geschlecht. Ausdrücklich wird betont, dass ein gendervariantes Verhalten oder Präferenzen allein keine Basis darstellen, eine Diagnose aus dieser Gruppe zu stellen.

4.8 Intelligenzminderungen und Entwicklungsstörungen

Seit der Entwicklung der modernen Heilpädagogik mit dem Fokus auf Inklusion wird darüber gestritten, ob die unterdurchschnittliche Ausprägung dessen, was Intelligenz genannt wird, überhaupt in die Glossare der psychiatrischen Krankheitslehre gehört. Zu Recht werden der tradierte Begriff der Intelligenz und die Instrumente zur Messung derselben kritisch gesehen. In der ICD-11 ist die Intelligenzminderung nach wie vor enthalten (6A00.1–6A00.3) und wie in der ICD-10 nach vier Schweregraden unterteilt (dort F70–79). Weiter wird in den jeweiligen Schweregraden unterschieden, ob Verhaltensstörungen hinzutreten oder nicht. Für sozialrechtliche Einschätzungen und Entscheidungen über eine Leistungsberechtigung hat sich sicher bewährt, dass formale Kriterien und Operationalisierungen vorgenommen wurden. Dem Wissensstand heil- und inklusionspädagogischer Forschung entsprechen diese Formulierungen freilich nicht mehr, und es lohnt sich, einschlägige Literatur zu studieren. Im Vordergrund sollten die Verbesserung der Lern-, Bildungs- und Anpassungsfähigkeiten stehen, damit Partizipation und Teilhabe am gesellschaftlichen Leben gefördert werden.

Nicht verwechselt werden sollte die Intelligenzminderung mit der Lernbehinderung bzw. den Teilleistungsstörungen wie der Lese-Rechtschreib-Schwäche oder der Rechenschwäche.

Für den sozialpsychiatrischen Alltag ist bedeutsam, dass Menschen mit einer Intelligenzminderung überzufällig häufig zusätzlich an einer psychischen Störung leiden. Diese Kombination stellt eine besondere Herausforderung dar (siehe den Lernfall »Intellektuelle Entwicklungsstörung« in Bischkopf u. a. 2023), da schon die Diagnosestellung schwierig sein kann, wenn etwa die Betroffenen nur eingeschränkt auf klassischen Wegen kommunizieren können und die Profis in der Psychiatrie keine alternativen Kommunikationsformen kennen (Lingg & Theunissen 2017).

Unter den Entwicklungsstörungen (F80–89) sei noch der Autismus (von griechisch autós = selbst) genannt. Autistische Symptome kommen bei vielen psychischen Störungen vor, u. a. bei Schizophrenien und Persönlichkeitsstörungen. Als Syndrom sind sie gekennzeichnet von Einschränkungen in der Fähigkeit zu kommunizieren, sozial zu interagieren, das eigene Verhalten anzupassen sowie empathisch zu empfinden. Die Betroffenen sind mehr oder weniger sozial zurückgezogen, reagieren wenig oder eigenwillig auf Kontaktaufnahme und wirken auf sich selbst bezogen. Man unterscheidet den frühkindlichen Autismus, der bereits im Kleinkindalter auffällt und meist mit Sprachentwicklungsstörungen und eingeschränkter Intelligenz einhergeht, von anderen Syndromen, die noch nicht sicher abgegrenzt werden konnten. Sie werden im ICD-11 als Autismus-Spektrumsstörungen zusammengefasst (unter 6A02). So ist das Asperger-Syndrom durch Spezialinteressen und -fähigkeiten bei intakter Sprachentwicklung und »normaler« Intelligenz gekennzeichnet.

Häufig bestehen erhebliche weitere Symptome wie Phobien, Schlafstörungen oder Ängste. Für professionelle Begleiter stellen schwere autistische Syndrome stets eine große Herausforderung dar, da das Einfühlen in die Erlebniswelt der Betroffenen schwer ist und schöpferische Ideen notwendig sind (Theunissen 2020).

4.9 Behandlungsplanung und -durchführung

Die Behandlungsplanung psychischer Störungen beginnt mit der umfassenden und in Form und Sprache angemessenen Information der Betroffenen über die Diagnose und die Behandlungsmöglichkeiten. Die Entscheidung über die Behandlung kann – bis auf wenige Ausnahmen (vgl. Kapitel A 6, »Die Rechte von Klient*innen«) – nur mit deren informiertem Einverständnis (»informed consent«) erfolgen.

Es liegt auf der Hand, dass psychische Störungen aufgrund ihrer multifaktoriellen Ursachen und vielfältigen Auswirkungen oft den Einsatz unterschiedlicher Behandlungsmethoden erfordern. Ein aktueller Überblick findet sich bei Voderholzer und Hohagen (2021). Auch der Blick in die S3-Behandlungsleitlinien kann für Sozialarbeiter*innen interessant sein, weil hier in geraffter Form der Stand des Wissens um die Störung und die Bewertungen der Behandlungsmethoden referiert werden (www.awmf.org).

In aller Regel werden Menschen mit psychischen Störungen multimodale Behandlungen angeboten, die entweder aus einer Hand erfolgen, indem z. B. die behandelnde Psychiaterin neben der medikamentösen Behandlung auch Gespräche oder eine Psychotherapie anbietet, oder von verschiedenen Berufsgruppen erbracht werden. Je schwerer eine Störung ist und je länger sie andauert, desto differenzierter wird das Angebot der Behandlung sein und desto mehr Personen aus verschiedenen Berufsgruppen und Institutionen sind an Behandlung, Beratung und Begleitung beteiligt. Daraus resultiert die Notwendigkeit einer dezidierten Behandlungsplanung und -abstimmung mit allen Beteiligten (siehe Kapitel B 9, »Casemanagement in der sozialpsychiatrischen Eingliederungshilfe«).

Es hat sich dabei bewährt, die Bedürfnisse der Betroffenen in einem Offenen Dialog in den Mittelpunkt zu stellen und daran die Behandlungsplanung und -durchführung zu orientieren (Aderhold u. a. 2003; Seikkula & Arnkil 2022). Auch die Angehörigen sind, wenn möglich und wenn die Betroffenen zustimmen, einzubinden.

Da die medikamentöse Behandlung ein zentraler Baustein bei der Behandlungsplanung schwerer psychischer Krisen und Störungen ist und nach wie vor kontrovers diskutiert wird, soll sie im Folgenden näher beleuchtet werden.

4.9.1 Behandlung mit Psychopharmaka

Es ist für Sozialarbeiter*innen bedeutsam, ein Grundwissen über Psychopharmaka zu haben, weil diese starke erwünschte und unerwünschte Wirkungen zeigen und deshalb alle an der Behandlung beteiligten Personen, besonders die Betroffenen selbst, über die Vor- und Nachteile dieser Medikamente im Bilde sein müssen. Wenn z. B. ein an einer Schizophrenie Erkrankter im Betreuten Wohnen laut Behandlungsplan im Beschäftigungsbereich aktiviert werden soll, er aber gleichzeitig dreimal am Tag sedierend wirkende Psychopharmaka einnimmt, werden Sozialarbeiter*innen nur schwer mit ihren Methoden gegen die stark müde machende Wirkung der Medikamente ankommen.

Auch gehört es zum Aufgabenspektrum von Sozialarbeiter*innen, die »Compliance« der Klient*innen zu stärken, damit sie regelmäßig ihre verordneten Medikamente einnehmen; das wird nur geschehen, wenn die Behandlung für sie sinnvoll erscheint und das Selbstmanagement der Medikation trainiert wird (vgl. Schirmer 2020). Angemessener ist es, von Adhärenz zu sprechen, da hiermit die aktive Zusammenarbeit von Betroffenen und Profis im Sinne von gemeinsamer Endscheidungsfindung und Therapiezielvereinbarung gemeint ist.

Wegen der erheblichen unerwünschten Arzneimittelwirkungen müssen jeweils die Vor- und Nachteile der infrage kommenden Medikamente in den Blick genommen werden. Sozialarbeiter*innen sehen häufig die Ambivalenz oder gar Abneigung ihrer Klient*innen gegenüber den verordneten Psychopharmaka. Sie müssen deshalb gut über die Wirkungen informiert sein, um die Betroffenen kompetent beraten und mit den Kolleg*innen anderer Berufsgruppen kritisch die jeweilige Situation diskutieren zu können.

Die Grundstrategie einer rationalen psychopharmakologischen Behandlung besteht darin, nach der Diagnosestellung sogenannte Zielsymptome oder -syndrome zu identifizieren, die positiv beeinflusst werden können. Nach den Zielsymptomen wird der oder werden die Wirkstoffe ausgesucht. In der Regel wird also keine Krankheit behandelt, sondern eine Symptomatik (etwa die psychotische, depressive oder ängstliche). Aus diesem Grund ist die Trennung zwischen erwünschter und unerwünschter Arzneiwirkung nicht kategorisch möglich: Während die sedierende Wirkung eines Neuroleptikums bei ängstlich-paranoiden Klient*innen hilfreich ist, ist sie bei Betroffenen mit sogenannten Negativsymptomen unerwünscht.

Die Praxis zeigt, dass die Behandlung mit Psychopharmaka eine ärztliche Kunst im Sinne des Wortes darstellt, weil aus den vielen vorhandenen Wirkstoffen der passende herausgesucht und genau auf die Bedarfe des Betroffenen abgestimmt werden muss, was Dosierung und Darreichungsform angeht. Klient*innen reagieren zudem auch bei Vorliegen derselben Symptomatik sehr unterschiedlich auf denselben Wirkstoff, sodass eine schablonenhafte Behandlung ausscheidet. Grundsätzlich kann man aber sagen:

Je genauer die Wirkung der einzelnen Substanz bekannt ist und je mehr Erfahrung mit der Behandlung vorliegt, desto gezielter kann ein Medikament eingesetzt werden.

Es sollte grundsätzlich nur ein Wirkstoff verordnet werden; nur in Fällen, in denen eine solche Einstellung nicht gelingt, sollte ein zweiter oder gar dritter Wirkstoff hinzugefügt werden. Denn: Je größer die Zahl der verordneten Stoffe ist, desto schwerer sind die erwünschten wie unerwünschten Wirkungen dem einzelnen Wirkstoff noch zuzuordnen und desto schwerer wird auch das Reduzieren oder Ausschleichen der Medikamente.

Zu Beginn einer Behandlung treten häufig lästige unerwünschte Wirkungen auf, die nach kurzer Zeit aber geringer werden. Darauf müssen die Patient*innen vorbereitet werden. Ebenso ist auf das Risiko gefährlicher unerwünschter Nebenwirkungen bei langfristiger medikamentöser Behandlung hinzuweisen. Dem gegenüber steht das Risiko eines Rückfalls bei zu kurzer Behandlungsdauer. Vor- und Nachteile sind sorgfältig und gemeinsam mit den Betroffenen abzuwägen.

4.9.2 Wirkungen der Psychopharmaka

Die Wirkungsweise der Psychopharmaka ist noch nicht in allen Einzelheiten bekannt. Belegt ist, dass sie im Zentralnervensystem, vornehmlich im Gehirn, wirken, indem sie durch unterschiedliche Wirkungsweisen die Konzentration der Neurotransmitter (Botenstoffe) verändern, die u. a. für die Informationsweiterleitung und -verarbeitung verantwortlich sind (siehe Abb. A 4.4). Inzwischen sind viele verschiedene Neurotransmitter bekannt (etwa Dopamin, (Nor-)Adrenalin, Serotonin, Histamin, Acetylcholin), und es ließ sich nachweisen, dass bei bestimmten Syndromen die Konzentration oder die Wirkung bestimmter Neurotransmitter verringert oder erhöht ist. Das Ziel der Behandlung besteht also darin, die »normalen« Verhältnisse wiederherzustellen.

Abbildung A 4.4 Die Wirkung von Neuroleptika (nach Greve u. a. 2017, S. 131)

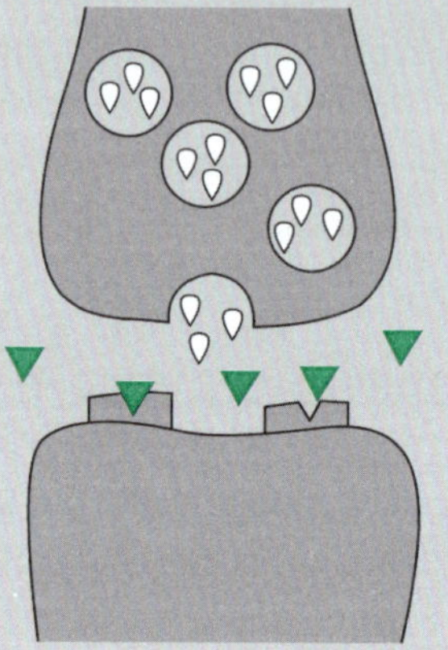

Problematisch bleibt, dass die so entwickelten Medikamente immer noch wenig selektiv wirken, da sie meist mehrere Neurotransmitter beeinflussen und zugleich (mehr oder weniger) stark im gesamten Gehirn wirksam sind, sodass sie in der einen Region nützen, in einer anderen schaden können. Die Verfeinerung des chemischen Bauplans der Einzelstoffe führte in der jüngeren Vergangenheit zur Entwicklung besser wirkender Medikamente mit weniger unerwünschten Wirkungen. Ob mit dieser Methode aber die Ursachen der psychischen Erkrankungen oder deren Folgen beeinflusst werden, ist nach wie vor nicht gesichert (Greve u. a. 2017; Finzen u. a. 2017).

Der Wirkungseintritt und die Dauer der Wirkung der verwendeten Substanzen unterscheiden sich durch deren unterschiedliche Art der Verstoffwechselung im Körper, die Darreichungsform (Tabletten, Saft, intramuskuläre oder intravenöse Injektion) und die Dauer, bis die Wirkstoffe am Zielort angekommen und auch wieder abgebaut sind. Noch zu wenig untersucht ist die unterschiedliche Wirkung der Psychopharmaka auf Frauen und Männer, ausgesprochen dünn sind die Forschungsergebnisse für den Kinder- und Jugendbereich. Die sogenannte Off-Label-Verordnung von Psychopharmaka im Kinder- und Jugendbereich wird kritisch diskutiert: Insbesondere für Neuroleptika und Antidepressiva bestehen Risiken, die sehr sorgsam abgewogen werden müssen (Meyer 2019).

Eindrucksvoll schnell kann die Wirkung eines intravenös injizierten Tranquilizers oder Neuroleptikums sein, wenn innerhalb von Minuten ein in höchster Erregung befindlicher Mensch zur Ruhe kommt. Umgekehrt braucht es oft viel Geduld, bis die stimmungsaufhellende Wirkung eines Antidepressivums eintritt.

Häufig verwendete Psychopharmaka lassen sich den nachfolgend beschriebenen Gruppen zuordnen, eine synoptische Darstellung mit Beispielen und Wirkungsspektrum findet sich auf der nächsten Seite.

Neuroleptika blockieren verschiedene Neurotransmitter, vor allem Dopamin, aber auch Serotonin, Histamin, Noradrenalin und Acetylcholin. Dadurch wirken sie antipsychotisch (deshalb das Synonym: Antipsychotika). Sie reduzieren also bestehende Halluzinationen, Wahn und Denkstörungen. Zudem haben sie, je nach Wirkstoff, eine mehr oder weniger beruhigende Wirkung, sie reduzieren Affekte und Emotionen, machen müde oder gar schläfrig. Da sie recht unspezifisch im Gehirn wirken, beeinflussen sie auch jene Wahrnehmungen, jenes Denken, jene Gefühle, die nicht gestört oder verstört sind. Betroffene sagen, sie fühlten sich leer, hohl, gefühlslos oder wie ein Roboter.

Die unerwünschten Wirkungen der Neuroleptika sind vielfältig und für die Behandelten zum Teil sehr belastend: Neben der – nicht immer gewollten – Dämpfung sind es neurologische, internistische und urologische Effekte, die unerwünscht sind und nicht selten zum Abbruch der Einnahme führen. Besonders zu erwähnen sind die Bewegungsstörungen, die aufgrund der Blockade von Dopamin gerade bei der Behandlung mit klassischen Neuroleptika zu beobachten sind: Es kann zu einer parkinsonähnlichen Symptomatik kommen, außerdem unterscheidet man sogenannte Frühdyskinesien (Zungen-Schlund-Krampf, Blickkrampf), die in den ersten Tagen oder Wochen der Behandlung auftreten und gut behandelbar sind. Die Spätdyskinesien (Grimassieren, Unruhe der mimischen Muskulatur, Sitzunruhe) dagegen entstehen nach Jahren der Einnahme und sind nur schwer oder gar nicht reversibel.

Neuroleptika sind aus der Akutbehandlung einer ausgeprägten psychotischen Episode kaum mehr wegzudenken, viele Betroffene sind froh, wenn »der Spuk endlich vorbei ist«, so eine Patientin. Die Langzeitbehandlung über Jahre oder Jahrzehnte hat eine lange Tradition, wird aber inzwischen kritischer gesehen, weil es mehr und mehr Belege für ernste, zum Teil das Leben verkürzende unerwünschte Wirkungen gibt. Auch in der psychiatrischen Ärzt*innenschaft setzen sich zunehmend kritische Einschätzungen insofern durch, dass niedriger dosiert und kürzer behandelt wird. Deshalb wird intensiv an Konzepten gearbeitet, Neuroleptika frühzeitig(er) zu reduzieren und auch die Behandlung zu beenden, wenn hinreichende Schutz- und Behandlungs- bzw. Begleitungsszenarien gemeinsam mit den Betroffenen entwickelt werden können (Schlimme u. a. 2018).

Abbildung A 4.5 Synoptische Darstellung der Wirkungen von Psychopharmaka

Psychopharmakagruppe mit Beispielen	Erwünschte Wirkungen	Unerwünschte Wirkungen, (je nach Wirkstoffgruppe sehr verschieden)
Neuroleptika (Antipsychotika)		
Klassische Neuroleptika: Haldoperidol (Haldol®) Perazin (Taxilan®) Promethazin (Atosil®) Levomepromazin (Neurocil®) Atypische Neuroleptika: Clozapin (Leponex®) Risperidon (Risperdal®) Olanzapin (Zyprexa®) Quetiapin (Seroquel®) Aripiprazol (Abilify®)	antipsychotisch sedierend emotional stabilisierend	Bewegungsstörungen Blutdrucksenkung Blutbildstörungen Herzrhythmusstörungen Blasen- und Darmstörungen Gewichtszunahme epileptische Anfälle Sedierung Depression Abnahme von Libido und Potenz Fotosensibilisierung der Haut
Antidepressiva		
Klassische Antidepressiva: Amitriptylin (Saroten®) Maprotilin (Ludiomil®) Doxepin (Aponal®) Neuere Antidepressiva: Mirtazapin (Remergil®) Fluoxetin (Fluctin®) Paroxetin (Seroxat®) Duloxetin (Cymbalta®)	stimmungsaufhellend antriebsmindernd oder -steigernd schmerzlindernd schlafanstoßend	Mundtrockenheit Schwitzen Verstopfung, Harnverhalt Tremor Herzrhythmusstörungen Unruhe oder Müdigkeit Aktivierung suizidaler Impulse Gewichtszunahme Abnahme von Libido und Potenz
Phasenprophylaktika (Stimmungsstabilisierer)		
Lithium (Quilonum®) Carbamazepin (Tegretal®) Valproinsäure (Ergenyl®)	Reduktion manischer oder depressiver Symptome Rezidivprophylaxe: Verhinderung weiterer Phasen	Müdigkeit Tremor Übelkeit Durst Gewichtszunahme Nierenschäden EKG-Veränderungen Desorientierung
Tranquilizer (Beruhigungsmittel)		
Diazepam (Valium®) Oxazepam (Adumbran®) Lorazepam (Tavor®)	angstlösend sedierend muskelentspannend antiepileptisch schlafanstoßend	Gewöhnung, Abhängigkeit Sedierung Schwindel Muskelschwäche Atemdepression eingeschränkte Reaktionsfähigkeit
Hypnotika (Schlafmittel)		
Flunitrazepam (Rohypnol®) Lormetazepam (Noctamid®)	schlafanstoßend stabilisierend	Gewöhnung, Abhängigkeit eingeschränkte Reaktionsfähigkeit emotionale Abstumpfung Antriebsminderung

Eine Besonderheit der Neuroleptika ist es, dass neben den üblichen Darreichungsformen auch Depotpräparate auf dem Markt sind, die, intramuskulär injiziert, bis zu mehreren Wochen wirken können. Diese werden dann verabreicht, wenn anders eine regelmäßige und sorgfältige Einnahme nicht gewährleistet werden kann. Manche Klient*innen schätzen diese Methode, weil sie nicht ständig an die Medikamente und ihre psychische Störung erinnert werden, die meisten lehnen diese Version allerdings ab.

Antidepressiva wirken stimmungsaufhellend und damit depressionslösend. Sie sind ein wirksames Instrument in der Behandlung von Depressionen, wenn sie in einen umfassenden Behandlungsplan eingebettet sind. Wegen der sehr unterschiedlichen chemischen Zusammensetzung greifen die einzelnen Wirkstoffe in verschiedener Weise in den Transmitterstoffwechsel ein, vor allem durch eine Erhöhung von Noradrenalin und Serotonin im Zwischenraum der Nervenzellen (präsynaptischer Spalt). In den vergangenen Jahren und Jahrzehnten wurden neue Wirkstoffe entwickelt, die zum Teil ein günstigeres Profil haben, insbesondere weniger unerwünschte Wirkungen. Die medikamentöse Behandlung, besonders die der schweren und hartnäckigen Depressionen, gehört in fachkundige Hände, da häufig das erste Präparat nicht die erwünschte Wirkung zeigt. Die, vor allem zum Beginn der Behandlung mit Antidepressiva auftretenden lästigen und unangenehmen Arzneiwirkungen müssen gelegentlich mit weiteren Maßnahmen begleitet werden. Eine deutliche Gewichtszunahme kann zu einem Therapieabbruch seitens der Klient*innen führen. Die Medikamente sollten aber nicht abrupt abgesetzt, sondern langsam »ausgeschlichen« werden.

Bei Antidepressiva ist häufig ein zeitlich abgestufter Wirkungseintritt zu erwarten, indem zunächst die antriebssteigernde und danach erst die stimmungsaufhellende Wirkung eintreten. In dem Zeitintervall, bis die stimmungsaufhellende Wirkung spürbar wird, sind suizidale Klient*innen besonders gefährdet, da sie nun den Antrieb haben, eine bestehende Suizidabsicht auch umzusetzen. Alle an der Behandlung beteiligten Professionellen und natürlich Betroffene und Angehörige müssen von dieser Gefahr wissen. Die schmerzlindernde Wirkungskomponente dieser Stoffe wird in der Behandlung schwerer und chronischer Schmerzzustände genutzt, zumal kein Abhängigkeitsrisiko besteht.

Phasenprophylaktika bzw. Stimmungsstabilisatoren sind eine heterogene Gruppe von Wirkstoffen ganz unterschiedlicher Herkunft. Gemeinsam ist ihnen die Fähigkeit, Phasen bipolarer Störungen sowohl in der akuten manischen Phase positiv zu beeinflussen wie auch langfristig im Sinne einer Rezidivprophylaxe zu wirken. Die meistverwendeten Wirkstoffe sind Lithium (ein Salz, das sich keiner Gruppe der Psychopharmaka zuordnen lässt), bestimmte Antiepileptika oder neuere Neuroleptika. Entsprechend ihrer unterschiedlichen chemischen Natur sind die unerwünschten Wirkungen der Phasenprophylaktika sehr verschieden. Viele Menschen mit bipolaren Störungen nehmen langfristig Lithium ein.

Da die therapeutische Breite von Lithium sehr gering ist (eine etwas zu niedrige Konzentration im Blut wirkt nicht, eine etwas zu hohe zeitigt schwere unerwünschte Wirkungen), muss die passende Dosis für jeden Betroffenen gefunden werden. Klient*innen, aber auch die begleitenden Sozialarbeiter*innen müssen wissen, dass Veränderungen im Flüssigkeits- und Elektrolythaushalt fatale Wirkungen haben können, und deshalb z. B. die Trink- und Essgewohnheiten, aber auch die sportlichen Aktivitäten im Blick behalten: Lithium ist dem Natrium chemisch sehr ähnlich, sodass der Salzhaushalt des Körpers Einfluss auf die Lithiumkonzentration im Blut hat.

Tranquilizer sind Beruhigungsmittel, die noch vor Jahren sehr häufig und sehr unkritisch verordnet wurden. Sie sind gut wirksam gegen Angst, Unruhe, Anspannung und haben eine schlafanstoßende Wirkung. Bei längerfristiger Verordnung von Tranquilizern besteht jedoch das Risiko einer Gewöhnung oder gar Abhängigkeit. Bei klarer Indikation und kurzer Behandlungsdauer sind diese Medikamente sehr wirkungsvoll und können Klient*innen schnell eine Linderung ihrer Beschwerden ermöglichen.

Hypnotika sind Schlaf- und Narkosemittel. Medikamente aus dieser Gruppe eignen sich zur Schlaferzeugung und haben demzufolge auch eine sedierende Wirkung. Bei langfristiger Verordnung von Hypnotika kann es zur Gewöhnung oder gar Abhängigkeit kommen. Da die sehr verschiedenen, oft psychosozialen oder körperlichen Ursachen von Schlafstörungen durch die Medikamente in der Regel nicht beseitigt werden, kommt es bei hartnäckigen Schlafstörungen darauf an, die Ursachen zu finden und zu behandeln.

Richtig eingesetzt, können Psychopharmaka Symptome und damit Leid von psychischen Störungen lindern und die Teilhabe am familiären, beruflichen und gesellschaftlichen Leben erleichtern. An den Versprechen der Pharmaindustrie sollte man sich dabei nicht orientieren. Aggressives Marketing und die Einflussnahme auf Behandlung, Selbsthilfe und nicht zuletzt Forschung haben im Gegenteil das Vertrauen in eine Medikamentenbehandlung schwer erschüttert (vgl. Weinmann 2013; Steinert 2016). Sozialarbeiter*innen sollten ihre Klient*innen ermuntern, ihre Sorgen, Abneigungen und Ängste zu äußern und Vor- und Nachteile abzuwägen (vgl. Kapitel B 5, »Psychosoziale Beratung«). Daraus kann sich sowohl eine regelmäßige Medikamenteneinnahme ergeben wie auch der Entschluss, eine misslingende Behandlung abzubrechen und durch einen neuen Versuch zu ersetzen oder nach langjähriger Behandlung einen Versuch des

Reduzierens bzw. Ausschleichens mit ärztlicher Unterstützung zu wagen. Die Rolle und die möglichen Aufgaben der Sozialarbeiter*innen in diesem Zusammenhang werden nach wie vor oft unterschätzt, auch von Sozialarbeiter*innen selbst (Peters 2021).

4.10 Zusammenfassung

Psychische Störungen kommen in vielgestaltiger Weise sehr häufig vor, die meisten sind nicht so stark ausgeprägt, andere kommen zwar seltener vor, können aber von ihrer Symptomatik und den Auswirkungen her die Betroffenen und ihr Umfeld sehr stark belasten. Die Behandlung der Betroffenen erfolgt nach kunstgerecht erstellter Diagnose im informierten Einvernehmen mit den erkrankten Menschen. Die Behandlung muss geplant werden und besteht bei schweren Erkrankungen in der Regel aus mehreren Therapiemodulen, die eine enge Abstimmung verschiedener Berufsgruppen erfordern. Hierbei nehmen Sozialarbeiter*innen eine herausragende Rolle ein, da sie die soziale Dimension der psychischen Störung am besten analysieren können und die geeigneten Methoden zur psychosozialen Beratung und Begleitung kennen. Die Behandlung mit Psychopharmaka ist diffizil, weil erwünschte und unerwünschte Wirkungen der Wirkstoffe sorgfältig abgewogen werden müssen. Sozialarbeiter*innen können ihren Klient*innen helfen, ihre Ambivalenzen und Abneigungen zu klären und zu einer für sie stimmigen Entscheidung zu kommen.

***Prof. Dr. med. Ralf-Bruno Zimmermann** ist Facharzt für Psychiatrie und Professor für Sozialpsychiatrische und Sozialmedizinische Grundlagen der Katholischen Hochschule für Sozialwesen Berlin.*

***Prof. Dr. med. Viviana Schulz** ist Fachärztin für Kinderpsychiatrie und Professorin für Medizinische Grundlagen an der TH Nürnberg GSO, Fakultät Sozialwissenschaft.*

4.11 Vertiefungsmöglichkeiten

4.11.1 Internet

ICD-11: verabschiedete internationale Fassung https://icd.who.int/browse11/l-m/en#/http://id.who.int/icd/entity/411470068

ICD-11: deutsche Entwurfsfassung

https://www.bfarm.de/DE/Kodiersysteme/Klassifikationen/ICD/ICD-11/uebersetzung/_node.html

S3-Leitlinien Psychosoziale Therapien bei schweren psychischen Erkrankungen http://www.awmf.org/leitlinien/detail/ll/038-020.html

Deutsche Hauptstelle für Suchtfragen http://www.dhs.de/

Stiftung Deutsche Depressionshilfe http://www.buendnis-depression.de/

Netzwerk Stimmenhören e.V. http://www.stimmenhoeren.de/

Integrierte psychiatrische Versorgung, Beispiel Hamburg https://www.psychiatrie.de/behandlung/integrierte-versorgung.html

Trialogische Sicht auf das Phänomen Psychose https://www.trialog-psychoseseminar.de/

Soteria-Netzwerk http://www.soteria-netzwerk.de

Neuroleptikadebatte https://www.dgsp-ev.de/psychopharmaka/neuroleptikadebatte/neuroleptika-zwischen-nutzen-und-schaden.html

4.11.2 Filme

Stolz, P.; Kalms, J.; Winkels, S. (2015): Nicht alles schlucken. Ein Film über Krisen und Psychopharmaka.

Suhm, J. (2012): Einschlägige Personen: Ein Dokumentarfilm über Sucht.

Weingartner, H. (2002): Das weiße Rauschen. Spielfilm über eine Psychose.

4.11.3 Literatur

Bock, T. (2018): Achterbahn der Gefühle. Mit Manie und Depression leben lernen. 4. überarb. u. aktual. Aufl. Köln: Balance buch + medien verlag.

Green, H. (2000): Ich hab dir nie einen Rosengarten versprochen. Bericht einer Heilung. 14. Aufl. Reinbek: Rowohlt.

Häfner, H. (2017): Das Rätsel Schizophrenie. Eine Krankheit wird entschlüsselt. 4., vollst. überarb. u. aktual. Aufl. München: C.H. Beck.

Kuiper, P. C. (1995): Seelenfinsternis. Die Depression eines Psychiaters. 12. Aufl. Frankfurt a. M.: Fischer.

Möller, H.-J; Laux, G.; Kapfhammer, H.-P. (Hg.) (2017): Psychiatrie, Psychosomatik, Psychotherapie. 4 Bde. 5., vollst. überarb. u. aktual. Aufl. Berlin: Springer.

4.12 Fragen und Übungen

1. Beim Thema Abhängigkeit stellt sich die Frage: Gibt es ein Leben ohne Abhängigkeit überhaupt? Überlegen Sie, wovon Sie abhängig sind und welche dieser Abhängigkeiten nicht (unbedingt) schädlich sind.
2. Bei Vorliegen welcher Symptome müssen Sie an eine akute organisch bedingte psychische Störung denken und einen Arzt hinzuziehen?
3. Differenzieren Sie Ihre Einschätzung zur Behandlung psychisch Erkrankter mit Psychopharmaka: Welche Vor- und Nachteile kennen Sie, wie können Sie zwischen diesen beiden Polen im Einzelfall abwägen?
4. Welche Ursachen für psychische Störungen kennen Sie? Versuchen Sie möglichst viele konkrete Beispiele zu nennen.

4.13 Referenzen

Aderhold, V. (2014): Heilsames Milieu – von der Soteria-Idee zum »Home-Treatment«. In: Bock, T. u. a. (Hg.): Anstöße zu einer anthropologischen Psychiatrie, S. 294–307. Köln: Psychiatrie Verlag.

Aderhold, V.; Alanen, Y.; Hess, G.; Hohn, P. (Hg.) (2003): Psychotherapie der Psychosen. Integrative Behandlungsansätze aus Skandinavien. Gießen: Psychosozial-Verlag.

Arbeitsgemeinschaft der Psychoseseminare (Hg.) (2001): Es ist normal, verschieden zu sein. Verständnis und Behandlung von Psychosen aus der Sicht von Erfahrenen und Experten. Neumünster: Paranus.

Atzendorf, J.; Rauschert, C.; Seitz, N.-N.; Lochbühler, K.; Kraus, L. (2019): The use of alcohol, tobacco, illegal drugs and medicines – an estimate of consumption and substance-related disorders in Germany. Dtsch Arztebl Int 116, S. 577–584. DOI: 10.3238/arztebl.2019.0577

Augsburger, M.; Maercker, A. (2020): Posttraumatische Belastungsstörungen. PTBS und KPTBS: Ein Leitfaden für die Diagnostik und Behandlung. Stuttgart: Kohlhammer.

Bechdolf, A.; Leopold, K.; Lehmann, A.; Burkhardt, E. (2021): Junge Menschen mit Psychosen begleiten. Das Praxisbuch zum FRITZ. Köln: Psychiatrie Verlag.

Bell D'Avis, S. (2020): Reden wir vom ganzen Menschen?! Der Beitrag des bio-psycho-sozialen Modells für ein modernes Verständnis der Suchterkrankung. In: Rummel, C.; Gaßmann, R. (Hg.): Sucht: bio-psycho-sozial. Die ganzheitliche Sicht auf Suchtfragen. Perspektiven aus Sozialer Arbeit, Psychologie und Medizin, S. 140–148. Stuttgart: Kohlhammer.

Benedetti, G. (2003): Todeslandschaften der Seele. Psychopathologie, Psychodynamik und Psychotherapie der Schizophrenie. 6. Aufl. Göttingen: Vandenhoeck & Ruprecht.

Bilke-Hentsch, O.; Wölfling, K.; Batra, A. (Hg.) (2014): Praxisbuch Verhaltenssucht. Symptomatik, Diagnostik und Therapie bei Kindern, Jugendlichen und Erwachsenen. Stuttgart: Thieme.

Bischkopf, J.; Deimel, D.; Walther, C.; Zimmermann, R.-B. (2023): Soziale Arbeit in Psychiatrie und Suchthilfe. Stuttgart: utb.

Blum, N.; Bartels, F.; St. John, D.; Pfohl, B. (2013): STEPPS bei Borderline: Das Trainingsprogramm. Emotionale Krisen bewältigen, Probleme lösen, Alltag gestalten, Beziehungen aufbauen. Arbeitsbuch. 3., überarb. Aufl. Köln: Psychiatrie Verlag.

Bock, T. (2013): Umgang mit psychotischen Patienten. 8., überarb. u. erweit. Aufl. Köln: Psychiatrie Verlag.

Bohus, M.; Wolf-Arehult, A. (2018): Interaktives Skillstraining für Borderline-Patienten. 2. Aufl. Stuttgart: Schattauer.

Ciompi, L. (1998): Affektlogik. Über die Struktur der Psyche und ihre Entwicklung. Ein Beitrag zur Schizophrenieforschung. Stuttgart: Klett-Cotta.

Ciompi, L.; Hoffmann, H.; Broccard, M. (Hg.) (2011): Wie wirkt Soteria? Eine atypische Psychosenbehandlung kritisch durchleuchtet. Heidelberg: Carl Auer.

Deimel, D. (2013): Psychosoziale Behandlung in der Substitutionstherapie. Praxis Klinische Sozialarbeit. Marburg: Tectum.

Deimel, D.; Stöver, H. (Hg.) (2015): Psychosoziale Dimensionen der Suchttherapie. Praxis Klinische Verhaltensmedizin & Rehabilitation (Sonderheft). 28 (1), S. 27–36.

Deister, A. (2022a): Stress-/traumainduzierte und belastungsbezogene Störungen. In: Falkai, P.; Laux, G.; Deister, A.; Möller, H.-J. (Hg.): Psychiatrie, Psychosomatik und Psychotherapie, S. 158–172. 7., überarb. Aufl. Stuttgart: Thieme.

Deister, A. (2022b): Persönlichkeitsstörungen. In: Falkai, P.; Laux, G.; Deister, A.; Möller, H.-J. (Hg.): Psychiatrie, Psychosomatik und Psychotherapie, S. 335–357. 7., überarb. Aufl. Stuttgart: Thieme.

DIMDI – Deutsches Institut für Medizinische Dokumentation und Information (2020): Internationale statistische Klassifikation der Krankheiten und verwandter Gesundheitsprobleme. 10. Revision. https://www.dimdi.de/static/de/klassifikationen/icd/icd-10-gm/kode-suche/htmlgm2020/ (19.06.2022).

Drogenbeauftragte der Bundesregierung (2021): https://www.drogenbeauftragte.de/presse/detail/zahl-der-an-illegalen-drogen-verstorbenen-menschen-waehrend-der-coronapandemie-um-13-prozent-gestiegen/ (13.06.2022)

Falkai, P.; Laux, G.; Deister, A.; Möller, H.-J. (2022): Psychiatrie, Psychosomatik und Psychotherapie. 7., überarb. Aufl. Stuttgart: Thieme.

Fiedler, P. (2003): Integrative Psychotherapie bei Persönlichkeitsstörungen. Göttingen: Hogrefe.

Finzen, A. (2013): Stigma psychische Krankheit: Zum Umgang mit Vorurteilen, Schuldzuweisungen und Diskriminierungen. Köln: Psychiatrie Verlag.

Finzen, A.; Scherk, H.; Weinmann, S. (2017): Medikamentenbehandlung bei psychischen Störungen. Leitlinien für den psychiatrischen Alltag. Köln: Psychiatrie Verlag.

Greve, N.; Osterfeld, M.; Diekmann, B. (2017): Umgang mit Psychopharmaka. 5. Aufl. Köln: Balance buch + medien verlag.

Häfner, H. (2016): Das Rätsel Schizophrenie. Eine Krankheit wird entschlüsselt. 4., vollst. überarb. u. aktual. Aufl. München: C.H. Beck.

Hartmann, J. (2013): Aufbau einer Station mit Soteria-Elementen. Psychosozial. 13 (2), S. 14 – 17.

Hammer, M.; Plößl, I. (2015): Irre verständlich. Menschen mit psychischer Erkrankung wirksam unterstützen. 3. Aufl. Köln: Psychiatrie Verlag.

Heedt, T. (2021): Essstörungen. Das Kurzlehrbuch. Stuttgart: Schattauer.

Kernberg, O. F. (2021): Behandlung schwerer Persönlichkeitsstörungen. Bewältigung der Aggression und Befreiung der Erotik. Stuttgart: Schattauer.

Klafki, H.; Wojke, R. (2006): Texte einer engagierten Stimmenhörerin. Berlin: Peter Lehmann Antipsychiatrieverlag.

Knuf, A.; Gartelmann, A. (2020): Bevor die Stimmen wiederkommen. Vorsorge und Selbsthilfe bei psychotischen Krisen. 10. aktual. Aufl. Köln: Balance buch + medien verlag.

Laux, G. (2021 a): Abhängigkeits- und Suchterkrankungen. In: Falkai, P.; Laux, G.; Deister, A.; Möller, H.-J.: Psychiatrie, Psychosomatik und Psychotherapie, S. 281–325. 7., überarb. Aufl. Stuttgart: Thieme.

Laux, G. (2021 b): Affektive Störungen. In: Falkai, P.; Laux, G.; Deister, A.; Möller, H.-J.: Psychiatrie, Psychosomatik und Psychotherapie, S. 95–135. 7., überarb. Aufl. Stuttgart: Thieme.

Leucht, S.; Vauth, R.; Obrich, H. M.; Jäger, M. (2015): Schizophrenien und andere psychotische Störungen. In: Berger, M. (Hg.): Psychische Erkrankungen. Klinik und Therapie, S. 301–358. München: Urban & Fischer / Elsevier.

Lingg, A.; Theunissen, G. (2017): Psychische Störungen und geistige Behinderungen. Ein Lehrbuch und Kompendium für die Praxis. 7., aktual. Aufl. Freiburg: Lambertus.

Mentzos, S. (2015): Lehrbuch der Psychodynamik. Die Funktion der Dysfunktionalität psychischer Störungen. 7. Aufl. Göttingen: Vandenhoeck & Ruprecht.

Meyer, R. (2019): Antipsychotika für Kinder. Gefahr von Off-Label. Deutsches Ärzteblatt, Jg. 116, Heft 6, S. 262.

Möller, H.-J. (2015): Allgemeine Psychopathologie. In: Möller, H.-J. u. a.: Psychiatrie, Psychosomatik und Psychotherapie, S. 56–86. Stuttgart: Thieme.

Perneczky, R. (2022): Neurokognitive Störungen, organische psychische Störungen. In: Falkai, P.; Laux, G.; Deister, A.; Möller, H.-J.: Psychiatrie, Psychosomatik und Psychotherapie, S. 192–247. 7., überarb. Aufl. Stuttgart: Thieme.

Peters, A. (2021): Soziale Arbeit und Psychopharmaka. Zur Rolle der Profession beim Einsatz von Medikamenten in der Arbeit mit Menschen mit psychischen Erkrankungen. Soziale Psychiatrie (4), S. 39–42.

Romme, M.; Escher, S. (2013): Stimmenhören verstehen. Der Leitfaden zur Arbeit mit Stimmenhörern. 2. Aufl. Köln: Psychiatrie Verlag.

Ruths, S.; Moesgen, D.; Bröning, S.; Schaunig-Busch, I.; Klein, M.; Thomasius, R. (2013): Präventive Gruppenangebote für Kinder aus suchtbelasteten Familien – eine bundesweite Bestandsaufnahme. Suchttherapie, 14 (1), S. 22–28.

Sachse, R. (2020): Persönlichkeitsstörungen verstehen. Zum Umgang mit schwierigen Klienten. 11. Aufl. Köln: Psychiatrie Verlag.

Sadowski, H.; Niestrat, F. (Hg.) (2010): Psychose und Sucht. Behandlung und Rehabilitation. Bonn: Psychiatrie Verlag.

Sander, J.J. (2010): Ruhe im Kopfkino. Beitrag eines Betroffenen. In: Sadowski, H.; Niestrat, F.: Psychose und Sucht. S. 24 – 29. Köln: Psychiatrie Verlag.

Schirmer, U. (2020): Psychopharmakotherapie und Empowerment. Ein Trainingsprogramm zum selbstständigen Medikamentenmanagement. Köln: Psychiatrie Verlag.

Schlimme, J. E.; Scholz, T.; Seroka, T. (2018): Medikamentenreduktion und Genesung von Psychosen. Köln: Psychiatrie Verlag.

Seikkula, J.; Arnkil, T. E. (2022): Offener Dialog. Die Vielfalt der Stimmen im Netz. Köln: Psychiatrie Verlag.

Singer, M.; Teyssen, S. (Hg.) (2005): Alkohol und Alkoholfolgekrankheiten. Grundlagen – Diagnostik – Therapie. 2., vollst. überarb. u. aktual. Aufl. Berlin, Heidelberg: Springer.

Smith, J. E.; Meyers, R. (2013): CRAFT: Ein neuer Ansatz für die Angehörigenarbeit. 2. Aufl. Köln: Psychiatrie Verlag.

Steinert, T. (2016): Psychopharmaka-Skandal. Wie ein Mittel gegen Depressionen marktfähig gemacht wurde, obwohl es untauglich war. Psychosoziale Umschau, 31 (2), S. 4–5.

Stöver, H. (2012): Drogenabhängige in Haft. Epidemiologie, Prävention und Behandlung in Totalen Institutionen. Suchttherapie, 13 (2), S. 74–80.

Sulz, S.; Bronisch, T. (2013): Psychotherapie der Posttraumatischen Belastungsstörung. München: CIP-Medien.

Theunissen, G. (2020): Autismus verstehen. Außen- und Innensichten. 2. aktual. Aufl. Stuttgart: Kohlhammer.

Tretter, F. (Hg.) (2017): Suchtmedizin kompakt. Suchtkrankheiten in Klinik und Praxis. 3., vollst. aktual. u. erweit. Aufl. Stuttgart: Schattauer.

Voderholzer, U.; Hohagen, F. (Hg.) (2021): Therapie psychischer Erkrankungen. State of the Art. 17. aktual. u. erweit. Aufl. München: Urban & Fischer / Elsevier.

Walter, M.; Gouzoulis-Mayfrank, E. (Hg.) (2019): Psychische Störungen und Suchterkrankungen. Diagnostik und Behandlung von Doppeldiagnosen. 2. Aufl. Stuttgart: Kohlhammer.

Weinmann, S. (2013): Erfolgsmythos Psychopharmaka. Warum wir Medikamente in der Psychiatrie neu bewerten müssen. 2. Aufl. Köln: Psychiatrie Verlag.

Wienberg, G.; Walther, C.; Berg, M. (2013): PEGASUS. Psycho-edukative Gruppenarbeit mit schizophren und schizoaffektiv erkrankten Menschen. Köln: Psychiatrie Verlag.

5 Das psychiatrische Hilfesystem

Ilse Eichenbrenner und Ilja Ruhl

Das deutsche Sozial- und Leistungsrecht ist gekennzeichnet durch die drei Strukturprinzipien Versicherung, Versorgung und Fürsorge. Man spricht auch von der Versäulung des deutschen Sozialsystems. Ziel dieses Kapitels ist es, Ihnen einen Überblick über den Aufbau des Hilfesystems zu geben und die wichtigsten Leistungen für psychisch kranke Erwachsene mit ihrer Verankerung im Leistungsrecht vorzustellen. Gute Kenntnisses des Versorgungssystems und des Leistungsrechts erlauben es Ihnen einerseits, Klient*innen über mögliche Unterstützungsangebote zu informieren, und andererseits, den Anspruch auf Leistungen zur Beratung, Behandlung, Rehabilitation und Pflege gegenüber dem Kostenträger zu begründen. Ausgehend vom eigenen Tätigkeitsfeld bietet der Überblick auch Ansatzpunkte zur möglichen Vernetzung innerhalb des Hilfesystems über die unmittelbare Arbeit mit den Klient*innen hinaus.
Schlagworte: **Versorgungssystem, Hilfesystem, Kostenträger, Leistungsträger, Leistungserbringer, Leistungsberechtigte, Leistungsdreieck, Eingliederungshilfe**

5.1 Die gesetzlichen Grundlagen, Aufgaben und Prinzipien

Für die verschiedenen Phasen einer Krankheit oder Behinderung sind verschiedene Kostenträger zuständig. Für die akute Erkrankung ist dies in der Regel die Krankenkasse (SGB V). Führt die Krankheit mit hoher Wahrscheinlichkeit länger als sechs Monate zu für das Lebensalter untypischen gesundheitlichen Beeinträchtigungen und kommt es hierdurch zu Teilhabeeinschränkungen, so wird von einer Behinderung gesprochen. Die Teilhabeeinschränkungen können z. B. im Bereich der Alltagsbewältigung, der Kontaktgestaltung und der Arbeit auftreten. In diesem Fall sind vor allem die Eingliederungshilfe (SGB IX), die Agentur für Arbeit und die Rentenversicherung zuständig (SGB II).

Die Übernahme alltäglicher Verrichtungen, die Aktivierung und Stabilisierung längerfristig erkrankter Menschen fallen in den Bereich der Pflege, die je nach Leistung und Anspruchsberechtigung von der Krankenkasse (SGB V), der Pflegeversicherung (SGB XI) oder der Sozialhilfe (SGB XII) finanziert wird. Asylbewerber haben zunächst lediglich Anspruch auf Leistungen im Rahmen des Asylbewerberleistungsgesetzes (AsylbLG). Es gibt also kein einfaches Raster, an dem sich eine Übersicht über das psychiatrische Hilfesystem orientieren könnte.

Hinzu kommt die Aufgabenteilung zwischen Bund und Ländern. Während die Rahmenbedingungen auf Bundesebene geregelt werden, sind die Organisation psychiatrischer Hilfen und das Vorhalten bestimmter Einrichtungen und Leistungen Länderangelegenheit. In der Folge sieht die psyosoziale Landschaft in jedem Bundesland etwas anders aus und auch die Begrifflichkeiten sind z. T. unterschiedlich. Um sich von dieser Vielfalt nicht verwirren zu lassen, ist es hilfreich, sich die Aufgabenstellung durch den Gesetzgeber vor Augen zu führen. Dazu heißt es in § 1 SGB I:

> *»(1) Das Recht des Sozialgesetzbuchs soll zur Verwirklichung sozialer Gerechtigkeit und sozialer Sicherheit Sozialleistungen einschließlich sozialer und erzieherischer Hilfen gestalten. Es soll dazu beitragen, ein menschenwürdiges Dasein zu sichern, gleiche Voraussetzungen für die freie Entfaltung der Persönlichkeit, insbesondere auch für junge Menschen, zu schaffen, die Familie zu schützen und zu fördern, den Erwerb des Lebensunterhalts durch eine frei gewählte Tätigkeit zu ermöglichen und besondere Belastungen des Lebens, auch durch Hilfe zur Selbsthilfe, abzuwenden oder auszugleichen.*
> *(2) Das Recht des Sozialgesetzbuchs soll auch dazu beitragen, daß die zur Erfüllung der in Absatz 1 genannten Aufgaben erforderlichen sozialen Dienste und Einrichtungen rechtzeitig und ausreichend zur Verfügung stehen.«*

§ 10 SGB I betont, dass Menschen, die

> *»körperlich, geistig oder seelisch behindert sind (...), zur Förderung ihrer Selbstbestimmung und gleichberechtigten Teilhabe ein Recht auf Hilfe [haben], die notwendig ist, um [u. a.]*
> *1. die Behinderung abzuwenden, zu beseitigen, zu mindern, ihre Verschlimmerung zu verhüten oder ihre Folgen zu mildern, (...)*
> *3. ihnen einen ihren Neigungen und Fähigkeiten entsprechenden Platz im Arbeitsleben zu sichern«.*

Dem staatlichen Auftrag, soziale Gerechtigkeit und Sicherheit herzustellen und ein entsprechendes Sozialleistungssystem aufzubauen, steht die Aufgabe der Kostenträger gegenüber, die staatlichen und kommunalen Gelder effizient einzusetzen und den Auftrag mit dem geringstmöglichen Aufwand zu erfüllen. Dieser Kostendruck macht es für die Soziale Arbeit unerlässlich, Qualität zu definieren (siehe Kapitel C 1, »Qualitätsmanagement und Qualitätsentwicklung in der Klinischen Sozialarbeit«) und in die Verhandlungen mit den jeweiligen Leistungsträgern einzubringen.

Die Vereinbarungen zwischen den Spitzenverbänden und den jeweiligen Kosten- und Leistungsträgern bilden dabei den Rahmen, der im Allgemeinen Folgendes definiert:

- den jeweiligen Personenkreis der Leistungsberechtigten,
- die Leistungen,
- die notwendige Qualifikation der Leistungserbringer,
- die Leistungsvergütung sowie
- die Abrechnungsmodalitäten.

Der Rechtsanspruch von Menschen mit psychischen Erkrankungen auf Behandlungsleistungen sowie Leistungen zur sozialen Teilhabe und zur Teilhabe an Arbeit hängen also von Verträgen zwischen dem Sozialleistungsträger und den Leistungserbringern ab. Die Leistungserbringer wiederum schließen Verträge mit den Nutzenden ab.

Das vollständige Leistungsdreieck zeigt Abbildung A 5.1.

Abbildung A 5.1 Leistungsdreieck (nach Marschner & Brosey 2022, S. 78)

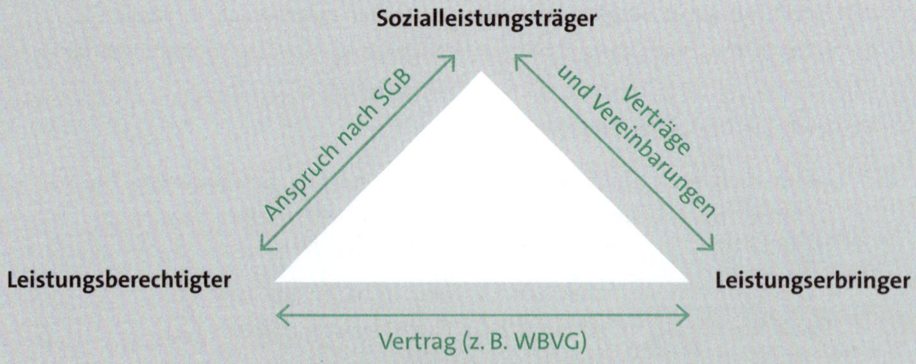

Daneben sind einige übergreifende Prinzipien zu beachten, die nun kurz vorgestellt werden:

- das Subsidiaritätsprinzip,
- die Einzelfallprüfung,
- die Regionalisierung.

Das Subsidiaritätsprinzip Der Staat ist zur Bereitstellung von Hilfe nur verpflichtet, wenn sich die betroffene Person nicht selbst helfen kann und auch andere nicht staatliche Anbieter kein adäquates Angebot machen können. Freie Träger haben also grundsätzlich Vorrang vor kommunaler oder staatlicher Hilfe.

Auch die Versorgung psychisch kranker Menschen erfolgt vor allem durch die freie Wohlfahrtspflege und die Selbsthilfe. In Deutschland gibt es sechs große Wohlfahrtsverbände, die in der Bundesarbeitsgemeinschaft der freien Wohlfahrtspflege organisiert sind: Arbeiterwohlfahrt, Caritas, Diakonie, Deutsches Rotes Kreuz, Paritätischer Wohlfahrtsverband und die Zentralwohlfahrtsstelle der Juden in Deutschland. Es gibt unzählige gemeindepsychiatrische Vereine, die in der Regel von lokalen Initiativen aufgebaut wurden. Sie sind mit ihren Aufgaben gewachsen und haben nun häufig als Rechtsform eine gemeinnützige GmbH. Sozialarbeiter*innen fungieren als Lotsende in dieser regionalisierten Trägerlandschaft.

Die Einzelfallprüfung Viele der in diesem Kapitel vorgestellten Leistungen werden nur auf Antrag erbracht. Bedarf und Anspruch müssen im Einzelfall nachgewiesen werden. Ist die Leistung wirklich erforderlich? Eine ärztliche Verordnung, ein Gutachten oder die Stellungnahme einer Sozialarbeiterin können als Nachweis dienen. Bei der Krankenversicherung ist die Mitgliedschaft, bei der Rentenversicherung auch die Vorversicherungszeit nachzuweisen. Bei Leistungen der Eingliederungshilfe und der Sozialhilfe werden zunächst die örtliche Zuständigkeit sowie das Einkommen geprüft und gegebenenfalls die Höhe der Selbstbeteiligung festgelegt. Grundsätzlich muss jeder Einzelfall geprüft werden.

Die Regionalisierung Zu den wichtigsten Forderungen des 1975 erschienenen Abschlussberichts der Psychiatrie-Enquete (vgl. das Kapitel A 1, »Soziale Arbeit und Psychiatrie«) gehörten die Regionalisierung und die Einführung des Prinzips »ambulant vor stationär«. Die großen Landeskrankenhäuser sollten verkleinert werden und im Gegenzug psychiatrische Abteilungen an den Allgemeinkrankenhäusern eingerichtet und die gemeindepsychiatrischen Bausteine ausgebaut werden. Seit der Auflösung der großen Anstalten leben die psychisch kranken Menschen wie alle anderen Bürger*innen auch in der Gemeinde. Behandlung, Betreuung und Beratung sind zur Aufgabe verschiedener Dienste, Einrichtungen und Therapeut*innen geworden. Viele Klient*innen haben mit fünf bis zehn unterschiedlichen Mitarbeitenden zu tun und sind gar nicht in der Lage, alle Leistungen zu koordinieren. So ist es oft Aufgabe von Sozialarbeiter*innen in unterschiedlicher Funktion, die Kontakte zu pflegen, immer wieder neu den Hilfebedarf und die Erreichung der Ziele zu prüfen sowie den Hilfeprozess zu begleiten und zu bewerten (siehe Kapitel B 9, »Case Management in der sozialpsychiatrischen Eingliederungshilfe«).

5.2 Organisationen und Gremien der Gemeindepsychiatrie

Sozialarbeiter*innen planen jedoch nicht nur für einzelne Klient*innen, sondern auch für eine ganze Einrichtung, für einen Stadtteil oder eine bestimmte Zielgruppe. Qualitätssicherung, Planung und Steuerung sind aus dem Profil sozialer Berufe nicht mehr wegzudenken.

Die Teilnahme an Sitzungen, Gremien und Konferenzen scheint auf den ersten Blick viel Zeit zu kosten, doch sie wirkt wegen der entstehenden Synergieeffekte ungeheuer effektiv. Die im Folgenden vorgestellten Gremien für die Steuerung und Planung erweitern nicht nur die Hilfemöglichkeiten für die Klient*innen durch Vernetzung (vgl. das Kapitel B 11, »Möglichkeiten multiprofessioneller integrierter Versorgung«), sie sorgen auch dafür, dass der Blick über den Tellerrand nicht verloren geht, der für die Reflexion der eigenen Arbeit so bedeutsam ist.

Psychosoziale Arbeitsgemeinschaft (PSAG) Sie ist das Herzstück der Gemeindepsychiatrie. Hier treffen sich auf freiwilliger Basis Vertreter*innen aller psychosozialen Träger und Projekte, der Angehörigen, der Beratungsstellen und interessierte Bürger*innen. Auch Psychiatrie-Erfahrene sind willkommen.

Viele PSAG haben eine Geschäftsordnung und eine Sprecherin; sie diskutieren Fachthemen wie z. B. neue Entwicklungen und Angebote oder suchen nach Lösungen für Versorgungslücken. Die Ergebnisse ihrer Diskussionen sind für Kommunalpolitiker*innen zwar unverbindlich, haben aber empfehlenden Charakter. Häufig finden die entscheidenden Auseinandersetzungen in Untergruppen statt, z. B. zum Thema Sucht, Wohnungslosigkeit oder Arbeit. So ist die PSAG auch wichtig für die Schnittstellenarbeit zu anderen Hilfesystemen.

Psychiatrie-Beirat Dieses Gremium berät die für die Psychiatrie zuständigen Politiker*innen einer Gemeinde oder eines Bezirks, z. B. den Stadtrat für Gesundheit, der allerdings an die Empfehlungen nicht gebunden ist. Es gibt eine

Geschäftsordnung, in der Mitgliedschaft und Stimmberechtigung geregelt sind. Mitglieder des Psychiatrie-Beirats sind berufene Vertreter*innen von Projekten, Institutionen, Kliniken, niedergelassenen Psychiater*innen, Angehörigen und Psychiatrie-Erfahrenen.

Gemeindepsychiatrischer Verbund Der Gemeindepsychiatrische Verbund (GPV) ist ein verbindlicher Zusammenschluss der wesentlichen Leistungserbringer einer definierten Versorgungsregion, also vor allem der Einrichtungen der ambulanten und stationären Eingliederungshilfe.

Die Gemeindepsychiatrischen Verbünde haben sich in einer Arbeitsgemeinschaft zusammengeschlossen und Qualitätsstandards für ihre Arbeit definiert (BAG GPV 2019). Die Mitglieder verpflichten sich zur Kooperation und zur Organisation umfassender psychiatrischer Hilfen, vor allem für Menschen mit schweren psychischen Erkrankungen und einem komplexen Hilfebedarf. »Die Hilfeplanung ist zielorientiert und lebensfeldbezogen. Die Hilfeplanung erfolgt gemeinsam mit dem Klienten, der Klientin und bezieht die Bezugspersonen mit ein.« (ebd., S. 1). Die Koordinierung der Hilfen erfolgt über die Hilfeplankonferenz. Diese entspricht in der Eingliederungshilfe der Gesamtplankonferenz nach § 119 SGB IX.

Teilhabeplan- und Gesamtplankonferenz Im Rahmen einer Teilhabeplankonferenz (bei Beteiligung mehrerer Rehabilitationsträger) oder einer Gesamtplankonferenz (Beteiligung des Trägers der Eingliederungshilfe) kann gemeinsam mit der leistungsberechtigten Person der Rehabilitationsbedarf festgestellt werden. Dieser kann z. B. Leistungen zur sozialen Teilhabe oder arbeitsrehabilitative Maßnahmen beinhalten.

Im Folgenden wenden wir uns nun den einzelnen Leistungen für psychisch erkrankte Erwachsene und Abhängigkeitskranke zu und stellen die einzelnen Bausteine mit ihren Finanzierungsmöglichkeiten vor.

Nicht vorgestellt werden die Leistungen für Kinder und Jugendliche. Für diese ist primär die Jugendhilfe zuständig, die auch spezielle Dienste und pädagogische Angebote für psychisch beeinträchtigte Kinder und ihre Familien vorhält. Ansprechpersonen sind die jeweils zuständigen Sozialarbeiter*innen im Allgemeinen Sozialen Dienst (ASD). Erst wenn alle ambulanten Interventionen scheitern, das Risiko einer Selbst- oder Fremdgefährdung zu hoch erscheint oder für die Abklärung das stationäre Setting erforderlich ist, erfolgt die stationäre oder teilstationäre Aufnahme in der Kinder- und Jugendpsychiatrie.

5.3 Leistungen für psychisch erkrankte Erwachsene

Für Erwachsene in psychischen Krisen und mit psychischen Erkrankungen gibt es eine breite Palette von Unterstützungsmöglichkeiten. Zu unterscheiden sind ambulante von stationären Angeboten, wobei durch das Paradigma »ambulant vor stationär« eine starke Tendenz zum Ausbau ambulanter gemeindepsychiatrischer Angebote zur Teilhabe und auch zur Behandlung besteht.

Andere Systematiken orientieren sich an den unterschiedlichen Kostenträgern, die wir bereits vorgestellt haben; da es hier viele Überschneidungen gibt, haben wir uns für eine Aufteilung entschieden, die sich an den wichtigen Funktionen orientiert: Beratung und Begleitung, Behandlung, Leistungen zur sozialen Teilhabe, Leistungen zur Teilhabe an Bildung und zur Teilhabe am Arbeitsleben sowie Pflege im Sinne der Pflegeversicherung. Die Leistungen für Menschen mit Abhängigkeitserkrankungen stellen wir in einem gesonderten Abschnitt vor. Finanzierungsgrundlagen erwähnen wir jeweils am Ende jeden Abschnitts; einen Überblick über zentrale Leistungen gibt die Abbildung A 5.2 auf Seite 142 f.

Für manche Zielgruppen gibt es spezielle Behandlungsangebote, die hier nicht genannt werden, z. B. Traumaambulanzen, Behandlungszentren für Folteropfer oder Forensische Ambulanz. Die Behandlung psychisch kranker Straftäter*innen im Maßregelvollzug wird im Kapitel A 6, »Die Rechte von Klient*innen«, angesprochen; ihnen stehen grundsätzlich die gleichen Leistungen zu, aber unter anderen Bedingungen.

5.3.1 Beratung und Begleitung

In diesem Abschnitt stellen wir Anlaufstellen vor, die niedrigschwellig und unbürokratisch von Ratsuchenden aufgesucht werden können. Viele vermitteln nach einer ersten Abklärung weiter, andere beraten und begleiten längerfristig oder leiten die passenden Maßnahmen ein. Beschäftigt sind in der Regel professionelle Mitarbeiter*innen; immer häufiger sind es auch Peers, also Psychiatrie-Erfahrene oder Angehörige, die Gespräche anbieten (vgl. Kapitel B 10, »Recoveryorientierung und Einbezug von Psychiatrie-Erfahrenen«).

Beratungsstellen Unterschiedliche Träger halten Beratungsstellen für eine bestimmte Region oder Zielgruppe vor, z. B. Ehe- und Familienberatungsstellen, Pflegestützpunkte oder Beratungsstellen für Menschen mit Abhängigkeitserkrankungen. In manchen Kommunen wurden Psychiatrie-Beschwerdestellen aufgebaut.

Bei der Ergänzenden Unabhängigen Teilhabeberatung (EUTB) wird in der Regel Beratung von Menschen mit Behinderung für Menschen mit Behinderung angeboten. In einigen Orten auch von Menschen mit Psychiatrie-Erfahrung.

Finanzierung: pauschal über Träger, Steuermittel, Spenden; Pflegestützpunkte durch die Pflegekassen, EUTB über den Bundeshaushalt

Sozialpsychiatrischer Dienst Sozialpsychiatrische Dienste (SPD oder häufiger SPDi) gehören zum Standard psychiatrischer Versorgung in allen Bundesländern, haben aber unterschiedliche Profile und Aufgaben. So stehen die Sozialpsychiatrischen Dienste in Bayern und Baden-Württemberg oft unter freier Trägerschaft und sind zuständig für die persönliche Betreuung vor allem chronisch psychisch kranker Menschen. Im Rheinland sind einige SPDis Teil der Sozialpsychiatrischen Zentren, in Baden-Württenberg an die Gemeindepsychiatrischen Zentren angeschlossen. In allen anderen Bundesländern sind die SPDis Teil der Gesundheitsversorgung der Kommunen und haben viele administrative Aufgaben. Ärzt*innen, Sozialarbeiter*innen, Verwaltungskräfte und manchmal Pflegekräfte und Psycholog*innen arbeiten zusammen; jeder SPDi ist für ein klar definiertes Einzugsgebiet zuständig.

Zu den Kernaufgaben gehören die Beratung zu und die Einleitung von Hilfen, die Abklärung von aktuellen Krisen und psychiatrischen Notfällen, die Einweisung in stationäre Behandlung nach den Unterbringungsgesetzen der Länder und die Begutachtung im Rahmen des Betreuungsgesetzes. Vermehrt müssen Anfragen des Sozialamtes, der Jobcenter und der Amtsgerichte beantwortet werden; ein Schwerpunkt sind in einigen Bundesländern die Einleitung und Prüfung von Maßnahmen der Eingliederungshilfe. Offene Sprechstunden und die Durchführung von Hausbesuchen sind Standard, manche SPDis machen Gruppenangebote. Die SPDis sind bundesweit in einem Netzwerk organisiert: www.sozialpsychiatrische-dienste.de.

Finanzierung: öffentlicher Gesundheitsdienst, PsychKG, Eingliederungshilfe

Krisen- und Notfalldienste Bereits in der Psychiatrie-Enquete wurden Anlaufstellen für Menschen in Krisen außerhalb der üblichen Öffnungszeiten gefordert. Bis heute gibt es nur wenige rund um die Uhr besetzte Krisendienste wie in Bremen, München oder Berlin. Vor allem in ländlichen Regionen haben sich Träger und Honorarkräfte für diese Aufgabe zusammengeschlossen und decken zumindest eine Telefonbereitschaft ab.

Finanzierung: fast immer über Haushaltsmittel der Kommunen, in Bayern über das Land

Abbildung A 5.2 Psychiatrische Unterstützungsangebote und ihre Finanzierungs

	Bündelung verschiedener Hilfen über das persönliche
Beratung und Begleitung	**Behandlung**
Beratungsstellen | Freiwillige Leistungen der Länder und Kommunen	Ärztliche und fachärztliche Behandlung | Nach Gebührenordnung oder pro Person und Quartal § 73 SGB V
Ergänzende unabhängige Teilhabeberatung (EUTB) | § 32 SGB IX	Ärztliche und psychologische Psychotherapie | §§ 27, 95 SGB V PsychThG
Sozialpsychiatrischer Dienst (SPDi) | In Bayern und Baden-Württemberg Träger der Eingliederungshilfe) oder öffentlicher Gesundheitsdienst oder PsychKG	Psychiatrische Institutsambulanz (PIA) | §§ 27, 118 SGB V
Suchtberatungsstellen | Freie oder öffentliche Trägerschaft	Ambulante Soziotherapie | §§ 27, 37a, 132b SGB V
Krisen- und Notfalldienste | Freiwillige Leistungen der Länder und Kommunen bzw. Spenden, in Bayern Pflichtleistung der Eingliederungshilfe	Ambulante Ergotherapie | § 37 SGB V
Selbsthilfegruppen | § 20 SGB V	Kreativtherapien Abhängig vom Setting
Laien- und Bürgerhilfe | Oft Ehrenamt	Häusliche Krankenpflege | § 37 SGB V
	Ambulante Psychiatrische Pflege (APP) | § 37 SGB V
	Besondere Versorgung | § 140 SGB V
	Klinik, Abteilung | §§ 27, 39a SGB V
	Stationsäquivalente Behandlung | § 115d SGB V
	Tageskliniken | §§ 27, 39a SGB V
	Psychosomatische Kliniken | Rentenversicherungsträger, Krankenversicherung, Berufsgenossenschaften

grundlagen

Budget § 17 SGB IX		
Leistungen zur sozialen Teilhabe	**Leistungen zur Teilhabe an Bildung und zur Teilhabe am Arbeitsleben**	**Pflege im Sinne der Pflegeversicherung**
Leistungen zur sozialen Teilhabe | **§ 113 SGB IX**	Leistungen zur Teilhabe an Bildung | **§ 79 SGB IX**	Ambulante Häusliche Pflege | **§ 36 SGB XI**
Assistenzleistungen bei der Haushaltsführung, Lebensplanung, Freizeitgestaltung, Gestaltung sozialer Beziehungen, Teilhabe am gemeinschaftlichen und kulturellen Leben, Sicherstellung der Wirksamkeit von ärztlichen und ärztlich verordneten Leistungen plus Leistungen zur Erreichbarkeit einer Ansprechperson (Betreutes Wohnen) | **§ 78 SGB IX**	Leistungen zur Teilhabe am Arbeitsleben | **49 SGB IX**	Teilstationäre Tages- und Nachtpflege | **§ 41 SGB XI**
Leistungen zum Erwerb und Erhalt praktischer Kenntnisse und Fähigkeiten in der Gemeinschaft (Tagesstätte, Beschäftigungs tagesstätte) | **§ 81 SGB IX**	Unterstützte Beschäftigung | **§ 55 SGB IX**	Verhinderungspflege | **§ 39 SGB XI**
	Rehabilitationseinrichtungen, Berufsbildungswerke, Berufsförderungswerke und Berufliche Trainingszentren | **§ 51 SGB IX**	Stationäre Pflege im Pflegeheim | **§ 43 SGB IX oder §§ 61 ff. SGB XII**
	Integrationsfachdienste | **§§ 109ff SGB IX**	
	Inklusionsfirmen | **§§ 132 ff., 215 SGB IX**	
	Leistungen im Arbeitsbereich anerkannter Werkstätten | **§§ 58, 62 SGB IX**	
	Leistungen bei anderen Leistungsanbietern | **§§ 60, 62 SGB IX**	
	Budget für Arbeit | **§ 61 SGB IX**	
	Zuverdienst | **Länderspezifische Regelungen**	

Selbsthilfe: Nach dem bewährten Vorbild der Suchthilfe entstanden auch in der Psychiatrie Selbsthilfe-Organisationen: der Bundesverband der Angehörigen psychisch Kranker (BApK, gegr. 1985), der Bundesverband der Psychiatrie-Erfahrenen (BPE, gegr. 1992), das Bundesnetzwerk Selbsthilfe seelische Gesundheit (NetzG, gegr. 2016) sowie diverse Landesverbände. Daneben gibt es das »Netzwerk Stimmenhören« sowie weitere Verbände und Gruppen für spezielle Lebenslagen, Störungen und Zielgruppen. Sie alle bieten die Teilnahme an Selbsthilfegruppen an, manchmal auch Beratung. Informationen auf www.psychiatrie.de und www.nakos.de.

Finanzierung: Spenden, Mitgliedsbeiträge, Selbsthilfeförderung SGB V, Rentenversicherung, kommunale Haushaltsmittel

Laien- und Bürger*innenhilfe Sie unterscheidet sich deutlich von der Angehörigen- und Selbsthilfebewegung, kooperiert aber eng mit dieser wie auch mit den Trägern psychiatrischer Einrichtungen und Dienste. Über die Bürger*innenhilfe entstanden vor allem im Rheinland viele Projekte; im Zuge der Sozialraumorientierung und der Gemeinwesenarbeit erhält sie neue Bedeutung. Laien arbeiten ehrenamtlich oder gegen eine Aufwandsentschädigung in Kliniken und Initiativen; sie nehmen teil am Psychose-Seminar und engagieren sich im Rahmen der Stadtteilarbeit.

Finanzierung: ungeregelt, oft ehrenamtlich

5.3.2 Behandlung ambulant und stationär

Die Begriffe Therapie und Behandlung sind austauschbar, beziehen sich aber in unserem Kontext stets auf eine psychische Störung. Diese ist zunächst von einer Ärztin bzw. einem Psychologen zu diagnostizieren. Die Diagnose ist Voraussetzung der Behandlung und der Übernahme der Kosten. Ziel der unterschiedlichen therapeutischen Verfahren ist die Heilung der Erkrankung, zumindest aber die Minderung der akuten oder längerfristigen Symptome.

Nicht nur Ärzt*innen, sondern viele weitere Professionen sind in die akute und stationäre Behandlung psychisch erkrankter Menschen involviert, die einige Besonderheiten aufweist: Es gibt wohl kein medizinisches Fach, in dem die Behandlung so schwer von den anderen Leistungen, vor allem von Pflege und Rehabilitation, abzugrenzen ist. Die Einteilung ist häufig künstlich und dem jeweils zuständigen Leistungsträger geschuldet.

Eine weitere Besonderheit prägt die psychiatrische Behandlung: Nur hier ist auch eine Behandlung ohne Leidensdruck der Patient*innen, ja sogar gegen ihren Willen möglich (vgl. Kapitel A 6, »Die Rechte von Klient*innen«).

Ärztliche Behandlung Die Hausärztin ist die erste Anlaufstelle; sie behandelt selbst oder überweist an den niedergelassenen Facharzt für Psychiatrie und Psychotherapie (gelegentlich auch noch für Neurologie und Psychiatrie). Ihre Aufgaben sind die Diagnostik, die Behandlung, auch in Form stützender Gespräche, und die Verordnung ambulanter oder stationärer Therapie.

Finanzierung: SGB V durch die Krankenkasse

Psychotherapeutische Behandlung Ärzt*innen und Psycholog*innen qualifizieren sich mit einer entsprechenden Ausbildung für die Durchführung von Psychotherapie. Psychotherapeut*innen sind entweder in Institutionen beschäftigt, z. B. in einer Ambulanz, oder lassen sich in eigener Praxis nieder. Wenn sie eine Kassenzulassung haben, können sie tiefenpsychologische, verhaltenstherapeutische und systemische Therapien in einem festgelegten Stundenkontingent auf Kosten der Krankenkasse durchführen. Sprechstunden und bei Bedarf eine Akutbehandlung sind anzubieten. Ambulante Gruppentherapien sind mittlerweile auch im Rahmen der Psychotherapie möglich.

Für Vorgespräche, sogenannte probatorische Sitzungen, ist noch keine Verordnung erforderlich. Lange Wartezeiten sind üblich. Bei Behandlung durch psychologische Psychotherapeut*innen ist ein Konsiliarbericht der behandelnden Ärztin erforderlich.

Finanzierung: SGB V nach Antrag bei der Krankenkasse

Psychiatrische Institutsambulanz (PIA) Für schwer psychisch erkrankte Patient*innen, die eine engmaschige ambulante Behandlung wünschen, steht inzwischen an jeder psychiatrischen Klinik oder Abteilung eine PIA zur Verfügung. Besonders häufig erfolgt hier die Behandlung nach der Entlassung aus einem stationären Aufenthalt. Ein multiprofessionelles Team sorgt für die medikamentöse und psychosoziale Behandlung und Betreuung; Gruppenangebote und Hausbesuche sind üblich. Die Finanzierung zusätzlicher paralleler ambulanter Leistungen (z. B. Psychotherapie, Soziotherapie) lehnt die gesetzliche Krankenversicherung (GKV) oft ab.

Finanzierung: gemäß Gebührenordnung oder als Budget pro Patient*in und Quartal nach SGB V

Ambulante Soziotherapie Viele verstehen unter Soziotherapie jede personenbezogene Unterstützungsleistung für Menschen mit schweren psychischen Störungen (vgl. Kapitel B 1, »Leitideen einer sozialpsychiatrischen Grundhaltung«). In diesem Abschnitt geht es jedoch um die vom Gemeinsamen Bundesausschuss (G-BA) definierte Leistung »Ambulante Soziotherapie«. Nur Versicherte mit schweren psychischen Störungen, insbesondere Psychosen und affektiven Störungen, die wegen der Schwere ihrer Erkrankung nicht in der Lage sind, ärztliche oder ärztlich verordnete Leistungen selbstständig in Anspruch zu nehmen, haben Anspruch auf Soziotherapie.

Der Vorteil gegenüber Leistungen der sozialen Teilhabe liegt darin, dass die Kosten der Soziotherapie unabhängig von Einkommen und Vermögen von den Krankenkassen übernommen werden. Ziele sind die gemeinsame Erarbeitung einer Behandlungsbereitschaft und die Vermeidung oder Verkürzung von Krankenhausbehandlung.

Finanzierung: §§ 27, 37a, 132b SGB V nach ärztlicher oder psychotherapeutischer Verordnung

Ambulante Ergotherapie Ergotherapie gehört zum Standardprogramm stationärer Behandlung. Ambulant wird sie von Institutsambulanzen, psychiatrischen Praxen, speziellen ergotherapeutischen Praxen oder psychosozialen Trägern angeboten. Einzeln oder in Gruppen üben die Klient*innen handwerkliche, kreative oder alltagspraktische Fähigkeiten. Es gibt spezielle Programme z. B. für das Training sozialer Fertigkeiten, aber auch kognitive Trainingsprogramme, die am PC durchgeführt werden.

Finanzierung: § 37 SGB V nach ärztlicher oder psychotherapeutischer Verordnung

Kreativtherapien Zu den Kreativtherapien gehören u.a Tanz-, Musik-, Schreib- oder Kunsttherapie. Sie werden häufig im Rahmen stationärer Klinikbehandlung angeboten, können aber vereinzelt auch ambulant z. B. in Tagesstätten wahrgenommen werden. Bei diesen Therapieformen wird das künstlerische Arbeiten als diagnostische und therapeutische Methode genutzt.

Finanzierung: im stationären Setting über Tagessätze, ansonsten auch im Rahmen der Eingliederungshilfe, z. B. , über Landesrahmenverträge geregelt

Häusliche Krankenpflege Ambulante Pflegedienste (Sozialstation) suchen Klient*innen in der häuslichen Umgebung auf, um die ärztliche Behandlung, die Medikamenteneinnahme, eine Krisenintervention sicherzustellen und Klinikaufenthalte zu vermeiden. Häusliche Krankenpflege wird von der behandelnden Ärztin verschrieben und ist unabhängig von einem Pflegegrad im Sinne der Pflegeversicherung.

Finanzierung: § 37 SGB V nach ärztlicher Verordnung

Ambulante Psychiatrische Pflege (APP) Ziele der Ambulanten Psychiatrischen Pflege sind die Vermeidung von Krankenhausaufenthalten, die Sicherung der ärztlichen Behandlung und die Krisenintervention. Die Angehörigen sind einzubeziehen. Ähnlich wie die Soziotherapie kann die APP nur bei schweren psychischen Störungen erbracht werden, Suchterkrankungen und Persönlichkeitsstörungen sind bislang ausgeschlossen. Da die Hürden für eine Zulassung als Anbieter hoch sind, ist die Versorgung nur punktuell gewährleistet. Die APP ist ein wichtiger Bestandteil vieler Modelle der Besonderen Versorgung.

Finanzierung: § 37 SGB V nach ärztlicher Verordnung

Besondere Versorgung (vormals Integrierte Versorgung) Diese hat das Ziel, die Kluft zwischen ambulanter und stationärer Behandlung für Patient*innen mit einem besonderen Hilfebedarf zu überbrücken. Bei der Besonderen Versorgung werden mit einzelnen oder mehreren Krankenkassen abgestufte Pauschalen für die Versorgung bestimmter Patient*innengruppen vereinbart. Die Patient*innen müssen eine der in den Verträgen zwischen Leistungserbringern und Krankenkassen bezeichnete ICD-10-Diagnose haben und Mitglied einer Krankenkasse sein, die einem solchen Vertrag beitritt.

Es gibt in Deutschland sehr unterschiedliche Modelle der Besonderen Versorgung, z. B. das »Netzwerk psychische Gesundheit« oder das »Hamburger Modell« für Psychose-Kranke. Typische Angebote sind Netzwerkgespräche, Krisen- und Rückzugsräume oder das Hometreatment. Beim Hometreatment erfolgt die Behandlung in der Wohnung der Patient*innen.

Finanzierung: § 140 SGB V

Psychiatrische Abteilung und Klinik Im Zuge der Psychiatrie-Reform wurden viele große psychiatrische Kliniken verkleinert oder ganz aufgelöst. Inzwischen ist die stationäre Behandlung in kleineren Häusern und vor allem in psychiatrischen Abteilungen am Allgemeinkrankenhaus die Regel. Oft gibt es eine Aufnahmestation und Stationen mit einer Spezialisierung auf Sucht, Depression oder Gerontopsychiatrie. Stets besteht eine Aufnahmeverpflichtung für ein definiertes Einzugsgebiet. Die Aufnahme erfolgt vor allem zur Krisenintervention bei Selbst- oder Fremdgefährdung, zur Diagnostik und zur Einleitung der (vor allem medikamentösen) Behandlung. Ärzt*innen, Psycholog*innen, Pflegekräfte, Sozialarbeiter*innen und weitere therapeutische Professionen arbeiten gemeinsam im multiprofessionellen Team.

Die Verweildauern sinken; 1990 waren die Patient*innen im Durchschnitt 50,9 Tage in stationärer psychiatrischer Behandlung, 2020 waren es in der Allgemeinpsychiatrie nur noch 25,6 Tage (Statista 2022).

Finanzierung: über Tagessätze nach §§ 27, 39a SGB V

Stationsäquivalente Behandlung (StäB) Ermöglicht wird die Akutbehandlung der Patient*innen zu Hause durch ein multiprofessionelles Team einer Klinik in der Pflichtversorgung. Aktuell wird die Stationsäquivalente Behandung nur in großen Städten angeboten, die Behandlung setzt einen täglichen Kontakt voraus und ist auf sechs Wochen begrenzt.

Finanzierung: § 115d SGB V

Tagesklinik Sie ist entweder Bestandteil eines Krankenhauses oder seltener eine eigenständige Einrichtung. Die Patient*innen kommen an den Werktagen morgens in die Tagesklinik, nehmen Behandlungsangebote wahr und fahren am Nachmittag wieder nach Hause. Diese teilstationäre Behandlung ergänzt oder ersetzt die Krankenhausbehandlung, verhindert den Abbruch sozialer Beziehungen und stärkt die Alltagskompetenzen.
Finanzierung: über Tagessätze nach §§ 27, 39a SGB V

Psychosomatische Klinik Dieser Einrichtungstypus ist eine deutsche Spezialität. Menschen mit psychosomatischen Störungen, z. B. Schlafstörungen, Ängsten oder Burn-out, werden für ca. sechs bis zehn Wochen in psychosomatischen Kliniken behandelt. Ausgeschlossen sind Patient*innen mit schweren Störungen wie schizophrenen oder affektiven Psychosen.

Finanzierung: Rentenversicherungsträger, (private) Krankenversicherung, Berufsgenossenschaften

5.3.3 Leistungen zur sozialen Teilhabe

Während vor Einführung des Bundesteilhabegesetzes die Leistungen zur sozialen Teilhabe häufig an eine bestimmte Wohnform gekoppelt und Bestandteil der Sozialhilfe (SGB XII) waren, sind diese nun Rehabilitationsleistungen nach SGB IX und werden unabhängig von der Wohnform erbracht. Leistungen zur sozialen Teilhabe heißen nun Assistenzleistungen.

Assistenzleistungen Hier wird unterschieden zwischen kompensatorischen Assistenzleistungen (Übernahme von Handlungen zur Alltagsbewältigung) und die Befähigung zu einer selbstständigen Alltagsbewältigung, die von Fachkräften als qualifizierte Assistenzleistungen erbracht werden. Die Assistenzleistungen zur sozialen Teilhabe sollen »eine gleichberechtigte Teilhabe am Leben in der Gemeinschaft (...) ermöglichen« oder »erleichtern« (§ 113 Abs. 1 SGB IX). Ziel ist es, »Leistungsberechtigte zu einer möglichst selbstbestimmten und eigenverantwortlichen Lebensführung im eigenen Wohnraum sowie in ihrem Sozialraum zu befähigen oder sie hierbei zu unterstützen« (ebd.).

In der Praxis werden Menschen mit einer psychischen Erkrankung, die einen Leistungsanspruch haben, z. B. im Alltag unterstützt. Sie erhalten Hilfestellung oder Anleitung bei alltagspraktischen Erledigungen wie Kochen, Einkauf, Wohnungsreiningung oder die Erledigung von Behördenpost und finanziellen Angelegenheiten. Auch die Freizeitgestaltung und die Teilhabe am gesellschaftlichen und kulturellen Leben werden unterstützt. Vielen psychisch erkrankten Menschen fällt es z. B. aufgrund von Antriebsschwierigkeiten oder Ängsten schwer, soziale Kontakte einzugehen oder zu pflegen. Hier können im Rahmen von Assistenzleistungen Hilfen z. B. in Form von motivierenden oder reflektierenden Gesprächen oder Rollenspielübungen angeboten werden. Im Bereich Freizeitgestaltung suchen Sozialarbeiter*innen nach passenden Vereinen, erfragen frühere Hobbys und begleiten z. B. die ersten Besuche eines Trainings in einem Sportverein.

Welche Hilfen genau von den Klient*innen benötigt und gewünscht werden, wird beim Erstellen des Hilfeplans ermittelt und im Gesamtplanverfahren abgestimmt (siehe Kapitel B 9 » Case Management in der sozialpsychiatrischen Eingliederungshilfe«). Wenn zusätzlich zur Eingliederungshilfe weitere Kostenträger Leistungen finanzieren sollen, spricht man nicht von einem Gesamtplanverfahren, sondern von einem Teilhabeplanverfahren.

Finanzierung: §§ 78, 81, 113 SGB IX

Betreutes Wohnen Für die Leistungserbringung wird nicht mehr unterschieden zwischen ambulanten, teilstationären und stationären Wohnformen. Die eigene Wohnung ist in der Regel der primäre Ort der Leistungserbringung, daneben gibt es die sogenannten besonderen Wohnformen, bei denen zwei oder mehr Menschen gemeinsam leben, also z. B. in einer Wohngemeinschaft oder in einem Wohnheim. Für das Betreute Wohnen sind auch Leistungen zur Erreichbarkeit einer Ansprechperson im Krisenfall möglich. Unabhängig von der konkreten Inanspruchnahme kann so eine Rufbereitschaft für den Notfall eingerichtet werden.

Eine nur in wenigen Regionen existierende Möglichkeit ist das Betreute Wohnen in Familien. Bei der »Familienpflege« sucht ein Familienpflegeteam nach geeigneten Gastfamilien, in denen die Klient*innen versorgt und engmaschig betreut werden. Die Familie erhält die »Hilfe zum Lebensunterhalt« und ein Betreuungsgeld. Sie wird von dem Team unterstützt. Dieses Modell hat sich vor allem im ländlichen Umfeld nicht nur für die langfristige Betreuung, sondern auch für die Hilfe in kritischen Lebensphasen sehr bewährt.
Finanzierung: sehr unterschiedlich, beim ambulant Betreuten Wohnen häufig § 78 SGB IX

Tagesstätte, Beschäftigungstagesstätte Tagesstätten für erwachsene psychisch Kranke sind Angebote zum Erwerb und Erhalt praktischer Kenntnisse und Fähigkeiten nach § 81 SGB IX. Manche Tagesstätten müssen an den vereinbarten Tagen verbindlich aufgesucht werden, andere stehen ähnlich wie Klubs und Treffpunkte (siehe unten) allen Besucher*innen einer Region an den Öffnungszeiten zur Verfügung. Der Aufbau einer aktivierenden Tagesstruktur durch Impulsgabe und die Vermittlung von sozialen Kontakten sind die Hauptaufgaben der Mitarbeitenden. Von einem multiprofessionellen Team werden kreative, kommunikative und psychoedukative Gruppenaktivitäten angeboten. Die Besucher*innen beteiligen sich beim Einkauf und bei der Zubereitung der gemeinsamen Mahlzeiten. Häufig sind Tagesstätten und Beschäftigungsangebote eng verknüpft

Finanzierung: länderspezifische Regelungen, festgelegt in Landesrahmenverträgen

Klubs, Treffpunkte, Kontakt- und Beratungsstellen (KBS) Diese niedrigschwelligsten Bausteine der Gemeindepsychiatrie sind fast täglich für alle geöffnet, der Besuch ist unverbindlich. Vor allem Psychiatrie-Erfahrene treffen in Kontakt- und Beratungsstellen Freunde und Bekannte, trinken Kaffee und spielen Gesellschaftsspiele. Das preiswerte Frühstück und die Kochgruppe sind besonders beliebt. Es gibt unterschiedliche Gruppenangebote, Feste werden gefeiert, Ausflüge unternommen. Häufig wird psychosoziale Beratung angeboten.

Finanzierung: sehr unterschiedlich, häufig über jährlich neu zu beantragende pauschale Zuwendungen der Kommunen

5.3.4 Leistungenzur Teilhabe an Bildung und zur Teilhabe am Arbeitsleben

Das Bundesteilhabegesetz (BTHG) hat eine neue Leistungsgruppe zur Teilhabe am Leben in der Gesellschaft eingeführt:

Leistungen zur Teilhabe an Bildung Diese umfassen Hilfen zu einer Schulbildung und zum Besuch weiterführender Schulen. Leistungen zur Teilhabe an Bildung können aber auch Hilfen zur schulischen oder hochschulischen Aus- oder Weiterbildung für einen Beruf sein.

Finanzierung: §§ 75, 112 SGB IX

Von den Leistungen zur Teilhabe an Bildung ist eine andere Leistungsgruppe abzugrenzen: Leistungen zur Teilhabe am Arbeitsleben. Psychisch erkrankte Arbeitssuchende haben denselben Status wie andere Kranke auch; sie fallen in die Zuständigkeit des SGB II, denn sie gelten grundsätzlich als erwerbsfähig, auch wenn sie vorübergehend krankgeschrieben sind.

Leistungen zur Teilhabe am Arbeitsleben Für die Integration in Arbeit sind zunächst die »persönlichen Ansprechpartner« (pAp) zuständig; häufig werden psychisch erkrankte Arbeitssuchende jedoch wie alle anderen Klient*innen mit »multiplen Vermittlungshemmnissen« an Fallmanager*innen oder das Reha-Team weiterverwiesen. Die Arbeitsagentur und das Jobcenter können Arbeitsgelegenheiten selbst vermitteln oder durch unterschiedliche Maßnahmen fördern; sie verfügen über Möglichkeiten der Beschäftigungs- und Integrationsförderung (siehe § 16 SGB II). Unterschiedliche Leistungen zur Teilhabe am Arbeitsleben

(LTA) dienen der beruflichen Rehabilitation, z. B. die Unterstützte Beschäftigung (UB) nach § 55 SGB IX, bei der die Unterstützung direkt am Arbeitsplatz erfolgt. Die unterschiedlichen Leistungen zur Teilhabe an Arbeit und Beschäftigung können hier nur kursorisch vorgestellt werden. Eine detaillierte Übersicht findet sich bei Gühne und Riedel-Heller (2015).

Ziel dieser Leistungen zur Teilhabe am Arbeitsleben ist die langfristige sozialversicherungspflichtige Beschäftigung auf dem regulären Arbeitsmarkt. Ansprechpartner*innen sind vorrangig die Berater*innen der Agentur für Arbeit, der gemeinsamen Servicestellen und die Integrationsfachdienste. Fachlich leitend sind die Prinzipien Rehabilitation vor Rente und die Unterstützung am Arbeitsplatz durch einen Jobcoach (Supported Employment, ebd., S. 56).

Finanzierung: Agentur für Arbeit oder Rentenversicherung

Rehabilitationseinrichtung für psychisch kranke und behinderte Menschen (RPK) Hierbei handelt es sich in der Regel um stationäre, seltener um ambulante ärztlich geleitete Einrichtungen. Rehabilitationseinrichtungen für psychisch kranke Menschen sind ganz auf die medizinische und berufliche Rehabilitation psychisch erkrankter Menschen ausgerichtet. Die Maßnahmen dauern in der Regel zwei Jahre.

Finanzierung: Kranken- und Rentenversicherung, Bundesagentur für Arbeit

Berufsbildungswerk (BBW) In speziellen Berufsbildungswerken absolvieren vor allem junge Menschen mit einer psychischen Störung ihre erste Berufsausbildung, die eine Beschäftigung auf dem ersten Arbeitsmarkt ermöglichen soll. Wohnplätze sind üblich.

Finanzierung: Bundesagentur für Arbeit, § 117 Abs. 1 Satz 1 Nr. 1a SGB III in Verbindung mit § 51 SGB IX sowie Renten- und Unfallversicherung

Berufsförderungswerk (BFW) Dies ist eine überregionale Einrichtung zur beruflichen Rehabilitation von psychisch Kranken, die bereits berufstätig waren. In Berufsförderungswerken werden vor allem Umschulungsmaßnahmen durchgeführt.

Finanzierung: Rentenversicherung, Berufsgenossenschaft, Bundesagentur für Arbeit, Krankenkassen

Berufliches Trainingszentrum (BTZ) Hierhin kommen psychisch Kranke, die eine Ausbildung absolviert haben und berufstätig waren, aber aufgrund wiederholter psychischer Erkrankungen eine Trainingsmaßnahme benötigen, um sich auf die Aufnahme einer Arbeit vorzubereiten. An eine dreimonatige Orientierungsphase schließt sich die zwölfmonatige Qualifizierungs- und Wiedereingliederungsphase an, die teilweise im Rahmen von Praktika außerhalb des Beruflichen Trainingszentrums stattfindet.

Finanzierung: Agentur für Arbeit, Rentenversicherung, Berufsgenossenschaft

Integrationsfachdienst (IFD) Hier werden psychisch erkrankte und behinderte Arbeitnehmer*innen, ihre Kolleg*innen und Vorgesetzten beraten. Integrationsfachdienste helfen Menschen, die als schwerbehindert gelten (oder diesen gleichgestellt sind), bei der Suche nach einem geeigneten Ausbildungs- oder Arbeitsplatz, z. B. über Praktika und Unterstützung durch Jobcoaching. Integrationsfachdienste sind in unterschiedlichen Trägerschaften organisiert, bisweilen den Werkstätten für Menschen mit Behinderungen angeschlossen und für ein definiertes Einzugsgebiet zuständig; sie können von den Rehabilitationsträgern im konkreten Einzelfall beauftragt werden.

Finanzierung: über die Integrationsämter

Inklusionsfirmen, Selbsthilfefirmen In Inklusionsfirmen arbeiten Klient*innen mit einer anerkannten Schwerbehinderung in Voll- oder Teilzeit gemeinsam mit ihren nicht behinderten Kolleg*innen. Für Menschen mit psychischer Erkrankung ist die Schwerbehinderung keine grundsätzliche Voraussetzung mehr. Die Bezahlung orientiert sich an den üblichen Tarifen. Integrationsfirmen erhalten von den Integrationsämtern einen zeitlich befristeten Lohnzuschuss. Auch in regulären Unternehmen gibt es Integrationsabteilungen oder Integrationsarbeitsplätze für einzelne behinderte Klient*innen, die von den Integrationsämtern gefördert werden.

Finanzierung: Integrations- bzw. Inklusionsämter, Sonderförderungsprogramme und kommunale Zuschüsse

Werkstätten für Menschen mit Behinderung (WfbM) Diese Einrichtung ist traditionell auf die Förderung und Beschäftigung geistig und körperlich Behinderter ausgerichtet. Viele Werkstätten für Menschen mit Behinderung haben spezielle Projekte für seelisch Behinderte oder ausgelagerte Arbeitsplätze in Unternehmen des ersten Arbeitsmarktes (»virtuelle Werkstatt«). Schwerst- und Mehrfachbehinderte besuchen spezielle Fördergruppen.

Finanzierung: Das Arbeitsentgelt in der WfbM ist sehr unterschiedlich und wird durch einen Steigerungsbetrag aufgestockt, dessen Höhe von der individuellen Arbeitsleistung abhängt. Die Betreuungskosten werden für den Eingangs- und Berufsbildungsbereich von der Agentur für Arbeit geklärt und meist auch übernommen. Im Arbeitsbereich und in den Fördergruppen erfolgt die Übernahme der Kosten durch den Träger der Eingliederungshilfe.

Andere Leistungsanbieter Menschen mit Behinderung, die Anspruch auf einen Werkstattplatz haben, können auch zu vergleichbaren Bedingungen bei anderen öffentlichen und privaten Leistungsanbietern beschäftigt werden. So wird die Integration auf den ersten Arbeitsmarkt unterstützt. Die Anderen Leistungsanbieter benötigen, anders als eine WfbM, keine förmliche Anerkennung, von den Kostenträgern werden aber Prüfungs- und Leistungsvereinbarungen geschlossen oder Fachkonzepte entwickelt.

Finanzierung: §§ 60, 62 SGB IX

Budget für Arbeit Auch über das Budget für Arbeit kann eine Beschäftigung auf dem ersten Arbeitsmarkt ermöglicht werden. Dieses Angebot gilt ebenfalls nur für Menschen, die ein Recht auf eine Beschäftigung in einer Werkstatt für Menschen mit Behinderung haben. Voraussetzung zur Förderung ist eine sozialversicherungspflichtige Anstellung auf dem allgemeinen Arbeitsmarkt. Neben einer Assistenz, die die Leistungsberechtigten unterstützt, hat der Arbeitgeber Anspruch auf einen Lohnkostenzuschuss.

Finanzierung: § 61 SGB IX

Zuverdienstprojekte Die Klient*innen arbeiten bei Zuverdienstprojekten stundenweise z. B. in einer Kantine, einer Gärtnerei oder einem Laden eines Trägers mit und erhalten ein geringfügiges Entgelt, das oft die Rente oder Grundsicherung ergänzt. Die Anzahl der Stunden und die Höhe des anrechnungsfreien Zuverdienstes sind individuell und regional sehr unterschiedlich.

Finanzierung: länderspezifische Regelungen

5.3.5 Pflege ambulant, teilstationär und stationär

Die Pflege psychisch Kranker, die einen Pflegegrad im Sinne der Pflegeversicherung (SGB XI) haben, erfolgt in der eigenen Wohnung, in teil- oder vollstationären Einrichtungen. Nicht immer fällt die Abgrenzung zu den Leistungen der Eingliederungshilfe leicht. Der Träger der Eingliederungshilfe ist aber gehalten, wenn es Anzeichen für eine Pflegebedürftigkeit im Sinne des SGB XI gibt, die Pflegekasse am Gesamtplanverfahren zu beteiligen.

Häusliche Pflege Mit der Einführung eines neuen Pflegebedürftigkeitsbegriffs im Pflegestärkungsgesetz II im Jahre 2017 hat sich für Menschen mit psychischer Erkrankung der Zugang zu häuslichen Pflegeleistungen im Rahmen der Pflegeversicherung verbessert. Ambulante Pflegedienste suchen ihre Patient*innen in der häuslichen Umgebung auf, um sie und ihre pflegenden Angehörigen u. a. bei der Gestaltung des Alltagslebens und sozialer Kontakte, bei der Selbstversorgung und bei der Bewältigung krankheitsbedingter Belastungen zu unterstützen.

Finanzierung: § 36 SGB XI

Tagespflege (teilstationär) Flächendeckend stehen als Einrichtungen der Tagespflege geriatrische und gerontopsychiatrische Tagesstätten zur Verfügung. Die Klient*innen werden zu Hause abgeholt. Mahlzeiten werden gemeinsam eingenommen, zahlreiche Angebote dienen der Aktivierung und Sinnstiftung. Angebote der Kurzzeitpflege mit 24-Stunden-Betreuung dienen der Entlastung von Angehörigen oder der Überbrückung von Notlagen.

Finanzierung: § 41 SGB XI und bzw. oder als Hilfe zur Pflege nach §§ 61 ff. SGB XII

Verhinderungspflege Sind pflegende Angehörige vorübergehend an der Pflege verhindert (z. B. Krankheit), kann eine Sozialstation die Pflege ambulant übernehmen oder eine temporäre stationäre Pflege erfolgen.

Finanzierung: § 39 SGB XI

Stationäre Pflege Viele psychisch kranke Menschen leben »fehlplatziert« in Pflegeheimen. Besonders für schwierige Klient*innen findet sich oft kein Platz im gemeindepsychiatrischen System, manchmal werden sie sogar in ein anderes Bundesland abgeschoben. Einige Heime haben geschlossene Plätze für Klient*innen mit einem Unterbringungsbeschluss nach § 1906 BGB. Manche Pflegeheime nehmen auch Klient*innen ohne Pflegegrad, aber mit einer Empfehlung des Medizinischen Dienstes der Krankenkassen (MDK) auf; die Kostenübernahme muss dann beim Sozialhilfeträger über das SGB XII als stationäre Hilfe zur Pflege beantragt werden.

Finanzierung: § 43 SGB XI und bzw. oder als Hilfe zur Pflege nach §§ 61 ff. SGB XII

Hilfe zur Pflege Hierbei handelt es sich um eine Geldleistung der überörtlichen Sozialhilfeträger (SGB XII). Die Hilfe zur Pflege kann beantragt werden, wenn die Pauschalen der Pflegeversicherung die Kosten der Pflege nicht decken oder die Klient*innen den Fehlbetrag nicht durch eigenes Einkommen bezahlen können und die Differenz auch nicht im Rahmen der Unterhaltspflicht von den Angehörigen übernommen werden kann.

5.4 Leistungen für Abhängigkeitskranke

Erst 1968 wurde die Alkoholabhängigkeit in einem Grundsatzurteil des Bundessozialgerichts als Krankheit anerkannt. Noch in den 1970er Jahren wurde postuliert, Suchtkranke müssten sich erst an einem Tiefpunkt befinden, bevor sie den nötigen Leidensdruck haben, um abstinent zu werden. Ein alternatives Behandlungsziel schien nicht möglich. Inzwischen ist klar: Abhängige können in jeder Phase der Erkrankung abgeholt werden, deshalb sind immer wieder neue Angebote sinnvoll. »Harm reduction« hat Vorrang. Hier hat sich die Behandlung mit Ersatzstoffen (Substitution) bewährt. Rückfälle werden als Chance gesehen, sogar mäßiges oder kontrolliertes Trinken werden als Behandlungsziele akzeptiert.

Für Menschen mit Abhängigkeitserkrankungen hat sich das System der Suchthilfe etabliert, das neben dem Hilfesystem für psychisch kranke Menschen besteht. Die Kooperation funktioniert regional unterschiedlich gut und hängt oft von den persönlichen Beziehungen der Mitarbeitenden ab. Da je nach konsumierter Substanz ca. 20–70% aller Klient*innen an einer Doppeldiagnose leiden, besteht zwangsläufig ein fließender Übergang zwischen den beiden Hilfesystemen. Vor allem die Leistungen zur sozialen Teilhabe öffnen sich zunehmend den Klient*innen, die sowohl an einer psychischen Störung als auch unter einer Abhängigkeit leiden. Auch für diese Zielgruppe gibt es inzwischen spezialisierte Angebote.

Suchtberatungsstellen In freier oder öffentlicher Trägerschaft beraten und begleiten Sozialarbeiter*innen und Psycholog*innen Menschen mit einem problematischen Konsum insbesondere von Alkohol und Medikamenten, aber auch ihre Angehörigen. Illegale Drogen, vor allem Cannabis, Heroin, Kokain und Crystal Meth gehören manchmal in das Spektrum, viele Suchtberatungsstellen haben sich spezialisiert. Auch für stoffungebundene Süchte (Essstörungen, Glücksspiel, Internet) gibt es Angebote. Häufig werden moderierte Gruppen angeboten und es besteht eine Kooperation mit den regionalen Selbsthilfegruppen und den Krankenhäusern.

In der offenen Sprechstunde lassen sich vor allem Menschen beraten, die Hilfe auf dem Weg zur Abstinenz suchen. Suchtberatungsstellen können in eine ambulante oder stationäre Entwöhnungstherapie vermitteln. Ein Mindestmaß an eigener Motivation zur Veränderung ist Voraussetzung.

Für die Konsument*innen illegaler Drogen wird vor allem in großen Städten ein eigenständiges System vorgehalten: Es gibt mobile Drogenberatung an Brennpunkten wie z.B. Bahnhöfen mit Spritzenvergabe und medizinischer Versorgung, niedrigschwellige Räume für den sicheren Konsum (Fixer*innenstuben), Kriseneinrichtungen, Notunterkünfte und Therapievermittlung.

Drogenberatungsstellen sind auch die ersten Anlaufstellen für Substitution. Die Vergabe des Ersatzstoffs, z.B. Methadon oder Subutex, erfolgt in speziellen ärztlichen Praxen, in denen die Klient*innen täglich vorsprechen müssen. Die begleitende psychosoziale Beratung (PSB) während der Substitution wird häufig von Suchtberatungsstellen angeboten. In wenigen Ambulanzen und Praxen wird der Originalstoff (Heroin) vergeben.

Finanzierung: Die psychosoziale Beratung im Rahmen der Substitution ist eine Leistung der Eingliederungshilfe; spezielle niedrigschwellige Angebote wie

Streetwork und Spritzenräume werden pauschal über Zuwendungen des Landes oder der Kommune und durch Spenden finanziert.

Selbsthilfe Abstinente Alkoholabhängige haben – lange vor den Psychiatrie-Erfahrenen – das Konzept der Selbsthilfegruppen entwickelt. Es hat sich bewährt, die Wirksamkeit ist erwiesen. Ausgehend von der Gründung der »Anonymen Alkoholiker« (AA) 1935 in den USA existiert inzwischen weltweit ein dichtes Netz von Organisationen und Gruppen mit unterschiedlichen Ansätzen. Grundprinzipien sind stets die Niedrigschwelligkeit und die Anonymität, fast immer gibt es Grundsätze oder Regeln, die durch die Zugehörigkeit zu einer emotional bindenden Gemeinschaft zur Festigung führen. Es gibt Gruppen für Angehörige (z. B. Al-Anon) und Drogenabhängige (Narcotics Anonymous).

Finanzierung: Selbsthilfeförderung nach § 20c SGB V, außerdem finanzielle Förderung durch die Reha-Träger, durch Länder und Kommunen sowie Spenden

Ambulante Entzugsbehandlung Viele Suchtberatungsstellen führen in Kooperation mit Ärzt*innen eine ambulante Entzugsbehandlung durch; für das Angebot der medizinischen Rehabilitation stehen Mitarbeiter*innen mit einer entsprechenden Zusatzausbildung zur Verfügung.

Finanzierung: auf Antrag über die entsprechenden Kostenträger (Krankenkasse oder Rentenversicherung)

Stationäre Entzugsbehandlung Fast die Hälfte aller Aufnahmen in stationäre Krankenhausbehandlung erfolgt wegen des schädlichen Konsums oder der Abhängigkeit von psychotropen Substanzen, insbesondere von Alkohol. Für den Entzug finanzieren die Krankenkassen einen Aufenthalt von ein bis zwei Wochen. Die »qualifizierte Alkoholentzugsbehandlung« erfolgt vor allem auf psychiatrischen Stationen und dauert ca. drei Wochen. Manche Kliniken nehmen niedrigschwellig auf, andere führen zur Prüfung der Motivation Vorgespräche und verlangen die Vorlage einer ärztlichen Einweisung oder die Kostenübernahme der Krankenkasse. Natürlich werden Notfälle nicht abgewiesen. Falls erforderlich, wird der körperliche Entzug medikamentös gestützt.

Nach Abklingen der Entzugssymptomatik werden die Patient*innen umfassend zum Thema Sucht informiert; externe Selbsthilfegruppen stellen sich vor. Die Sozialarbeiter*innen des Sozialdienstes beraten und klären bei sozialen Problemlagen, z. B. Mietrückständen oder Wohnungslosigkeit. Vor allem aber helfen sie bei der Einleitung einer ambulanten oder stationären Entwöhnungstherapie. Die Entgiftung von illegalen Drogen erfolgt in speziellen Suchtfachkliniken oder in psychiatrischen Abteilungen.

Finanzierung: Krankenkasse nach SGB V

Entwöhnung Der Antrag beim Rentenversicherungsträger auf Übernahme der Kosten für diese medizinische Rehabilitationsmaßnahme wird häufig während der Entzugsbehandlung oder in einer Suchtberatungsstelle mithilfe der Sozialarbeiterin gestellt. Sie hilft auch bei der Suche nach einer geeigneten Einrichtung. Der Nachweis der Versicherungszeiten, ein ärztliches Gutachten und der Sozialbericht müssen vorliegen, die Aussicht auf Wiederherstellung der Erwerbsfähigkeit muss bescheinigt werden. Ziele der Entwöhnungsbehandlung, die fast immer noch stationär in spezialisierten Kliniken erfolgt, sind, die Funktionsfähigkeit der Abhängigkeitskranken in Alltag und Beruf zu verbessern und die Abstinenz zu stabilisieren.

Immer noch werden viele Entwöhnungsbehandlungen in Suchtkliniken fernab vom Lebensfeld der Klient*innen durchgeführt, zunehmend häufiger erfolgt die Behandlung jedoch im regionalen System der Suchthilfe. Beides hat Vor- und Nachteile. Nachsorge in Form von Gesprächen ist Bestandteil der Therapie; manche Klient*innen wohnen für einige Monate zur »Anpassung« (Adaption) an den Alltag in einer betreuten Adaptionseinrichtung.

Finanzierung: Bei Alkohol, Medikamenten, Drogen und pathologischem Glücksspiel vorrangig der Rentenversicherungsträger, nachrangig (und bei nicht stoffgebundenen Abhängigkeiten) die Krankenkasse, zuletzt Sozialhilfe; viele private Krankenversicherungen schließen Sucht aus.

Suchtambulanz Analog zur psychiatrischen Institutsambulanz gibt es in vielen größeren Kliniken auch Suchtambulanzen. Diese bieten u. a. qualifzierte ambulante Entzugsbehandlung, Gruppentherapie, Ergotherapie und medikamentengestützte und psychotherapeutische Rückfallprophylaxe.

Finanzierung: Krankenkasse

Leistungen zur sozialen Teilhabe, zur Teilhabe an Bildung und zur Teilhabe am Arbeitsleben Die gesamte Palette der ambulanten Unterstützung wird auch für Abhängigkeitserkrankte vorgehalten: die Unterstützung in der eigenen Wohnung oder der Wohnung des Trägers, in der Wohngruppe, im Wohnverbund oder in einer besonderen Wohnform (früher: Wohnheim). Manchmal ist Abstinenz eine Bedingung, immer häufiger wird der Konsum individuell ausgehandelt.

Leistungen der Pflege Nicht wenige Suchtkranke leiden unter multiplen körperlichen und psychischen Erkrankungen in der Folge des Alkoholkonsums; für sie wurde der Terminus CMA (chronisch mehrfachgeschädigte Alkoholabhängige) eingeführt. Häufig benötigen sie ambulante oder stationäre Hilfe zur Pflege. Leider leben auch viele jüngere Suchtkranke fehlplatziert in Pflegeheimen.

Finanzierung: SGB XI, SGB XII

Wohnungslosenhilfe Etwa 90% aller Bewohner*innen von Einrichtungen der Wohnungslosenhilfe sind psychisch krank, vor allem suchtkrank (Bäuml 2016). Somit gehören die Angebote der Wohnungslosenhilfe indirekt zu den wichtigsten Leistungen für psychisch erkrankte Menschen, obwohl ihre Aufgabe die Überwindung »besonderer sozialer Notlagen« (§ 67 SGB XII) ist. Leistungen der Eingliederungshilfe sind zwar vorrangig zu gewähren, viele wohnungslose Klient*innen lehnen aber das Etikett »psychisch krank« ab und ebenso die Leistungen der Gemeindepsychiatrie.

Finanzierung: Die Finanzierung erfolgt im Rahmen der Daseinsfürsorge der Kommunen durch die Sozialhilfe; Maßnahmen nach § 67 SGB XII werden häufig über die Soziale Wohnhilfe vermittelt und unabhängig vom Einkommen im Rahmen des SGB XII finanziert.

5.5 Zusammenfassung

Im Zuge der Psychiatrie-Reform wurde in Deutschland von vielen unterschiedlichen Akteuren und Initiativen ein vielfältiges gemeindepsychiatrisches Hilfenetz aufgebaut. Im Zentrum steht inzwischen nicht mehr die stationäre Behandlung in Krankenhäusern und Heimen, sondern die für jeden einzelnen Menschen angemessene Unterstützung, vorrangig in der eigenen Wohnung. Hier wirken die Vorgaben der UN-Behindertenrechtskonvention (UN-BRK) und des Bundesteilhabegesetzes (BTHG).

Wir haben Ihnen in diesem Kapitel ein expandierendes und sich ständig weiterentwickelndes Feld vorgestellt, das vor allem Sozialarbeiter*innen viele Arbeitsplätze mit einem ganzen Spektrum spannender Tätigkeiten bietet. Es lohnt sich, das System der gemeindepsychiatrischen Hilfen in der Praxis kennenzulernen, weil viele der eher trocken und bürokratisch wirkenden Leistungen erst in der persönlichen Begegnung wirklich zu erfassen sind. Und: Nur wer das gemeindepsychiatrische Hilfesystem gut kennt, kann psychisch Kranke und ihre Angehörigen beraten, die passenden Leistungen vermitteln und sie bei der Durchsetzung von Ansprüchen unterstützen.

Ilse Eichenbrenner *ist Sozialarbeiterin und beteiligt am Berliner Archiv für Sozialpsychiatrie.*

Ilja Ruhl*, Soziologe M.A. und Sozialarbeiter M.A., arbeitet bei einem gemeindepsychiatrischen Träger in Berlin als Qualitätsmanagementbeauftragter.*

5.6 Vertiefungsmöglichkeiten

... 5.6.1 Internet

Wo finde ich was? Wegweiser für die Suche nach regionalen Angeboten aus TheraPart. https://psychiatrie-verlag.de/wp-content/uploads/2021/02/INFO-Ueber_Regionale-Angebote.pdf

REHADAT – Wissen zur beruflichen Teilhabe. https://www.rehadat.de/

Psychiatrie in Deutschland – Strukturen, Leistungen, Perspektiven. Bericht der AG Psychiatrie der Obersten Landesgesundheitsbehörden an die Gesundheitsministerkonferenz 2012. https://www.gesundheit.bremen.de/sixcms/media.php/13/AOLG%20Bericht%20Psychiatrie.pdf

Wohnungslos = psychisch krank? Ergebnisse der SEEWOLF-Studie 2014. http://www.mri.tum.de/node/2685

5.6.2 Literatur

Konrad, M. (2022): Die Assistenzleistung. Die universelle Leistung der Eingliederungshilfe. Köln: Psychiatrie Verlag.

Giertz, K.; Große, L.; Röh, D. (2022): Soziale Teilhabe professionell fördern. Grundlagen und Methoden der qualifizierten Assistenz. Köln: Psychiatrie Verlag.

Rosemann, M.; Konrad, M. (Hg.) (2020): Selbstbestimmtes Wohnen kompakt. Köln: Psychiatrie Verlag.

5.7 Fragen und Übungen

1. Recherchieren Sie die konkreten psychiatrischen Unterstützungsangebote vor Ort: Welche Einrichtungen und Beratungsangebote gibt es und welche Gremien dienen ihrer Steuerung?
2. An welcher Stelle können Sozialarbeiter*innen Weichen stellen, Stigmatisierung von psychisch Kranken verhindern und Inklusion fördern?
3. Was spricht für oder gegen wohnortnahe Rehabilitationseinrichtungen für Abhängigkeitserkrankte?

5.8 Referenzen

BAG GPV (2019): Qualitätsstandards für Gemeindepsychiatrische Verbünde in der BAG GPV. https://www.bag-gpv.de/fileadmin/downloads/Qualitaetsstandards_BAG_GPV_ueberarb.22.03.19.pdf (11.06.2022).

Bäuml, J. (2016): Wohnungslosenhilfe – »Psychiatrie light« für die von der Psychiatrie »Vergessenen«? Ergebnisse der SEEWOLF-Studie in München. Kerbe 34 (1), S. 30–33.

Gühne, U.; Riedel-Heller, S. G. (2015): Die Arbeitssituation von Menschen mit schweren psychischen Erkrankungen. Hg. von DGPPN und Gesundheitsstadt Berlin GmbH. https://www.dgppn.de/_Resources/Persistent/6f086cca1fce87b992b2514621343930b0c398c5/Expertise_Arbeitssituation_2015-09-14_fin.pdf (20.06.2022).

Gühne, U.; Quittschalle, J.; Kösters, M.; Riedel-Heller, S. G. (2021): TheraPart direkt. Psychosoziale Therapien für eine verbesserte Partizipation am gesellschaftlichen Leben. Psychosoziale Arbeitshilfen. Köln: Psychiatrie Verlag.

Marschner, R.; Brosey, R. (2022): Rechtliche Grundlagen psychiatrischer Arbeit. Stuttgart: utb/Psychiatrie Verlag.

Statista (2022): Durchschnittliche Verweildauer in deutschen Krankenhäusern nach medizinischer Fachabteilung im Jahr 2020. https://de.statista.com/statistik/daten/studie/369355/umfrage/verweildauer-in-deutschen-krankenhaeusern-nach-medizinischen-fachabteilungen/ (08.07.2022).

6 Die Rechte von Klient*innen

Dagmar Brosey und Margret Osterfeld

Sie werden im folgenden Kapitel die rechtlichen Grundlagen der Sozialen Arbeit mit Menschen im Kontext der Psychiatrie kennenlernen. Leitend sind die Grundrechte und natürlich auch die Menschenrechte, die durch die UN-Behindertenrechtskonvention konkretisiert werden Der Schwerpunkt liegt auf der Darstellung der Aufgaben und Grenzen rechtlicher Unterstützung und Vertretung durch rechtliche Betreuung und Vollmacht. Auch die in den Landesgesetzen über Hilfen und Schutzmaßnahmen bei psychischer Erkrankung normierten Pflichten und die deutlich markierten Grenzen von Zwangsmaßnahmen werden dargelegt. Hierbei wird zudem – auch anhand von akuten Fällen von Suizidalität oder Fremdgefährdung – die erforderliche Abwägung von Grund- und Schutzrechten diskutiert.
Schlagworte: **Selbstbestimmung, Unterstützte Entscheidungsfindung, Rechtliche Betreuung, Vollmacht, Unterbringung, Zwangsbehandlung**

6.1 Soziale Arbeit als Menschenrechtsprofession

Die Rechte der Klient*innen sind in vielfältiger Weise für die Soziale Arbeit handlungsleitend. Der schmale Grat zwischen Hilfe und Eingriff kumuliert in der Frage nach der Legitimität von Zwangsmaßnahmen, die sich in Fällen von schwerer Selbst- und Fremdgefährdung stellen kann.

Die Rechte von Menschen mit psychischen Erkrankungen werden auch viele Jahre nach der Psychiatrie-Enquete aus dem Jahr 1975 immer noch unterschätzt und missverstanden. Fremd- und Selbstgefährdung dienen als Schlagwort für Interventionen, ohne dass der Erheblichkeit der Gefahr auf den Grund gegangen wird oder gar Ursachen für das Verhalten gesucht werden. Die Soziale Arbeit als Menschenrechtsprofession kann zur Verwirklichung der Menschenrechte gerade auch im Umgang mit Ärzt*innen und Pflegenden, aber auch mit Angehörigen und rechtlichen Betreuer*innen einen wichtigen Beitrag leisten. Dazu gehört es, dass Sozialarbeiter*innen in Beratungssituationen Klient*innen gegebenenfalls unter Zuhilfenahme eines aktuellen Gesetzestextes und eines Gesetzeskommentars über die Rechtslage kundig und adressat*innengerecht informieren und ihre Entscheidungen besonders daraufhin überprüfen, ob diese in Einklang mit den Gesetzen stehen. Auf dieser Basis können auch Beschwerdewege aufgezeigt werden. Die Gesetze geben allen professionellen Akteur*innen klare Pflichten und den Klient*innen Rechte, die im Lichte der Grund- und Menschenrechte auszulegen und anzuwenden sind.

Menschen in psychischen Krisen können durchaus in Situationen von Hilflosigkeit und Verwirrung geraten, die zu ihrem eigenen Schutz oder zum Schutz anderer Menschen einen Eingriff in ihre Freiheitsrechte oder das Recht auf körperliche Unversehrtheit rechtfertigen können. Sozialarbeiter*innen müssen in diesen oftmals sehr dramatischen Situationen sowohl die Selbstbestimmungsrechte von Klient*innen vertreten und schützen als auch Verantwortung für Menschen übernehmen, die möglicherweise keine eigenverantwortlichen Entscheidungen mehr treffen können und sich dadurch selbst in Gefahr bringen.

Die Grundrechte sind im Grundgesetz (GG) verankert und wurden menschenrechtlich durch das Übereinkommen der Vereinten Nationen über die Rechte von Menschen mit Behinderungen (UN-BRK) gestärkt und konkretisiert. Dass Grundrechte zum Lebens- und Gesundheitsschutz umfassend und schnell eingeschränkt werden können, hat die Corona-Pandemie gezeigt – und auch, wie wichtig hierbei der Grundsatz der Verhältnismäßigkeit ist.

6.1.1 Die Bedeutung des Grundgesetzes

Das Grundgesetz versteht sich als das eines sozialen Rechtsstaats (Art. 20 GG) und garantiert in Art. 1 GG die Unantastbarkeit menschlicher Würde. Zusammen mit den Freiheitsgarantien von Art. 2 GG bedeutet dies, dass jede Person bei einem Höchstmaß an Gleichbehandlung (Art. 3 GG) durch den Staat die Achtung der Fortbewegungsfreiheit, des Rechts auf Unversehrtheit des Körpers und der Persönlichkeit genießt und selbst darüber entscheiden darf, wann und in welchem Maße sie Hilfe in Anspruch nehmen will oder nicht – jeder Mensch hat Abwehrrechte. Gleichzeitig hat jeder Mensch einen Anspruch auf Unterstützung und Schutz und der Staat hat die Pflicht, diesen Schutz zu gewährleisten.

Jede Beschränkung der Fortbewegungsfreiheit und jede ärztliche Behandlungsmaßnahme gegen oder ohne den Willen der Patient*innen stellen erhebliche Eingriffe in die Grundrechte dar. Auch die Wegnahme von Gegenständen und/oder die fehlende Möglichkeit, das Internet zu nutzen, können Rechtsverletzungen darstellen.

- Sämtliche Eingriffe in die Grundrechte bedürfen einer gesetzlichen Legitimation unter Wahrung des verfassungsrechtlichen Grundsatzes der Verhältnismäßigkeit. Das bedeutet, dass jede Unterbringung, Fixierung und Behandlung an folgenden Kriterien zu messen ist:
- Erfüllt die Maßnahme einen legitimen Zweck – zum Schutz des Körpers oder des Lebens der betroffenen Person oder im Ausnahmefall zum Schutz Dritter?
- Ist die Maßnahme geeignet, die festgestellte Gefahr abzuwenden?
- Kann die Gefahr nicht durch andere, mildere Mittel abgewendet werden?
- Wurden die Belastungen durch die Maßnahme für die betroffene Person mit dem Grad und der Wahrscheinlichkeit des befürchteten Gefahreneintritts abgewogen und welche Risiken und Nebenwirkungen gibt es durch die Maßnahme?

Wegen der Bedeutung dieser Grundrechte und der Intensität solcher Grundrechtseingriffe stehen Maßnahmen zusätzlich unter der Kontrolle der Gerichte (Art. 104 GG). Das heißt, um eine Freiheitsentziehung oder eine Zwangsbehandlung zu legitimieren, ist eine gerichtliche Entscheidung – zumeist durch das Betreuungsgericht – herbeizuführen (§§ 312 ff. FamFG).

6.1.2 Die UN-Behindertenrechtskonvention

Die UN-Behindertenrechtskonvention (UN-BRK) wurde 2009 vom deutschen Bundestag und Bundesrat ratifiziert und hat seitdem Gesetzeskraft. Sie steht damit neben anderen Gesetzen und beinhaltet, dass in Deutschland für Menschen mit Behinderungen Teilhabe und Partizipation zu sichern sind. Auch psychische Erkrankungen werden von dem Behinderungsbegriff der Konvention erfasst. Dieser Personenkreis erfährt immer noch Ausgrenzung, Diskriminierung und Stigmatisierung, sodass die UN-BRK eine Chance bietet, auch in der Psychiatrie einen Paradigmenwechsel einzuleiten, der vom Konzept der Integration behinderter Menschen zum Konzept der Inklusion führt und von Wohlfahrt und Fürsorge zur Selbstbestimmung und zu personenzentrierter Unterstützung. Menschen mit Behinderungen werden von Objekten der Fürsorge zu Rechtssubjekten, die über ihr Leben selbst bestimmen (Lipp 2012).

Der zentrale Gedanke, dass Menschen mit Beeinträchtigungen ihre rechtliche Handlungsfähigkeit selbst ausüben können, wird bei Menschen mit psychiatrischen Diagnosen immer wieder infrage gestellt. Die Handlungsfähigkeit bezieht sich auf alle Formen rechtlichen Handelns, die in unserem Rechtssystem in Geschäftsfähigkeit, Deliktsfähigkeit, Einwilligungsfähigkeit und Testierfähigkeit unterteilt werden. Die UN-BRK will die Ausübung der eigenen Handlungsfähigkeit durch das Konzept der Unterstützten Entscheidungsfindung sichern (»supported decision making«). Damit soll die »ersetzende Entscheidung« (»substitute decision making«) eines Dritten im vermeintlichen besten Interesse des Menschen mit Beeinträchtigung abgeschafft werden. Die Unterstützte Entscheidungsfindung berücksichtigt den Willen, die Wünsche und die Präferenzen von Betroffenen und orientiert sich, wenn die Entscheidungsfähigkeit eingeschränkt oder aufgehoben ist, an dem in einer antizipierten Erklärung verfügten Willen (Patientenverfügung) oder hilfsweise dem mutmaßlichen Willen, so wie es das Betreuungsrecht bereits verlangt. Derzeit bestehen da Defizite (Matta u. a. 2018), die sich darin zeigen, dass Betreuer*innen auch dann vertreten, wenn es nicht erforderlich ist, und die Möglichkeiten der Unterstützung und Partizipation der Betroffenen nicht hinreichend nutzen.

Die UN-BRK hat maßgeblich zur Reform des Betreuungsrechts zum 01.01.2023 beitragen. Dadurch wird z. B. in § 1821 BGB der Vorrang der Unterstützung und der Wünsche von Menschen mit Betreuung vor stellvertretenden Entscheidungen klar herausgestellt. Damit verbunden ist auch die Streichung des Begriffs Wohl, der in der Vergangenheit zu häufig nicht im Sinne der Betroffenen verstanden wurde.

EXKURS

Unterstützte Entscheidungsfindung

Nach Art. 3 Nr. 1 UN-BRK gehören die Achtung der dem Menschen innewohnenden Würde, seine individuelle Autonomie, einschließlich der Freiheit, eigene Entscheidungen zu treffen, zu den Grundsätzen der UN-BRK, auch wenn Menschen mit Behinderungen dazu gegebenenfalls Unterstützung benötigen. Mithilfe der Unterstützten Entscheidungsfindung wird das Recht auf gleiche Anerkennung vor dem Recht von Menschen mit Behinderungen gewährleistet, die durch innere oder äußere Faktoren in der Verwirklichung ihrer Selbstbestimmung eingeschränkt sind oder darin eingeschränkt werden (Brosey 2014, S. 211 ff.). Die Unterstützte Entscheidungsfindung soll gewährleisten, dass Dritte die Rechte,

den Willen oder die Präferenzen von Menschen mit Behinderung zur Kenntnis nehmen, achten und umsetzen. Überdies ist sicherzustellen, dass es nicht zu Interessenkonflikten und missbräuchlicher Einflussnahme kommt (Art. 12 Abs. 4 UN-BRK).

Die Unterstützte Entscheidungsfindung hat das Ziel, Menschen mit Behinderungen dabei zu unterstützen, rechtserhebliche Entscheidungen zu treffen und anderen mitzuteilen, um selbst rechtwirksam zu handeln: Verträge, Kündigungen, Einwilligungen in ärztliche Behandlungen und vieles mehr. Dazu können unterschiedliche, personenzentrierte methodische Vorgehensweisen zur Anwendung kommen (Stoy & Tolle im Druck).

Unterstützte Entscheidungsfindung kann sowohl für informelle als auch für formelle Arrangements von unterschiedlicher Art und Intensität relevant sein. Hierzu gehören auch familiäre oder ehrenamtliche Hilfen, soziale Dienstleistungen und die Rechtsinstitute mit Vertretungsbefugnis (Rechtliche Betreuung, Vorsorgevollmacht). Auch bei einer Vertretungsbefugnis gilt der Vorrang der Unterstützten Entscheidungsfindung. Muss die vertretungsbefugte Person eine Entscheidung für die unterstützungsbedürftige Person treffen, weil eine Unterstützung zur Entscheidungsfindung nicht möglich ist und keine antizipierte Erklärung wie z. B. eine Patientenverfügung vorliegt, so muss sie den mutmaßlichen Willen ermitteln und feststellen.

6.2 Medizinische Behandlung und Untersuchung

Im psychiatrischen Kontext nehmen Fachärzt*innen für Psychiatrie und oft auch Hausärzt*innen eine bedeutsame Rolle ein. Sie sind im besten Fall Vertrauenspersonen, weshalb das Recht der freien Arztwahl, die verständliche und sorgfältige Aufklärung über Diagnosen und Behandlungsmöglichkeiten sowie die Schweigepflicht für Klient*innen wichtig sind. Das Recht auf Akteneinsicht eröffnet Patient*innen und deren rechtlicher Vertretung ferner Möglichkeiten der Kontrolle und Beschwerde.

6.2.1 Freie Arztwahl

Alle gesetzlich Krankenversicherten haben ein Recht auf freie Arztwahl (§ 76 SGB V), und das auch dann, wenn sie in einer besonderen Wohnform oder Wohngruppe wohnen, dessen Träger sich vertraglich an eine bestimmte ärztliche Praxis gebunden hat. Eingeschränkt ist dieses Recht auf freie Arztwahl nur in Krankenhäusern und Rehabilitationseinrichtungen. De facto können sich allerdings durch das regionale Angebot Einschränkungen ergeben, aber auch in diesen Fällen ist im Rahmen des Wunsch- und Wahlrechts auf die Vorstellungen der hilfebedürftigen Person Rücksicht zu nehmen (§ 33 SGB I, § 9 Abs. 1 SGB IX und § 9 Abs. 2 SGB XII).

Die behandelnden Ärzt*innen haben für viele psychisch Erkrankte eine Schlüsselposition, da von den Krankenkassen finanzierte Maßnahmen von der ambulanten psychiatrischen Pflege (§ 37 SGB V) über die Soziotherapie (§ 37a SGB V) bis hin zur Medikamentenbehandlung einer ärztlichen Verordnung bedürfen (vgl. Kapitel A 5, »Das psychiatrische Hilfesystem«). Insbesondere die Gabe von Psychopharmaka ist im Hinblick auf Nutzen, Nebenwirkungen, Schaden und die Bereitschaft der Klient*innen, diese einzunehmen, immer wieder mit rechtlichen Fraugen verbunden. Wichtig ist hier, dass es keine ärztliche Anordnung gegenüber den Patient*innen gibt. Vielmehr handelt es sich um ein Behandlungsangebot, zu dem die Patient*innen ihre Einwilligung erteilen müssen. Ihr Wille ist grundsätzlich entscheidend (§ 630e BGB, § 1901 BGB / § 1821 BGB n. F.). Wollen sich eine Ärztin oder ein Betreuer darüber hinwegsetzen, brauchen beide dafür eine rechtliche Legitimation, an die hohe Anforderungen gestellt werden.

6.2.2 Recht auf Aufklärung und Zustimmung

Der ärztliche Behandlungsvertrag ist durch das Patientenrechtegesetz in den §§ 630a–h des BGB geregelt. Alle Patient*innen haben vor einer Behandlung ein Recht auf eine verständliche umfassende und medizinische Aufklärung, auf deren Basis sie eine wohlinformierte Zustimmung erteilen oder verweigern können. Durch die Aufklärung sollen Patient*innen zur selbstbestimmten Entscheidung befähigt werden.

Eine Behandlung ohne die Einwilligung der behandelten Person ist in der Regel rechtswidrig. Sie kann als Körperverletzung strafbar sein und einen Schadensersatzanspruch nach sich ziehen. Alle Patient*innen müssen über die Diagnose, die Möglichkeiten und Aussichten der Behandlung sowie über deren Risiken und Nebenwirkungen informiert werden, damit sie selbstbestimmt entscheiden können. Die Ärzt*innen müssen also z. B. erklären, warum die Patient*innen ein Medikament nehmen sollten und welche Nebenwirkungen es gibt. Sozialarbeitende können in diesen Situationen Patient*innen Mut machen, auf die Einhaltung der Aufklärungspflicht zu achten, diese auch einzufordern, und sie können – wenn dies wünscht wird – am ärztlichen Gespräch als Vertrauensperson teilnehmen und gegebenenfalls bei der Entscheidungsfindung unterstützen.

6.2.3 Einwilligungsfähigkeit

Zu einer wirksamen Einwilligung gehört neben der medizinischen Aufklärung auch die Fähigkeit der Patient*innen, die Art, Bedeutung und Tragweite (Risiken von Behandlung und Nichtbehandlung) der ärztlichen Maßnahme zu erfassen und eine einsichtige Entscheidung zu treffen. Bei allen Volljährigen wird diese Fähigkeit immer vermutet. Eine Ausnahme ergibt sich nur, wenn es in einer spezifischen Situation konkrete Belege dafür gibt, dass eine Einschränkung dieser Fähigkeit vorliegt. Kann die betroffene Person aufgrund einer schwerwiegenden psychischen Erkrankung oder weil sie z. B. bewusstlos ist, die Aufklärung nicht verstehen und in dem Moment keine eigenverantwortliche Entscheidung treffen, so bedarf es eines Abwartens, bis die betroffene Person wieder entscheiden kann, oder der Legitimation einer Behandlung oder Untersuchung durch einen Bevollmächtigten oder eine rechtliche Betreuerin. Nur im Falle von erheblichen Gefahren für Leben oder Gesundheit des Patienten und nur wenn eine Mitwirkung einer Vertreterin nicht rechtzeitig erfolgen kann, kann die Ärztin auf der Basis einer Patientenverfügung (§ 1901a / § 1827 BGB n. F.) oder – wenn nicht vorhanden – auf der Basis des mutmaßlichen Willens des Betroffenen die Maßnahme vornehmen (§ 630d BGB).

Dabei ist darauf zu achten, dass weder aus der Ablehnung einer Behandlung noch aus einer psychiatrischen Diagnose allein der Schluss gezogen wird, Patient*innen seien einwilligungsunfähig. Die Fähigkeit zum Verstehen und zum Treffen von Entscheidungen kann auch durch den Umgang mit den Patient*innen und eine barrierefreie »Sprache auf Augenhöhe« beeinflusst werden (vgl. Kapitel B 5, »Psychosoziale Beratung«). Hier können Sozialarbeiter*innen mit Geduld, Einfühlungsvermögen und deeskalierender Kommunikation Betroffenen zu Selbstbestimmung und Selbstwirksamkeit verhelfen. Mit Unterstützter Entscheidungsfindung kann die Einwilligungsfähigkeit auch hergestellt werden (vgl. Exkurs).

6.2.4 Recht auf Akteneinsicht

Aus dem Recht auf Selbstbestimmung der Patient*innen ergibt sich ihr Recht auf Einsicht in die über sie geführten Akten. Das Recht auf Akteneinsicht betrifft konkrete Befunde und Diagnosen, Aufzeichnungen über Behandlungsmaßnahmen, verordnete Medikamente, Operationsberichte, Röntgenbilder usw. Das Einsichtsrecht umfasst auch das Recht, Fotos oder Kopien gegen Kostenerstattung anzufordern. Das gilt auch für untergebrachte Personen nach PsychKG, Maßregelvollzug oder BGB (BVerfG NJW 2006, 1116).

6.2.5 Schweigepflicht

Das Recht auf Selbstbestimmung schließt die Kontrolle über die Verwendung persönlicher Daten ein. Eine Weitergabe von Behandlungswissen an andere Einrichtungen oder Dienste oder auch an Angehörige bedarf der Zustimmung der Klient*innen oder deren Vertretungen (Schweigepflichtentbindung). Staatlich anerkannte Sozialarbeiter*innen unterliegen ebenfalls der strafbewehrten beruflichen Schweigepflicht. Will man also mit Angehörigen oder Vertrauenspersonen der Klient*innen über diese sprechen und dabei Daten weitergeben, so braucht man ihre Erlaubnis.

Bevollmächtigte und Betreuer*innen haben in ihrem Aufgabenkreis regelmäßig ein Informationsrecht, um die Rechte des betreuten Menschen wahrnehmen zu können Eine Datenweitergabe ist gegen den Willen der Betroffenen nur bei einem aktuellen Notstand nach § 34 StGB erlaubt. Dies gilt jedoch nur, soweit die Offenbarung ein angemessenes Mittel darstellt, die Gefahr abzuwenden.

6.3 Vorsorgemöglichkeiten und Vertretungsbedarf

Um die Selbstbestimmung für den Fall eigener Entscheidungsunfähigkeit so weit wie möglich zu wahren, hat der Gesetzgeber einige Instrumente geschaffen, die Patient*innen vorsorglich nutzen können, um sich Unterstützung bei Entscheidungen und bei der Durchsetzung ihrer Entscheidungen zu sichern:

- die Patientenverfügung,
- die Vorsorgevollmacht,
- die Betreuungsverfügung.

6.3.1 Patientenverfügung

Patientenverfügungen eröffnen auch Vorsorgemöglichkeiten für Menschen mit psychischen Erkrankungen, denn Patientenverfügungen gelten unabhängig von Art und Stadium einer Erkrankung.

Psychiatriepatient*innen können im Vorfeld bestimmte Behandlungsformen oder bestimmte Medikamente rechtsverbindlich ablehnen (Brosey 2010). Notwendig ist, dass sich die Verfügung auf eine konkrete Lebens- und Behandlungssituation bezieht. So sollte man z. B. nicht verfügen: »Ich lehne jegliche Behandlung mit Psychopharmaka ab«, sondern dezidiert niederschreiben: »Falls ich erneut von akustischen Halluzinationen gequält werde oder in einer depressiven Stimmung versinke, lehne ich die Behandlung mit den Medikamenten A, B, C ab.« Hilfreich ist es zu vermerken, mit welchen Medikamenten in welcher Dosierung positive Erfahrungen gemacht wurden.

Liegen alle Voraussetzungen einer Patientenverfügung vor (§§ 1827, 1828 BGB), ist der Verfügung Ausdruck und Geltung zu verschaffen. Wenn eine Verfügung nicht konkret genug ist oder nicht auf die Situation zutrifft, müssen sich Ärzt*innen und Patientenvertreter*innen über den mutmaßlichen Willen der Patient*innen verständigen. Für den Fall der Uneinigkeit ist das Betreuungsgericht einzuschalten (§ 1829 BGB).

Selbstverständlich können auch Menschen, die rechtlich betreut werden, eine Patientenverfügung verfassen oder ihre Behandlungswünsche niederlegen. Betreuer*innen sollen diese dabei unterstützen (§ 1827 Abs. 4 BGB). Auch Sozialarbeiter*innen sollten sich im Interesse ihrer Klient*innen mit den Vor- und Nachteilen ärztlicher Behandlungsformen auseinandersetzen und diese bei der Wahrnehmung ihrer Selbstbestimmungsrechte stärken.

Die Funktion der Vorsorge im Bereich von Behandlungen können auch ein Krisenpass oder eine Behandlungsvereinbarung übernehmen. Der Krisenpass umfasst die Niederschrift von Behandlungswünschen für den Fall, dass eine Intervention notwendig wird, und hilft dabei, den mutmaßlichen Willen der Patient*innen festzustellen. Die Behandlungsvereinbarung ist eine in Zusammenarbeit mit der Klinik erstellte systematische Übersicht der Maßnahmen, die bei erneuter Einweisung ergriffen werden sollen. Sie kann je nach Ausgestaltung bereits eine Patientenverfügung oder Behandlungswünsche im Sinne von § 1827 BGB n. F. enthalten. Beide, Krisenpass bzw. Behandlungsvereinbarung, sollten sowohl von den Patient*innen mitgeführt werden als auch in der Klinik hinterlegt sein, die sie in der Regel aufsuchen.

6.3.2 Vorsorgevollmacht

Mit einer Vollmacht kann man selbst eine Vertrauensperson mit der rechtlichen Vertretung seiner Interessen beauftragen und so eine rechtliche Betreuung vermeiden. Die Vorsorgevollmacht kann auch wichtig sein, um einer Patientenverfügung Geltung zu verschaffen.

Eine Vollmacht kann sich auf alle Angelegenheiten erstrecken – von Vermögens- und Behördenfragen bis zur Unterbringung und Heilbehandlung. Klient*innen, die eine Vollmacht erstellen möchten, ist dringend anzuraten, sich vorab sorgfältig zu informieren und beraten zu lassen, z. B. bei einem Betreuungsverein, und anschließend die Vollmacht schriftlich niederzulegen oder gar notariell beurkunden zu lassen. Eine Beglaubigung bei der Betreuungsbehörde ist ebenfalls möglich.

Vorsorgevollmachten und Patientenverfügungen können im Zentralen Vorsorgeregister der Bundesnotarkammer eintragen werden (www.vorsorgeregister.de).

6.3.3 Betreuungsverfügung

Die Betreuungsverfügung ist eine Vorsorgeverfügung, durch die vorab festgelegt werden kann, wer als Betreuer*in bestellt werden soll. Zudem können auch Wünsche für die Betreuungsführung in die Verfügung aufgenommen werden. Eine Betreuungsverfügung kann z. B. Angaben zur Verwaltung des eigenen Vermögens und des Einkommens enthalten und sollte möglichst auch den gewünschten Wohn- und Aufenthaltsort im Falle einer erheblichen Hilfebedürftigkeit benennen. Eine Betreuungsverfügung sollte schriftlich abgefasst und unterschrieben sein, und es sollte Sorge getragen werden, dass das Gericht von der Existenz der Verfügung erfährt.

6.4 Betreuungsrecht

Jemanden zu betreuen, bedeutet umgangssprachlich, sich um ihn zu kümmern, ihm in einem sozialen, karitativen Sinn zu helfen und ihn zu unterstützen. Bei der rechtlichen Betreuung im Sinne der §§ 1814 ff. BGB handelt es sich zwar auch um Hilfe und Unterstützung, die Hilfe ist aber auf die Rechtsfürsorge beschränkt, also auf die Unterstützung beim rechtlichen Handeln. Hier kommt es immer wieder zu Missverständnissen bei Angehörigen, Ärzt*innen oder anderen psychiatrisch Tätigen, die die Rolle und Funktion der rechtlichen Betreuung nicht richtig einordnen und ihre Rechtsposition verkennen. Rechtliche

Betreuer*innen sind nicht für die Durchführung der tatsächlichen Angelegenheiten wie Putzen oder Pflegen ihrer Klient*innen zuständig, sondern für die Organisation der Angelegenheiten und die Durchsetzung ihrer Rechte, z. B. sozialrechtlicher Leistungsansprüche oder der Rechte gegenüber Leistungserbringern. Die Betreuer*innen tragen auch Sorge, dass bei allen Behandlungen der Wille, die Wünsche und die Präferenzen des betreuten Menschen geachtet werden. Daher sind rechtliche Betreuer*innen immer zu informieren, wenn Behandlungsmaßnahmen eingeleitet werden, damit sie sich für die Rechte ihrer Klient*innen einsetzen können, es sei denn, der betreute Mensch will dies ausdrücklich nicht.

Das Betreuungsrecht misst dem Selbstbestimmungsrecht große Bedeutung zu. Das heißt auch, dass Unterstützung Vorrang vor Vertretung hat (§ 1821 BGB). Im Fall einer Betreuung ist den Wünschen der betreuten Person zu folgen und die Ausnahme dieser Wunschbeachtungspflicht ist klar eingegrenzt. Der verfassungsrechtliche Verhältnismäßigkeitsgrundsatz kommt dadurch zum Ausdruck, dass rechtliche Betreuung immer auf das im Einzelfall erforderliche Maß beschränkt ist. So hat das Gericht genau festzulegen, in welchen Bereichen – z. B. Gesundheitssorge, Vermögenssorge, Wohnungsangelegenheiten, Befugnis zur Unterbringung, Behörden- oder Gerichtsangelegenheiten – eine Betreuung eingerichtet wird. Dies richtet sich nach dem konkreten Unterstützungsbedarf der Betroffenen und betrifft die Bereiche, die sie nicht selbstständig regeln können.

Hervorzuheben ist, dass die Bestellung von Betreuer*innen nicht die Einschränkung der rechtlichen Handlungsfähigkeit zur Folge hat. Jeder betreute Mensch ist grundsätzlich einwilligungsfähig, es sei denn, die Einwilligungsunfähigkeit ist ärztlicherseits festgestellt (§ 630d BGB; vgl. DGPPN 2014). Aber auch dann dürfen sich Behandelnde wie Betreuende nicht über den erklärten oder natürlichen Willen des betreuten Menschen hinwegsetzen, sondern haben die Rechtsvorgaben zu beachten (§ 1832 BGB).

Ein Mensch wird nicht unter Betreuung gestellt, ihm wird eine Betreuerin zur Seite gestellt. Die Betreuer*innen müssen den Wünschen der Betreuten entsprechen. Nur im Fall einer erheblichen Selbstschädigung, die die Betroffenen krankheitsbedingt nicht erkennen können oder wenn sie nicht nach dieser Einsicht handeln können, kommen Maßnahmen gegen den Willen der Betreuten in Betracht, und auch nur dann, wenn diese verhältnismäßig sind. Dies ergibt sich aus dem Betreuungsrecht, der UN-Behindertenrechtskonvention und den Grundrechten.

Die Beachtung von Wünschen und mutmaßlichem Willen ist ein komplexes Thema und mit Blick auf den hohen grundrechtlichen Rang der Selbstbestimmung von großer Bedeutung. Betreuer*innen haben betreute Menschen dabei zu unterstützen, selbst Entscheidungen zu treffen. Sie müssen ihre Wünsche beachten und dürfen diese nicht missbräuchlich beeinflussen. Auch wenn es erforderlich ist, dass die Betreuer*innen gegen den Willen der betreuten Personen handeln, haben sie ihren Wünschen grundsätzlich zu entsprechen. Rechtliche Grundlagen für Zwangsmaßnahmen gibt es im Betreuungsrecht nur in wenigen, aber sehr sensiblen Bereichen.

6.5 Freiheitsentziehende Unterbringung

Eine freiheitsentziehende Unterbringung liegt immer dann vor, wenn einer Person gegen ihren Willen oder im Zustand der Willenlosigkeit, insbesondere in einer abgeschlossenen Einrichtung oder einem abgeschlossenen Teil eines Krankenhauses, die Freiheit entzogen wird (§ 415 Abs. 2 FamFG).

Solange ein Mensch sich freiwillig in eine Einrichtung begibt, liegt kein Freiheitsentzug vor (Freiwilligkeitserklärung). Er kann jederzeit diese Zustimmung zu dem Aufenthalt widerrufen und ist dann zu entlassen. Ein weiteres Festhalten in der Klinik ist nur bei konkreter erheblicher Lebens- oder Gesundheitsgefahr für Patient*innen oder für Dritte zulässig, denn eine Unterbringung gegen den Willen Betroffener oder ohne ihre Zustimmung ist immer ein Eingriff in die Freiheit der Person nach Art. 2 Abs. 2 GG und bedarf einer Rechtsgrundlage (siehe Abb. A 6.1) und einer richterlichen Legitimation (Art. 104 Abs. 2 GG).

Abbildung A 6.1 Voraussetzungen der Unterbringung bei psychischer Erkrankung

Voraussetzung	Ort	Aufgabe	Rechtsgrundlage
Erhebliche Selbstgefährdung	Geschlossene Abteilung eines Krankenhauses oder Heims	Schutz der Betroffenen	§ 1831 BGB
Erhebliche Selbstgefährdung und / oder Fremdgefährdung	Geschlossene Abteilung eines Krankenhauses	Schutz der Betroffenen und Dritter	Psych(H)KG
Begangene Straftat in Schuldunfähigkeit und Gefahr weiterer erheblicher Straftaten	Maßregelvollzug	Schutz der Allgemeinheit, Sicherung, Behandlung und Besserung	§§ 63 und 64 StGB

Als Rechtsgrundlage gibt es die zivilrechtliche Unterbringungsbefugnis der Betreuenden oder Bevollmächtigten auf der Basis von § 1831 BGB. Danach ist die Unterbringung nur zulässig, solange sie erforderlich ist, weil die Gefahr besteht, dass die betreute Person sich selbst tötet oder sich durch Nichtbehandlung einen erheblichen gesundheitlichen Schaden zufügt. Gefahren für Dritte dürfen bei der BGB-Unterbringung keine Rolle spielen, sie sind im öffentlich-rechtlichen Unterbringungsrecht der Länder geregelt (siehe S. 178 f.). Eine scheinbare Konkurrenz der Rechtsgebiete entsteht durch diese unterschiedlichen Rechtsnormen. Die Unterbringung nach BGB geht immer dann vor, wenn es sich um eine Unterbringung zur Abwehr einer Selbstgefährdung handelt und bereits ein Betreuer bestellt ist. Eine Unterbringung kommt in der Praxis für geschlossene Bereiche sowohl von Kliniken als auch von Heimen oder Wohnformen, wie bei fakultativ geschlossenen Wohngruppen, vor. Zu Heimen und Wohneinrichtungen ergeben sich zum Teil in den Landesgesetzen zur Wohn- und Teilhabe besondere Vorschriften (z. B. § 8 WTG NRW).

EXKURS

Unterbringung im Rahmen des Maßregelvollzugs

Die Möglichkeit einer Unterbringung sieht auch das Strafgesetzbuch vor. Kommt das Gericht aufgrund des Gutachtens einer psychiatrischen Sachverständigen zu der Auffassung, dass eine Straftat vom Täter im Zustand der Schuldunfähigkeit (§ 20 StGB) oder der verminderten Schuldfähigkeit (§ 21 StGB) begangen wurde und er auch in Zukunft aufgrund seiner Krankheit eine Gefahr für die Allgemeinheit darstellen kann, dann ordnet es im Rahmen des sogenannten Maßregelvollzugs die Unterbringung in der geschlossenen Abteilung eines psychiatrischen Krankenhauses (Forensik) an (§ 63 StGB). Suchtkranke Straftäter*innen können bei verminderter Schuldfähigkeit in eine Entziehungsanstalt eingewiesen werden, es sei denn, dass eine Entziehungskur von vornherein aussichtslos erscheint (§ 64 StGB). Das Ziel dieser Unterbringung sind Behandlung und Rehabilitation. Die Durchführung der strafrechtlichen Unterbringung im Maßregelvollzug ist Ländersache (mehr dazu unter: www.forensik.de). Jedes Bundesland hat ein Maßregelvollzugsgesetz, aus dem sich die Eingriffsmöglichkeiten ergeben. Alle Unterbringungsmaßnahmen haben die oben aufgeführten Grund- und Menschenrechte zu beachten und es muss regelmäßig eine richterliche Überprüfung stattfinden, ob die Voraussetzungen der Unterbringung noch gegeben sind.

Interessant und wissenswert ist, dass das Land NRW mit Wirkung zum 31.12.2021 das Strafrechtsbezogene Unterbringungsgesetz (StrUG) NRW in Kraft gesetzt hat. Der Gesetzgeber hat damit die Rechte der forensischen Patient*innen gestärkt. Da in der Forensik neben der Pharmako- und Psychotherapie dem therapeutischen »Milieu« eine bedeutsame Rolle zukommt, sind hier auch Sozialarbeiter*innen als Expert*innen für Alltagsgestaltung, Gruppenarbeit, Motivierung und Aktivierung eine wichtige Berufsgruppe. Ebenso unverzichtbar sind sie bei der Beurlaubung, Entlassungsvorbereitung und Nachsorge. Hier stellen die Sozialarbeiter*innen die Verbindungen zur Außenwelt und die notwendigen Betreuungsnetzwerke her. Nicht selten werden forensische Patient*innen in sozialpsychiatrische Einrichtungen entlassen, wofür eine enge Kooperation zwischen den Sozialarbeiter*innen der forensischen Klinik und dem Betreuungspersonal in der aufnehmenden Einrichtung die Voraussetzung ist.

6.5.1 Unterbringung durch Betreuer*innen und Bevollmächtigte

Zum Schutz Betroffener vor erheblichen krankheitsbedingten Selbstschädigungen sieht das Betreuungsrecht in § 1831 Abs. 1 BGB Kriterien vor, nach denen ein Betreuer oder eine Bevollmächtigte über eine Unterbringung entscheiden kann – mit Genehmigung des Betreuungsgerichts (§ 1831 Abs. 2 BGB). Betreuer*innen dürfen die Entscheidung über die freiheitsentziehende Unterbringung nur treffen, wenn das Aufenthaltsbestimmungsrecht bzw. die Unterbringungsbefugnis und regelmäßig die Gesundheitssorge ausdrücklich zu ihrem Aufgabenkreis gehören. Gegebenenfalls wird durch einstweilige Anordnung der Aufgabenkreis vom Gericht erweitert, z. B. auch wenn es um eine freiheitsentziehende Heimunterbringung geht. Auch Bevollmächtigte, die dieses Recht ausdrücklich und in Schriftform in der Vollmacht erhalten haben, können eine freiheitsentziehende Krankenhaus- oder Heimunterbringung veranlassen. Im obligatorischen gerichtlichen Genehmigungsverfahren (§§ 312 ff. FamFG), in dem die Entscheidung der Betreuer*innen bzw. der Bevollmächtigten überprüft wird, sind die Klient*innen anzuhören, es wird ein Sachverständigengutachten nötig und es wird ein Verfahrenspfleger bestellt (§ 317 FamFG).

Zu unterscheiden von der Unterbringung sind die unterbringungsähnlichen Maßnahmen, auch FEM (freiheitsentziehende Maßnahmen) genannt, die sich auf mechanische Vorrichtungen wie Bettgitter und Fixierungsgurte, aber auch auf chemische Fixierung durch Medikamente beziehen (vgl. Kirsch & Hirsch

2016). Sowohl in geschlossenen als auch in nicht geschlossenen Einrichtungen werden solche Maßnahmen vorgenommen.

Regelmäßig wiederkehrende oder längerfristige Maßnahmen bedürfen der richterlichen Genehmigung, die Anforderungen für eine Genehmigung sind in § 1831 Abs. 4 BGB beschrieben. Nach der Rechtsprechung des Bundesverfassungsgerichts stellt die Fixierung von Patient*innen einen Eingriff in deren Grundrecht auf Freiheit der Person dar. Sowohl bei einer Fünf-Punkt- als auch bei einer Sieben-Punkt-Fixierung, die länger als 30 Minuten andauert, handelt es sich um eine Freiheitsentziehung im Sinne des Art. 104 Abs. 2 GG, die von der richterlichen Unterbringungsanordnung allein nicht gedeckt ist (BVerfG v. 24.07.2018, BvR 309/15). Auch kürzere Maßnahmen bedürfen der Zustimmung oder zumindest der Information der Vertreter*innen.

Zentrale Voraussetzungen einer freiheitsentziehenden Unterbringung sind, dass diese erforderlich ist und Betroffene aufgrund ihrer psychischen Erkrankung oder geistigen oder seelischen Behinderung keinen freien Willen bilden können. § 1831 BGB unterscheidet dabei zwei Formen der Unterbringung, die gerade im Hinblick auf die Freiheit zur Krankheit von besonderer Bedeutung sind. Es handelt sich um die sogenannte Unterbringung zum Schutz vor Selbstgefährdung und um die Behandlungsunterbringung.

6.5.2 Unterbringung zum Schutz vor Selbstgefährdung

Nach § 1831 Abs. 1 Nr. 1 BGB ist die Unterbringung des betreuten Menschen in einem geschlossenen Heim oder in einer Klinik dann erforderlich, wenn aufgrund einer psychischen Krankheit oder geistigen oder seelischen Behinderung der Person die Gefahr besteht, dass sie sich selbst tötet oder doch erheblichen gesundheitlichen Schaden zufügt. Die Interessen oder die Rechte Dritter finden in diesem Rahmen keine Berücksichtigung, das ist in der öffentlich-rechtlichen Unterbringung geregelt.

Im Rahmen einer Unterbringungsentscheidung zum Schutz vor Selbstgefährdung gelten weiter die Pflichten der Betreuer*innen nach §§ 1821, 1827 BGB. Das heißt, entgegen dem Wunsch der betroffenen Person darf diese nur dann untergebracht werden, wenn sie hinsichtlich der anstehenden Entscheidung keinen freien Willen bilden kann. Der Staat hat keinesfalls das Recht, zur freien Willensbildung fähige Bürger*innen zu erziehen, zu bessern oder daran zu hindern, sich selbst zu schädigen (BayObLG BtPrax 1994, S. 209). Auch hier gilt: Aus einer psychiatrischen Diagnose allein kann in keinem Fall auf die Willensunfähigkeit des betroffenen Menschen geschlossen werden. Es kommt immer auf Ausmaß und Qualität der Beeinträchtigung und die Auswirkungen auf die konkrete Entscheidung an. Die Feststellung der Gefahr, d. h. die Wahrscheinlichkeit des Gefahreneintritts, und die Berücksichtigung von möglichen Alternativen sind zwingende Prüfungspunkte (BGH, FamRZ 2008, S. 866). Verlangt wird keine akute, unmittelbar bevorstehende Gefahr für die betreute Person. Notwendig ist allerdings eine ernstliche und konkrete Gefahr für deren Leib oder Gesundheit, wobei jedoch die Anforderungen an die Voraussehbarkeit einer Selbsttötung oder einer erheblichen gesundheitlichen Eigenschädigung nicht überspannt werden dürfen (BGH FamRZ 2010, S. 365). Dennoch erfolgen auf der Basis dieser Vorschrift häufig längere Unterbringungen, z. B. in geschlossenen Heimen. Der Grundsatz der Verhältnismäßigkeit, insbesondere die Suche nach Alternativen, ist hier besonders wichtig und immer wieder, auch im weiteren Verlauf der Unterbringung, zu prüfen. Auch ist zu beachten, dass es keine gesetzlichen Vorschriften über den Vollzug der Unterbringung nach § 1906 BGB gibt. Alle Maßnahmen liegen daher in der Verantwortung der Betreuer*innen, die sich an Wünschen und Präferenzen des betreuten Menschen zu orientieren haben. Die Einrichtung selbst hat keine Befugnisse und hat die Betreuer*innen einzubeziehen. Dies gilt auch für Medikamentenvergaben.

6.5.3 Unterbringung wegen eines Behandlungsbedarfs

Nach § 1831 Abs. 1 Nr. 2 BGB ist eine Unterbringung betreuter Menschen durch Betreuer*innen nur zulässig, wenn eine Untersuchung des Gesundheitszustandes, eine Heilbehandlung oder ein ärztlicher Eingriff notwendig ist und ohne die Unterbringung nicht durchgeführt werden kann.

Die Unterbringung ist wiederum nur dann zulässig, wenn die Untersuchung oder medizinische Maßnahme auch durchgeführt werden kann und darf, d. h., wenn die Patient*innen der Behandlung zustimmen werden. In vielen Fällen wird im Rahmen der Unterbringung eine Behandlungsbereitschaft der Patient*innen erzielt. Aber auch hier ist zwingend darauf zu achten, dass diese Bereitschaft auf einer Unterstützten Entscheidungsfindung beruht und nicht auf Druck oder Manipulation erfolgt.

Problematisch sind gerade die Fälle, in denen Patient*innen eine Behandlung ablehnen. Fraglich ist dann, ob der geäußerte natürliche Wille, sich nicht medikamentös behandeln zu lassen, mit Zwang überwunden werden darf oder nicht. Das Bundesverfassungsgericht hatte im Jahr 2011 in mehreren Entscheidungen zu den rechtlichen Voraussetzungen und Grenzen einer Zwangsbehandlung Stellung bezogen und eine klare gesetzliche Regelung gefordert. Können Patient*innen einen freien Willen bilden, scheidet eine Zwangsmaßnahme von vornherein aus. Daraufhin wurde im BGB eine detaillierte Vorschrift eingefügt, die Anforderungen an eine ärztliche Zwangsmaßnahme im Rahmen der Unterbringungen oder Krankenhausbehandlung durch Betreuer*innen und Bevollmächtigte aufstellt und eine präventive Kontrolle durch das Betreuungsgericht vorsieht (§ 1831 BGB). Widerspricht eine ärztliche Maßnahme dem natürlichen Willen der betreuten Person, so darf die Betreuerin oder der Bevollmächtigte in diese nur einwilligen, wenn

- die ärztliche Zwangsmaßnahme notwendig ist, um einen drohenden erheblichen gesundheitlichen Schaden von der betreuten Person abzuwenden,
- die betreute Person aufgrund einer psychischen Krankheit oder einer geistigen oder seelischen Behinderung die Notwendigkeit der ärztlichen Maßnahme nicht erkennen oder nicht nach dieser Einsicht handeln kann,
- die ärztliche Zwangsmaßnahme dem nach § 1827 BGB zu beachtenden Willen der betreuten Person entspricht,
- zuvor ernsthaft, mit dem nötigen Zeitaufwand und ohne Ausübung unzulässigen Drucks versucht wurde, die betreute Person von der Notwendigkeit der ärztlichen Maßnahme zu überzeugen,
- der drohende erhebliche gesundheitliche Schaden durch keine andere die betreute Person weniger belastende Maßnahme abgewendet werden kann,
- der zu erwartende Nutzen der ärztlichen Zwangsmaßnahme die zu erwartenden Beeinträchtigungen deutlich überwiegt und
- die ärztliche Zwangsmaßnahme im Rahmen eines stationären Aufenthalts in einem Krankenhaus, in dem die gebotene medizinische Versorgung der betreuten Person einschließlich einer erforderlichen Nachbehandlung sichergestellt ist, durchgeführt wird.

Für Sozialarbeiter*innen ist es wichtig, sich mit Alternativen zur Zwangsbehandlung zu beschäftigen (siehe Zinkler u. a. 2016; Deutscher Ethikrat 2018) und im Interesse der Patient*innen gegenüber Ärzt*innen einzufordern, dass die Grundsätze in der Praxis eingehalten werden.

6.5.4 Öffentlich-rechtliche Unterbringung

Neben der Unterbringung durch Betreuer*innen nach § 1831 BGB gibt es die öffentlich-rechtliche Unterbringung nach den jeweiligen Landesgesetzen (PsychKG, PsychKHG). Die Landesgesetze regeln neben Hilfen und Schutzmaßnahmen bei psychischen Krankheiten auch die Unterbringungsvoraussetzungen und -ziele sowie die Anforderungen an Zwangsbehandlungen oder freiheitsentziehende Maßnahmen mittlerweile detailreich. Unterbringungen nach Landesrecht erfolgen regelmäßig im Zusammenwirken von Gesundheitsamt, Sozialpsychiatrischem Dienst, kommunaler Ordnungsbehörde, psychiatrischer Klinik, Polizei, Feuerwehr, Verfahrenspfleger*innen und – falls vorhanden – Betreuer*innen bzw. Bevollmächtigten oder Rechtsanwält*innen. In jedem Fall werden auch ein gerichtliches Verfahren und eine richterliche Anordnung benötigt.

Sozialarbeiter*innen können in Fragen der öffentlich-rechtlichen Unterbringung eine wichtige Rolle spielen, auch im Vorfeld. Präventive und aufsuchende Hilfen sind hier gesetzlich vorgesehen. Nicht selten wird z. B. der Sozialpsychiatrische Dienst aufgefordert, einen »gefährdet oder gefährlich erscheinenden Bürger« aufzusuchen. Dann sind es oft die Sozialarbeiter*innen, die versuchen, den ersten Kontakt herzustellen und die Lage einzuschätzen, sie werden von den Betroffenen eher empfangen als eine Psychiaterin. Ihnen gelingt es in dieser Phase auch häufig, eine Beziehung herzustellen, aktuelle Probleme mit Nachbar*innen und Vermieter*innen zu regeln und Unterstützung zu leisten. Auf diesem Wege kann oft eine ambulante oder stationäre Behandlung eingeleitet und eine gewaltsame Zwangseinweisung verhindert werden.

Kommt es doch zu einer Zwangseinweisung, ist die Aufrechterhaltung des Kontaktes zu den Patient*innen genauso wichtig wie die Kooperation zwischen dem einweisenden Dienst und der Klinik, denn auch für die Nachsorge trägt oft der Sozialpsychiatrische Dienst die Verantwortung.

Die in der Klinik angestellten Sozialarbeiter*innen werden von den zwangseingewiesenen Patient*innen häufig als weniger bedrohlich angesehen als das medizinische Personal. Sie können zu einem späteren Zeitpunkt mit den Patient*innen gemeinsam die Zwangseinweisung nachbesprechen und für künftige ähnliche Situationen gemeinsam Vorsorge treffen, z. B. in Form eines Krisenpasses oder einer Behandlungsvereinbarung.

Für die Unterbringung nach öffentlichem Recht reichen die Gefährdung der eigenen Gesundheit und eine fehlende Behandlungseinsicht keineswegs aus. Mehr oder weniger klar definiert verlangen die unterschiedlichen PsychKGs der Länder eine erhebliche und gegenwärtige Selbst- oder Fremdgefährdung. Von einer gegenwärtigen Gefahr ist dann auszugehen, wenn ein schadenstiftendes Ereignis unmittelbar bevorsteht oder sein Eintritt zwar unvorhersehbar, wegen besonderer Umstände jedoch jederzeit zu erwarten ist (§ 11 Abs. 2 PsychKG NRW). Diese Gefahr kann z. B. angenommen werden, wenn jemand konkrete Suizidpläne hat oder Suizidhandlungen begeht. Auch wenn ein Mensch sich im Rahmen einer akuten Psychose so verfolgt oder bedroht fühlt, dass er zur

»Gegenwehr« greifen will, kann eine Unterbringung nach öffentlichem Recht erforderlich sein, wenn die Gefahr nicht anders abzuwenden ist. Auch hier ist also das Verhältnismäßigkeitsprinzip zu beachten. Für die erhebliche und gegenwärtige Gefahr müssen immer konkrete Anhaltspunkte und nicht nur Vermutungen vorliegen. Dies ist auch im Verlauf der Unterbringung von der Klinik täglich zu überprüfen und zu dokumentieren.

Es sollte allen, die mit Zwangseinweisungen zu tun haben, bewusst sein, dass die Erfahrung, gegen den eigenen Willen und mit Zwang einer Klinik zugeführt zu werden, für die Betroffenen ein erhebliches Traumatisierungspotenzial birgt, das durchaus den Verlauf der Grundkrankheit negativ beeinflussen kann. Insofern sollten alle an einem Unterbringungsverfahren Beteiligten sicherstellen, dass wirklich alle anderen Möglichkeiten ausgeschöpft werden. Dazu gehören vor allem auch Möglichkeiten wie Krisenzimmer der Selbsthilfe oder Angebote nach dem Soteriakonzept. Sozialarbeiter*innen können hierbei oft ihre genaue Kenntnis der persönlichen Situation der Betroffenen einbringen, zur Abwägung der Risiken im Sinne ihrer Klient*innen beitragen und durch ihre Vernetzung im Sozialraum Alternativen aufzeigen.

Gibt es Anhaltspunkte dafür, dass eine psychische Erkrankung oder eine Störung vorliegt, die die Behandlung in einer psychiatrischen Klinik erforderlich machen könnte, wird der Sozialpsychiatrische Dienst die betroffene Person auffordern, sich in ärztliche Behandlung zu begeben bzw. zur Untersuchung in die Sprechstunde zu kommen. Weigert sich die Person, kann ein Hausbesuch durchgeführt werden. Möglich wäre sogar eine zwangsweise Vorführung durch die Polizei beim Gesundheitsamt.

Zeigt sich, dass die betroffene Person gegenwärtig durch krankheitsbedingtes Verhalten für sich oder andere eine erhebliche und akute Gefahr darstellt, die nicht anders als durch eine Unterbringung behoben werden kann, ist diese zulässig. Die Zwangsunterbringung dient also – und das gilt für alle Landesgesetze – der Abwendung einer gegenwärtigen erheblichen Selbst- oder Fremdgefährdung. Die fehlende Bereitschaft, sich behandeln zu lassen, legitimiert eine Unterbringung nicht.

Die Unterbringung wird auf Antrag der örtlichen Ordnungsbehörde vom örtlich zuständigen Amtsgericht angeordnet (§§ 312 ff. FamFG). Zur Wahrung ihrer Rechte werden den Betroffenen regelmäßig Verfahrenspfleger*innen (§ 317 FamFG) zur Seite gestellt, die die Aufgabe haben, die Wünsche und Interessen in das Verfahren einzubringen. Das Gericht muss die Betroffenen auch persönlich anhören. Gegen die Entscheidung des Amtsgerichts können die Betroffenen Beschwerde einlegen, dann hat das Landgericht die Entscheidung zu überprüfen.

Die Betroffenen haben auch dabei das Recht auf Akteneinsicht (§ 13 FamFG). Zwangseingewiesenen Patient*innen sind diese Rechte zu erläutern, sie sind auf die Möglichkeiten einer Beschwerde und eventuell vorhandene Beschwerdestellen hinzuweisen. Unabhängige Beschwerdestellen gibt es allerdings nur in wenigen Bundesländern.

6.5.4.1 Weitere Zwangsmaßnahmen

Viele Zwangsuntergebrachte sind sehr erregt, nicht nur krankheitsbedingt, sondern auch als Folge der oft gewaltsamen Zwangsmaßnahme. Den Behandelnden erscheinen sie dann schnell als nicht kooperationsbereit. Umso wichtiger ist es, nach der Zwangsunterbringung im Gespräch eine Behandlungsbereitschaft herbeizuführen und die negativen Auswirkungen einer Zwangsbehandlung für die Betroffenen zu berücksichtigen, bevor weitere Zwangsmaßnahmen in Betracht gezogen werden. Bei allen Zwangsmaßnahmen ist stets nach einer Alternative zu suchen und zu fragen, ob der Eingriff in die Grundrechte der betroffenen Person verhältnismäßig ist.

Fixierungen oder Isolierungen sind weitere Zwangsmaßnahmen bzw. Freiheitsentziehungen, die in Kliniken oder Wohnheimen vorkommen. Sie können gegenüber einer Zwangsmedikation das mildere und damit verhältnismäßigere Mittel sein, dürfen aber nur zur Abwendung akuter und erheblicher Gefahren vorgenommen werden. Sie dürfen nicht dazu dienen, die Zustimmung zu einer abgelehnten Medikation herbeizuführen. Auch diese freiheitsentziehenden Maßnahmen (FEM) unterliegen ebenso wie die Zwangsbehandlung der zusätzlichen richterlichen Genehmigung.

6.5.4.2 Weitere Rechte von untergebrachten Patient*innen

Alle untergebrachten Patient*innen haben ein Recht auf Achtung ihrer Persönlichkeitsrechte. So haben sie genauso wie freiwillig in Behandlung gekommene Patient*innen das Recht, persönliche Gegenstände wie Blumen, Bücher, kleine Geldbeträge, Radios oder Handys in ihrem Zimmer aufzubewahren. Dieses Recht darf nur eingeschränkt werden, soweit dies erforderlich ist, um erhebliche Gefahren für Betroffene oder erhebliche Gefahren für die Sicherheit oder das geordnete Zusammenleben abzuwehren.

Untergebrachte haben auch das Recht, Besuch zu empfangen und Telekommunikationsmittel zu nutzen. Bei allen Maßnahmen während der Unterbringung haben die Patient*innen die Möglichkeit, eine gerichtliche Entscheidung beim örtlichen Amtsgericht nach § 327 FamFG zu beantragen, um deren Rechtmäßigkeit überprüfen zu lassen.

Alle Eingriffe in die Persönlichkeits- und Freiheitsrechte sind schriftlich festzuhalten und zu dokumentieren, die Unterlagen dürfen von den Patient*innen eingesehen werden.

6.6 Zusammenfassung

Die Rechte von Klient*innen werden durch die Grundrechte, das Betreuungsrecht, die Landesgesetze der PsychKGs oder PsychKHGs und der Wohn- und Teilhabegesetze sowie die UN-Behindertenrechtskonvention (UN-BRK) geschützt. Die Handlungsfähigkeit und die Selbstbestimmung von Klient*innen sind durch das Konzept der Unterstützten Entscheidungsfindung zu fördern. Jeder Eingriff in Freiheits- und Persönlichkeitsrechte bedarf immer einer rechtlichen Legitimation, die das Suchen nach Alternativen und die Wahrung der Verhältnismäßigkeit einschließt. Das Vorliegen einer diagnostizierten psychischen Erkrankung allein rechtfertigt keine Zwangsmaßnahmen.

Dagmar Brosey *ist Professorin für Zivilrecht an der Fakultät für Angewandte Sozialwissenschaften der Technischen Hochschule Köln. Sie ist Prodekanin für Forschung und Vorstandsmitglied des Betreuungsgerichtstags.*

Margret Osterfeld *ist Fachärztin für Psychiatrie und Psychotherapeutin. Sie hat eigene Erfahrungen als Psychiatriepatientin und war mehrere Jahre Mitglied des Unterausschusses der Vereinten Nationen zur Prävention von Folter und anderer grausamer, unmenschlicher oder erniedrigender Behandlung oder Strafe (UN SPT).*

6.7 Vertiefungsmöglichkeiten

6.7.1 Downloadmaterial

Formular einer Behandlungsvereinbarung

… 6.7.2 Internet

UN-Behindertenrechtskonvention in Deutsch (mit englischem Text zum Vergleich) und in Leichter Sprache auf der Seite des Behindertenbeauftragten der Bundesregierung: https://www.behindertenbeauftragter.de/DE/AS/rechtliches/un-brk/un-brk-node.html

Hilfe durch Zwang? Stellungnahme des Deutschen Ethikrats 2018: https://www.ethikrat.org/fileadmin/Publikationen/Stellungnahmen/deutsch/stellungnahme-hilfe-durch-zwang.pdf

Kleines Betreuungs-Abc: http://wiki.btprax.de/

6.7.3 Literatur

Marschner, R.; Brosey, D. (2022): Rechtliche Grundlagen psychiatrischer Arbeit. Stuttgart: utb / Psychiatrie Verlag.

Marschner, R.; Lesting, W.; Stahlmann, R. (2019): Freiheitsentziehung und Unterbringung. 6. Aufl. München: C.H. Beck.

Zinkler, M.; Laupichler, K.; Osterfeld, M. (Hg.) (2016): Prävention von Zwangsmaßnahmen. Menschenrechte und therapeutische Kulturen in der Psychiatrie. Köln: Psychiatrie Verlag.

6.8 Fragen und Übungen

1. Was bedeutet »supported decision making«, was »Unterstützte Entscheidungsfindung«?
2. Welche Aufgaben hat eine Betreuerin, welche ein Bevollmächtigter?
3. Was sind die Voraussetzungen für eine freiheitsentziehende Unterbringung durch die Entscheidung von Betreuer*innen oder Bevollmächtigten?
4. Welche Rechte haben die Klient*innen, um sich gegen eine Entscheidung zu wehren?
5. Wann ist eine Zwangsbehandlung zulässig?
6. Welche Anforderungen gelten für freiheitsentziehende Maßnahmen?
7. Machen Sie sich mit dem PsychKG bzw. PsychKHG Ihres Bundeslandes vertraut und recherchieren Sie, welche Gewaltschutzvorschriften das Wohn- und Teilhabegesetz Ihres Bundeslandes regelt.

6.9 Referenzen

Brosey, D. (2010): Psychiatrische Patientenverfügung nach dem 3. Betreuungsrechtsänderungsgesetz. Wille und Behandlungswünsche bei psychiatrischer Behandlung und Unterbringung. BtPrax, 19 (4), S. 161–167. https://www.bgt-ev.de/fileadmin/Mediendatenbank/Themen/Einzelbeitraege/Brosey/Aufsatz_Brosey_BtPrax_4-2010_mit_Bestell_gesichert.pdf (20.06.2022).

Brosey, D. (2014): Der General Comment No 1 zu Art. 12 der UN-Behindertenrechts konvention und die Umsetzung im deutschen Recht. BtPrax, 23 (5), S. 211 – 216. http://www.bgt-ev.de/fileadmin/Mediendatenbank/Themen/Einzelbeitraege/Brosey/Aufsatz_UN-BRK_BtPrax_5-2014_mit_Bestell__gesichert.pdf (22.07.2022).

Deutscher Ethikrat (Hg.) (2018): Hilfe durch Zwang? Professionelle Sorgebeziehungen im Spannungsfeld von Wohl und Selbstbestimmung. Berlin: Deutscher Ethikrat. https://www.ethikrat.org/fileadmin/Publikationen/Stellungnahmen/deutsch/stellungnahme-hilfe-durch-zwang.pdf (18.07.2022).

DGPPN – Deutsche Gesellschaft für Psychiatrie und Psychotherapie, Psychosomatik und Nervenheilkunde (2014): Achtung der Selbstbestimmung und Anwendung von Zwang bei der Behandlung von psychisch erkrankten Menschen. Eine ethische Stellungnahme der DGPPN. Der Nervenarzt 85 (11), S. 1419–1431. DOI: 10.1007/s00115-014-4202-8

Kirsch, S.; Hirsch, R.-D. (2016): Freiheitsentziehung durch Medikamente nach § 1906 Abs. 4 BGB. BtPrax 25 (1), S. 12–17.

Lipp, V. (2012): Betreuungsrecht und UN-Behindertenrechtskonvention. FamRZ, 59 (9), S. 669–679.

Matta, V.; Engels, D.; Brosey, D.; Köller, R.; Schmitz, A.; Maur, C.; Kosuch, R.; Engel, A. (2018): Qualität in der rechtlichen Betreuung. Abschlussbericht. Köln: Bundesanzeiger. https://www.bmjv.de/SharedDocs/Downloads/DE/Service/Fach publikationen/Forschungsbericht_Qualitaet_rechtliche_Betreuung.html (24.06.2022).

Stoy, T.; Tolle, P. (im Druck): Unterstützte Entscheidungsfindung in sozialen Berufen. Stuttgart: utb / Psychiatrie Verlag.

Zinkler, M.; Laupichler, K.; Osterfeld, M. (Hg.) (2016): Prävention von Zwangs maßnahmen. Menschenrechte und therapeutische Kulturen in der Psychiatrie. Köln: Psychiatrie Verlag.

7 Ethik in der Sozialen Arbeit

Carmen Kaminsky

Im Arbeitsfeld Psychiatrie kommen immer wieder schwierige Situationen vor, sei es, dass die Entscheidungs- bzw. Handlungsfähigkeit der Klient*innen eingeschränkt ist, sei es, dass Risiken der Selbst- und Fremdgefährdung einzuschätzen sind. Dieses Kapitel stellt Orientierungswissen für die ethische Reflexion des eigenen professionellen Tuns und Unterlassens bereit. So wird deutlich, dass schwierige Entscheidungssituationen durch die argumentative Bezugnahme auf Werte und Prinzipien der Sozialen Arbeit bewältigt werden können.
Schlagworte: **Verantwortung, Professionsethik, ethische Prinzipien, ethische Kompetenz**

7.1 Die Notwendigkeit guter Gründe im Handlungsfeld Psychiatrie

Soziale Arbeit ist eine auf den Menschen bezogene Profession, die grundsätzlich eine umsichtige, respektvolle, wertschätzende und wohlwollende Haltung gegenüber den jeweiligen Interaktionspartner*innen und insbesondere gegenüber den Klient*innen verlangt. Die allermeisten sozialberuflich Tätigen haben sich diese Haltung zu eigen gemacht und einen Habitus entwickelt, der sie so handeln lässt, wie es – vom moralischen Standpunkt aus betrachtet – als richtig erscheint.

Auf der Basis dieses Habitus gelingt es ihnen oftmals rein intuitiv, d. h. ohne viel Überlegung, moralisch integre Entscheidungen zu treffen. Jedoch geraten sie immer wieder auch in Situationen, in denen sie ihre Intuition »im Stich lässt« oder in denen die eigene Intuition im Widerspruch zu den Überzeugungen anderer steht. In solchen Situationen sind Sozialarbeiter*innen mit Konflikten konfrontiert, die sich ohne ethische Kompetenzen nicht bewältigen lassen. Wer Soziale Arbeit professionell ausüben will, muss nicht bloß über die situativ erforderlichen Sachkenntnisse und handlungsmethodischen Kompetenzen verfügen, sondern darüber hinaus auch in der Lage sein, die jeweiligen moralischen Aspekte zu erfassen und sie in Hinblick auf die Integrität des eigenen professionellen Handelns kritisch zu reflektieren.

Im Handlungsfeld Psychiatrie gibt es ausnehmend häufig schwierige Entscheidungssituationen, auf eine ausgewiesene ethische Kompetenz kommt es also regelmäßig an. Zu den Besonderheiten Sozialer Arbeit im Handlungsfeld der Psychiatrie gehört, dass

- Klient*innen aufgrund ihrer Erkrankung oftmals in ihrer Entscheidungsfähigkeit eingeschränkt sind;
- viele Klient*innen ohne oder gar gegen ihren Willen in stationären Einrichtungen untergebracht sind und dort auch ohne ihre Zustimmung – bisweilen sogar gegen ihren Widerstand – psychiatrisch behandelt werden;
- das Handlungsfeld Psychiatrie generell und fortwährend vom ethisch-moralischen Standpunkt aus kritisch betrachtet wird.

Im Kontext der Psychiatrie sind Sozialarbeiter*innen also regelmäßig mit Situationen konfrontiert, die mit den »Bordmitteln« moralischer Intuition nicht ohne Weiteres professionell zu bewältigen sind. Wie soll man beispielsweise damit umgehen, wenn Klient*innen in ihrer Entscheidungsfähigkeit schwanken? Oder wenn sie sich gegen Zwangsmaßnahmen zur Wehr setzen: Unter welchen Bedingungen und inwieweit sollte man sie darin unterstützen? Und nicht zuletzt: Was sollte man tun oder unterlassen, wenn professionelle Hilfeangebote von den Klient*innen nicht angenommen werden? Fragen wie diese kommen im Kontext der Psychiatrie oft vor und müssen in jedem Einzelfall neu beantwortet werden.

Sozialarbeiter*innen müssen in der Lage sein, ihre Entscheidungen und Handlungen mit Blick auf das jeweils moralisch Geforderte kritisch zu reflektieren. Erst dann, wenn diese kritische Reflexion moralischer Anforderungen an das eigene situative Handeln auf grundlegende Werte, Normen und Prinzipien Bezug nimmt, ist sie eine ethische Reflexion. Anders gesagt: Sozialarbeiter*innen sollten jede ihrer situativen Entscheidungen und Handlungen begründen können. Diese Fähigkeit zur argumentativen ethisch-moralischen Reflexion ist ein unverzichtbarer Bestandteil sozialberuflicher Professionalität.

7.2 Ethisches Orientierungswissen

Um sich diesen Aspekt sozialberuflicher Professionalität anzueignen, muss man die Werte, Normen und Prinzipien kennen, auf die man in der ethisch-moralischen Reflexion Bezug nehmen sollte. Dass man im sozialberuflichen Tun, wie auch anderswo, die Menschenwürde und Menschenrechte beachten soll und dem geltenden Recht und Gesetz nicht ohne Weiteres zuwiderhandeln darf, kann als grundlegende professionelle Haltung und Teil des professionellen Habitus vorausgesetzt werden. Weniger geläufig ist der Anspruch, mit dem professionellen Tun und Unterlassen auch den spezifischeren professionsethischen Werten und Prinzipien zu entsprechen. Menschenrechte, geltendes Recht und Gesetz sowie die Professionsethik der Sozialen Arbeit bieten miteinander die maßgeblichen Orientierungsquellen für die ethisch-moralische Reflexion des je eigenen situativen Handelns.

Allerdings kann es vorkommen, dass die mit diesen Quellen verbundenen Werte miteinander in Konflikt geraten. Insbesondere dort, wo – wie etwa im Kontext der Psychiatrie – geltende Gesetze es erlauben und manchmal auch gebieten, unter bestimmten Voraussetzungen Zwangsmaßnahmen zu ergreifen, sind Menschenrechte und auch die Professionsethik der Sozialen Arbeit berührt. In solchen Fällen ist es nötig, sich bewusst zu machen, wie Werte, Normen und Prinzipien zusammenhängen. Das erforderliche Orientierungswissen umfasst also nicht lediglich die Kenntnis abstrakterer Werte, Prinzipien und Normen, sondern auch ein Verständnis von deren Zusammenhängen.

Mit Bezug auf die für das professionell sozialberufliche Handeln genannten maßgeblichen Orientierungsquellen lässt sich beispielsweise eine Rangordnung feststellen (vgl. Abb. A 7.1):

Abbildung A 7.1 Rangordnung der ethischen Bezugssysteme

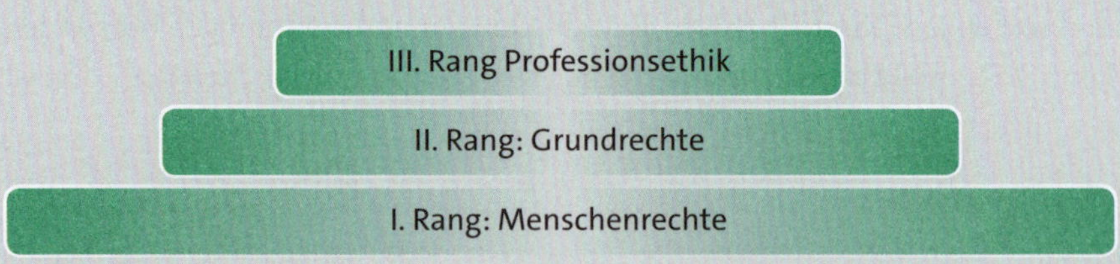

Auf Rang I und damit auf der abstraktesten Ebene stehen die Menschenrechte, zu deren Anerkennung und Beachtung jede Person, jede Profession und auch der Staat verpflichtet sind.

In Verbindung mit dieser grundrechtlichen Verpflichtung hat in erster Linie der Staat die Aufgabe, für die Beachtung der Menschenrechte Sorge zu tragen. Aus diesem Grunde stehen Recht und Gesetz, die jede Person und auch jede Profession zu rechtsgemäßem Handeln verpflichten, auf Rang II. Recht und Gesetz bilden demnach eine Konkretisierungsebene der Grundrechte jeder Person.

Auf Rang III steht schließlich die Professionsethik der Sozialen Arbeit, die alle Sozialarbeiter*innen dazu verpflichtet, gemäß den Wertsetzungen und Prinzipien ihrer Profession zu agieren. Dabei stellt die Professionsethik wiederum eine Konkretisierung der Grundrechte dar, die speziell auf die Expertise und Zielsetzungen der Profession bezogen ist.

Für die ethische Reflexion konkreter, situativer Entscheidungen in der sozialberuflichen Rolle ist zunächst einmal auf das geltende Recht und Gesetz Bezug zu nehmen. Selbst dann, wenn ihnen das geltende Recht kritikwürdig erscheint, sind Sozialarbeiter*innen zu rechtsgemäßen Handlungen verpflichtet. Die in einer Entscheidungssituation relevanten Gesetze und die Rechtsprechungen liefern also einen ersten verbindlichen Anhaltspunkt für die ethische Reflexion.
Weil die damit gewonnene Orientierung aber noch nicht auf die spezifischeren Bedingungen sozialberuflichen Handelns bezogen ist, werden zusätzlich die professionsethischen Werte und Prinzipien bedeutsam.

Wer im konkreten sozialberuflichen Fall darüber zu entscheiden hat, was getan oder unterlassen werden sollte, darf sich nicht allein am geltenden Recht und Gesetz orientieren, sondern muss darüber hinaus Werte und Zielsetzungen sowie Prinzipien der Profession, d. h. die Professionsethik Sozialer Arbeit in den Blick nehmen. Nur so stellen Sozialarbeiter*innen sicher, dass ihre Entscheidungen professionell angemessen und vertretbar sind.

7.2.1 Werte und Ziele Sozialer Arbeit

Einer der höchsten Werte professionell sozialberuflichen Handelns besteht darin, die soziale Existenz der jeweiligen Klient*innen zu sichern. In diesem Zusammenhang stellt die Eigenständigkeit der Klient*innen , die im Konkreten zumeist als Selbstständigkeit interpretiert wird, einen der drei höchsten Werte der Sozialen Arbeit dar (vgl. Abb. A 7.2). Alles, was die Selbstständigkeit der

Klient*innen erhält und fördert, sollte demnach getan werden, und umgekehrt sollte alles das unterlassen werden, was ihre Selbstständigkeit schwächt. Soziale Arbeit verfolgt in diesem Zusammenhang das Ziel, ihre Klientel zur selbstständigen Lebensführung zu befähigen. Sozialberuflich Tätige sollten sich also immer wieder befragen, ob sie mit dem, was sie tun und unterlassen, die Fähigkeit psychisch erkrankter Menschen zur selbstständigen Lebensführung tatsächlich fördern.

Ein weiterer höchster Wert Sozialer Arbeit ist die Zugehörigkeit, die sich mit dem Ziel verbindet, die Inklusion und Teilhabe der Hilfesuchenden zu erhalten und zu fördern. Im konkreten Handlungszusammenhang geht es also darum, mit dem eigenen sozialberuflichen Tun sowohl die partizipativen Fähigkeiten der Klient*innen als auch ihre Möglichkeiten zur Partizipation zu fördern und zu erweitern. Bei der ethischen Reflexion professionell sozialberuflichen Handelns ist demnach immer auch zu überprüfen, ob und inwieweit sich die jeweilige Entscheidung positiv auf die Inklusion und Partizipation psychisch erkrankter Menschen auswirkt.

Den dritten höchsten Wert Sozialer Arbeit stellt die soziale Grundsicherheit dar. Sozialarbeiter*innen sind verpflichtet, zum einen darauf hinzuwirken, dass die materielle Versorgung ihrer Klient*innen gewährleistet ist, und zum anderen dafür zu sorgen, dass sie gewaltfreie Lebensbedingungen vorfinden. Sie sollten dementsprechend überprüfen, ob und inwieweit ihr Handeln zur Versorgungssicherheit und zum Schutz psychisch erkrankter Menschen beiträgt.

Abbildung A 7.2 Höchste Werte und oberste Ziele professionellen sozialberuflichen Handelns

Höchste Werte	Gesellschaftliche Relevanz	Oberste Ziele
Eigenständigkeit	Selbstständigkeit	Befähigung zur Lebensführung
Zugehörigkeit	Teilhabe	Förderung und Erhalt von Inklusion und Partizipation
Grundsicherheit	Lebensqualität	Förderung und Erhalt von materieller Versorgung und von gewaltfreien Lebensbedingungen

Mit der reflexiven und argumentativen Bezugnahme auf höchste Werte und oberste Ziele Sozialer Arbeit lässt sich vor allem klären, worauf Sozialarbeiter*innen im konkreten institutionellen Kontext hinarbeiten sollen.

Allerdings geht es bei der ethischen Reflexion nicht allein um das Ziel des eigenen Tuns, sondern auch um das Wie, d. h. um die Art und Weise, in der man seine Ziele erreichen will. Eine in dieser Frage hilfreiche Orientierung bieten die professionsethischen Prinzipien Sozialer Arbeit.

7.2.2 Professionsethische Prinzipien Sozialer Arbeit

Die Anerkennung und die Beachtung professionsethischer Prinzipien Sozialer Arbeit sollen gewährleisten, dass die Art und Weise, in der Soziale Arbeit ausgeübt wird, stets moralisch integer ist. Sozialarbeiter*innen können sich dabei an Prinzipien ethischer Theorien orientieren (vgl. z. B. Großmaß & Perko 2011 sowie Schmid Noerr 2012). Weil diese Prinzipien äußerst abstrakt sind und sich nicht ohne Weiteres mit den konkreten Zusammenhängen sozialberuflichen Handelns verbinden lassen, bieten sich zusätzlich weitere Quellen an. Beispielsweise haben die Berufsverbände der Sozialen Arbeit konkretere ethisch-moralische Prinzipien für das sozialberufliche Handeln formuliert (DBSH 2014).
In der folgenden Abbildung (Abb. A 7.3) sind sechs Prinzipien aufgeführt und knapp erläutert, die im professionellen sozialberuflichen Tun unbedingt beachtet werden sollen.

Welche Bedeutung diese Prinzipien für das konkrete Handeln im Kontext der Psychiatrie haben, lässt sich am Beispiel des Prinzips verdeutlichen, das Sozialarbeiter*innen dazu verpflichtet, die Autonomie ihrer Klient*innen nicht nur zu achten, sondern auch zu fördern. Autonomie meint hier die verstandesmäßige Fähigkeit des Einzelnen, mit Bezug auf eine bestimmte Sache einen Willen zu bilden und sich für eine von mehreren Möglichkeiten zu entscheiden. Autonomie im Sinne der Entscheidungsfähigkeit der Einzelnen ist eine notwendige Voraussetzung ihrer Selbstbestimmung.

Nun ist es im Kontext der Psychiatrie allerdings so, dass manche Klient*innen krankheitsbedingt nicht zur Willensbildung in der Lage und daher in ihrer Entscheidungsfähigkeit eingeschränkt sind. Nicht selten sind ihnen nicht mal ihre Optionen bewusst. Sogenannte paternalistische Verhaltensweisen gegenüber den Betroffenen werden dadurch begünstigt.

Paternalistische Verhaltensweisen sind dadurch gekennzeichnet, dass stets wohlmeinend, jedoch ohne Beachtung – manchmal sogar unter Missachtung – der Äußerungen der betroffenen Person gleichsam »über ihren Kopf hinweg« für sie entschieden wird. Dabei käme es darauf an, gemeinsam die verschiedenen Möglichkeiten auszuloten, jeweils das Für und Wider zu besprechen, dann aber die Entscheidung bei der Person zu belassen, die damit leben muss.

Zwar kann es tatsächlich erforderlich sein, in bestimmten Situationen Entscheidungen zum Wohle der Klientin zu treffen, man sollte aber nicht übersehen, dass dies nur in sehr begrenzten und eigens zu begründenden Fällen erlaubt ist (vgl. das Kapitel A 6, »Die Rechte von Klient*innen«). Bevor nicht alle Möglichkeiten ausgeschöpft sind, um die Entscheidungsfähigkeit und schließlich eine Entscheidung der betroffenen Person herbeizuführen, widerspricht paternalistisches Handeln den ethischen Prinzipien Sozialer Arbeit.

Abbildung A 7.3 Ethische Prinzipien Sozialer Arbeit

Prinzip	Forderung
Autonomie	Die Entscheidungs- und Handlungsfähigkeit der Klient*innen wahrnehmen, respektieren und fördern
Nicht schaden	Mit dem professionellen Tun und Unterlassen die Rechte der Klient*innen nicht verletzen und ihre Interessen nicht durchkreuzen
Zuträglichkeit	Mit dem professionellen Tun und Unterlassen zur Selbstständigkeit, Teilhabe bzw. Lebensqualität der Klient*innen beitragen
Solidarität	In Auseinandersetzung mit Dritten für das Interesse der Klient*innen am Erhalt und an der Förderung ihrer sozialen Existenz eintreten
Gerechtigkeit	Die Ressourcen professionell sozialberuflichen Handelns gerecht verteilen
Effektivität	Mit Blick auf die Zielsetzungen Sozialer Arbeit die Wirksamkeit des eigenen sozialberuflichen Tuns sicherstellen bzw. wenigstens beobachten und dokumentieren

Das Autonomie-Prinzip verlangt somit, dass Sozialarbeiter*innen in jeder Situation überprüfen, ob ihre Klient*innen nicht doch in der Lage sind – oder in die Lage versetzt werden können –, ihre Belange selbst zu entscheiden.

Personen, die beispielsweise aufgrund von Depressionen, Psychosen oder Demenz in ihrer Entscheidungsfähigkeit zweifellos eingeschränkt sind, werden – je nachdem, um welche Sache es geht, und je nach momentaner gesundheitlicher Verfassung – mal mehr und mal weniger in der Lage sein, selbst eine überlegte Entscheidung zu treffen. Es kommt deshalb darauf an, bei jeder sozialberuflichen Interaktion aufmerksam für die momentane Entscheidungsfähigkeit der Person zu sein und diese gegebenenfalls mithilfe professioneller kommunikationspsychologischer oder anderer Methoden zu fördern (vgl. das Konzept der »unterstützten Entscheidungsfindung«, S. 164 f.). Es gilt jedenfalls, die Entscheidungsfähigkeit und Selbstbestimmung der Klient*innen so weit wie möglich zu fördern und paternalistische Verhaltensweisen zu vermeiden.

Das Autonomie-Prinzip schützt Klient*innen also davor, dass ihnen aufgrund ihrer krankheitsbedingten Einschränkungen die Fähigkeit zur Willensbildung und Selbstbestimmung vorschnell oder zu weitgehend abgesprochen wird. Zugleich stärkt es Sozialarbeiter*innen, sich für die Förderung der Entscheidungsfähigkeit ihrer Klient*innen einzusetzen, und zwar auch und gerade dann, wenn dies zeitaufwendig sein sollte oder in anderer Hinsicht den Einsatz von Ressourcen fordert.

Immer dann, wenn professionell sozialberuflich Tätige ihre Entscheidungen gegenüber anderen Personen vertreten müssen, stärkt die Bezugnahme auf die Professionsethik Sozialer Arbeit ihre Position erheblich. Nicht nur Klient*innen sowie deren Angehörige, sondern auch Vorgesetzte und Kolleg*innen im interprofessionellen Team müssen nämlich akzeptieren, dass Sozialarbeiter*innen an ihre Professionsethik gebunden sind. Generell ist also anzuerkennen, dass professionell sozialberuflich Tätige verpflichtet sind, mit ihren Entscheidungen und Handlungsweisen nicht nur geltendem Recht und Gesetz, sondern auch den für ihre Profession geltenden Werten und Prinzipien zu entsprechen. Die ethische Reflexion dient demnach nicht bloß der eigenen professionellen Entscheidungsfindung, sondern sie dient auch dazu, die Entscheidung anderen gegenüber vertreten und schließlich durchsetzen zu können.

7.3 Ethische Kompetenz

Um eine professionelle Entscheidung durchzusetzen, reicht es allerdings nicht aus, Werte und Prinzipien, die das Handeln leiten, zu benennen. Die ethische Reflexion schließt auch die Konkretisierung der Werte und Prinzipien im Hinblick auf eine Handlungssituation ein. Das Woraufhin (Werte und Zielsetzungen) und das Wie (Prinzipien) professionellen sozialberuflichen Handelns müssen also stets im Lichte der gegebenen Sachverhalte interpretiert werden (vgl. Abb. A 7.4). Was in einer konkreten Situation zu tun oder zu unterlassen ist, um eine bestimmte Klientin zu einer selbstständigen Lebensführung zu befähigen und ihr dabei nicht zu schaden, lässt sich nicht im Abstrakten beantworten. Genau aus diesem Grunde kommt es auf die ethische Kompetenz aller Sozialarbeiter*innen an.

Die ethische Kompetenz besteht darin, das, was professionsethisch gefordert ist (abstraktes Orientierungswissen), gedanklich mit den konkreten Bedingungen einer Handlungssituation (Sachverhalte) in Verbindung zu bringen, um so schließlich zu einer begründeten Handlungsentscheidung (Argumentationsgang) zu gelangen.

Abbildung A 7.4 Ethische Kompetenz

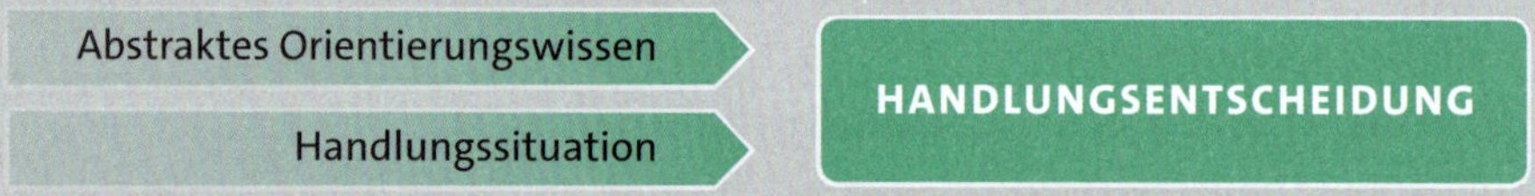

Es kann allerdings nicht vorausgesetzt werden, dass Sozialarbeiter*innen von sich aus über diese Kompetenz verfügen. Die zur Professionalität sozialberuflichen Handelns gehörige ethische Kompetenz kann und muss genauso wie jede andere sozialberufliche Kompetenz erlernt und geübt werden. Dabei kommt es vor allem darauf an, eigene Entscheidungen gut begründen zu können, d. h., sie für andere argumentativ nachvollziehbar zu machen. Anders als in privaten Interaktionen, in denen ein rein intuitives und nicht näher begründetes Entscheiden oftmals ausreicht, verlangen Handlungen, die in der professionellen Rolle vollzogen werden, eine Begründung. Sie müssen so gerechtfertigt werden, dass auch jemand, der eine Situation anders empfindet oder einschätzt als man selbst, die getroffene Entscheidung akzeptieren kann.

Um diese Begründung zu liefern, ist es hilfreich, die eigenen Gedankengänge und Überlegungen von der Frage leiten zu lassen, was man in einer gegebenen Situation tun bzw. unterlassen darf und muss, wenn man die Werte und Prinzipien der eigenen Profession nicht in Gefahr bringen will.

1. Schritt Was darf und was muss ich in dieser Situation tun bzw. unterlassen, wenn ich die höchsten Werte und Prinzipien meiner Profession nicht gefährden will? (Professionsethische Leitfrage)

Antworten, die man anhand dieser Frage gewinnt, beinhalten bereits die Argumente, die dann weiterführend für die Rechtfertigung der eigenen professionellen Entscheidung genutzt werden können.

Beispiel

Stellen Sie sich bitte folgende Situation vor: Sie betreuen einen Klienten, Herrn Peters, schon seit zwei Jahren. In einer akuten psychotischen Phase äußert er wiederholt Suizidabsichten, von denen er sich nicht distanzieren kann. Diese hängen eindeutig mit der psychotischen Symptomatik zusammen, da Ihr Klient angibt, Stimmen zu hören, die ihm den Suizid empfehlen.

Herr Peters ist nicht bereit, von sich aus in die psychiatrische Klinik zu gehen, weil er dort beim letzten Aufenthalt schlechte Erfahrungen gemacht habe. In mehreren Gesprächen haben Sie vergeblich versucht, mit ihm über einen freiwilligen Klinikaufenthalt oder alternative Behandlungs- oder Schutzmöglichkeiten zu sprechen.

Sie entscheiden sich daraufhin zusammen mit seinem gesetzlichen Betreuer, eine Zwangseinweisung zu veranlassen. Herr Peters protestiert und wirft Ihnen Scheinheiligkeit vor, weil Sie ihn früher immer unterstützt hätten und jetzt auf einmal, wo es ihm schlecht gehe, würden Sie gegen ihn arbeiten.

Obwohl Sie mit der eingeleiteten Zwangseinweisung zunächst gegen den Leitwert der Autonomie verstoßen – um sich nicht der unterlassenen Hilfeleistung schuldig zu machen –, tun Sie das, weil Sie davon ausgehen, dass Herr Peters nach Abklingen der Psychose froh sein wird, noch am Leben zu sein. Sie schützen mit einer Zwangsmaßnahme seine Autonomie sozusagen für die Zeit nach der psychotischen Phase.

Bereit und in der Lage zu sein, die eigenen sozialberuflichen Entscheidungen und Handlungsweisen zu begründen, erleichtert es auch, anderen – insbesondere den Klient*innen, aber auch Außenstehenden – klare Antworten auf ihre Rückfragen und auf das eigene professionelle Tun und Unterlassen zu geben. Damit diese Erläuterung gelingt, ist es hilfreich, sich eine weitere Frage zu stellen.

2. Schritt Warum wähle ich in der konkreten Situation die eine Handlungsoption und nicht eine andere? Beziehungsweise: Warum habe ich in der konkreten Situation so und nicht anders entschieden resp. gehandelt? (Verantwortungsethische Leitfrage)

Durch die Auseinandersetzung mit dieser Frage gewinnen professionelle sozialberufliche Akteur*innen Argumente, die vor allem versprechen, die Kommunikation mit den Klient*innen und anderen zu erleichtern.

Beispiel

Sie kennen Herrn Frei seit zwei Monaten. Ihre Organisation hat die Nachbetreuung übernommen, als er nach zwei Wochen Behandlung wegen akuter Depression mit Suizidgedanken entlassen wurde. Nun hat sich sein psychischer und zusätzlich auch sein körperlicher Zustand sehr verschlechtert, was sich an seinem deutlichen Gewichtsverlust, anhaltender Appetitlosigkeit und sehr gedrückter Stimmung zeigt. Eine Selbstgefährdung liegt derzeit aber nicht vor.

Herr Frei würde gerne auf der Krisenstation der psychiatrischen Klinik behandelt werden, weil er dort bisher gute Erfahrungen gemacht hat. Doch frühestens in drei Wochen wird dort ein Platz frei. Er könnte aber auf der allgemeinpsychiatrischen Station der Klinik aufgenommen werden. Diese Lösung würden Sie in Ihrer sozialarbeiterischen Position auch favorisieren, weil Sie sich Sorgen um ihn machen und Sie ihn dort in seinem Zustand sehr gut versorgt wüssten.

Nach einem längeren Gespräch wird klar, dass Herr Frei das aber nur im äußersten Notfall möchte. Sie handeln deshalb mit ihm aus – mit einem gewissen »mulmigen« Gefühl und nach gemeinsamer Rücksprache mit dem behandelnden Arzt –, ihn in der nächsten Zeit dreimal die Woche per Hausbesuch aufzusuchen. Dabei wollen Sie von Mal zu Mal mit ihm besprechen, ob eine ambulante Begleitung der Krise ausreicht.

Sie entscheiden in dieser Situation nicht nach Ihrer eigenen fachlichen Einschätzung, Herrn Frei in die Klinik zu bringen, um auf Nummer sicher zu gehen und sich weniger Sorgen machen zu müssen. Sie klären ab, dass derzeit keine akute Selbstgefährdung vorliegt. Dann orientieren Sie sich an den Wünschen von Herrn Frei und entwickeln ein tragfähiges ambulantes Krisensetting (Leitwert: Selbstbestimmung; Prinzip: Verhandeln statt behandeln).

Auch die im Handlungsfeld Psychiatrie so bedeutsame #Kooperation# mit verschiedenen anderen Professionen wird durch eine sachlich-argumentative, auf professionsethischen Forderungen basierende Kommunikation gefördert.

Sozialarbeiter*innen, die in der Lage sind, ihr Vorgehen unter Bezugnahme auf die Werte, Ziele und Prinzipien ihrer Profession zu erläutern, stärken nicht nur ihre Einzelentscheidung, sondern ihre Professionalität insgesamt und damit auch ihre Position im multiprofessionellen Team.

Weil Außenstehenden oftmals gar nicht klar ist, welche Ziele die Profession Soziale Arbeit verfolgt und an welche Prinzipien sie sich bindet, sind die rechtfertigenden Erläuterungen der Sozialarbeiter*innen so bedeutsam für ein gelingendes kooperatives Miteinander.

7.4 Spezielle Herausforderungen im Handlungsfeld Psychiatrie

Eine geschulte ethische Kompetenz kann vor moralischen Konflikten allerdings nicht bewahren. Im Handlungsfeld Psychiatrie kommt es sowohl strukturell als auch punktuell zu schwerwiegenden und grundsätzlichen ethisch-moralischen Konflikten. So steht beispielsweise grundsätzlich infrage, ob und wann Personen auch gegen ihren Widerstand in einer psychiatrischen Klinik untergebracht und dort behandelt werden dürfen. Eine andere grundsätzliche ethisch-moralische Frage besteht darin, wie wir mit Personen umgehen, die lieber sterben wollen als leben. Dürfen und müssen wir sie in jedem Fall davon abhalten, sich zu töten? Widersprechen wir dann nicht ihrem Recht auf Selbstbestimmung? Und widersprechen wir im umgekehrten Fall nicht unserem Anspruch an Humanität?

Mit Bezug auf solche Fragen ist an dieser Stelle festzuhalten, dass grundsätzliche ethisch-moralische Konflikte von Einzelpersonen weder aufgelöst werden können noch dürfen. Die Auflösung ethischer Grundsatzkonflikte bedarf vielmehr zunächst einer gesamtgesellschaftlichen Auseinandersetzung, dann einer parlamentarischen Beratung und Entscheidungsfindung sowie schließlich einer juristischen Ausarbeitung und Gesetzgebung. Es ist also Sache der ganzen Gesellschaft und ihrer Institutionen wie auch ihrer Professionen, sich mit grundsätzlichen ethischen Konflikten zu befassen und sie unter Bezugnahme auf ethische Normen des ersten und zweiten Ranges, d. h. unter Bezugnahme auf menschen- und grundrechtliche Forderungen aufzulösen (Abbildung A 7.1, Rangordnung der ethischen Bezugssysteme).

Dass ein solcher Konfliktlösungsprozess viel Zeit in Anspruch nimmt, liegt auf der Hand. Manche Konflikte, wie z. B. die Diskussion über das Für und Wider von Zwangsmaßnahmen, die durch die UN-Behindertenrechtskonvention (UN-BRK) neu entfacht wurde (vgl. das Kapitel A 6, »Die Rechte von Klient*innen«), bleiben über Jahre bestehen oder können bloß in Teilaspekten entschärft werden. Für die in einer psychiatrischen Einrichtung tätigen Sozialarbeiter*innen bedeutet dies, dass sie – genauso wie die anderen Berufsgruppen – die Spannungen, die aus den grundsätzlichen ethischen Konflikten entstehen, aushalten und Argumente immer wieder neu reflektieren und abwägen müssen.

7.4.1 Zwangsmaßnahmen

Als besonders herausfordernd erweisen sich Situationen, in denen Personen gegen ihren Widerstand in stationären psychiatrischen Einrichtungen untergebracht und gegen ihren klar geäußerten Willen psychiatrisch behandelt werden. Zwangsmaßnahmen, d. h. Zwangseinweisungen und Zwangsbehandlungen, sind unstrittig gewaltsame Handlungen gegenüber einzelnen Personen. Sie widersprechen als solche den grundgesetzlich verbrieften Persönlichkeitsrechten, insbesondere dem Selbstbestimmungsrecht eines jeden, und sind daher im Grunde verboten; auch das ist unstrittig.

Nun sind allerdings manche Personen krankheitsbedingt vorübergehend oder dauerhaft nicht einsichtsfähig, d. h., sie sind nicht in der Lage, ihre Lebenswelt zu verstehen und in ihr angemessen zu agieren. Sie können daher nicht selbstbestimmt handeln, obwohl sie das Recht dazu haben. In manchen Fällen führt die Einsichtsunfähigkeit einer Person sogar zu Verhaltensweisen, mit denen sie sich selbst oder anderen erheblichen Schaden zufügt. In diesen und nur in diesen Fällen kommen Zwangsmaßnahmen infrage (siehe auch hier das Kapitel A 6, »Die Rechte von Klient*innen«). Ob und inwieweit die Kriterien, die das Ergreifen konkreter Zwangsmaßnahmen erlauben, streng genug sind, ist allerdings hochgradig umstritten. Vor allem die Psychiatrie-Erfahrenen schildern eindrucksvoll, wie traumatisierend und demütigend sie freiheitsentziehende Maßnahmen und medikamentöse Zwangsbehandlungen erlebt haben. In Verbänden und Selbsthilfegruppen setzen sie sich für strengere Kriterien ein und beteiligen sich so politisch an der Lösung des grundsätzlichen ethischen Konflikts. Auch einzelne Berufsverbände wie die Deutsche Gesellschaft für Psychiatrie und Psychotherapie, Psychosomatik und Nervenheilkunde (DGPPN 2014) sowie die Zentrale Ethikkommission bei der Bundesärztekammer (ZEKO 2013) haben kritische Stellungnahmen zur gängigen Praxis verfasst, die ebenfalls zur gesamtgesellschaftlichen Konfliktlösung beitragen.

Eine vergleichbare Stellungnahme seitens der Profession Soziale Arbeit steht aus. Gleichwohl setzt man sich auch innerhalb der Sozialen Arbeit kritisch mit dem ethischen Grundsatzkonflikt auseinander und thematisiert darüber hinaus, wie Sozialarbeiter*innen mit Loyalitätskonflikten umgehen sollten, in die sie häufig geraten, wenn ihre Klient*innen von Zwangsmaßnahmen betroffen sind.

Ein Loyalitätskonflikt ist ein innerer Konflikt, der dadurch entsteht, dass eine Person mit zwei unterschiedlichen und sich gegenseitig ausschließenden Anforderungen konfrontiert ist. Hier zum einen mit der institutionellen Anforderung, die konkrete Realisierung von Zwangsmaßnahmen zu akzeptieren und sich daran gegebenenfalls kooperativ zu beteiligen, und zum anderen mit der Anforderung der Klientin, sie bei der Abwehr derselben Maßnahmen solidarisch zu unterstützen.

Der für die Sozialarbeiter*innen im konkreten sozialberuflichen Alltag entstehende innere, psychoemotional ausgesprochen belastende Konflikt spiegelt den ethischen Grundsatzkonflikt. Weil dieser nicht ohne Weiteres gelöst werden kann, muss das professionelle sozialberufliche Tun auf einer kritischen Akzeptanz der widersprüchlichen Anforderungen beruhen. Dabei ist es hilfreich, sich bewusst zu machen, dass die Zielsetzungen Sozialer Arbeit auch dann verfolgt werden können und sollen, wenn Klient*innen von Zwangsmaßnahmen betroffen sind. Die professionelle Berufsausübung mit dem Ziel, Klient*innen zur Lebensbewältigung zu befähigen, ihre Inklusion zu erhalten und ihre Partizipation zu fördern sowie ihre Lebensqualität sicherzustellen, ist auch im Zwangskontext möglich. Sie erfordert allerdings ein besonderes Maß an kommunikativer Kompetenz (vgl. Kähler & Zobrist 2017).

Vor allem dann, wenn Klient*innen nicht nur medizinische, sondern auch sozialberufliche Hilfen ablehnen, sind Sozialarbeiter*innen kommunikativ gefordert. Sie sollten in jedem Fall deutlich machen, wofür sie in ihrer professionellen Rolle eintreten. Je klarer die Absichten und Zielsetzungen sozialberuflichen Tuns auf beiden Seiten sind – d. h. aufseiten des Klienten und aufseiten des Sozialarbeiters –, desto eher gelingt es, eine vertrauensvolle und konstruktive Beziehung zueinander zu erhalten oder aufzubauen.

Wenn das in der aktuellen Situation nicht möglich ist, sollte auf jeden Fall versucht werden, im Nachhinein mit allen Beteiligten die Entscheidung für Zwangsmaßnahmen zu rechtfertigen und gegebenenfalls Maßnahmen zu ergreifen, die künftig eine ähnliche Situation vermeiden helfen (Mahler u. a. 2021). Das kann die Erstellung einer Patient*innenverfügung sein (siehe S. 169) oder einer Checkliste mit Frühwarnzeichen und Strategien, die dann aus Erfahrung hilfreich sind. Auch eine Behandlungsvereinbarung mit der Klinik (DM) ist eine Option.

7.4.2 Suizidalität

Besonders schwierige Situationen entstehen auch dann, wenn Sozialarbeiter*innen mit der Suizidalität von Klient*innen konfrontiert sind. Die Begegnung mit Personen, deren Gedanken, Fantasien, Handlungsimpulse und nicht zuletzt Handlungen darauf ausgerichtet sind, den eigenen Tod herbeizuführen, ist generell schockierend und fordert das Umfeld zunächst dazu auf, sich der Person, die solche Zustände durchlebt, zuzuwenden. Anders als von Laien wird dabei von sozialberuflich Tätigen erwartet, dass sie die Lage der betroffenen Person angemessen einschätzen und geeignete Maßnahmen ergreifen, um der Suizidgefahr zu begegnen.

Ein Restrisiko, die Suizidalität von Klient*innen nicht richtig einzuschätzen oder keine geeigneten Maßnahmen zu ergreifen, bleibt jedoch auch bei höchst professionellem Vorgehen bestehen. Die Befürchtung, an dem selbst herbeigeführten Tod einer Klientin schuldig zu werden, weil man nicht alles getan hat, um den Suizid zu verhindern, lässt Sozialarbeiter*innen gelegentlich zu drastischen Maßnahmen wie der Zwangseinweisung greifen. So verständlich diese Tendenz auf der einen Seite ist, darf man dabei nicht übersehen, dass mit den ergriffenen Maßnahmen Grundrechtsverletzungen einhergehen. Die Professionalität sozialberuflicher Akteur*innen erfordert es, dies im Blick zu behalten und gewissenhaft abzuwägen, welcher und wie viel Schaden Klient*innen zugemutet werden darf, um ihren Suizid zu vermeiden.

Im sozialberuflichen Alltag, d. h. in der konkreten Begegnung mit einer suizidgefährdeten Person, kann z. B. die Orientierung an der deutschen Version der NGASR-Skala (»Nurses' Global Assessment of Suicide Risk«-Skala, Kozel 2015) bei der Risikoabschätzung helfen. Am Ende bleibt es dabei: Die Sozialarbeiterin muss auf der Basis einer sorgfältigen Situationseinschätzung abwägen, beurteilen und entscheiden, welche Maßnahmen sie veranlassen und ergreifen will und welche nicht. Je besser es ihr gelingt, ihre Entscheidung zu begründen, desto eher ist sie vor Fehlurteilen geschützt.

Das bedeutet keineswegs, sich nicht auch mit anderen zu beraten. Ganz im Gegenteil ist insbesondere die kollegiale Beratung als ein Teil der professionellen Reflexion aller Umstände und berechtigten Verhaltenserwartungen anzusehen.

Eine kollegiale Beratung hilft, das Für und Wider verschiedener Handlungsoptionen angemessen zu erwägen. Der kollegiale Diskurs dient also dazu, situativ relevante Aspekte nicht aus dem Blick zu verlieren und verschiedene Perspektiven bei der eigenen Entscheidung zu berücksichtigen.

Auf einen Konsens im Team kommt es hierbei nicht unbedingt an, denn schlussendlich ist die konkrete Handlungsentscheidung von der einzelnen sozialarbeiterisch tätigen Person zu verantworten.

7.5 Zusammenfassung

Wie an den Besonderheiten des Handlungsfelds Psychiatrie ausgesprochen deutlich wird, erfordern Entscheidungssituationen im sozialberuflichen Tun ein hohes Maß an Professionalität. Diese Professionalität umfasst zusätzlich zu weitreichenden Sachkenntnissen (z. B. über Suizidalität) und ausgewiesenen Fertigkeiten (z. B. Gesprächsführungskompetenz) auch eine ausgeprägte ethische Kompetenz. Nur dann, wenn Sozialarbeiter*innen bereit und in der Lage sind, ihre Entscheidungen bzw. Handlungsweisen unter Bezugnahme auf Grundrechte, Gesetze sowie professionsethische Normen und Prinzipien zu begründen, können sie ihrer Verantwortung gerecht werden.

__Carmen Kaminsky__ ist Professorin für Sozialphilosophie und Ethik an der Technischen Hochschule.

7.6 Vertiefungsmöglichkeiten

7.6.1 Downloadmaterial

Formular einer Behandlungsvereinbarung

7.6.2 Internet

Online-Portal für Ethik im Sozial- und Gesundheitswesen: http://www.ethikdiskurs.de/

7.6.3 Literatur

Kaminsky, C. (2018): Soziale Arbeit – normative Theorie und Professionsethik. AbbBudrich.

Maaser, W. (2010): Lehrbuch Ethik. Grundlagen, Problemfelder, Perspektiven. Weinheim, München: Juventa Verlag.

Schmid Noerr, G. (2012): Ethik in der Sozialen Arbeit. Eine Einführung. Stuttgart: Kohlhammer.

7.7 Fragen und Übungen

1. Stellen Sie sich einen konkreten Fall vor, in dem Sie eine klare Intuition haben, wie zu entscheiden ist. Begründen Sie Ihre Entscheidung unter Bezugnahme auf Werte und Prinzipien des III. Rangs.
2. Erläutern Sie, was ethische Kompetenz beinhaltet und wie man sie erlangt.
3. Diskutieren Sie anhand eines konkreten Falls, was Sie beachten müssen, wenn Sie den ethischen Prinzipien Sozialer Arbeit gerecht werden wollen.
4. Überlegen Sie, wie sich die Profession Soziale Arbeit an der Bewältigung von grundsätzlichen ethischen Konflikten beteiligen kann.

7.8 Referenzen

DBSH – Deutscher Berufsverband für Soziale Arbeit e. V. (Hg.) (2014): Berufsethik des DBSH. Ethik und Werte. Forum Sozial 4/2014.

DGPPN – Deutsche Gesellschaft für Psychiatrie und Psychotherapie, Psychosomatik und Nervenheilkunde (2014): Achtung der Selbstbestimmung und Anwendung von Zwang bei der Behandlung von psychisch erkrankten Menschen. Eine ethische Stellungnahme der DGPPN. Der Nervenarzt 85(11), S. 1419–1431. DOI: 10.1007/s00115-014-4202-8

Großmaß, R.; Perko, G. (2011): Ethik für soziale Berufe. Paderborn: Schöningh/utb.

Kähler, H.; Zobrist, P. (2017): Soziale Arbeit in Zwangskontexten. Wie unerwünschte Hilfe erfolgreich sein kann. 3., überarb. Aufl. München: Reinhardt.

Kozel, B. (2015): Professionelle Pflege bei Suizidalität. Köln: Psychiatrie Verlag.

Mahler, L.; Wullschleger, A.; Oster, A. (2021): Nachbesprechung von Zwangsmaßnahmen. Ein Praxisleitfaden. Köln: Psychiatrie Verlag.

ZEKO – Zentrale Ethikkommission (2013): Stellungnahme zur Zwangsbehandlung bei psychischen Erkrankungen. Deutsches Ärzteblatt 110(26), S. A 1334–A 1338.

8 Psychische Probleme und psychiatrische Versorgung während der Coronavirus-Pandemie*

Dirk Richter

Dieses Kapitel gibt einen Überblick über den Forschungs- und Wissensstand zu den psychischen Folgen der Coronavirus-Pandemie. Das Kapitel macht deutlich, wie stark soziale und gesellschaftliche Faktoren die seelische Gesundheit beeinflussen, aber auch, dass eine gewisse Resilienz in der Bevölkerung vorhanden war. Gleichzeitig gab es z.T. große Probleme, neben den Infektionsschutzmaßnahmen die psychiatrische Versorgung aufrechtzuerhalten. Ein besonderer Fokus wird auf die Begleitung von Menschen mit länger andauernden Beeinträchtigungen und ihrer Rehabilitation in den Bereichen Wohnen und Arbeiten gelegt.

Schlagworte: **Corona, Covid-19, Pandemie, psychische Gesundheit, Versorgung**

8.1 Die Pandemie: Eine individuelle und eine gesellschaftliche Herausforderung

Die Coronavirus-Pandemie hat bis Ende Februar 2022 nach offiziellen Registern weltweit sechs Millionen Menschenleben gefordert. Einschließlich der nicht registrierten infektionsbedingten und weiteren Todesfälle sind es vermutlich bis zu viermal mehr Menschen, die direkt oder indirekt im Zusammenhang mit dem Coronavirus SARS-CoV-2 gestorben sind (Adam 2022). Von der Pandemie

---

* Überarbeitete und erweitere Version von: Richter, D. (2021): Psychische Probleme und psychiatrische Versorgung während der Corona-Pandemie. Erfahrungen und Herausforderungen. Soziale Psychiatrie, 45 (3), S. 9–11.

und den Eindämmungsmaßnahmen sind nahezu alle Menschen global betroffen oder betroffen gewesen. Wirtschaftliche Probleme und soziale Restriktionen haben zusätzlich zum Infektionsgeschehen erhebliche Auswirkungen auf die menschliche Psyche und stellten die psychiatrische Versorgung vor große Herausforderungen. Als Teil des allgemeinen Gesundheitswesens wurde von psychiatrischen Einrichtungen und Diensten erwartet, einen wichtigen Beitrag zur Infektionskontrolle zu leisten. Gleichzeitig stand das gesamte System bis auf Weiteres vor dem Dilemma, mit der Infektionskontrolle die Versorgung und Betreuung der Nutzenden nicht zu vernachlässigen. Eine Herausforderung, auf die die wenigsten vorbereitet waren.

Die westliche Welt ist seit dem Ende der 1960er Jahre nicht mehr von einer Infektions-Pandemie beeinträchtigt worden, die große Teile der Bevölkerung betroffen hat. Frühere Infektionsereignisse blieben zumeist regional begrenzt wie bei SARS-1 zu Beginn der 2000er Jahre oder betrafen nur bestimmte Personengruppen wie bei HIV/Aids während der 1980er und 1990er Jahre. Daher hat man hierzulande nur wenig Erfahrungen hinsichtlich der psychischen Auswirkungen einer Epidemie solchen Ausmaßes sammeln können (Richter 2021).

8.2 Psychische Probleme während großer Epidemien

In der Forschungsliteratur werden zumeist vier zentrale Personengruppen bezüglich der psychischen Auswirkungen betrachtet (Zürcher u. a. 2020):

- die Allgemeinbevölkerung,
- Überlebende der Infektion,
- Mitarbeitende im Gesundheitswesen sowie
- Menschen mit vorbestehenden psychischen Erkrankungen.

Hinsichtlich der psychischen Reaktionen auf ein epidemisches Geschehen handelt es sich vornehmlich um Stresserleben, depressive Symptomatik sowie Angstreaktionen. Posttraumatische Belastungen werden naheliegenderweise eher von Überlebenden berichtet, die zu gewissen Anteilen intensivmedizinisch behandelt und beatmet werden mussten und bei denen das Überleben infrage stand. Posttraumatische Reaktionen werden ebenfalls von Mitarbeitenden im Gesundheitswesen berichtet, die auf Infektionsstationen oder auf Intensivstationen arbeiten. Das Risiko psychischer Probleme wird hier sowohl durch das eigene Infektionsrisiko erhöht als auch durch das Erleben zahlreicher Todesfälle während einer Epidemie. Hinzu kommen Belastungssituationen wie Triage-Entscheidungen bei knappen Ressourcen oder aber die permanente Anspannung und Überforderung, die zu Burnout-Symptomen führen können.

Das Infektionsgeschehen und die nachfolgenden behördlich verfügten Restriktionen – hier insbesondere der Lockdown – wirkten auf die Allgemeinbevölkerung vielfach erheblich verunsichernd und ängstigend. Daher war es verständlich, dass vor allem in den ersten Wochen und Monaten während der Pandemie erwartet wurde, psychische Probleme und auch Suizide würden in der Allgemeinbevölkerung zunehmen und bei Menschen mit psychischen Erkrankungen zu mehr Symptomen und schwereren Verläufen führen. Auch wurde erwartet, dass die Risikogruppen für eine Virusinfektion, etwa ältere Menschen, erheblich mehr psychische Probleme aufweisen würden als jüngere Menschen (Riedel-Heller & Richter 2020, 2021).

Die gesamten Erfahrungen der Pandemie-Jahre und auch die bisherigen wissenschaftlichen Untersuchungen dazu haben jedoch gezeigt, dass dies nur für einen Teil der betroffenen Menschen und dann zumeist auch nur für einen begrenzten Zeitraum der Fall war. Insgesamt wurde deutlich, dass die ersten Erwartungen hinsichtlich psychischer Probleme oftmals nicht mit den späteren empirischen Daten übereinstimmten.

In der Allgemeinbevölkerung gab es bezüglich psychischer Probleme einen klaren Zusammenhang mit der Anzahl infizierter Personen in der jeweiligen Region und mit dem Ausmaß der sozialen Restriktionen.

Das heißt, je gravierender die Pandemie war und je drastischer und länger der Lockdown umgesetzt wurde, desto mehr psychische Probleme waren zu erwarten. In Deutschland und in der Schweiz, wo die Pandemie während der ersten Welle relativ gut in den Griff bekommen wurde und wo der Lockdown deutlich weniger einschränkend war als in den Nachbarländern Frankreich und Italien, waren daher die Auswirkungen auf die seelische Gesundheit weniger stark.

Generell stellte man in der psychiatrischen Epidemiologie eine überraschende Resilienz der Bevölkerung westlicher Länder während der ersten Pandemiewelle fest. Die psychische Belastung nahm eindeutig zu, aber dies führte zumindest zunächst nicht wirklich zu einem Anstieg psychischer Erkrankungen (Richter u. a. 2021b). Viele Indikatoren wiesen sogar in eine gegenteilige Richtung. Die Suizidraten waren vielerorts niedriger als in den Jahren vor der

Pandemie und auch die Notfallaufnahmen in psychiatrischen Kliniken gingen gegenüber früheren Zeiträumen deutlich zurück.

Ebenfalls überraschend war der Befund einer erheblich geringeren Belastung der älteren Bevölkerungsgruppen. In zahlreichen Studien erwiesen sich ältere Menschen trotz eines hohen Infektions- und Sterblichkeitsrisikos als relativ stabil bezüglich ihrer emotionalen Reaktionen auf das Virus und die staatlich verordneten Restriktionen (Weitzel u. a. 2021). Dabei ist natürlich zu beachten, dass es sich um Durchschnittswerte handelt. Selbstverständlich ist in verschiedenen Gruppen und Settings, etwa in der Langzeitpflege, die psychische Belastung deutlich größer gewesen als in Bereichen, die weniger von Kontakteinschränkungen betroffen waren.

Im Verlauf der Pandemie stellten sich zwei Personengruppen als psychisch besonders herausgefordert dar: Kinder und Jugendliche sowie jüngere Frauen.

Bei Kindern und Jugendlichen machten sich die sozialen Einschränkungen in der Freizeit und im Schulbereich negativ deutlich bemerkbar. Bei jüngeren Frauen kommen verschiedene zusätzliche Problemlagen zusammen. Zum Ersten haben junge Frauen im Mittel mehr (unterstützende) soziale Kontakte als gleichaltrige Männer und waren daher besonders betroffen. Zum Zweiten arbeiten viele Frauen in Bereichen, in denen die Unternehmen z.T. komplett schließen mussten, etwa in der Gastronomie und im Tourismusbereich. Und zum Dritten litten jüngere Frauen nicht selten unter einer Doppelbelastung, da sie sich neben ihrer Berufstätigkeit auch für das in vielen Ländern eingeführte Homeschooling verantwortlich fühlten.

Im weiteren Verlauf, insbesondere ab dem Winter 2020/2021, zeigten die epidemiologischen Studien eine anhaltend hohe und teils steigende psychische Belastung in der Allgemeinbevölkerung (Piumatti u. a. 2022). Mit der Zeit stellte sich neben den Ängsten wegen der Infektionsentwicklung und den gesellschaftlichen Restriktionen offenbar auch eine psychische Zermürbung ein, die sich insbesondere in der dunklen Jahreszeit bemerkbar machte.

In der Schweiz geht die epidemiologische Forschung von einer nahezu kompletten Immunität der Bevölkerung im Frühjahr 2022 aus. Allein während des Peaks der Omikron-Welle im Winter 2021/2022 waren den vorliegenden Daten zufolge während vier Wochen bis zu 40 Prozent aller Schweizer*innen mehr oder weniger gleichzeitig infiziert (Swiss National Covid-19 Science Task Force 2022). Unter dieser massiven Prävalenz von Covid-Erkrankungen sind bekanntermaßen viele asymptomatische Verläufe gewesen, aber eine große Anzahl von Menschen hatte auch mit erheblichen körperlichen Gesundheitsproblemen zu kämpfen.

Überlebende einer Covid-19-Erkrankung berichten in der Akutphase von Angst- und Depressionssymptomen, viele auch von posttraumatischen Belastungen. Letztere sind vor allem dann zu erwarten, wenn die Krankheit lebensbedrohlich ist oder sogar eine Beatmung erforderlich wird (Weidman u. a. 2021). Neben den psychischen Akut- und Langzeitreaktionen der Covid-19-Erkrankung erleben zwischen 20 und 50 Prozent der Betroffenen eine deutliche Müdigkeit, Abgeschlagenheit und Motivationslosigkeit, die mehrere Monate anhalten kann (Al-Aly u. a. 2021). Diese auch von anderen Viruserkrankungen bekannten Phänomene gehen nicht selten mit weiteren körperlichen Symptomen einher, die mittlerweile zu den »Long Covid«-Folgen gezählt werden. Gemäß der offiziellen Definition der Weltgesundheitsorganisation WHO wird Long Covid nunmehr als »Post-Covid-19-Zustand« betitelt (WHO 2021). Bezüglich der Ursachen wird eine Kombination aus immunologischen, neurologischen und psychischen Beeinträchtigungen angenommen.

Ebenfalls aus früheren Epidemien ist die große psychische Belastung von Mitarbeitenden des Gesundheitswesens bekannt (Zürcher u. a. 2020). Diese ist nicht nur bei Personen gegeben, die direkt mit Covid-19-Betroffenen arbeiten. Eine Situation wie die Coronavirus-Pandemie stellt das gesamte Gesundheitswesen unter erhebliche Herausforderungen. Mitarbeitende im Gesundheitswesen berichten daher nicht selten von Depressions-, Angst- und Stresserleben. Erwartbar sind zudem Burnout-Phänomene vor allem unter großer Belastung, wenig Pausen und Freizeit und einem nicht absehbaren Ende der Belastung durch die permanente Aufnahme neuer Fälle. Darüber hinaus sind – wie schon erwähnt – posttraumatische Belastungssymptome zu erwarten, wenn die Mitarbeitenden direkt mit vielen Sterbefällen sowie mit Triage-Entscheidungen konfrontiert werden.

Bei Menschen mit psychischen Erkrankungen hatte die gesamte Entwicklung sehr unterschiedliche Folgen (Pedersen u. a. 2022). Bei vielen, eher affektiv beeinträchtigten Menschen führte die Pandemie in der Tat zu mehr Stress- und Belastungserleben und auch größeren emotionalen Problemen, insbesondere im Zusammenhang mit Einsamkeit (Berger u. a. 2021). Andere hingegen konnten mit der Situation deutlich gelassener umgehen. Menschen mit Psychosen etwa, die ohnehin vielfach sozial eher isoliert leben, litten oftmals nicht unter den Einschränkungen. Manche waren vielleicht auch froh, dass Erwartungen und Anforderungen an ihre Lebensführung zurückgingen. Jenseits der Folgen für die psychische Erkrankung haben jedoch viele Menschen über den Mangel an Sozialkontakten geklagt sowie darüber, dass sie sich zeitweilig von der psychiatrischen Versorgung vernachlässigt gefühlt haben.

8.3 Psychiatrische Versorgung während der Pandemie

Viele Dienste und Institutionen der Versorgung reagierten unmittelbar nach Ausbruch der Pandemie mit dem, was behördlich für das gesamte Land angeordnet wurde: Lockdown sowie Schließung und Einschränkung der Angebote. Von heute auf morgen waren viele Nutzende nicht mehr in der Lage, die für sie zuständigen Stellen zu erreichen. Ambulante Dienste reduzierten den Betrieb oder stellten ihn gar ganz ein. Die stationäre Psychiatrie verfügte vielerorts Aufnahmesperren für freiwillige Behandlungen und reduzierte die Bettenkapazitäten, um Abstand wahren zu können und um potenziell infizierte Menschen mit psychischen Erkrankungen behandeln zu können. Parallel zum Abbau der Versorgungsangebote erfolgte in verschiedenen Bereichen der Versuch, die Betreuung und Behandlung über elektronische Medien wie Telefon oder Videokonferenzen aufrechtzuerhalten (Richter & Zürcher 2020).

Im Laufe des Sommers 2020 kehrten jedoch viele Einrichtungen und Dienste zu den Betreuungsformen von vor der Pandemie zurück.

Allerdings erfolgten dann während des Herbstes und Winters je nach Infektionslage und behördlichen Bestimmungen diverse Anpassungen und Wechsel in der Versorgungslandschaft. Mit der Zeit konnte ein gewisser Gewöhnungs- und Anpassungseffekt festgestellt werden, der dafür sorgte, dass Infektionsschutz und Bedürfnisse der Nutzenden in eine – wenn auch nicht ideale – Balance fanden. So wurde in vielen Regionen auf die zunächst sehr strikten Infektionsschutzvorgaben für Heimsettings für Menschen mit Behinderungen im Laufe der Zeit verzichtet. Hinter den starken ersten Restriktionen steckte das absolut verständliche Ziel, Infektionscluster in Heimsettings zu vermeiden. Doch Besuchs- und Ausgangsbeschränkungen führten in den ersten Wochen und Monaten der Pandemie in vielen Regionen zu einer fast vollständigen Abschottung der Bewohnenden. Auf Dauer war dies jedoch nicht angemessen und konnte durchaus auch als Diskriminierung von Menschen mit Behinderungen betrachtet werden.

Besondere Problemlagen stellten sich in der Akutversorgung in den Kliniken. Zum Ersten wurden die Bettenkapazitäten aufgrund des zu erwartenden

Infektionsgeschehens in vielen Kliniken deutlich reduziert, um Ansteckungen zu vermeiden. Zum Zweiten mussten die Akutbereiche reorganisiert werden, um infizierte Nutzende von Nichtinfizierten trennen zu können. Und zum Dritten suchten in vielen Kliniken deutlich weniger Menschen Hilfe. Dies geschah vor dem Hintergrund, dass Patient*innen mit einem freiwilligen Aufenthalt diesen oftmals gemieden haben, ganz ähnlich wie in der Langzeitpflege, wo zahlreiche verfügbare Plätze nicht genutzt wurden. Eine große Ausnahme in diesem Zusammenhang war die stationäre Kinder- und Jugendpsychiatrie, die sich einer massiv gesteigerten Nachfrage gegenübersah. Insgesamt stellten die Pandemie und ihre Auswirkungen die stationäre psychiatrische Versorgung vor massive finanzielle Probleme durch Mehrbelastungen hinsichtlich Schutzmaßnahmen und Mindereinnahmen durch verringerte Bettenkapazitäten und weniger Aufnahmegesuche.

Demgegenüber stieg die Nachfrage nach ambulanter Versorgung bei psychiatrischen und psychotherapeutischen Fachpersonen deutlich an. Dies war insbesondere während der zweiten Infektionswelle zu spüren. In Teilen konnte die Nachfrage kaum befriedigt werden. Allerdings wurden die telemedizinischen und telefonischen Konsultationen zunehmend akzeptiert und schließlich auch von den Behörden als abrechnungsfähig deklariert. Jedoch sind die telemedizinischen Konsultationen nicht für alle Nutzenden gleichermaßen geeignet. Abgesehen von einer gewissen digitalen Grundkompetenz braucht es hier auch entsprechende technische Geräte, die wiederum an notwendige finanzielle Ressourcen gebunden sind. Insbesondere Menschen mit schweren psychischen Erkrankungen leben zu einem beträchtlichen Teil an oder unter der Armutsgrenze, sodass hier unter Umständen die Voraussetzungen nicht gegeben waren.

8.3.1 Wohnrehabilitation während der Pandemie

Die gerade benannten Umstände für die Versorgung im Allgemeinen und für das Erleben von Menschen mit psychischen Erkrankungen galten selbstverständlich auch für die Wohnunterstützung. Allerdings waren die Folgen und der Umgang mit der Pandemie sehr unterschiedlich in den verschiedenen Bereichen. In der stationären Versorgung haben Behörden vielerorts eine Abschottung in dem Sinne verfügt, dass der Zugang und das Verlassen der Heimareale stark eingeschränkt oder sogar komplett verhindert wurden. In der Regel erfolgte diese Entscheidung vor dem Hintergrund, dass Heime ein großes Risiko für einen Infektionsausbruch tragen, der für viele Menschen gleichzeitig zur Covid-19-Erkrankung führen kann. Angesichts der körperlichen Gesundheit vieler Bewohnender, die nicht selten beeinträchtigt ist, kann dies nachvollzogen werden. Kritisch zu sehen ist jedoch, dass in vielen Fällen nicht zwischen Heimen für ältere Menschen und Settings für Menschen mit Behinderungen unterschieden wurde.

Etwas anders stellte sich die Sachlage in der aufsuchenden Wohnunterstützung dar. Die zentrale Herausforderung war hier, den Kontakt zwischen Nutzenden und Mitarbeitenden weiterzuführen, ohne dass es zu einer Infektion kam. Anfänglich bestanden auf beiden Seiten Bedenken und möglicherweise auch Ängste. Mit der Zeit, so zeigten die Erfahrungen jedoch, arrangierte man sich mit den Bedingungen, hielt den Abstand ein, setzte Masken auf oder traf sich außerhalb geschlossener Räumlichkeiten. Zusätzlich wurden die elektronischen Kontaktmöglichkeiten verstärkt genutzt.

Aus Sicht der Infektionskontrolle war die aufsuchende Wohnunterstützung weitaus besser für die psychiatrische Versorgung geeignet als ein Heimsetting (Richter u.a. 2021a). Das Risiko, ein Infektionscluster auszulösen, wie das in zahlreichen Heimen und Kliniken verschiedener Länder während der ersten Wochen der Pandemie geschehen war, ist hier nicht gegeben. Hinzu kommt, dass der Körperabstand in der aufsuchenden Versorgung leichter einzuhalten ist als in einem Wohnheim, wo man sich unweigerlich (zu) nahekommt. Allerdings ist die Gefahr der Infektion nicht ausgeschlossen, wie verschiedene Studien gezeigt haben, welche das Risiko der Virusübertragung durch Mitarbeitende in der ambulanten Versorgung untersucht haben. Dagegen steht der klare Vorteil von Heimsettings während einer Lockdown-Situation, nämlich die geringere Wahrscheinlichkeit von Isolation und Einsamkeit. Und auch die Versorgung mit dem täglichen Bedarf ist dort eher sicherzustellen als in einer Einzelwohnung.

8.3.2 Arbeits- und Ausbildungsrehabilitation während der Pandemie

Die psychiatrische Arbeitsrehabilitation ist nicht nur von den behördlichen Maßnahmen während der Pandemie beeinträchtigt worden, sondern zusätzlich von der wirtschaftlichen Entwicklung. Dies betraf sowohl den ersten wie auch den zweiten Arbeitsmarkt.

Im ersten Arbeitsmarkt gingen die zur Verfügung stehenden Jobangebote für Menschen mit psychischen Erkrankungen im Laufe der Monate erheblich zurück. Dies betraf – wie nicht anders zu erwarten – insbesondere den Dienstleistungsbereich, und hier wiederum vor allem Gastronomie und Tourismus. Aber auch in anderen Sektoren, die ökonomische Probleme erleben mussten, sank die Bereitschaft, Menschen mit psychischen Problemen neu einzustellen.

Der zweite Arbeitsmarkt, etwa in Werkstätten für Menschen mit psychischen Beeinträchtigungen, war hingegen indirekt betroffen. Hier entfielen oftmals Aufträge aus den Betrieben, da die Wirtschaftsleistung insgesamt zurückging. Beide Entwicklungen wurden revidiert im Laufe der Pandemie mit der wirtschaftlichen Erholung, sodass im Frühjahr 2021 die meisten Rehabilitationsangebote wieder sehr nachgefragt waren (Margolies u. a. 2021).

Von großem Interesse wird die Entwicklung des allgemeinen Arbeitsmarkts nach der Pandemie sein. Während der ersten Pandemie-Monate wurde allgemein befürchtet, dass sich der Arbeitsmarkt mit einer massiven Arbeitslosigkeit besonders nachteilig für Menschen mit Behinderungen auswirken würde. Postpandemisch zeigt sich nun aber eine große Nachfrage nach Mitarbeitenden insbesondere auch in Bereichen mit einer geringeren Qualifikation. Es bleibt abzuwarten, wie sich diese Entwicklung auf das Beschäftigungsniveau von Menschen mit psychischen Problemen auswirken wird.

Perspektivisch wird sich vermutlich ein erhebliches Problem für jüngere Menschen mit psychischen Problemen einstellen, die aktuell in schulischer oder beruflicher Ausbildung sind (Clabaugh u. a. 2021). Die Schul- und Lehrangebote waren über längere Zeit in verschiedener Hinsicht eingeschränkt. Hinzu kommen Beeinträchtigungen im motivationalen Bereich und bei der Tagesstruktur vieler Nutzer*innen, die zudem kognitiv oder emotional beeinträchtigt sind. Darüber hinaus ist die Stellensituation sowohl im Bereich der Berufslehre als auch anschließend im ersten Arbeitsmarkt zunehmend unsicher. Es bedarf vermutlich einer größeren gesellschaftlichen Anstrengung, um junge Menschen generell, aber vor allem auch junge Menschen mit psychischen Problemen auf längere Sicht im Arbeitsmarkt zu integrieren.

Ein weiteres Problem kann sich aus den Post-Covid- bzw. Long-Covid-Verläufen ergeben. Da Long Covid nicht unerheblich mit psychischen und kognitiven Beeinträchtigungen verbunden ist und viele der Betroffenen ihre Stelle aufgeben mussten, kann angesichts der großen Anzahl Betroffener von einem deutlichen arbeitsrehabilitativen Bedarf ausgegangen werden (Richter & Zürcher 2021).

Unklar ist, wie die Sozialversicherungen mit dieser Problematik umgehen werden. Eine besondere Schwierigkeit liegt in den unklaren Entstehungs- und Verlaufsbedingungen sowie in der Tatsache, dass vorbestehende psychische Probleme ein Risikofaktor für ein Post-Covid- bzw. Long-Covid-Syndrom sind.

8.4 Zusammenfassung

Die Coronavirus-Pandemie hat die psychiatrische Versorgung vor Herausforderungen im Hinblick auf die Infektion und die psychischen Folgen generell gestellt. Postpandemisch wird davon auszugehen sein, dass mit dem erwartbaren Aufflackern neuer Infektionsherde in den kommenden Jahren immer wieder Ängste, Unsicherheiten und psychische Belastungen entstehen und verstärkt werden. Neben der Versorgung der bis jetzt betreuten Personen stellen sich sehr wahrscheinlich mittel- bis längerfristige Herausforderungen bei vielen jüngeren Menschen ein, die von den sozialen Restriktionen besonders betroffen wurden. Vollkommen unbekannt ist aktuell noch, wie sehr sich die Langzeitfolgen der Covid-19-Erkrankung auch im psychiatrischen Bereich bemerkbar machen werden. Möglicherweise entsteht hier ein neuer Bedarf hinsichtlich der ambulanten Versorgung sowie der Arbeitsrehabilitation. Die Pandemie wird die psychiatrische Versorgung selbst nach Abklingen des Infektionsgeschehens noch viele Jahre beschäftigen.

***Dirk Richter** ist Soziologe und Pflegefachmann mit langjähriger Erfahrung in der psychiatrischen Versorgung. Er ist Professor für psychiatrische Rehabilitationsforschung an der Berner Fachhochschule und Leiter Forschung und Entwicklung Psychiatrische Rehabilitation in den Universitären Psychiatrischen Diensten Bern.*

... 8.5 Vertiefungsmöglichkeiten

8.5.1 Internet

Deutsche Gesellschaft für Psychiatrie und Psychotherapie, Psychosomatik und Nervenheilkunde e.V.: Schwerpunkt »Psyche und Pandemie«: https://www.dgppn.de/schwerpunkte/COVID-19/presseservice.html

Max-Planck-Gesellschaft: CovSocial-Forschungsprojekt: »Wie fühlen wir uns in Berlin mit COVID-19?«. https://www.covsocial.de/

Techniker Krankenkasse: »Corona – ich mag nicht mehr«. https://www.tk.de/techniker/gesundheit-und-medizin/behandlungen-und-medizin/infektionen/corona-virus/psycho-hygiene-2081630?tkcm=aaus

8.5.2 Literatur

Taylor, S. (2022): The Psychology of Pandemics. Annual Review of Clinical Psychology 18(1), 581–609.

8.6 Fragen und Übungen

1. Reflektieren Sie die eigene psychische Belastung durch die Corona-Pandemie im Verlauf und überlegen Sie, welche Aspekte für Sie besonders schwierig zu bewältigen waren.
2. Reflektieren Sie, welche Aspekte der Corona-Pandemie auch als entlastend erlebt werden konnten und wie sich dies auf die Entwicklung psychischer Probleme ausgewirkt haben könnte.
3. Überlegen Sie, warum ältere Menschen weitaus weniger von den psychischen Folgen der Pandemie betroffen waren, während jüngere Menschen die Pandemie als deutlich belastender erlebt haben.
4. Reflektieren Sie, welche Fehler in der psychiatrischen Versorgung während der Lockdown-Phasen gemacht wurden und wie sich dies unter Umständen in Zukunft vermeiden lässt.

8.7 Referenzen

Adam, D. (2022): The pandemic's true death toll: millions more than official counts. Nature, 601(7893), 312–315. DOI: 10.1038/d41586-022-00104-8

Al-Aly, Z.; Xie, Y.; Bowe, B. (2021): High-dimensional characterization of post-acute sequelae of COVID-19. Nature, 594(7862), 259–264. DOI: 10.1038/s41586-021-03553-9

Berger, K.; Riedel-Heller, S.; Pabst, A.; Rietschel, M.; Richter, D.; NAKO Konsortium (2021): Einsamkeit während der ersten Welle der SARS-CoV-2-Pandemie – Ergebnisse der NAKO-Gesundheitsstudie. Bundesgesundheitsblatt – Gesundheitsforschung – Gesundheitsschutz, 64(9), 1157–1164. DOI: 10.1007/s00103-021-03393-y

Clabaugh, A.; Duque, J. F.; Fields, L. J. (2021): Academic Stress and Emotional Well-Being in United States College Students Following Onset of the COVID-19 Pandemic. Frontiers in Psychology, 12, 628787. DOI: 10.3389/fpsyg.2021.628787

Margolies, P. J.; Chiang, I. C.; Jewell, T. C.; Broadway-Wilson, K.; Gregory, R.; Scannevin, G., Jr.; Dixon, L. B. (2021): Impact of the COVID-19 Pandemic on a Statewide Individual Placement and Support Employment Initiative. Psychiatric Services, appips202100120. DOI: 10.1176/appi.ps.202100120

Pedersen, M. T.; Andersen, T. O.; Clotworthy, A.; Jensen, A. K.; Strandberg-Larsen, K.; Rod, N. H.; Varga, T. V. (2022): Time trends in mental health indicators during the initial 16 months of the COVID-19 pandemic in Denmark. BMC Psychiatry, 22(1), 25. DOI: 10.1186/s12888-021-03655-8

Piumatti, G.; Levati, S.; Amati, R.; Crivelli, L.; Albanese, E. (2022): Trajectories of depression, anxiety and stress among adults during the COVID-19 pandemic in Southern Switzerland: The Corona Immunitas cohort study. Public Health. DOI: 10.1016/j.puhe.2022.02.005

Richter, D. (2021): War der Coronavirus-Lockdown notwendig? Versuch einer wissenschaftlichen Antwort. Bielefeld: transcript. https://www.transcript-verlag.de/978-3-8376-5545-2/war-der-coronavirus-lockdown-notwendig/?number=978-3-8394-5545-6 (03.06.2022).

Richter, D.; Zürcher, S. (2020): Psychiatrische Versorgung während der COVID-19-Pandemie. Psychiatrische Praxis, 47(4), 173–175. DOI: 10.1055/a-1157-8508

Richter, D.; Zürcher, S. (2021): Long-COVID/Post-COVID – Epidemiologie, mögliche Ursachen und Rehabilitationsbedarf psychischer Probleme. Psychiatrische Praxis, 48(6), 283–285. DOI: 10.1055/a-1545-9441

Richter, D.; Bonsack, C.; Burr, C.; Gekle, W.; Hepp, U.; Kawohl, W.; Schneeberger, A. R.; Theodoridou, A.; Traber, R.; Jäger, M. (2021a): Therapeutic alliance, social inclusion and infection control – towards pandemic-adapted mental healthcare services in Switzerland. Swiss Archives of Neurology, Psychiatry and Psychotherapy, 172(01), w03158. DOI: 10.31234/osf.io/bs3ej

Richter, D.; Riedel-Heller, S.; Zürcher, S. J. (2021b): Mental health problems in the general population during and after the first lockdown phase due to the SARS-Cov-2 pandemic: rapid review of multi-wave studies. Epidemiology and Psychiatric Sciences, 30, e27. DOI: 10.1017/S2045796021000160

Riedel-Heller, S.; Richter, D. (2020): COVID-19-Pandemie trifft auf Psyche der Bevölkerung: Gibt es einen Tsunami psychischer Störungen? Psychiatrische Praxis, 47, 452–456. DOI: 10.1055/a-1290-3469

Riedel-Heller, S.; Richter, D. (2021): Psychische Folgen der COVID-19 Pandemie in der Bevölkerung. Public Health Forum, 29(1), S. 54–56. DOI: 10.1515/pubhef-2020-0121

Swiss National Covid-19 Science Task Force (2022): Wissenschaftliches Update mit Aspekten zum Umgang mit SARS-CoV-2 in den kommenden 12 Monaten, 15. Februar 2022. https://sciencetaskforce.ch/wissenschaftliches-update-15-februar-2022/ (23.08.2022).

Weidman, K.; LaFond, E.; Hoffman, K. L.; Goyal, P.; Parkhurst, C. N.; Derry-Vick, H.; Schenck, E.; Lief, L. (2021): Post-Intensive Care Unit Syndrome in a Cohort of COVID-19 Survivors in New York City. Annals of the American Thoracic Society, 19(7). DOI: 10.1513/AnnalsATS.202104-520OC

Weitzel, E. C.; Löbner, M.; Röhr, S.; Pabst, A.; Reininghaus, U.; Riedel-Heller, S. G. (2021): Prevalence of High Resilience in Old Age and Association with Perceived Threat of COVID-19-Results from a Representative Survey. International Journal of Environmental Research and Public Health, 18(13). DOI: 10.3390/ijerph18137173

WHO (2021): A clinical case definition of post COVID-19 condition by a Delphi consensus, 6 October 2021. Genf: World Health Organization. https://www.who.int/publications/i/item/WHO-2019-nCoV-Post_COVID-19_condition-Clinical_case_definition-2021.1 (23.08.2022).

Zürcher, S. J.; Kerksieck, P.; Adamus, C.; Burr, C. M.; Lehmann, A. I.; Huber, F. K.; Richter, D. (2020): Prevalence of Mental Health Problems During Virus Epidemics in the General Public, Health Care Workers and Survivors: A Rapid Review of the Evidence. Frontiers in Public Health, 8, 560389. DOI: 10.3389/fpubh.2020.560389

Psychosoziale Interventionsformen

Im zweiten Teil des Lehrbuches werden zentrale Interventionen vorgestellt, an denen sich das konkrete Handeln der Sozialen Arbeit in der Psychiatrie orientiert. Leitend ist die »Person-in-Environment-Perspektive«, d.h. diejenige Perspektive in der Sozialen Arbeit, die sowohl einen individuellen als auch einen strukturellen Problemzugang ermöglicht. Folglich werden einerseits Interventionen vorgestellt, die die Beziehungsgestaltung zum einzelnen Menschen fokussieren, andererseits Interventionen, die die Einbettung dieses Menschen in seinem jeweiligen Bezugssystem und in den gesellschaftlichen Rahmenbedingungen betreffen und auf die Arbeit in den jeweiligen Kooperationsstrukturen vorbereiten.

Die dargestellten Interventionsformen sind im Kontext der lebensweltorientierten Sozialen Arbeit nach Hans Thiersch zu verstehen. Dabei wird stets ein dialektischer Blick auf Verhalten und Verhältnisse, auf Lebensweise und Lebenslage geworfen.

Ziele dieses Teils des Buches sind:

- Kenntnisse der professionellen Grundhaltung in der Fallarbeit sowie Grundlagen von Beziehungsaufbau und Beziehungsgestaltung zu erwerben;
- Möglichkeiten und Grenzen psychosozialer Diagnostik zu sehen;
- psychosoziale Beratung im Kontext der Interventionsformen einordnen zu können und den Beratungsprozess selbst sowie wichtige Beratungskompetenzen kennenzulernen;
- Krisenintervention als spezifische Methode in ihren Möglichkeiten und in ihrem Ablauf zu begreifen;
- Grundlagen der Arbeit in und mit dem sozialen Netzwerk zu erwerben;
- Kompetenzen für die Gruppenarbeit und den Einbezug der Angehörigen zu erlangen;
- Methoden des Case Managements und der Hilfeplanung zu kennen und Möglichkeiten des Einbezugs Psychiatrie-Erfahrener sowie des Kooperationsmanagements für eine integrierte Versorgung kennenzulernen.

Zunächst werden die professionelle Haltung und ethische Prinzipien präsentiert, die dem sozialarbeiterischen Handeln in der Beziehung zu den Klient*innen zugrunde liegen. Die Grundhaltung hat Bezug zu einem humanistischen Menschenbild, das u. a. von der Orientierung an den Menschenrechten sowie von Empowerment, Partizipation und Sicherung von Teilhabe gekennzeichnet ist. Zentrale Paradigmen werden vorgestellt, aus denen sich die professionelle Haltung speist.

Im zweiten Kapitel wird beschrieben, welche Faktoren zu einer gelingenden Beziehung beitragen und wie die Interaktion bei psychischen Problemen und in Krisensituationen gestaltet werden kann. Im dritten Kapitel wird ein Überblick über die psychosoziale Diagnostik gegeben, im vierten über die Analyse und Aktivierung egozentrierter sozialer Netzwerke, im fünften über die psychosoziale Beratung. Im sechsten Kapitel werden Ansätze der Angehörigenarbeit vorgestellt. Im siebten Kapitel werden anhand der Methode der Krisenintervention die Besonderheiten einer multiprofessionellen Herangehensweise diskutiert. In den nachfolgenden achten und neunten Kapiteln werden die Bereiche Gruppenarbeit sowie Case Management vertieft. Besonderes Augenmerk wird im zehnten Kapitel auf die Möglichkeiten und Grenzen gelegt, Psychiatrie-Erfahrene als Genesungsbegleiter*innen in den Hilfeprozess einzubeziehen sowie weitere Formen des Einbezugs von Erfahrungswissen zu etablieren. Im abschließenden elften Kapitel folgt ein Blick auf die Möglichkeiten und Herausforderungen integrierter Versorgung.

Der zweite Teil des Lehrbuches stellt einen Überblick über aktuelle Entwicklungslinien und Herangehensweisen sozialarbeiterischer Praxis im psychiatrischen Feld vor. Methodenvielfalt wird als Kennzeichen der Profession deutlich, nachvollziehbar und in ihren Grundlagen vermittelt.

1 Leitideen einer sozialpsychiatrischen Grundhaltung

Dario Deloie

Sie lernen in diesem Kapitel Leitideen der professionellen Sozialen Arbeit in der Psychiatrie kennen. Diese werden Ihnen anhand einiger zentraler Perspektiven aufgezeigt, die die Haltung, in der Soziale Arbeit gestaltet und umgesetzt wird, beschreiben und bestimmen: der Blick auf Verhalten und Verhältnisse, eine sozialpsychiatrische und sozialtherapeutische Perspektive und eine inklusionsfördernde Perspektive.
Schlagworte: **Profession, Klinische Sozialarbeit, Sozialpsychiatrie, Sozialtherapie, Person-in-Environment-Perspektive, Inklusion**

1.1 Der Blick auf Verhalten und Verhältnisse

Psychosoziale Interventionen streben die »Verbesserung der psychosozialen Passung zwischen Klient*in bzw. Klient*innensystem und Umwelt« an (Pauls 2013, S. 16 f.). Dieses Ziel schaut auf beides: die Person und die Umgebung, in der diese lebt (Person-in-Environment-Perspektive). Marginalisierte Menschen sollen auf der Verhaltens- und der Verhältnisebene in ihrer Entwicklung gefördert werden, indem Lösungswege entwickelt und unterstützt werden (vgl. Gahleitner u. a. 2014).

Besondere Bedeutung hat in der psychosozialen Arbeit die soziale Teilhabe, die als ein Leitziel aller Sozialen Arbeit gilt und seit der Reform des SGB IX als solche auch im Sozialgesetz verankert ist (siehe Kapitel B 9, »Case Management in der sozialpsychiatrischen Eingliederungshilfe«).

Teilhabe von Menschen mit schweren psychischen Störungen an gesellschaftlichen Prozessen setzt Interventionen voraus, die nicht nur auf Anpassungsleistungen des Individuums zielen, sondern Veränderungen der Umwelt inklusive der Institutionen notwendig machen. Dieser Blick auf Verhalten und Verhältnisse ist fundamental für die sozialpsychiatrische und sozialtherapeutische Perspektive.

Doch wie muss unter der Verhaltens- und Verhältnisperspektive eine professionelle Beziehungsgestaltung in der Arbeit mit psychisch kranken Menschen und Suchtkranken gestaltet werden? Stimmer (2020) folgend, können wir die Beziehungsgestaltung unter der Person-in-Environment-Perspektive unter zwei Gesichtspunkten betrachten,

- als subjektorientierte, direkte Arbeit mit den Menschen und
- als strukturorientierte Arbeit an den Verhältnissen.

Nicht nur die Settings, in denen Sozialarbeiter*innen in der Psychiatrie und der Suchthilfe agieren, sind komplex, sie haben es in der Regel auch mit einer heterogeneren Gruppe von Klient*innen zu tun. So muss auch die Beziehung in solchen Feldern psychosozialer Arbeit flexibel an die jeweiligen Bedingungen und Adressat*innen angepasst werden. Dabei sind nicht nur die psychodynamischen Beziehungsfaktoren zu betrachten, wie sie in Kapitel B 2, »Beziehungsaufbau und Beziehungsgestaltung«, beschrieben werden, sondern eben auch strukturelle Faktoren:

Setting Der Ort der Begegnung ist in der Sozialen Arbeit vielgestaltig und hat dann jeweils Einfluss auf die Beziehungsgestaltung. Beispielsweise unterscheidet sich der Kontakt auf einer geschützten psychiatrischen Station zu einem akut psychotischen Patienten fundamental von einem Kontakt mit einer entaktualisierten psychotischen Klientin im Café eines Sozialpsychiatrischen Zentrums. Mit dem jeweiligen Setting verbunden sind unterschiedliche Formen der Hilfe und auch ihrer Finanzierung (vgl. Kapitel A 5, »Das psychiatrische Hilfesystem«).

Zeitbudget Die Zeitdauer des sozialarbeiterischen Kontaktes prägt auch die Form der professionellen Beziehungsgestaltung. So sehen wir beispielsweise Arbeitsprozesse, die vielleicht ein bis vier Kontakte umfassen, wie im Krankenhaussozialdienst, oder Prozesse, die langfristig angelegt sind, wie die Begleitung durch den Integrationsfachdienst. Viele Hilfen sind mit einer gewissen Anzahl von Fachleistungsstunden budgetiert, d. h., der Mitarbeiter im Betreuten Wohnen kommt z. B. regelmäßig einmal im Monat und gegebenenfalls bei Bedarf.

Ökonomie Nicht zu unterschätzen sind ökonomische Aspekte bei der Beziehungsgestaltung, sie können einen entscheidenden Einfluss auf die Zeitdauer des sozialarbeiterischen Kontaktes haben. Beispielsweise sind Maßnahmen der Suchtnachsorge des Deutschen Rentenversicherungsträgers zeitlich auf ein halbes Jahr befristet. Eine Verlängerung kann auf Antrag gewährt werden, aber nur einmal, auch wenn eine weitere Begleitung von Klient*in und Sozialarbeiter*in gewünscht und für sinnvoll erachtet wird.
Sozialraum Mit dem Blick auf den Sozialraum, in dem die Klient*innen leben, rücken die Verhältnisfaktoren in den Fokus, die unter Umständen wesentlich die Krankheitsfolgen verschlechtern, aber auch Ressourcen im Hinblick auf die Verbesserung der Lebenslage sein können.

1.2 Sozialpsychiatrie und Sozialtherapie

Dass Institutionen in der Vergangenheit gerade im psychiatrischen Umfeld gravierende Folgeschäden für ihre Klientel bewirkten, hat eindrücklich die Psychiatrie-Enquete gezeigt (Deutscher Bundestag 1975), die die Abschaffung der elenden, teilweise menschenunwürdigen Umstände in den Anstalten forderte und die Entwicklung einer gemeindenahen Psychiatrie einleitete (vgl. Kapitel A 1, »Soziale Arbeit und Psychiatrie«).

Der Blick auf soziale Bedingungen und Folgen psychischer Erkrankungen (Verhältnisse) und eine darauf abgestimmte person- und bedürfnisorientierte sowie gemeindenahe Unterstützung der Betroffenen hat in der Psychiatrie zu einer Abgrenzung der reformorientierten Psychiatrie von der traditionellen Psychiatrie geführt, die durch den Begriff der Sozialpsychiatrie markiert wird. Die sozialtherapeutische Perspektive fokussiert das Ziel, mit entsprechenden Unterstützungsangeboten in der Lebenswelt der Klient*innen die Symptomlast zu reduzieren und die Lebensqualität zu verbessern.

Während das Konzept der Sozialpsychiatrie seit der Psychiatriereform in den 1970er Jahren relativ klar beschrieben und definiert worden ist und aus der psychiatrischen Landschaft nicht mehr wegzudenken ist, ist der Begriff der Sozialtherapie ein noch unscharfer, aber für die Klinische Sozialarbeit von zunehmender Bedeutung. Auch die Beziehung zwischen den Konzepten der Sozialpsychiatrie und Sozialtherapie sind bis heute nicht eindeutig und abschließend geklärt.
Sozialpsychiatrie ist nach Clausen und Eichenbrenner subjektorientiert und am Gemeinwesen ausgerichtet.

> *»Sozialpsychiatrisches Handeln setzt ein Verständnis der Lebenswelten, der individuellen Lebensmöglichkeiten und Lebensgestaltungen, aber auch der Grenzen von Erträglichkeit voraus. In diesem Sinne ringt die Soziale Psychiatrie – im Spannungsfeld zwischen individuellem psychischen Leid einerseits und Erwartungen und Toleranzen des gesellschaftlichen Umfeldes andererseits – um eine angemessene Position der Hilfe, Begleitung und Versorgung. Schließlich impliziert sozialpsychiatrisches Denken und Handeln auch einen ethischen und sozialpolitischen Aspekt, der mit dem Bemühen um die gesellschaftliche Gleichstellung und Gleichbehandlung chronisch psychisch Kranker mit körperlich Kranken verbunden ist.«*
> (Clausen & Eichenbrenner 2016, S. 13).

Vor diesem Hintergrund kann die Sozialtherapie im Kontext der Sozialpsychiatrie als die zentrale Methodik gesehen werden. Aus Sicht der Klinischen Sozialarbeit ist die Sozialtherapie ein eigenständiges methodisches Konzept, das arbeitsfeld- und zielgruppenübergreifend angelegt ist. Sie zeigt aber eine inhaltliche Nähe zur Sozialpsychiatrie mit einer großen Schnittmenge. Sozialtherapie im Kontext der Klinischen Sozialarbeit wird wie folgt definiert:
Sozialtherapie wird verstanden als ein wissenschaftliches Methodenkonzept der Klinischen Sozialarbeit und deren zugrunde liegenden Leitideen, das auf Menschen mit multiplen gesundheitlichen und psychosozialen Problemlagen und ihre oftmals prekäre Umwelt gerichtet ist. Vor dem Hintergrund der zentralen Person-in-Environment-Perspektive und auf Basis einer professionellen Beziehungsgestaltung erfolgen die psychosozialen Interventionen auf drei Ebenen: der Ebene der Person, der Ebene der Umwelt und der Passung zwischen der individuellen und sozial-strukturellen Ebene. Als methodische Handlungsformen kommen u. a. zum Einsatz die psychosoziale Diagnostik, die psychosoziale Beratung, die Förderung von sozialer Unterstützung, die Netzwerkarbeit, das Case Management, die soziale Rehabilitation, die Krisenintervention und die Milieutherapie.

Die Sozialtherapie trägt zur Behandlung von psychosozialen Notlagen bei, unterstützt Klient*innen bei ihrer persönlichen, sozialen und schulisch-beruflichen Entwicklung, ist gesundheitsfördernd und versucht, soziale und strukturelle Problemlagen abzubauen bzw. präventiv zu verhindern. Das Hauptziel jeder sozialtherapeutischen Intervention ist die gesellschaftliche Teilhabe. Sozialtherapie kann somit als ein inklusionsförderndes Verfahren für Hard-to-reach-Klient*innen verstanden werden.

In Anlehnung an Gahleitner (2014, S. 7) können in der Praxis folgende sozialtherapeutischen Leitfragen hilfreich sein:

- Wird die Partizipation der Klient*innen gewährleistet?
- Wird das Umfeld bei der Suche nach Ressourcen einbezogen?
- Entspricht das fachliche Handeln dem aktuellen Stand der Wissenschaft?
- Werden Nebenwirkungen und Risiken der Intervention ausreichend beschrieben und können sie in ihren Gefahren eingegrenzt werden?

Sowohl die Sozialpsychiatrie wie die Sozialtherapie sind auf »Hard-to-reach-Klientel ausgerichtet, also auf Menschen mit schweren psychischen Erkrankungen oder schädlichem Suchtmittelkonsum und multiplen psychosozialen Problemlagen.

Beiden Konzepten ist gemein, dass sie neben konkreten Unterstützungsangeboten für die Person immer auch die sozialen, gesellschaftlichen bzw. Umweltfaktoren in die Behandlung einbeziehen. Hintergrund ist die Überzeugung, dass soziale Problemlagen mit sozialen Mitteln positiv beeinflusst werden können. Die Methoden selbst sind vielfältig; alle im weiteren Verlauf von Teil B vorgestellten Interventionsformen gehören dazu.

Sozialen Problemlagen liegen nach Dorfman (1996) zwei Ursachen zugrunde, die einerseits in der Person selbst liegen (»client factors«), andererseits in den Umgebungsfaktoren zu finden sind (»situational factors«). Diese zwei Aspekte sind nicht voneinander zu trennen und beeinflussen sich gegenseitig, sodass man »Personvariablen, Situationsvariablen und die Interaktion zwischen beiden Variablengruppen beachten« muss (Pauls 2013, S. 65).

Eine Verschränkung der person- und situationsbezogenen Interventionen mit Blick auf eine Förderung und Verbesserung der Inklusion der Betroffenen wird nun im Folgenden vorgestellt.

1.2.1 Die inklusionsfördernde Perspektive

Eine inklusionsfördernde Perspektive bedeutet, alle Unterstützungsangebote für psychisch erkrankte Menschen so zu gestalten, dass es ihnen möglich wird, selbstbestimmt, partizipativ und gleichberechtigt das individuell gewünschte Ausmaß an Teilhabe an der Gesellschaft zu erreichen. Eine professionelle Grundhaltung, die Optionen zur Verbesserung der Inklusion von psychisch erkrankten Menschen im Blick hat, orientiert sich an Prinzipien, die hier schlagwortartig aufgeführt, kurz erklärt und oft in anderen Kapiteln dieses Buches vertieft werden.

Salutogenese und Resilienzorientierung Mit dem Konzept der Salutogenese hat Antonovsky (1997) das Kontinuum zwischen Krankheit und Gesundheit sichtbar gemacht und den Blick auf die Dinge gerichtet, die Menschen stärken und gesund erhalten. Werner und Smith (1998), die Pionierinnen der Resilienzforschung, heben die Bedeutung der Schutz- und Risikofaktoren hervor. Protektive Faktoren begünstigen die Entwicklung der Resilienz. Letztere wird als »spezifische Handlungs- und Orientierungsmuster der Krisenbewältigung einerseits, deren Entwicklung in immer neuen Erfahrungen der Bewältigung von Krisen andererseits« beschrieben (Hildenbrand 2007, S. 4).

Der Blick insbesondere auf die persönlichen Resilienz- und Risikofaktoren prägt auch den Recoveryansatz, der das Erfahrungswissen Psychiatrie-Erfahrener hebt und z. B. durch sogenannte Genesungsbegleiter*innen weitergibt. Die Einbindung von geschulten Psychiatrie-Erfahrenen (Experienced Involvement) transportiert auch die Hoffnung, selbst von schweren psychischen Erkrankungen genesen zu können (vgl. Kapitel B 10, »Recoveryorientierung und Einbezug von Psychiatrie-Erfahrenen«).

Beachtung verdient unter dem Blickwinkel der Resilienzorientierung auch der lebenslaufbezogene Ansatz (lifespan development approach). Mit einer dezidiert entwicklungspsychologischen Perspektive werden über den Lebenslauf hinweg protektive Faktoren wie Risikofaktoren betrachtet, des Weiteren Resilienzen und Ressourcen (Orth & Petzold 2001, S. 3).

Alltags- und Lebensweltorientierung Im Kontext der Sozialen Arbeit heißt Alltags- und Lebensweltorientierung, die Adressat*innen in ihrer Einzigartigkeit, ihrer Würde, ihrem Eigensinn und mit ihren biografischen Wurzeln in ihrer Lebenswelt zu respektieren. Sie hat zum Ziel, Empowerment zu ermöglichen, d. h., die Klient*innen der Sozialen Arbeit dazu zu befähigen, ihren Alltag zu bewältigen.

> *»Das Ziel aber, zum gelingenderen Alltag zu helfen, gelingt nur da, wo Sozialarbeit in ihrer konkreten Arbeit auch versucht – provokativ, verfremdend und stützend – den Adressaten aus Armut, aus Hilflosigkeit und Verstrickung im Alltag herauszuhelfen, Elend und Blindheit eines bornierten Alltagspragmatismus aufzulösen und, zugleich damit, Verhältnisse sozialpolitisch zu verändern.«*
> (Thiersch 2006, S. 49)

Mehr zum Konzept der Alltags- und Lebensweltorientierung findet sich in Kapitel A 2, »Theorien und Konzepte Klinischer Sozialarbeit in der Psychiatrie«.

Gesundheitsförderung und Behandlung Interventionen der Sozialen Arbeit haben für den Krankheitsverlauf ihrer Klient*innen oftmals mittel- oder unmittelbar entlastende und heilende Wirkung. Das gilt nicht nur für stark institutionalisierte Konzepte wie z. B. die Suchtberatung und die Suchttherapie, sondern auch allgemein durch die stressreduzierende Wirkung von konkreten Interventionen und die kontinuierliche Begleitung durch feste Bezugspersonen.
Neben der akuten Behandlung geht es immer auch darum, das allgemeine Gesundheitsverhalten gezielt zu fördern und somit einen Beitrag zum Abbau von gesundheitlicher Ungleichheit zu leisten. Diese Arbeit wird z. B. durch den Aufbau von regionalen Gesundheits- und Behandlungsnetzwerken gefördert (vgl. Kapitel B 11, »Möglichkeiten multiprofessioneller integrierter Versorgung«).

Förderung von Arbeit und Beschäftigung

> *»Eine berufliche Teilhabe beeinflusst den Krankheitsverlauf positiv und sollte deshalb frühzeitig mit den Betroffenen gemeinsam geplant werden. (...) Arbeit verbessert das Selbstwerterleben, vermittelt ein Gefühl für sozialen Status und Identität, verhilft zu sozialen Kontakten und sozialer Unterstützung, strukturiert den Tages- und Wochenablauf und führt zu sozialer Anerkennung.«*
> (Gühne & Riedel-Heller 2015, S. 55)

Dabei sollen Möglichkeiten einer Tätigkeit auf dem ersten Arbeitsmarkt Vorrang vor Angeboten des zweiten Arbeitsmarktes wie z. B. Werkstätten für Menschen mit Behinderung haben.

Leitkonzept ist das Supported Employment, die Unterstützung am Arbeitsplatz durch sogenanntes Job-Coaching. Diese Tätigkeit setzt Erfahrungen im Arbeitsfeld und in der Psychiatrie voraus, um bei unterschiedlichen Erwartungen und Bedürfnissen von Arbeitgeber*innen, Mitarbeitenden und Klient*innen vermitteln zu können.

Ressourcenorientierung Der ressourcenorientierte Blickwinkel ist für die Soziale Arbeit zwischenzeitlich selbstverständlich geworden und es liegen entsprechende Manuale für die Beratung vor (Flückiger & Wüsten 2021). Langosch (2008) betrachtet die Ressourcenorientierung unter dem Aspekt der Nützlichkeit: Was hilft den Klient*innen, was ist ihnen nützlich, welche Unterstützungsmöglichkeiten sind gegeben oder könnten aktiviert werden?
Grawe definiert Ressourcen wie folgt:

»Als Ressource kann jeder Aspekt des seelischen Geschehens und darüber hinaus aus der gesamten Lebenssituation eines Patienten aufgefasst werden, also z. B. motivationale Bereitschaften, Ziele, Wünsche, Abneigungen, Interessen, Überzeugungen, Werthaltungen, Geschmack, Einstellungen, Wissen, Bildung, Fähigkeiten, Gewohnheiten, Interaktionsstile, physische Merkmale wie Aussehen, Kraft, Ausdauer, finanzielle Möglichkeiten und das ganze Potential der zwischenmenschlichen Beziehungen eines Menschen.«
(Grawe 1998, S. 34)

Grawe beschreibt drei Dimensionen von Ressourcen, die System-, die Bedeutungs- und die Kommunikationsdimension. Bei der Systemdimension wird zwischen intrapersonalen Ressourcen (Fähigkeiten der Person) und interpersonalen Ressourcen unterschieden. Die Bedeutungsdimension differenziert zwischen motivationalen (Zielen, Wünschen usw.) und potenziellen Ressourcen (Fertigkeiten). Die Kommunikationsdimension umfasst implizite und explizite Ressourcen. Bei Ersteren können Personen in bestimmten Situationen auf Ressourcen zurückgreifen, ohne sich dessen direkt bewusst zu sein, auf Letztere können sie bewusst zurückgreifen (vgl. Gassmann & Grawe 2009, S. 106; Deloie 2011, S. 174).

Schay und Kolleg*innen (2006) heben den funktionalen Aspekt von Ressourcen hervor, ihre Bedeutung für die Überlebenssicherung, die Identitätsbildung und die Lebensqualität. Sie weisen darauf hin, dass eine ungenügende Ressourcenlage oder das Wegbrechen von Ressourcen – und davon sind in der Regel psychiatrische Patient*innen und Suchtkranke nicht nur marginal betroffen – krisenhafte Situationen oder Zustände auslösen kann. Dies impliziert, dass trotz der Ressourcenorientierung der Blick auf die Problemlagen nicht unterlassen werden darf.

Netzwerkorientierung, soziale Unterstützung Soziale Netzwerke und die aus ihnen entstehenden Unterstützungen »helfen offensichtlich den unterschiedlichsten Personen und Gruppen in den unterschiedlichsten Lebensphasen und Lebenskonstellationen, die unterschiedlichsten Anforderungen, Risiken, Probleme und Krisen ihrer Lebensführung und Lebensbewältigung erfolgreich zu meistern und gesünder zu sein und zu bleiben« (Nestmann 2009, S. 955).
Nun können viele Klient*innen nicht auf diese positiven Netzwerkfunktionen zurückgreifen, denn entweder sind sie nicht bzw. nicht im ausreichenden Maße vorhanden, sind nicht hilfreich oder gar schädigend. Als empirisch belegt gilt die Korrelation zwischen geringer sozialer Anbindung und damit verbundener geringer Unterstützungsleistung und einem schlechten Gesundheitsstatus.

Umgekehrt bedeutet dies für Menschen mit funktionierenden Kontakten in ihren sozialen Netzwerken und mit einer entsprechenden Dichte und Hilfe in Krisenzeiten eine höhere Chance, gesund zu bleiben oder schneller zu genesen (ebd.; siehe auch Kapitel B 4, »Analyse und Aktivierung egozentrierter sozialer Netzwerke«).

Genderorientierung »Wer meint, ›geschlechtsneutral‹ arbeiten zu können, arbeitet unprofessionell« (Böhnisch & Funk 2002, S. 18). Erkrankungen wie auch das Hilfeverhalten unterliegen starken geschlechtsspezifischen Variablen (siehe Kapitel B 6, »Soziale Arbeit mit Angehörigen von Menschen mit psychischen Erkrankungen«). Beispielsweise ist aus der Suchtforschung hinlänglich bekannt, dass – neben vielen Übereinstimmungen – signifikante geschlechtsspezifische Abweichungen bei den Abhängigkeitserkrankungen bestehen. Es zeigen sich Unterschiede bei den Ursachen, bei der Ausprägung, bei den Formen und den Verläufen von Suchterkrankungen (vgl. Heinzen-Voß & Ludwig 2010, S. 6).

Gendersensibles Handeln der Sozialen Arbeit

- reflektiert die Unterschiedlichkeit der Geschlechter,
- erkennt die häufig unterschiedlichen Lebenslagen von Frauen, Männern, Intersexuellen und Transgendern an,
- ist sich der Wirkung von Geschlechternormen bewusst,
- engagiert sich auf der individuellen und strukturellen Ebene gegen die »ungleiche Verteilung« von Macht und
- hilft, geschlechtsspezifischer Gewalt präventiv zu begegnen, sie zu mildern oder Betroffenen Unterstützung zu bieten.

Die Genderperspektive gilt als eine Strukturkategorie des Menschen. Damit verbunden sind nicht selten Diskriminierungsformen. Häufig treten Unterdrückung und Ausgrenzung auch im Zusammenhang mit anderen Strukturkategorien wie kultureller Hintergrund, religiöse Zugehörigkeit, soziale Schicht und Behinderungen auf. Diese multiplen Ausgrenzungsformen werden unter dem Begriff Intersektionalität zusammengefasst (vgl. Czollek u. a. 2022, S. 54 ff.)

Orientierung an Menschenrechten und sozialer Gerechtigkeit Eine sozialtherapeutische Grundhaltung bezieht sich wie die Profession Soziale Arbeit im Allgemeinen auf die Menschenrechte und die Prinzipien von sozialer Gerechtigkeit. Es war die Schweizer Sozialarbeitswissenschaftlerin Staub-Bernasconi, die das Thema Menschenrechte in die Soziale Arbeit einführte und von einer Menschenrechtsprofession sprach (Staub-Bernasconi 2003). Inzwischen finden sich die Prinzipien auch in der neuen Definition der Sozialen Arbeit, die auf der Generalversammlung der International Federation of Social Workers

(IFSW) 2014 verabschiedet wurde: »Die Prinzipien der sozialen Gerechtigkeit, die Menschenrechte, gemeinsame Verantwortung und die Achtung der Vielfalt bilden die Grundlagen der Sozialen Arbeit.« (DBSH 2014; siehe auch Kapitel A 1, »Soziale Arbeit und Psychiatrie«, und A 7, »Ethik in der Sozialen Arbeit«)

Die Beachtung der Menschenrechte und der sozialen Gerechtigkeit wiederum fördert die Resilienz und Genesung und ist mit allen anderen Leitideen verwoben.

Beziehungsorientierung Soziale Arbeit ist nach Gahleitner (2017) eine Beziehungsprofession und das gilt für das Feld der Psychiatrie und Suchthilfe selbstverständlich auch.

Abbildung B 1.1 stellt die verschiedenen Prinzipien einer inklusionsfördernden Perspektive im Überblick dar.

Abbildung B 1.1 Prinzipien einer inklusionsfördernden Perspektive

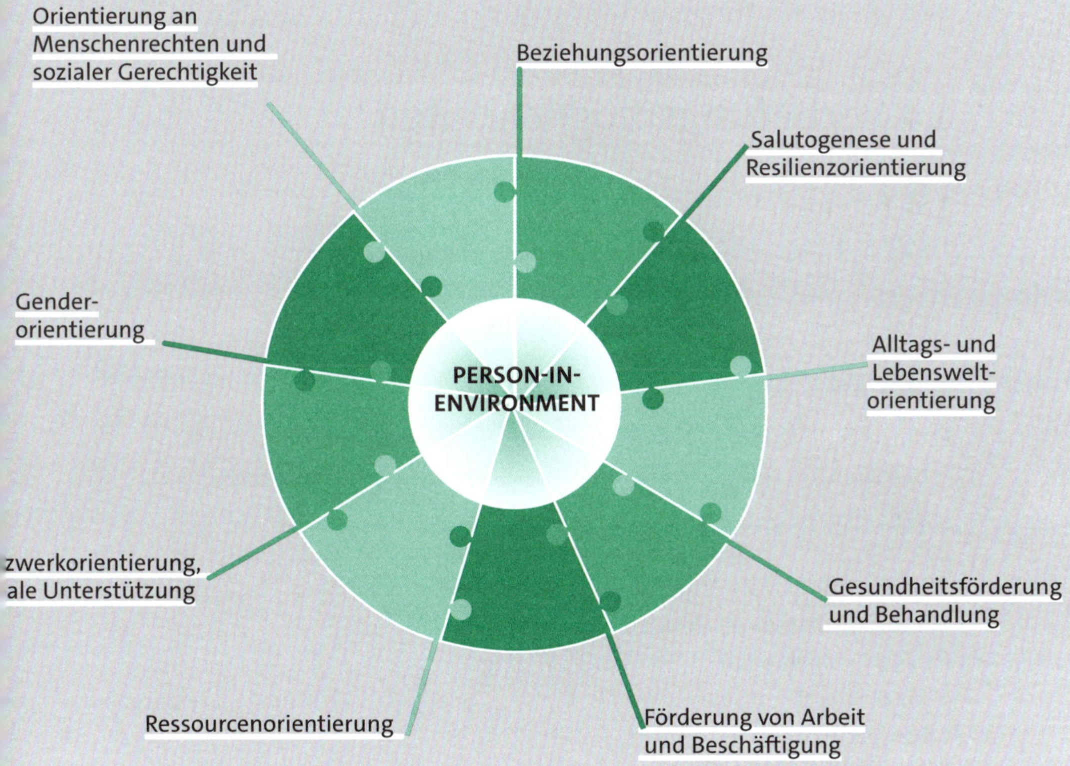

1.3 Zusammenfassung

In diesem Kapitel wurden Leitideen einer professionellen Grundhaltung skizziert, die für die Arbeit in psychiatrischen und suchtspezifischen Arbeitsfeldern grundlegend sind.

Ausgehend von der Vorstellung, dass der Mensch als ein Wesen betrachtet werden muss, das immer mit seinem Umfeld verbunden ist, hat Soziale Arbeit bei der Gestaltung der Unterstützung stets den Blick auf das Verhalten und die Verhältnisse zu werfen. Das methodische Vorgehen orientiert sich dabei an einer sozialpsychiatrischen, sozialtherapeutischen und inklusionsfördernden Perspektive. Das Ziel ist die Wiederherstellung, Sicherung oder Verbesserung der gesellschaftlichen Teilhabe psychisch kranker und abhängiger Menschen.

***Dario Deloie**, M. A., Fachsozialarbeiter für Klinische Sozialarbeit, Weiterbildung in Integrativer Therapie (FPI), ist seit 2013 Lehrkraft an der Fakultät für Angewandte Sozialwissenschaften der Technischen Hochschule Köln mit Schwerpunkt Methodisches Handeln in der Sozialen Arbeit.*

1.4 Vertiefungsmöglichkeiten

... 1.4.1 Internet

Deutsche Gesellschaft für soziale Psychiatrie: https://www.dgsp-ev.de

Sektion Klinische Sozialarbeit der Deutschen Gesellschaft für Soziale Arbeit: https://www.dgsa.de/sektionen/klinische-sozialarbeit

1.4.2 Literatur

Gahleitner, S. B. (2017): Soziale Arbeit als Beziehungsprofession. Bindung, Beziehung und Einbettung professionell ermöglichen. Weinheim, Basel: Beltz Juventa.

Lammel, A.; Pauls, H. (Hg.) (2020): Sozialtherapie: Sozialtherapeutische Interventionen als dritte Säule der Gesundheitsversorgung. Durchgesehene 2. Aufl. Dortmund: verlag modernes lernen.

Pauls, H.; Stockmann, P.; Reicherts, M. (Hg.) (2013): Beratungskompetenzen für die psychosoziale Fallarbeit. Ein sozialtherapeutisches Profil. Freiburg: Lambertus.

1.5 Fragen und Übungen

1. Machen Sie sich mit der Psychiatrie-Enquete vertraut: https://dserver.bundestag.de/btd/07/042/0704200.pdf. Was waren die wichtigsten Forderungen? Welche wurden Ihrer Einschätzung nach erfolgreich umgesetzt, welche sind heute noch immer aktuell und wo gibt es neuen Reformbedarf?
2. Welche fachlichen und ethischen Dimensionen halten Sie als Grundhaltung für die Soziale Arbeit in der Psychiatrie für bedeutsam? Begründen Sie Ihre Auswahl und diskutieren Sie die Ergebnisse mit Ihren Kommiliton*innen.

1.6 Referenzen

Amering, M.; Schmolke, M. (Hg.) (2012): Recovery. Das Ende der Unheilbarkeit. 5. überarb. Aufl. Köln: Psychiatrie Verlag.

Antonovsky, A. (1997): Salutogenese. Zur Entmystifizierung der Gesundheit. Tübingen: dgvt-Verlag.

Böhnisch, L.; Funk, H. (2002): Soziale Arbeit und Geschlecht. Theoretische und praktische Orientierungen. Weinheim: Juventa.

Clausen, J.; Eichenbrenner, I. (2016): Soziale Psychiatrie. Grundlagen, Zielgruppen, Hilfeformen. 2., überarb. u. erw. Aufl. Stuttgart: Kohlhammer.

Czollek, L. C.; Perko, G.; Weinbach, H. (2022): Lehrbuch Gender und Queer. Grundlagen, Methoden und Praxisfelder. 2. Aufl. Weinheim: Juventa.

DBSH – Deutscher Berufsverband für Soziale Arbeit (2014): Definition Soziale Arbeit. https://www.dbsh.de/profession/definition-der-sozialen-arbeit/deutsche-fassung.html (20.06.2022).

Deloie, D. (2011): Soziale Psychotherapie als Klinische Sozialarbeit. Traditionslinien – Theoretische Grundlagen – Methoden. Gießen: Psychosozial-Verlag.

Deutscher Bundestag (1975): Bericht über die Lage der Psychiatrie in der Bundesrepublik Deutschland. Zur psychiatrischen und psychotherapeutischen/psychosomatischen Versorgung der Bevölkerung. Drucksache 7/4200. https://dserver.bundestag.de/btd/07/042/0704200.pdf (06.08.2022).

Dorfman, R. A. (1996): Clinical Social Work. Definition, Practice and Vision. New York: Brunner/Mazel.

Dörr, M.; Müller, B. (Hg.) (2012): Nähe und Distanz. Ein Spannungsfeld pädagogischer Professionalität. 3., aktual. Aufl. Weinheim: Juventa.

Flückiger, C.; Wüsten, G. (2021): Ressourcenaktivierung. Ein Manual für Psychotherapie, Coaching und Beratung. 3. Aufl. Bern: Huber.

Gahleitner, S. B. (2014): Bindung biopsychosozial: Professionelle Beziehungsgestaltung in der Klinischen Sozialarbeit. In: Trost, A. (Hg.): Bindungsorientierung in der Sozialen Arbeit. Grundlagen – Forschungsergebnisse – Anwendungsbereiche, S. 5–72. Dortmund: verlag modernes lernen.

Gahleitner, S. B. (2017): Soziale Arbeit als Beziehungsprofession. Bindung, Beziehung und Einbettung professionell ermöglichen. Weinheim, Basel: Beltz Juventa.

Gahleitner, S. B.; Hahn, G.; Glemser, R. (Hg.) (2014): Psychosoziale Interventionen. Köln: Psychiatrie Verlag.

Gassmann, D.; Grawe, K. (2009): Ressourcenorientierte Psychotherapie – Schwerpunkt soziale Ressourcen. In: Röhrle, B.; Laireiter, A.-R. (Hg.): Soziale Unterstützung und Psychotherapie, S. 99–120. Tübingen: dgvt-Verlag.

Grawe, K. (1998): Psychologische Therapie. Göttingen: Hogrefe.

Gühne, U.; Riedel-Heller, S. (2015): Die Arbeitssituation von Menschen mit schweren psychischen Erkrankungen in Deutschland. Hg. von DGPPN und Gesundheitsstadt Berlin GmbH. https://www.dgppn.de/_Resources/Persistent/6f086cca1fce87b992b2514621343930b0c398c5/Expertise_Arbeitssituation_2015-09-14_fin.pdf (20.06.2022).

Heinzen-Voß, D.; Ludwig, C. (2010): Empfehlungen: Genderaspekte in Institutionen der Suchthilfe. In: Landeskoordination Integration NRW (Hg.): Gender und Sucht, S. 4–33. https://www.yumpu.com/de/document/read/9564687/gender-und-sucht-landeskoordination-integration-nrw (11.08.2022).

Hildenbrand, B. (2007): Pflegefamilien als Ort der Entwicklung von Resilienz. Klinische Sozialarbeit. Zeitschrift für psychosoziale Praxis und Forschung, 1 (3), S. 4–6.

Langosch, A. (2008): Ressourcen, Stärken, Möglichkeiten. Praxishandbuch für ressourcenorientiertes Arbeiten in Management, Selbstmanagement, Supervision, Coaching, Therapie, Beratung und Sozialer Arbeit. 3., verb. Aufl. Kiel: A. Langosch.

Nestmann, F. (2009): Netzwerkintervention und soziale Unterstützungsförderung. In: Lenz, K.; Nestmann, F. (Hg.): Handbuch Persönlicher Beziehungen, S. 955–977. Weinheim: Juventa.

Orth, I.; Petzold, H. G. (2001): Vorwort und Einführung. In: Petzold, H. G. (Hg.): Integrative Therapie: Das »biopsychosoziale« Modell kritischer Humantherapie und Kulturarbeit – ein »lifespan development approach«. Theorie, Praxis, Wirksamkeit, S. 3–16. Paderborn: Junfermann.

Pauls, H. (2013): Klinische Sozialarbeit. Grundlagen und Methoden psycho-sozialer Behandlung. 3. Aufl. Weinheim, Basel: Beltz Juventa.

Petzold, H. G. (2003): Integrative Therapie. Modelle, Theorien und Methoden für eine schulenübergreifende Psychotherapie. 2., überarb. u. erweit. Aufl. Paderborn: Junfermann.

Rogers, C. (1977): Therapeut und Klient. Grundlagen der Gesprächspsychotherapie. München: Kindler.

Sachse, R.; Langens, T.; Sachse, M. (2018): Klienten motivieren. Therapeutische Strategien der Änderungsbereitschaft. 2. Aufl. Köln: Psychiatrie Verlag.

Schay, P.; Petzold, H. G.; Jakob-Krieger, C.; Wagner, M. (2006): Lauftherapie als übungs- und erlebniszentrierte Behandlungsmethode der Integrativen Therapie in der medizinischen Rehabilitation Drogenabhängiger – Theorie, Praxis, Forschung. In: Petzold, H.; Schay, P.; Scheiblich, W. (Hg.): Integrative Suchtarbeit. Innovative Modelle, Praxisstrategien und Evaluation, S. 159–204. Wiesbaden: VS.

Staub-Bernasconi, S. (2003): Soziale Arbeit als (eine) Menschenrechtsprofession. In: Sorg, R. (Hg.): Soziale Arbeit zwischen Politik und Wissenschaft, S. 17–54. Münster: LIT.

Stimmer, F. (2020): Grundlagen des methodischen Handelns in der Sozialen Arbeit. 4., aktual. Aufl. Stuttgart: Kohlhammer.

Thiersch, H. (2006): Die Erfahrung der Wirklichkeit. Perspektiven einer alltagsorientierten Sozialpädagogik. 2., ergänzte Aufl. Weinheim: Juventa.

Werner, E. E.; Smith, R. S. (1998): Vulnerable but Invincible. A Longitudinal Study of Resilient Children and Youth. New York: Adams.

2 Beziehungsaufbau und Beziehungsgestaltung

Jeannette Bischkopf und Reinhard Lütjen

Beziehungsaufbau und Beziehungsgestaltung sind in der Praxis der Sozialen Arbeit von zentraler Bedeutung. Im vorliegenden Kapitel stellen wir wissenschaftliche Erkenntnisse vor, die diese Bedeutung empirisch begründen und in den fachlichen Diskurs einbetten. Wir führen aus, wie Wahrnehmung und Interaktion durch psychische Probleme und in Krisensituationen verändert werden und welche Schlüsse man daraus für die Beziehungsgestaltung ziehen kann. Dabei wird u. a. auf die Prinzipien der Beziehungsgestaltung nach Rogers, das Modell der allgemeinen Wirkfaktoren nach Grawe sowie die psychodynamischen Konzepte Intersubjektivität, Übertragung und Gegenübertragung eingegangen. Das Wissen um diese Modelle und Konzepte kann dabei helfen, die eigene Reflexionsfähigkeit in der konkreten Beziehungsgestaltung weiterzuentwickeln, tragfähige Kontakte herzustellen und Beziehungen im Hilfeprozess aufzubauen und zu halten.
Schlagworte: **Beziehung, Wirkfaktoren, Übertragung, Gegenübertagung, Empathie, Recovery**

2.1 Soziale Arbeit als Beziehungsarbeit

Zu den wichtigsten Kompetenzen in der Praxis der Sozialen Arbeit zählt die Fähigkeit, Kontakt zu Menschen in ganz unterschiedlichen Lebenslagen und Situationen herstellen zu können sowie tragfähige Beziehungen aufzubauen, sie zu gestalten, Unterstützung anzubieten und zu Veränderungsprozessen zu motivieren. Von Spiegel (2021) spricht von der »Person als Werkzeug«, die Ausbildung der sozialen und personalen Kompetenzen ist ein wichtiges Lernziel für eine erfolgreiche Praxis. Davon ausgehend wollen wir zunächst Grundlagen darstellen, welche die Bedeutung der Beziehungsgestaltung empirisch untermauern.

Eine Begegnung von Person zu Person wird häufig als idealtypischer Kontakt verstanden und als »sozialpsychiatrische Grundhaltung« (vgl. Dörner u. a. 2015) diskutiert. Carl Rogers hatte 1957 als Resultat umfangreicher Analysen von Beratungs- und Therapieverläufen beschrieben, welche Rolle die therapeutische Beziehung für eine nachhaltige Veränderung bei den Klient*innen spielt. Der Titel der Arbeit, »The necessary and sufficient conditions of therapeutic personality change«, (Rogers 1957) deutet mit der Betonung der notwendigen und hinreichenden Bedingungen bereits diejenigen Fragen an, die in der Folge am meisten untersucht wurden: Lässt sich ein positives Ergebnis einer Therapie oder Beratung auf die Beziehung zwischen Klient*in und Therapeut*in zurückführen und, wenn ja, wie muss diese gestaltet sein, um wirksam zu werden?

Für die erste Frage liegen mittlerweile zuverlässige Daten vor. Nach dem »Konzept der großen Vier« (Hubble u. a. 2001) lassen sich die Ergebnisse einer Intervention auf folgende vier Faktoren zurückführen:

Erwartungseffekte, die konkret angewandte Intervention, die Beziehung zwischen Therapeut*in und Klient*in sowie Kontextfaktoren (vgl. Abb. B 2.1).

Abbildung B 2.1 Anteil der vier großen Wirkfaktoren am Veränderungsprozess

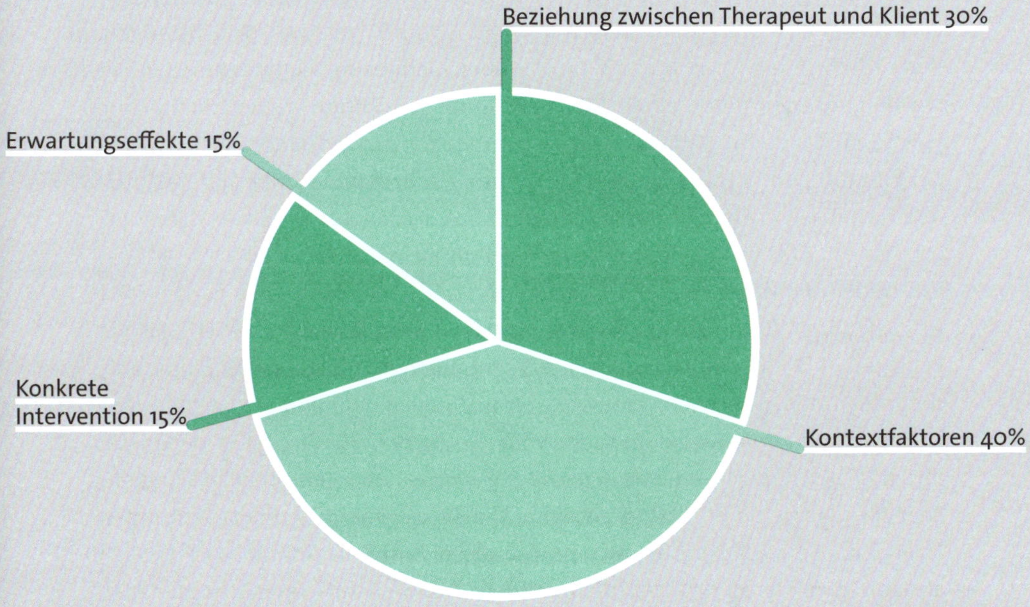

Das »Konzept der großen Vier« lässt sich wie folgt beschreiben:

Erwartungseffekte Sie bestimmen den Erfolg zu etwa 15 %. Eine positive Erwartung, die Hoffnung auf Hilfe, auf Besserung der Lage oder auf Symptomlinderung können bereits zu einer positiven Veränderung führen. Allein die Aussicht z. B. auf einen Therapieplatz, einen Platz in einer Wohngruppe oder eine Vermittlung in Arbeit kann positive Veränderungen bewirken. Hoffnung, Optimismus und die Überzeugung, die Lage verändern zu können, sind damit Bestandteile eines gelingenden Veränderungsprozesses und es ist wichtig, eine positive Erwartungshaltung gezielt anzusprechen und aufzubauen. Im Recoveryansatz wird diesem Aspekt sogar eine zentrale Rolle zugewiesen und Vertreter*innen wie Patricia Deegan gehen davon aus, dass es ohne Hoffnung kein Recovery gibt (vgl. Amering & Schmolke 2012, S. 15; siehe auch Kapitel B 10, »Recoveryorientierung und der Einbezug von Psychiatrie-Erfahrenen«).

Konkrete Interventionen Weitere 15 % des Erfolges werden der Wirkung der eingesetzten Intervention auf den Veränderungsprozess zugesprochen. Die Diskussion, ob es bestimmte störungsspezifische Techniken gibt, die den Erfolg einer Maßnahme begründen können, ist nicht abgeschlossen. Sie geht auf eine Arbeit von Saul Rosenzweig (1936) zurück, nach der unterschiedliche Vorgehensweisen zum gleichen Ergebnis führen können; die Unterschiede zwischen den verschiedenen Herangehensweisen seien gering und daher zu vernachlässigen. Zwei Klientinnen etwa, die mit ganz unterschiedlichen Methoden behandelt wurden, können beide einen Rückgang ihrer Symptome verzeichnen. Eine Klientin hat z. B. ihre Angst vor Menschenmengen durch wiederholtes Üben in der Situation unter therapeutischer Anleitung überwunden, eine andere durch den Austausch in einer Gruppentherapie. Die eingesetzte Technik ist daher nur ein Faktor unter vielen, der hilft, das Ergebnis zu erklären.

In der englischsprachigen Literatur wurde dieser Effekt mit einer Episode in »Alice im Wunderland« (Carroll 1915/2011) verglichen. In dieser Episode veranstaltet Dodo, ein ausgestorbener Vogel, ein Wettrennen, das am Ende alle, die teilnehmen, gewinnen, sodass alle einen Preis erhalten. In der Fachliteratur zum Therapieerfolg wird daher auch vom »Dodo Bird Verdict« gesprochen. Im übertragenen Sinne bedeutet das, dass die Wirkung des professionellen Handelns eher auf allgemeine Wirkfaktoren als auf spezifische Faktoren einer bestimmten Intervention zurückzuführen ist, dass also alle, die am Start sind, auch erfolgreich abschneiden. Deren Erfolg wird auf andere Faktoren zurückgeführt, die allen gemeinsam sind. Der wichtigste allgemeine Faktor im Kontext von Beratung und Therapie ist dabei die Beziehung.

Beziehung zwischen Therapeut*in und Klient*in Mit etwa 30 % hat die Beziehung den Hauptanteil an der Veränderung im professionellen Kontext. Nimmt man dieses grobe Muster zur Orientierung, wird deutlich, dass die Hauptanstrengung im professionellen Arbeiten in einer gelingenden Beziehung liegen sollte. Diese Erkenntnis wird in der Sozialen Arbeit auch als »relationship turn« bezeichnet bzw. als »relationship-based social work« (Ruch u. a. 2018). In dieser Perspektive wird die Beziehung nicht nur als Mittel angesehen, den Erfolg von Interventionen und Hilfen zu sichern. Vielmehr bekommt die Beziehung einen eigenen, gewissermaßen intrinsischen Wert, ist also selbst hilfreich (ebd., S. 22).

Kontextfaktoren Zu ca. 40 % liegt der Hauptanteil der Veränderung außerhalb der jeweiligen Intervention und schließt z. B. Kontextfaktoren ein, die in der Lebensgeschichte und der Person begründet sind. Bohart (2006) spricht daher auch vom »active client« bzw. davon, dass genau genommen die jeweiligen Klient*innen die Veränderung bewirken und hervorrufen. Klient*innen gestalten therapeutische Veränderungsprozesse aktiv mit und nutzen die jeweiligen Angebote auf ihre Weise.

Dieses Verständnis lässt sich sehr gut auf die sozialpädagogische Haltung übertragen, die Adressat*innen im Hilfeprozess als Koproduzent*innen betrachtet. In diesem Verständnis ist auch jede Beziehungsgestaltung als eine Wechselwirkung zwischen Angeboten und Reaktionen der jeweiligen Beziehungspartner*innen zu sehen.

Die Beziehung ist auch ein wichtiger Faktor in dem schulenübergreifenden Modell nach Grawe (1998), das einen guten Rahmen für die Beziehungsgestaltung bietet. Nach diesem Modell lässt sich Veränderung auf folgende fünf Faktoren zurückführen:

- therapeutische Beziehung,
- Ressourcenaktivierung,
- Problemaktualisierung,
- motivationale Klärung und
- Problembewältigung.

Neben der Beziehung zwischen Therapeut*in und Klient*in spielt die Ressourcenaktivierung eine wichtige Rolle:

> *»Als Ressource kann jeder Aspekt des seelischen Geschehens und darüber hinaus aus der gesamten Lebenssituation eines Patienten aufgefasst werden, also z. B. motivationale Bereitschaften, Ziele, Wünsche, Abneigungen, Interessen, Überzeugungen, Werthaltungen, Geschmack, Einstellungen, Wissen, Bildung, Fähigkeiten, Gewohnheiten, Interaktionsstile, physische Merkmale*

wie Aussehen, Kraft, Ausdauer, finanzielle Möglichkeiten und das ganze Potential der zwischenmenschlichen Beziehungen eines Menschen.« (Grawe 1998, S. 34)

Das Prinzip der Ressourcenaktivierung lässt sich gut mit dem Konzept der Ressourcenorientierung verbinden. Aus dieser Perspektive kann bei einer Person alles als Ressource betrachtet werden, was aus einer einseitigen Problemsicht heraus als seine Schwierigkeiten oder »Beschränkungen« (Grawe 1998, S. 34) gesehen würde. In diesem Verständnis können Ausstattungsprobleme als Ressourcen interpretiert werden, wenn ihre Möglichkeiten erkannt – sie also als Ressource aktiviert werden.

Neben der Beziehung und der Ressourcenaktivierung geht es nach Grawe (1998) jedoch ebenso um die Problemaktualisierung und die Problembewältigung. Das bedeutet, dass der Anlass der Hilfe in den Blick genommen werden muss und gemeinsam mit den Klient*innen konkrete Schritte zur Lösung zu finden sind. Die Veränderung muss daher immer einen Bezug zum Lebensalltag der Klient*innen haben und konkret geplant sein.

Hierbei spielt schließlich auch der Faktor der motivationalen Klärung nach Grawe (1998) eine Rolle. Klient*innen verfügen über sogenannte motivationale Schemata und können aus diesen eher Annäherungs- oder Vermeidungsziele definieren. Die Klärung, um welche Ziele es sich handelt, woraus sie gespeist sind und ob die vereinbarten Schritte mit den Zielen übereinstimmen, ist zentral für den Erfolg einer Hilfe. Ziele müssen nicht immer bewusst sein, sondern können sich als innerpsychische Konfliktlösungen erweisen. Beispielsweise können Klient*innen sehr wohl oberflächlich der Notwendigkeit einer Veränderung zustimmen, diese aber immer wieder sabotieren. Diese innerpsychische Motivlage, die das Scheitern hervorbringt, gilt es zu klären und zu verstehen. Gewinnen Klient*innen Einsicht darüber, können sich auch negative Beziehungsdynamiken auflösen. Dies kann einen längeren therapeutisch unterstützten Entwicklungsprozess einschließen.

Zusammenfassend lässt sich sagen, dass Veränderung nach Grawe (1998) entscheidend von Beziehungsfaktoren, der Ressourcenaktivierung, der Fokussierung und Bewältigung konkreter Problemlagen sowie von der Klärung motivationaler Ziele der Klient*innen abhängt.

In der Beziehungsgestaltung müssen daher auch Aspekte der Motivation, der konkreten Kompetenzen zur Problembewältigung, der Problemkenntnis und der Ressourcen in den Blick genommen werden. Diese Aspekte werden auch als allgemeine Wirkfaktoren für Veränderung bezeichnet.

Für allgemeine Wirkfaktoren (auch »common factors« genannt) gibt es darüber hinaus eine Vielzahl von Konzepten mit unterschiedlichen Einteilungen (vgl. Wampold u. a. 2018).

2.2 Wirksame Beziehungsfaktoren

Die zweite, eingangs gestellte Frage, wie die Beziehung gestaltet sein muss, um Veränderung zu bewirken, wird nun aus der Perspektive verschiedener Theorien unterschiedlich beantwortet. Schaut man sich die empirischen Ergebnisse insgesamt an, so wurden folgende Beziehungsfaktoren als wirksam eingestuft (vgl. Norcross & Wampold 2011, S. 98):

- die Beziehung allgemein in der Einzeltherapie, Therapie mit Jugendlichen und in der Familientherapie,
- Gruppenkohäsion in der Gruppentherapie,
- Empathie und
- das Erfassen von Klient*innenfeedback.
- Wahrscheinlich wirksam sind:
- die Übereinstimmung in Zielen,
- die Zusammenarbeit mit den einzelnen Klient*innen und
- eine bedingungslose Wertschätzung.
- Bislang zu wenig untersucht sind:
- Kongruenz und Echtheit sowie
- die Fähigkeit, mit Beziehungskonflikten und Gegenübertragung umgehen zu können. (ebd.)

Die Einteilung in »wirksam«, »wahrscheinlich wirksam« und »zu wenig untersucht« stammt aus der evidenzbasierten Forschung und geht auf die Art der Methoden und den Umfang der Untersuchungen zurück, mit denen die Erkenntnisse gewonnen wurden. Für den wirksamen Bereich liegen so viele kontrollierte Studien vor, dass es bereits Metaanalysen gibt.

Empathie, bedingungslose Wertschätzung und Kongruenz hatte bereits Rogers (1957) in seiner umfangreichen Analyse von Beratungs- und Therapiegesprächen als Wirkfaktoren der therapeutischen Beziehung beschrieben. Sie sollen nun näher betrachtet werden.

Empathie Geht man zu den Ursprüngen des Empathiebegriffs zurück, ist er in der Literatur als Übersetzung des deutschen Wortes »Einfühlung« eingeführt. Empathie hat nicht nur eine kognitiv-verstehende Komponente (vgl. kognitive Perspektivenübernahme, Theory of Mind, Metakognition), sondern auch eine affektive Komponente des Nacherlebens und schließt den gemeinsamen Versuch des Verstehens des Erlebten ein (Mentalisieren, vgl. Brockmann & Kirsch 2015). Rogers (1959) spricht von der sogenannten Als-ob-Bedingung, nach der man sich in die einzelnen Klient*innen so weit einfühlt, als ob man diese Person wäre, ohne aber jemals zu vergessen, dass man immer wieder zu seinen eigenen Ansichten zurückkehren könne, also ohne sich zu identifizieren oder mitzuleiden (vgl. das Kapitel B 5, »Psychosoziale Beratung«).

Bedingungslose Wertschätzung Dies meint die nicht wertende Annahme der Klient*innen, ohne die jeweilige Meinung und Haltung zu teilen. Wertschätzung ist besonders für die Arbeit mit Menschen mit Psychose-Erfahrung als entscheidend beschrieben worden (Traynor u. a. 2011).

Kongruenz Hier geht es um die reflektierte Annahme der eigenen Wahrnehmungen, die von Moment zu Moment in Übereinstimmung mit dem Geäußerten gebracht wird. Kongruenz ist daher keine Eigenschaft persönlicher Integrität, sondern entsteht im jeweiligen Moment der Interaktion und meint die Authentizität der helfenden Person.

Rogers (1957) hatte aufgrund der Ergebnisse umfangreicher Analysen von Beratungs- und Therapiegesprächen insgesamt sechs Bedingungen beschrieben, unter denen sich die Klient*innen entwickelten. Hinzu kommen noch die Bedingungen des psychologischen Kontaktes, der Inkongruenz aufseiten der Klient*innen und der Annahme des Beziehungsangebotes.

Psychologischer Kontakt Zunächst einmal muss ein Kontakt zwischen zwei Personen bestehen, bevor die eigentliche gemeinsame Arbeit beginnen kann. Ist diese Voraussetzung erfüllt, dann wird weiter angenommen, dass sich eine Person – die Klient*in – in diesem Zusammentreffen im Zustand der Inkongruenz befindet.

Inkongruenz Die fehlende Übereinstimmung zwischen dem Selbst und dem jeweiligen momentanen organismischen Erleben, die zu Angst und Anspannung führt, bezeichnet man als Inkongruenz.

Beziehungsannahme Diese Bedingung betont den dialogischen Charakter der therapeutischen Beziehung (Ich-Du-Beziehung nach Buber 1923/1999), d. h., die einzelnen Klient*innen nehmen diese Aspekte als Angebot positiv wahr und können sie nutzen.

Alle Bedingungen sind eng miteinander verbunden, Empathie z. B. ist nicht möglich, wenn die Klient*innen abgelehnt und nicht wertgeschätzt werden.

Diese Grundlagen der Beziehungsgestaltung werden schulenübergreifend anerkannt. Im Jahre 2009 gaben praktizierende amerikanische Therapeut*innen an, in ihrer Arbeit vor allem von Rogers beeinflusst zu sein (Cook u. a. 2009). In deutschsprachigen klinischen Lehrbüchern wird jedoch häufig ein sehr verkürztes und mitunter falsches Bild des Ansatzes gezeichnet, was zu seiner Popularität beitragen mag, aber seiner Bedeutung nicht gerecht wird (Auckenthaler & Bischkopf 2004; Lammers u. a. 2021). In der Sozialen Arbeit ist die klientenzentrierte Gesprächsführung als Methode der Sozialen Arbeit eingeordnet und gehört zum grundlegenden Repertoire der Profession (Galuske 2013; vgl. auch das Kapitel B 5, »Psychosoziale Beratung«).

Ein weiteres schulenübergreifendes Beziehungsmodell geht auf Bordin (1979, zit. nach Flückiger u. a. 2019) zurück. Er definiert drei Wirkfaktoren: die Bindung, die zwischen Klient*in und Therapeut*in entsteht, die Übereinstimmung beider in den allgemeinen Zielen und die Einigkeit in der Frage, wie diese zu erreichen sind. Entscheidend ist also nicht nur das Angenommen- und Aufgehobensein in der Beziehung, wie es von Rogers (1957) hervorgehoben wird, sondern auch die Übereinstimmung in den Zielen und der Vorgehensweise. Diese Übereinstimmung muss in jedem Kontakt immer wieder neu gemeinsam gesucht und hergestellt werden. Dieser Aspekt ist im Sinne der Auftragsklärung (siehe S. 288 in diesem Buch) ein zentrales Merkmal der Beziehungsgestaltung in der Sozialen Arbeit.

2.3 Beziehungsfaktoren aus der Sicht der Klient*innen: Der Recoveryansatz

Vom Recoveryansatz sind in den letzten Jahren viele Anregungen ausgegangen, wie Beziehungen zwischen und zu Menschen mit Krankheitserfahrung förderlich gestaltet werden können (Amering & Schmolke 2012). Dies erfolgt nicht auf einem expliziten theoretischen Hintergrund. Der Recoveryansatz basiert vielmehr auf pragmatischen Erkenntnissen, die auf der Erfahrung von Betroffenen beruhen (vgl. das Kapitel B 10, »Recoveryorientierung und Einbezug von Psychiatrie-Erfahrenen«). Gerade aber durch die Nähe der Recoveryforschung zu den Betroffenen treten quasi »alltägliche« Inhalte der Beziehungsgestaltung in den Vordergrund, die bei zu »theorielastiger« Betrachtung vielleicht übersehen oder als zu banal angesehen werden.

So heben Amering und Schmolke (2012, S. 326) den Faktor »Mitmenschlichkeit« hervor:

> *»Was die Teilnehmer am hilfreichsten in ihrer Beziehung mit Professionellen erlebten, waren Empathie, Respekt und eine allgemeine Von-Mensch-zu-Mensch-Haltung.«*

Die Bedeutung der Mitmenschlichkeit in der Beziehung zu den Helfer*innen wird in einer Reihe von Untersuchungen und im praktischen Alltag mit den Klient*innen immer wieder betont (z. B. Büch & Rölke 2008). In der Untersuchung von Beresford, Croft und Adshead (2008) werden hervorgehoben: »human qualities associated with warmth, empathy, respect and listening« (S. 1388), die sich in einer von den Betroffenen fast als freundschaftlich empfundenen Nähe zeigen. Die einzelnen Sozialarbeiter*innen werden als »ordinary and approachable person« (S. 1402) erlebt, d. h. als Personen, denen man sich anvertrauen kann, ohne Ängste oder Vorbehalte zu haben. Sie bedienen sich keiner äußeren Statusmerkmale, besonderer Fachtermini oder Anzeichen von Macht in den stationären Abläufen. Die Autor*innen schlussfolgern, dass offenbar gerade diejenigen Merkmale aus Sicht der Nutzenden besonders relevant sind, welche die öffentliche Wahrnehmung der Kompetenzen der Profession erschweren. Für die Beziehungsgestaltung selbst bedeutet dies eine fortwährende Balance von Nähe und Distanz. Deshalb sind ethische Standards in der Beziehungsgestaltung so wichtig, welche z. B. die Grenzen zu echten Freundschaften regeln (O'Leary u. a. 2013; vgl. auch das Kapitel B 5, »Psychosoziale Beratung«).

Sicherlich ist die Nennung all dieser Fähigkeiten, Kompetenzen und Persönlichkeitseigenschaften nicht sonderlich überraschend. Um diese Praxisfertigkeiten zeigen und vermitteln zu können und damit eine stabile Beziehung zu Klient*innen aufzubauen, sind eine innere Klarheit und Achtsamkeit auf der Seite der Therapeut*innen wichtig. Um diese innere Basis in sich zu schaffen und aufrechtzuerhalten, können wiederum psychodynamische Erkenntnisse sehr bedeutsam sein, die wir im Folgenden darstellen.

2.4 Zur Psychodynamik menschlicher Interaktion

Menschliches Miteinander ist nie ein eindirektionales Geschehen, Beziehungen entwickeln sich stets gegenseitig. Dabei gibt es keinen definierbaren Anfangspunkt in der wechselseitigen Kommunikation und auch keine Eindirektionalität des Kommunikationsflusses (Watzlawick u. a. 1974).

Diese Einsicht, dass Kommunikationsinhalte gleichzeitig in beiden Richtungen zwischen den beiden Beteiligten hin- und herfließen, ist nicht so selbstverständlich, wie sie erscheint. Freud, der sich als Erster mit der Psychodynamik menschlicher Interaktion beschäftigt hat, sah das zunächst anders.

2.4.1 Übertragung und Gegenübertragung

Die frühen psychoanalytischen Konzeptionen menschlicher Interaktion waren noch sehr einseitig ausgerichtet in dem Sinne, dass ein Individuum »Objekte« mit Libido besetzt, sie sich so seinen Bedürfnissen zunutze macht, mehr oder weniger ohne Berücksichtigung der Impulse, die von dem Objekt auf das Individuum ausgehen können.

Entsprechend einseitig ist das Grundmuster der »Übertragung« zu sehen. Es gibt zwar keine allgemein akzeptierte genauere Definition dieses Konzeptes (Stemmer-Lück 2009, S. 81), Übereinstimmung dürfte aber darin bestehen, dass sich in einer Übertragung ungelöste innere Konflikte, die eine Klientin mit bedeutsamen Bezugspersonen hatte, »in der Beziehung zum Analytiker wieder inszenieren, wieder beleben oder re-aktivieren« (Kutter & Müller 2008, S. 311). Emotionale Impulse, die ihren Ursprung in längst vergangenen Lebenssituationen haben, werden in der aktuellen Situation wieder lebendig. Insofern liegt im Übertragungsphänomen eine wichtige Informationsquelle über mögliche biografische Hintergründe der Klient*innen. In diesem ursprünglichen Modell handelt es sich jedoch um einen weitgehend eindirektionalen Informationsfluss von den Klient*innen zu den Therapeut*innen, die ihrerseits wie ein neutraler Spiegel die Äußerungen nur reflektieren, ohne selbst emotional zu reagieren.

Diese Sichtweise ist überholt, heutzutage geht man von einem »interaktionellen Übertragungsgeschehen« aus (Stemmer-Lück 2009, S. 81). Das bedeutet: Auch von der therapeutischen Seite gehen spontane, auf frühere Beziehungserfahrungen zurückgehende emotionale Impulse aus, die in die therapeutische Beziehung eingebracht werden. Diese »Gegenübertragung« wurde in der frühen Psychoanalyse als etwas Störendes betrachtet, als die nicht ausreichend behandelte »Restneurose« der Analytiker*innen, die vollständig überwunden werden müsse (Körner 2018, S. 15). Heute besteht hingegen »überwiegend Einigkeit darin, dass die inneren Erfahrungen der Professionellen oft einen wertvollen Zugang zum Verstehen der inneren Welt der Betroffenen bieten« (ebd.). Gegenübertragungsprozesse sind allgegenwärtig und die Selbstreflexion der Professionellen ermöglicht ein tieferes Verständnis der Klient*innen. Die Gegenübertragung äußert sich dabei als ein emotionales Mitschwingen, als subjektiver Gefühls- oder Handlungsimpuls darauf, wie man die einzelnen Klient*innen aktuell erlebt. Wahrscheinlich hängt diese intersubjektive Resonanz mit der Aktivierung der Spiegelneuronen zusammen (Bauer 2006).

Während also Übertragung und Gegenübertragung früher nur als eindirektionale Prozesse gesehen wurden – der eine positiv, weil therapeutisch nützlich (Übertragung), der andere störend, weil die therapeutische Neutralität verhindernd (Gegenübertragung) –, werden beide Phänomene heute in ihrer gegenseitigen Verschränkung als »gemeinsame Schöpfung« für wichtig erachtet (Stemmer-Lück 2009, S. 82). Diese Anerkennung des wechselseitigen Geschehens in der therapeutischen Beziehung führte dann zur intersubjektiven Wende der Psychoanalyse (vgl. Ermann & Hermann 2020; Lütjen 2020). Mit dieser Wende hat sich die Psychoanalyse endgültig von der oft an ihr kritisierten Fixiertheit auf Triebe und individuellen Lustgewinn gelöst: »Nicht Trieb und Triebschicksal, sondern Beziehung und Beziehungserwartung treten in den Fokus der Aufmerksamkeit und werden als Kern des Unbewussten gesehen« (Klöpper 2014, S. 300).

Mit diesem Fokus kann das Konzept der Übertragung und Gegenübertrag auch einen Zugang zum Verständnis sozialpsychiatrischer Beziehungskonstellationen sein, wie wir an der Begegnung mit einem Psychose-erfahrenen Mann und einer Frau mit einer Borderline-Persönlichkeitsstörung zeigen wollen.

Beispiel

Herr Bruckner interessiert sich für einen Platz in einer sozialpsychiatrischen Wohneinrichtung. Er ist 45 Jahre alt, wirkt wegen seiner hoch aufgeschossenen, sehr dünnen Gestalt und wegen seiner langen Haare aber fast zehn Jahre jünger. Er hat eine Mechanikerlehre absolviert, arbeitet aber wegen einer schizophrenen Erkrankung schon länger nicht mehr in seinem Beruf.

Als er beim Bewerbungsgespräch gefragt wird, was man für ihn tun könne, wie er sich sein Leben in der Wohneinrichtung vorstelle, macht er deutlich, dass man eigentlich wenig für ihn tun könne, außer ihm eine Wohnstätte und eine freundliche Atmosphäre zu bieten. Weiteres wünsche er nicht. Sein Schicksal sei bestimmt durch Mächte aus der höheren Dimension, die beizeiten kommen würden, ihn abzuholen, vielleicht schon zum nächsten Weihnachtsfest. Er wirkt dabei ruhig-abgeklärt, aber auch irgendwie abwartend.

Was passiert in der Interaktion des Betreuers mit Herrn Bruckner? Herr Bruckner selbst äußert kaum Wünsche, wie er sich die Betreuung in der Wohneinrichtung vorstellt. Auf der verbalen Ebene ist dieser Kontakt also wenig ertragreich, bis auf die Nennung von Selbstverständlichkeiten wie »Wohnstätte und freundliche Atmosphäre«. Auf einer tieferen nonverbalen Interaktionsebene fließen aber viel mehr Informationen. Der Betreuer, der das Gespräch führt, merkt, wie er im Laufe des Gesprächs unruhiger wird, in sich ein bedrückendes Unwohlsein bis hin zu einer diffusen Ängstlichkeit aufsteigen spürt, das er aber kaum konkretisieren kann. Es wundert ihn, da er sich vor dem Gespräch frisch und interessiert an diesem neuen Klienten erlebt hat.

Auf der nonverbalen Ebene lassen sich subtile Wechselwirkungsprozesse beobachten, durch die emotionale Inhalte von einer Person zur anderen fließen, ohne dass es diesen bewusst wäre: Herr Bruckner wirkt äußerlich abgeklärt, ohne erkennbare emotionale Berührung. Dieses Gefühl einer »weißen Wand« oder eines »gläsernen Gegenübers«, durch das man quasi hindurchblickt, ohne von der Person etwas Charakteristisches wahrnehmen zu können, tritt im Kontakt mit Menschen mit schizophrener Problematik recht häufig auf. Sie haben eine diffuse Identitätsstruktur, in der es keine feste Grenze zwischen dem eigenen Selbst (Subjekt) und dem Gegenüber (Objekt) gibt (Mentzos 2017). In der Folge werden innere Impulse und Bedürfnisse nach außen verlagert (nach Mentzos der Abwehrmechanismus der »psychotischen Projektion«). Dies führt bei Herrn Bruckner dazu, dass er seine Wünsche nach Sicherheit und Geborgenheit nicht selbst äußert, sondern als Erwartung formuliert, dass ihm diese von außen durch Wesen aus einer höheren Dimension zugeführt werden. Gleichzeitig verlagert sich auf einer ganz subtilen intersubjektiven Ebene das Gefühl von Unwohlsein, diffuser Ängstlichkeit, was in dieser neuen Wohnumgebung wohl auf ihn zukommen wird, vom Klienten auf den Betreuer. Der Betreuer spürt in seiner Gegenübertragung die von Herrn Bruckner nicht tolerierbaren und nicht ausdrückbaren Gefühle von Unsicherheit, Unbehagen, Befürchtungen (nach Mentzos der komplexe Abwehrprozess der »projektiven Identifizierung«). Herr Bruckner projiziert seine negative Befindlichkeit so unmerklich nach außen, dass der Betreuer sich damit auf unbewusster Ebene identifiziert.

Beispiel

Frau Streicher ist 30 Jahre alt. Wegen akuter suizidaler Krisen hat sie mehrere Aufenthalte in der Psychiatrie hinter sich, wo eine Borderline-Persönlichkeitsstörung diagnostiziert wurde. Sie lebt nun seit einigen Jahren in einer sozialpsychiatrischen Wohngruppe. Dort wurde sie bis vor Kurzem von der Sozialarbeiterin Frau Heinrich betreut. Diese hat die Aufgabe übertragen bekommen, in einem anderen Stadtteil eine weitere Wohngruppe aufzubauen, arbeitet deswegen nur noch halbtags in der Einrichtung und hat die Bezugsbetreuung von Frau Streicher an ihre Kollegin Frau Jäger abgegeben.

Die Klientin Frau Streicher erzählt ihrer neuen Betreuerin Frau Jäger, dass sie vor einem Monat eine Putzstelle bei einer Familie annehmen wollte, in Absprache mit Frau Heinrich auch schon einen Termin zur Vorstellung abgemacht hatte, diese dabei aber gesagt habe, sie solle sich gründlich überlegen, ob das das Richtige für sie sei, ob sie das überhaupt schaffen würde. Sie, die Klientin, hätte das so verstanden, als wolle Frau Heinrich ihr abraten, sich um die Stelle zu bewerben, weil sie es ihr nicht zutraue, einer regelmäßigen Arbeit nachzugehen.

Die Sozialarbeiterin Frau Jäger ist verunsichert: Sie kennt die Kollegin Heinrich, mit der sie zwar nicht immer einer Meinung ist, die sie aber ansonsten als eine kompetente Person wahrnimmt, mit der sie schon seit mehreren Jahren recht gut zusammenarbeitet. Deswegen kann sie sich einerseits nur schwer vorstellen, dass die Klientin mit ihrem Vorwurf recht hat, dass Frau Heinrich ihr die Arbeit nicht zutraue. Andererseits hat Frau Jäger den Eindruck, dass ihre Kollegin einen sehr guten Zugang zu der Klientin hat und dass es hier vielleicht wirklich ein konflikthaftes Missverständnis gegeben hat. Frau Jäger beschließt, die Kollegin darauf anzusprechen. Diese reagiert sehr ungehalten, was das denn nun schon wieder solle, die Klientin sei ja wohl wirklich daneben, so etwas von ihr zu behaupten. Natürlich hätte sie ihr damals zu bedenken gegeben, ob sie leistungsfähig genug sei, einer regelmäßigen Arbeit nachzugehen. Aber abgeraten hätte sie ihr niemals, das sei ja schon üble Nachrede. Die heftige Reaktion ihrer Kollegin überrascht Frau Jäger sehr und nun fragt sie sich, ob die Klientin nicht vielleicht doch recht hatte mit ihrem Vorwurf gegen die Kollegin, dass diese ihr nichts zutraue.

Psychodynamisch gesehen, ist der Konflikt der Klientin, die sich tatsächlich im Zwiespalt befindet, ob sie derzeit einer regelmäßigen, auch körperlich belastenden Arbeit nachgehen kann, auf die beiden Kolleginnen übergegangen, die nun emotional sehr engagiert mit der Frage beschäftigt sind, ob und wie arbeitsfähig Frau Streicher ist. Jede der beiden Kolleginnen hat jeweils eine Seite des Konflikts übernommen: Die eine denkt, die Klientin sei stabil genug und werde es schaffen, die andere ist schwankend und nicht so überzeugt, dass die Klientin den Anforderungen der Arbeit gewachsen sei.

Die Ursache für den Konflikt zwischen den beiden Sozialarbeiterinnen liegt darin, dass für die Klientin die innerpsychische Auseinandersetzung mit den ambivalenten Gefühlen hinsichtlich ihrer momentanen Leistungsfähigkeit überfordernd ist. Der Klientin gelingt es auf unbewusster Ebene, ihren inneren Konflikt zu veräußerlichen, d. h. ihn auf die beiden Betreuerinnen auszulagern, die ihn dann sozusagen stellvertretend austragen. Wir haben es hier mit dem für die Borderline-Persönlichkeitsstörung charakteristischen Abwehrmechanismus der »Spaltung« und der »projektiven Identifizierung« zu tun: Die Klientin spaltet ihre innere Zwangslage in die beiden widerstreitenden Konfliktelemente

»Ich werde es schaffen« versus »Ich bin unsicher, ob ich es versuchen soll« und projiziert diese auf die beiden Sozialarbeiterinnen, die dann in ihrer Gegenübertragung jeweils eine Konfliktseite übernehmen. Solche Konflikte sind in Teams, die mit Borderline-Betroffenen arbeiten, nicht selten.

Gegenübertragungsgefühle sind keine Fehler; sie sind nicht zu vermeiden und können – wenn sie erkannt und reflektiert werden – eine Quelle für mehr Verständnis und zielgenauere Interventionen sein.

Achtsamkeit für solche subtilen interpersonellen Übertragungsprozesse und eine entsprechende Klärung in Fallbesprechungen und in der Supervision sind deshalb für Therapeut*innen sehr wichtig (vgl. Schoppmann u. a. 2014). Damit lassen sich auch schwierige Beziehungen im sozialpsychiatrischen Alltag erfolgreich gestalten. Beispiele für Übertragungs- und Gegenübertragungsphänomene bei spezifischen psychiatrischen Krankheitsbildern finden sich bei Lütjen (2020).

2.4.2 Konkordante und komplementäre Gegenübertragungsmuster

Die spontanen Gefühlsreaktionen der Gegenübertragung, die beim therapeutischen Gegenüber als Spiegelung des Klient*innenerlebens auftauchen, können sich auf zwei Arten offenbaren bzw. in zwei Richtungen gehen: Entweder zeigen sie sich so, dass man mit den Klient*innen »mitschwimmt«, sich also eher mit ihnen identifiziert (konkordante Gegenübertragung), oder aber so, dass man sich innerlich gegen sie positioniert (komplementäre Gegenübertragung).

Eine konkordante Gegenübertragung äußert sich in einer Identifizierung mit dem, was der Klient spürt und nonverbal oder verbal ausdrückt. Auf Therapeutenseite dominiert also eine Empathie für das zentrale subjektive Erleben des Klienten, »das heißt, er fühlt wie der Patient« (Boll-Klatt & Kohrs 2018, S. 567). Die inneren Strukturen des Klienten (Ich, Es, Über-Ich) sind konkordant mit den inneren Strukturen des therapeutischen Gegenübers.

Beispiel

Der Klient Herr Süder hat in einer wichtigen Prüfung versagt und ist durchgefallen. Eine konkordante Gegenübertragung würde sich etwa so äußern: »Ach, dieser arme Mensch, er hat schon so viele Frustrationen in seinem Leben hinter sich, jetzt haben die Prüfer ausgerechnet ihn viel zu hart rangenommen und jetzt gibt es schon wieder so eine Katastrophe in seinem Leben.« Wenn sich das therapeutische Gegenüber also in einer konkordanten Gegenübertragung befindet, dominieren Anteilnahme bis hin zum Mitleid mit Herrn Süder.

Eine komplementäre Gegenübertragung ist dagegen eine Identifizierung mit dem, was der Patient nicht tolerieren kann, was er abspaltet, projiziert oder unterdrückt. Das therapeutische Gegenüber ist dann nicht empathisch mit dem Klienten Herrn Süder, sondern mit der gerade dominanten Objektrepräsentanz, d. h. mit der inneren Bezugsperson, z. B. dem Vater, der den Sohn drängt, nun endlich sein Studium zu beenden, was als Leistungsanforderung für den Sohn nicht zu ertragen ist und abgewehrt werden muss.

Im Beispiel würde die innere subjektive Reaktion der therapeutischen Person in einer komplementären Gegenübertragung etwa so klingen: »Ja, das hat er davon, wir haben so oft darüber gesprochen, dass er seinen Arbeitsschwierigkeiten nicht ausweichen darf, jetzt hat er die Vorbereitung wieder viel zu lange schleifen lassen, da ist es kein Wunder, dass er durchgefallen ist.« Wenn sich das therapeutische Gegenüber also in einer komplementären Gegenübertragung befindet, dominieren häufig Kritik und abwertende Einschätzung des Klienten.

Diese Unterscheidung kann wichtig für die Selbstklärung der therapeutisch handelnden Person sein. Im Beratungskontext der Sozialen Arbeit ist es entscheidend, primär die Sichtweise und die Interessen der Klient*innen wahrzunehmen und diese zu unterstützen. Bemerkt man jedoch, dass diese grundsätzliche Parteilichkeit schwierig wird, und verspürt man Impulse, die Klient*innen direktiv zu beeinflussen, zurechtzuweisen oder gar abzuwerten oder abzulehnen, ist dies eine wichtige Information für Intervision und Supervision. Solche Impulse können darauf zurückzuführen sein, dass die helfende Person in Identifizierungsprozesse mit wichtigen Bezugspersonen der Klient*innen wie z. B. Eltern oder Partner*in verfangen ist, die ihrerseits die Klient*innen auch zu beeinflussen versuchen – häufig gegen ihren Willen. Die Klärung solcher inneren Verstrickungen kann bedeutsam dafür sein, wie erfolgreich Therapien oder Beratungsprozesse verlaufen.

Ein Umschlagen einer konkordanten in eine komplementäre Gegenübertragung tritt relativ häufig im Kontakt mit Menschen mit Sucht- oder Abhängigkeitsproblematiken auf. Anfangs überwiegt eine eher solidarische Haltung, man übernimmt dann eher die Sichtweise der Klient*innenseite, dass die Person leidet, dass ihr Unrecht geschehen ist, dass ihr Sorge und Hilfe zustehen. Dies kann aber dazu führen, dass die Klient*innen in passiv-abwartender Haltung verbleiben und von der beratenden Person erwarten, dass sie die Probleme aus dem Weg schafft. Diese kann dadurch irgendwann in eine ärgerlich-ungeduldige oder sogar abwertende Haltung geraten und denken, dass die Klient*innen zu träge seien, sich nicht helfen lassen wollen usw. In diesem Fall hat sich die konkordante Übertragung der beratenden Person in eine komplementäre Gegenübertragung gewandelt. Statt der Identifizierung mit den Wünschen und Sichtweisen der Klient*innen erfolgt nun einen Identifizierung mit Aspekten des Über-Ichs, also mit elterlicher Normgebung, mit Strenge und Zurechtweisung. Wird dies nicht von der therapeutischen Person reflektiert, kann dies den Beratungsprozess negativ beeinflussen.

Durch den psychodynamischen Ansatz, den wir hier kurz unter dem Aspekt der Übertragung und Gegenübertragung vorgestellt haben, lassen sich Beziehungen im sozialpsychiatrischen Kontext von der Binnenperspektive her analysieren. Das subjektive Erleben und Handeln der Klient*innen, aber auch das eigene können so besser verstanden werden. Die wechselseitigen Einflüsse intensiven emotionalen Erlebens, wie sie gerade bei schweren psychischen Erkrankungen auftreten und die eigene Handlungsfähigkeit einengen können, werden fachlich fassbar und können für die Praxis genutzt werden.

2.5 Zusammenfassung

Eine Beziehungsorientierung in der Sozialen Arbeit kann in schulenübergreifende Ergebnisse und Modelle eingeordnet und empirisch unterstützt werden. Bezug wurde hierbei vorrangig auf das Modell der fünf allgemeinen Wirkfaktoren nach Grawe und auf die Prinzipien der Beziehungsgestaltung nach Rogers genommen.

Ein empathischer, wertschätzender und authentischer Kontakt zu Klient*innen kann durch das Wissen um die Intersubjektivität beider Beteiligter in der Gestaltung der jeweiligen Beziehung vertieft werden. Eine achtsame Haltung gegenüber eigenen Interaktionsmustern als auch Übertragungs- und Gegenübertragungsphänomenen ist dafür Voraussetzung. Es ist notwendig, dass die jeweiligen Beziehungsdynamiken in Fallbesprechungen und Supervisionen begleitet, reflektiert und geklärt werden. Schließlich hängt von einer gelingenden Beziehungsgestaltung auch das Gelingen von Hilfe ab.

Prof. Dr. Jeannette Bischkopf *ist Diplom-Psychologin, sie vertritt an der Fachhochschule Kiel die Lehrgebiete Psychologie und Gruppendynamik.*

Prof. Dr. Reinhard Lütjen *ist Diplom-Psychologe und approbierter Psychotherapeut. Er lehrt am Fachbereich Soziale Arbeit und Gesundheit der FH Kiel.*

2.6 Vertiefungsmöglichkeiten

2.6.1 Downloadmaterial

Fallbeispiel 1: Herr Bruckner und die nonverbale Interaktion
Fallbeispiel 2: Frau Streicher, ihre beiden Betreuerinnen und ein Teamkonflikt
Fallbeispiel 3: Herr Süder und die konkordante und die komplementäre Gegenübertragung

2.6.2 Literatur

Gahleitner, S. B. (2017): Soziale Arbeit als Beziehungsprofession. Weinheim: Beltz.
Hancken, S. A. (2020): Beziehungsgestaltung in der Sozialen Arbeit. Göttingen: Vandenhoeck & Ruprecht.
Lütjen, R. (2020): Beziehungsdynamiken besser verstehen. Tiefenpsychologisches Wissen für die psychiatrische Praxis. Köln: Psychiatrie Verlag.

2.7 Fragen und Übungen

1. Diskutieren Sie zwei Argumente, die für eine Beziehungsorientierung in der Praxis der Sozialen Arbeit sprechen.
2. Erläutern Sie die fünf allgemeinen Wirkfaktoren nach Grawe.
3. Was bedeutet Intersubjektivität?
4. Wenden Sie das Modell der Übertragung und Gegenübertragung auf eine selbst gewählte Situation an und diskutieren Sie Ihre Ideen mit Mitstudierenden.

2.8 Referenzen

Amering, M.; Schmolke, M. (Hg.) (2012): Recovery. Das Ende der Unheilbarkeit. 5. überarb. Aufl. Köln: Psychiatrie Verlag.
Auckenthaler, A.; Bischkopf, J. (2004): Empathie und Akzeptanz in der Verhaltenstherapie: eine Annäherung an die Gesprächspsychotherapie? Psychotherapie im Dialog, 5 (4), S. 388–392.
Barkham, M.; Lutz, W.; Castonguay, L. O. (Hg.) (2021): Bergin & Garfield's Handbook of Psychotherapy and Behavior Change. 50th anniversary edition. New York: John Wiley & Sons.

Bauer, J. (2006): Warum ich fühle, was du fühlst. Intuitive Kommunikation und das Geheimnis der Spiegelneurone. Berlin: Heyne.

Beresford, P.; Croft, S.; Adshead, L. (2008): »We don't see her as a social worker«: A service user case study of the importance of the social worker's relationship and humanity. British Journal of Social Work, 38 (7), S. 1388 – 1407. DOI:10.1093/bjsw/bcm043

Bohart, A. (2006): The Active Client. In: Norcross, J. C.; Beutler, L. E.; Levant, R. F. (Hg.): Evidence-Based Practices in Mental Health. Debate and Dialogue on the Fundamental Questions, S. 218–226. Washington: American Psychological Association.

Boll-Klatt, A.; Kohrs, M. (2018): Praxis der psychodynamischen Psychotherapie. Stuttgart: Schattauer.

Brockmann, J.; Kirsch, H. (2015): Mentalisieren in der Psychotherapie. Psychotherapeutenjournal, 14 (1), S. 13 – 22.

Büch, E.M.; Rölke, D. (2008): Mitarbeiter für alle Fälle. BeWo--Betreuer aus Nutzersicht. Psychosoziale Umschau, 23 (4), S. 13 – 15.

Carroll, L. (1915/2011): Alice im Wunderland. Köln: Anaconda.

Cook, J.M.; Biyanova, T.; Coyne, J.C. (2009): Influential Psycho-therapy Figures, Authors, and Books: An Internet Survey of over 2000 Psychotherapists. Psychotherapy, Theory, Research, Practice, Training, 46 (1), S. 42 – 51. DOI: 10.1037/a0015152

Dörner, K.; Plog, U.; Teller, C.; Wendt, F. (2015): Irren ist menschlich. Lehrbuch der Psychiatrie und Psychotherapie. 23. Aufl. Köln: Psychiatrie Verlag.

Ermann, M.; Hermann, L. (2020): Psychotherapie und Psychosomatik: Ein Lehrbuch auf psychoanalytischer Grundlage. Stuttgart: Kohlhammer.

Galuske, M. (2013): Methoden der Sozialen Arbeit. Eine Einführung. 10. Aufl. Weinheim: Beltz Juventa.

Grawe, K. (1998): Psychologische Therapie. Göttingen: Hogrefe.

Flückinger, C.; Del Re, A. C.; Wampold, B. E.; Horvath, A.O. (2019): The alliance in adult psychotherapy. In: Norcross, J.C.; Lambert, M. J. (Hg.): Psychotherapy Relationships that work, Volume 1: Evidence-Based Therapist Contributions, S. 24 – 78. New York: Oxford University Press.

Hubble, M. A.; Duncan, B. L.; Miller, S. D. (Hg.) (2001): So wirkt Psychotherapie. Empirische Ergebnisse und praktische Folgerungen. Dortmund: Verlag Modernes Lernen.

Klöpper, M. (2014): Die Dynamik des Psychischen. Praxishandbuch für das Verständnis der Beziehungsdynamik. Stuttgart: Klett-Cotta.

Körner, J. (2018): Die Psychodynamik von Übertragung und Gegenübertragung. Göttingen: Vandenhoeck & Ruprecht.

Kutter, P.; Müller, T. (2008): Psychoanalyse. Eine Einführung in die Psychologie unbewusster Prozesse. Stuttgart: Klett-Cotta.

Lammers, J.; Oelrich, C.; Raasch, K.; Spreitz, J. (2021): Die Darstellung des Personzentrierten Ansatzes in der deutschsprachigen Fachliteratur. Person, 25 (2), S. 1–9.

Lütjen, R. (2020): Beziehungsdynamiken besser verstehen. Tiefenpsychologisches Wissen für die psychiatrische Praxis. Köln: Psychiatrie Verlag.

Mentzos, S. (2017): Lehrbuch der Psychodynamik. Die Funktion der Dysfunktionalität psychischer Störungen. 8. Aufl. Göttingen: Vandenhoeck & Ruprecht.

Norcross, J. C.; Wampold, B.E. (2011): Evidence-based therapy-relationships: Research conclusions and clinical practices. Psychotherapy, 48 (1), S. 98 – 102.

O'Leary, P.; Tsui, M.; Ruch, G. (2013): The Boundaries of the Social Work Relationship Revisited: Towards a Connected, Inclusive and Dynamic Conceptualisation. British Journal of Social Work, 43 (1), S. 135 – 153. DOI:10.1093/bjsw/bcr181

Rogers, C. (1957): The necessary and sufficient conditions of therapeutic personality change. Journal of Consulting Psychology, 21 (2), S. 95–103.

Rosenzweig, S. (1936): Some implicit common factors in diverse-methods of psychotherapy. American Journal of Orthopsychiatry, 6 (3), S. 412–415.

Ruch, G.; Turney, D.; Ward, A. (Hg.) (2018): Relationship-based social work. Getting to the heart of practice. 2. Aufl. London: Jessica Kingsley.

Schoppmann, S.; Herrmann, M.; Tilly, C. (2014): Borderline -begegnen: Miteinander umgehen lernen. Köln: Psychiatrie Verlag.

Spiegel, H. von (2021): Methodisches Handeln in der Sozialen Arbeit. 7. Aufl. Stuttgart: utb/Rheinhardt.

Stemmer-Lück, M. (2009): Verstehen und Behandeln von psychischen Störungen. Psychodynamische Konzepte in der psychosozialen -Praxis. Stuttgart: Kohlhammer.

Traynor, W.; Elliott, R.; Cooper, M. (2011): Helpful factors and outcomes in person-centered therapy with clients who experience psychotic processes: therapists' perspectives. Person-Centered & Experiential Psychotherapies, 10 (2), S. 89 – 104. https://pure.strath.ac.uk/portal/files/550304/strathprints027399.pdf (22.07.2022).

Wampold, B.; Imel, Z.; Flückinger, C. (2018): Die Psychotherapie-Debatte: Was Psychotherapie wirksam macht. Bern: Hogrefe.

Watzlawick, P.; Beavin, J.H.; Jackson, D.D. (1974): Menschliche Kommunikation. 4. Aufl. Bern: Huber.

3 Psychosoziale Diagnostik

Daniel Deimel und Dario Deloie

In diesem Kapitel werden Sie etwas über die Bedeutung und Ziele der psychosozialen Diagnostik erfahren und ein Modell eines psychosozialen Diagnostikprozesses kennenlernen. Ferner werden wir den Aufbau und die Struktur der bedeutsamsten Klassifikationssysteme und wichtige biografische und lebensweltorientierte Diagnostikverfahren darstellen, welche Sie in der Arbeit mit psychisch erkrankten Menschen nutzen können.

Schlagworte: **Diagnostik, Soziale Arbeit, Psychiatrie, ICD, ICF, DSM**

3.1 Bedeutung und Ziele psychosozialer Diagnostik

Der aus dem Griechischen stammende Begriff »Diagnose« meint so viel wie Unterscheidung und Entscheidung, aber auch Erkenntnis und Urteil. In der Medizin und somit auch in der Arbeit mit psychisch erkrankten Menschen geht es bei der Diagnostik vor allem um die »Erhebung von qualitativen und quantitativen Merkmalen zur Beschreibung des Zustandsbildes einer Person, ihrer Position innerhalb eines bestimmten Bezugsystems sowie zur Beschreibung der Bedingungen und Ursachen, die zu dem jeweiligen Störungsbild geführt haben« (Hoyer & Knappe 2020, S. 1324; siehe auch Kapitel A 4, »Häufige psychische Störungen und ihre Behandlung«). Die psychosoziale Diagnostik dient in erster Linie dem Beschreiben und Verstehen der Person und des Falls. Sie bildet die Grundlage für die Interventionsplanung im Rahmen eines Behandlungsprozesses und kann Erklärungen für bestimmte Situationen liefern. Durch eine Diagnose sind zudem Prognosen über den erwarteten Verlauf einer Erkrankung möglich.

Diagnostik kann auch aus anderen Gründen betrieben werden, indem z. B. durch sie eine Begründung und Rechtfertigung für eine bestimmte Maßnahme und deren Finanzierung erfolgen. Sie kann der institutionellen Zuweisung dienen, in Dokumentation und Qualitätskontrolle eingesetzt werden oder für Forschungstätigkeiten notwendig sein (vgl. Knappe & Wittchen 2020).

Die psychosoziale Diagnostik in der Sozialen Arbeit mit psychisch Kranken hat in erster Linie zum Ziel, den erkrankten Menschen und seine aktuelle Lebenssituation umfassend wahrzunehmen und das, was ihn antreibt und berührt, zu verstehen. Es sollen die Faktoren identifiziert werden, welche in der Biografie des Menschen wie auch in seinem sozioökologischen Umfeld zur Entstehung und Aufrechterhaltung der Erkrankung und der damit oftmals einhergehenden psychosozialen Notlagen beigetragen haben oder aktuell bedeutsam sind. Zudem sollen die Ressourcen und Potenziale erfasst werden, welche für eine Genesung und Besserung der aktuellen Lebenssituation hilfreich sein könnten. Auf der Basis dieser Informationen können dann Arbeitshypothesen gebildet werden, welche die Grundlage für das weitere sozialarbeiterische Vorgehen sind.

Zur Erfassung der sozialen Dimension unter der Person-in-Environment-Perspektive konkurrierten über lange Zeiträume zwei Betrachtungsweisen, die als klassifikatorische und rekonstruktive Ansätze bekannt wurden.

Beim klassifikatorischen Ansatz werden standardisierte Diagnostikinstrumente eingesetzt, die eine valide Erhebung einzelner Aspekte oder der »gesamten« sozialen Wirklichkeit der Klientel ermöglichen sollen. Bei dieser Form sozialer Diagnostik werden komprimierte Daten sozialer Dimensionen erhoben.

Beim rekonstruktiven Vorgehen ist die Erhebung der Daten eher »breit« angelegt, d. h., es wird auf bestimmte »Schablonen« der Betrachtung verzichtet. Abhängig von der Situation und von der Beziehung werden umfassende Informationen gesammelt (Heiner 2013, S. 18 f.).

Während die letztgenannten Ansätze im Sinne des hermeneutischen Fallverstehens die gesamte biografische Entwicklung der Adressat*innen im Blick haben, geht es bei den standardisierten Verfahren eher um die Beachtung der aktuellen Situation. Die dialogische Erfassung der Einbindung der Klient*innen in ihre sozialen Netzwerke und das systematisierte Verstehen ihrer Lebenslagen stehen im Zentrum der Betrachtung. Pantuček-Eisenbacher (2019, S. 119) spricht von Diagnoseverfahren, »die die soziale ›Geographie‹ von Fällen vermessen«.

Der psychosozialen Diagnostik mit psychisch Kranken kommt eine besondere Bedeutung zu, da sich die Menschen in hochkomplexen und häufig prekären Lebenssituationen befinden. Diese Situationen sind nur schwer zu überblicken und zu verstehen. Zudem sind die bestehenden Hilfesysteme stark ausdifferenziert, teilweise wenig miteinander vernetzt und ebenso komplex.

Daher bedarf es einer großen Feldkenntnis, um Klient*innen adäquate Hilfen zukommen zu lassen. Eine fundierte Diagnostik ist für einen solchen Vermittlungsprozess ebenso bedeutsam wie die direkte Unterstützung und Behandlung. Daneben sollen durch eine differenzierte Diagnostik mögliche Risiken wie z. B. Suizidalität, psychosoziale Notlagen, negative Folgen durch Fehlinterventionen abgewogen und reduziert werden.

3.2 Psychosoziale Diagnostik als Prozess

Psychosoziale Diagnostik findet nicht losgelöst vom Beratungs- und Behandlungsprozess statt. Sie ist vielmehr in diesen Prozess eingebunden und stellt einen eigenen Mikroprozess dar. Gahleitner und Pauls (2013) haben ein variables Modell entwickelt, welches als grundlegend und zugleich praktikabel anzusehen ist (vgl. Abb. B 3.1).

Die psychosoziale Diagnostik ist demnach multidimensional gegliedert und erfolgt in drei Schritten:

- Klassifikatorische Diagnostik
- Biografiediagnostik
- Lebensweltdiagnostik

Abbildung B 3.1 Übersichtsmodell Diagnostisches Fallverstehen (nach Gahleitner & Pauls 2013, S. 68)

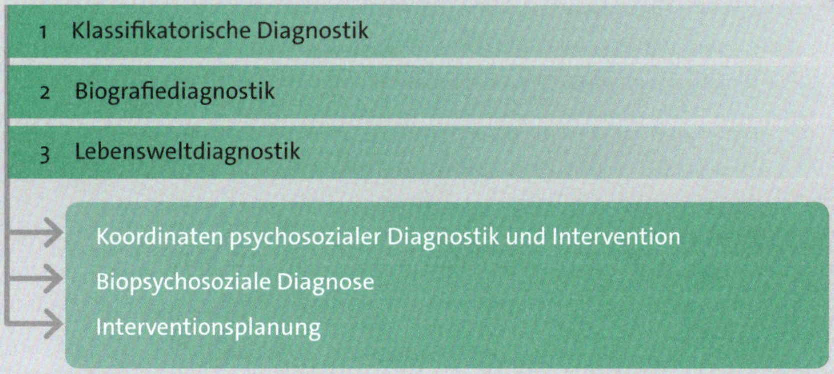

Die klassifikatorische Diagnostik hat zum Ziel, den Fall einer ersten Strukturierung zu unterziehen und so eine erste Orientierung zu ermöglichen. Zudem werden diagnostizierte Erkrankungen, gesundheitsrelevante Störungen und Körperfunktionen erhoben. Auf dieser Grundlage können Risikokonstellationen erfasst und erste Zuweisungsvorschläge formuliert werden.

Die biografische Diagnostik eröffnet einen Zugang zum Verständnis des Menschen und seiner Erkrankung im Kontext seines Lebenslaufs. Insbesondere psychische Erkrankungen haben eine lange Vorgeschichte. In der Lebensspanne führen kritische Lebensereignisse in Verbindung mit Kontextfaktoren zu der Etablierung einer solchen Erkrankung. Diese individuellen Faktoren und Karrieren gilt es zu ergründen und ein Verständnis zu entwickeln, warum ein Mensch an der jeweils spezifischen Erkrankung leidet.

Die lebensweltorientierte Diagnostik dient der Analyse von Belastungen und Problemlagen, aber auch von Potenzialen und Ressourcen des Menschen in seiner aktuellen Lebenssituation. Das Ziel psychosozialer Interventionen liegt u. a. in der Behebung der hier identifizierten psychosozialen Problemlagen.

Im Folgenden werden grundlegende psychosoziale Diagnostikverfahren exemplarisch vorgestellt.

3.3 Klassifikatorische Diagnostikverfahren

Die etablierten Systeme der klassifikatorischen Diagnostik sind die ICD-10 der Weltgesundheitsorganisation (WHO) sowie das DSM-5 der Amerikanischen Psychiatrischen Gesellschaft (APA). Ein etwas neueres System stellt die ICF dar, welche ebenfalls von der WHO entwickelt wurde.

Das idealtypische Vorgehen bei einem klassifikatorischen Diagnostikprozess gestaltet sich deskriptiv. Zuerst werden Beschwerden, Klagen und Verhaltensweisen aus den Beschreibungen und Äußerungen der Klient*innen gesammelt und beschrieben. Hieraus werden in einem zweiten Schritt ausgewählte spezifische und explizit definierte Aspekte zusammengebracht. Diese bilden dann Symptome oder Befunde. Eine Kombination aus mehreren Symptomen, welche theoretisch und empirisch sachlogisch nachvollziehbar sind, ergeben Syndrome. In einem letzten Schritt werden Zusatzkriterien einbezogen, welche Auskunft über den Beginn, den Verlauf oder den Ausschluss von spezifischen Kriterien ermöglichen. Hieraus ergibt sich dann eine Diagnose über eine Störung oder Krankheit.

Die ICD-10, die International Classification of Diseases, die in der zehnten revidierten Ausgabe vorliegt, gibt einen Überblick über alle Erkrankungen und

Störungen sowie Anlässe der Gesundheitsversorgung, also nicht nur über psychische Störungen. In Kapitel V werden die psychischen und Verhaltensstörungen beschrieben, welche in der Arbeit mit psychisch erkrankten Menschen regelhaft auftreten. Jede spezifische Störung oder Erkrankung wird in der ICD-10 mit einem individuellen Code versehen.

Eine modifizierte Version, die ICD-10-GM, bildet in Deutschland gemäß §§ 295 und 301 SGB V die Grundlage der vertragsärztlichen Versorgung (BfArM 2022a). Sie ist somit zugleich ein Diagnose- wie auch ein Abrechnungssystem. Dieser Zustand wird wiederkehrend kritisiert, da eine Diagnosestellung in Verbindung mit wirtschaftlichen Interessen gebracht werden kann (Deutsches Ärzteblatt 2013). Zudem besteht die Gefahr, dass über statistische Verfahren Informationen über behandelnde Ärzt*innen oder Patient*innen gesammelt und entsprechend ausgewertet werden können (»gläserne Patient*innen«). Auch gibt die ICD-10 eine nur sehr eingeschränkte Auskunft über die psychosoziale Situation eines Menschen. Abbildung B 3.2 zeigt die Diagnosegruppen der psychischen und Verhaltensstörungen nach ICD-10-GM sowie die jeweiligen Kodierungen.

Abbildung B 3.2 Psychische und Verhaltensstörungen nach ICD-10-GM (nach BfArM 2022a)

Code	Diagnosegruppen
F00-F09	Organische, einschließlich symptomatischer psychischer Störungen
F10-F19	Psychische und Verhaltensstörungen durch psychotrope Substanzen
F20-F29	Schizophrenie, schizotypische und wahnhafte Störungen
F30-F39	Affektive Störungen
F40-F48	Neurotische, Belastungs- und somatoforme Störungen
F50-F59	Verhaltensauffälligkeiten mit körperlichen Störungen und Faktoren
F60-F69	Persönlichkeits- und Verhaltensstörungen
F70-F79	Intelligenzstörung
F80-F89	Entwicklungsstörungen
F90-F98	Verhaltens- und emotionale Störungen mit Beginn in der Kindheit und Jugend
F99-F99	Nicht näher bezeichnete psychische Störungen

Inzwischen liegt mit der ICD-11 eine weitere Revision der WHO vor, welche 2022 in Kraft getreten ist. Die Einführung der ICD-11 in Deutschland wird jedoch aufgrund der hohen Komplexität mehrere Jahre in Anspruch nehmen. Ein konkreter Zeitpunkt der Einführung der ICD-11 in Deutschland steht noch nicht fest (BfArM 2022b).

Das DSM-5, das »Diagnostic and Statistical Manual of Mental Disorders«, ist ein weiteres Diagnosesystem, welches ausschließlich psychische Erkrankungen beschreibt. War das Vorgängermodell DSM-IV noch multiaxial aufgebaut, wurde diese Perspektive in der fünften Auflage nicht fortgeführt. Die »Klinischen Störungen und andere klinisch relevante Probleme«, die »Persönlichkeitsstörungen« und die »Medizinischen Krankheitsfaktoren« wurden in ein monoaxiales System integriert. Die Berücksichtigung psychosozialer Belastungsfaktoren sowie die Beurteilung des Funktionsniveaus sind in der fünften Ausgabe mit Verweis auf andere Klassifikationssysteme (gemeint ist die ICF, s.u.) komplett weggefallen. Somit dürfte das DSM-5 für die Klinische Sozialarbeit nur noch eine sehr geringe Bedeutung haben.

Nach wie vor kommt das DSM aber in der Forschung zum Einsatz. Gegenüber der ICD-*10* ist das DSM-5 deutlich homogener und expliziter. In der Behandlungspraxis im deutschsprachigen Raum spielt das DSM-5 jedoch eine untergeordnete Rolle. Bei der Vorstellung der aktuellen fünften Version wurde deutliche Kritik am DSM geäußert; die Entwicklung und Modifizierung dieses Systems seien nicht transparent erfolgt und anfällig für Lobbyinteressen der Pharmaindustrie gewesen. Zudem seien »normale« psychische Reaktionen von Menschen wie z. B. Trauerreaktionen als Krankheit beschrieben worden, somit würden vormals gesunde Menschen nun als krank klassifiziert und pathologisiert (Ehret & Berking 2013).

Die ICF, die Internationale Klassifikation der Funktionsfähigkeit, Behinderung und Gesundheit (International Classification of Functioning, Disability and Health), stellt die funktionale Gesundheit einer Person in den Mittelpunkt. Diese ist in der deutschen Übersetzung der ICF (DIMDI 2005, S. 4) wie folgt definiert:

> *»Eine Person gilt nach ICF als funktional gesund, wenn – vor ihrem gesamten Lebenshintergrund (Konzept der Kontextfaktoren) –*
>
> *1.*
>
> *ihre körperlichen Funktionen (einschließlich des geistigen und seelischen Bereichs) und ihre Körperstrukturen allgemein anerkannten (statistischen) Normen entsprechen (Konzept der Körperfunktionen und -strukturen),*

2.
sie all das tut oder tun kann, was von einem Menschen ohne Gesundheitsprobleme (Gesundheitsproblem im Sinn der ICD) erwartet wird (Konzept der Aktivitäten), und

3.
sie zu allen Lebensbereichen, die ihr wichtig sind, Zugang hat und sich in diesen Lebensbereichen in der Weise und dem Umfang entfalten kann, wie es von einem Menschen ohne Beeinträchtigung der Körperfunktionen oder -strukturen oder der Aktivität erwartet wird (Konzept der Teilhabe an Lebensbereichen).«

Der Mensch wird gleichzeitig auf der körperlichen und psychischen Systemebene betrachtet, als handelnder Mensch wahrgenommen und als selbstbestimmtes und gleichberechtigtes Subjekt in der Gesellschaft und Umwelt einbezogen. Seine Gesundheit wird durch äußere Umweltfaktoren, in denen der Mensch lebt, sowie durch seine individuellen Eigenschaften und Attribute beeinflusst. Umwelt- und personenbezogene Faktoren werden auch als Kontextfaktoren zusammengefasst (Schuntermann 2009). Die ICF ist somit durch ein biopsychosoziales Gesundheitsverständnis charakterisiert und bildet das komplexe Zusammenspiel sozialer, interpersoneller, kultureller, politischer und ökonomischer Wirkungszusammenhänge ab. Somit geht die ICF in ihrem Aufbau und in ihrer Funktion deutlich über die Systematiken der ICD-10 und des DSM-5 hinaus (Schröder & Göttgens 2014).

> *»Gesundheitsprobleme (…) werden innerhalb der Internationalen Klassifikationen der WHO hauptsächlich in der ICD-10 (…) klassifiziert, die einen ätiologischen Rahmen liefert. Funktionsfähigkeit und Behinderung, verbunden mit einem Gesundheitsproblem, sind in der ICF klassifiziert. Deshalb ergänzen die ICD-10 und die ICF einander, und Anwender sind aufgerufen, beide Klassifikationen (…) gemeinsam zu verwenden.«* (DIMDI 2005, S. 9 f.)

Im Rahmen der ICF können fünf Komponenten differenziert klassifiziert bzw. beschrieben werden:

- Körperfunktionen,
- Körperstrukturen,
- Aktivität und Partizipation (Teilhabe),
- Umweltfaktoren und
- personenbezogene Faktoren.

Gerade die Verbindung zwischen personenbezogenen Faktoren und Kontextbedingungen machen den integrativen Charakter der ICF deutlich (vgl. Abb. B 3.3). Neben der Darstellung der subjektiven Situation über Codes können diese in ihrem Schweregrad bzw. ihrer Ausprägung durch Scores abgebildet werden.

Abbildung B 3.3 Wechselwirkungen der Komponenten der ICF (DIMDI 2005, S. 23)

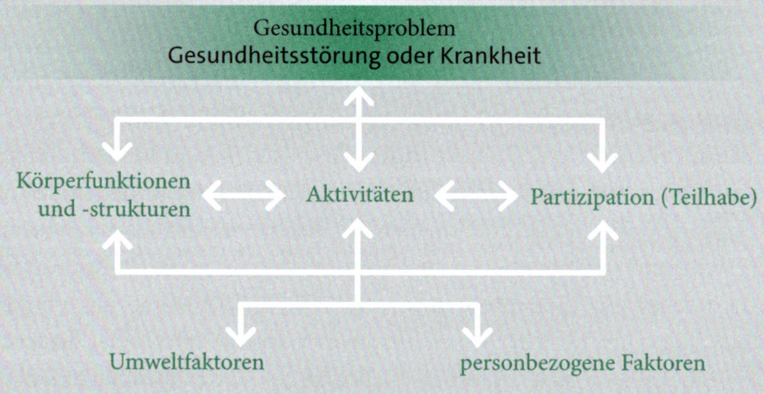

Die ICF hat Einzug in die deutsche Sozialgesetzgebung erhalten und findet sich in der Rehabilitations-Richtlinie des Gemeinsamen Bundesausschusses (G-BA) und dem Bundesteilhabegesetz (SGB IX) wieder (BfArM 2022c).

3.4 Biografische Diagnostikverfahren

Die Biografie eines Menschen gibt Hinweise über die Entwicklung und Etablierung von Ressourcen und Stärken der Person. Gleichzeitig werden in ihrer Rekonstruktion auch kritische Lebensereignisse, Belastungen und schädigende Faktoren deutlich, welche zu der Ausbildung und Aufrechterhaltung von psychischen Erkrankungen und psychosozialen Problemlagen beigetragen haben und forthin beitragen. Insbesondere die kumulierende Wirkung von Belastungen im Lebenslauf kann über biografische Diagnostikverfahren abgebildet werden.

Theoretisch sind diese Verfahren in der Panoramatechnik zu verorten, welche ihren Ursprung in der Life-Event-Forschung hat (Hartmann-Kottek 2012). Pantuček-Eisenbacher (2019, S. 223–232) schlägt als methodischen Zugang den biografischen Zeitbalken vor. Hierbei werden im Rahmen eines biografischen Interviews Klient*innen ermutigt, über ihre Biografie und deren Entwicklung zu berichten. Zur besseren Strukturierung können einzelne Dimensionen vorgegeben werden, welche für die psychosoziale Beratung und Behandlung einen besonderen Stellenwert haben. Wichtige Bereiche sind die familiäre Situation, Schule und Ausbildung, Arbeit, Wohnsituation, Gesundheit und Delinquenz. Diese Kategorien können je nach Bedarf ergänzt oder modifiziert werden (z. B. durch Freizeitaktivitäten, Migrationserfahrungen, Vorbehandlungen). Die beratende Person kann nun die genannten Inhalte in einen Zeitbalken einordnen.

Wichtig ist hierbei, neben Belastungssituationen und kritischen Lebensereignissen auch Ressourcen und Stärken zu erfragen. Somit entsteht ein zweidimensionales Schema, in dem bedeutsame Lebensereignisse in einer Zeitdimension erfasst werden und ihre inhaltliche Verbindung zu weiteren Lebensbereichen deutlich wird. Hierdurch wird die kumulierende Wirkung von einzelnen Faktoren über einzelne Lebensbereiche hinweg ersichtlich.

3.5 Lebensweltorientierte Diagnostikverfahren

Die Lebenswelt der Klient*innen lässt sich anhand einer Vielzahl sehr differenzierter Verfahren abbilden. Ziel ist es, die individuellen Beeinträchtigungen und Ressourcen darzustellen. Welches Verfahren eingesetzt wird, hängt von der jeweiligen Fragestellung der Beratung, dem Setting sowie der jeweiligen Perspektive auf den Unterstützungsprozess ab. Die hier vorgestellten Verfahren sind daher exemplarisch anzusehen.

3.5.1 PREDI – Psychosoziale ressourcenorientierte Diagnostik

Küfner und Kolleg*innen haben 2006 das standardisierte Psychosoziale ressourcenorientierte Diagnostikinstrument (PREDI) vorgestellt. Anhand der Beurteilungsperspektiven Deskription, Probleme, Ressourcen und Veränderungsmotivation werden neun Lebensbereiche (Alltagssituation, Wohnsituation, finanzielle Situation, rechtliche Situation, Arbeitssituation, körperliche Situation, psychische Situation, Beziehungssituation und soziokulturelle Situation) eines

Menschen betrachtet. Das Manual gliedert sich in einen Erstkontaktbogen, einen Kurzdiagnosebogen, Beurteilungsbögen für eine differenzierte Feindiagnose sowie ein Inventar personaler Ressourcen. Die Einteilung der Ressourcen oder Belastungsfaktoren erfolgt anhand einer fünfstufigen Ratingskala. Das Instrument kann im Rahmen eines klinischen Interviews im ambulanten oder stationären Bereich eingesetzt werden.

PREDI ist ein stark strukturiertes Diagnoseinstrument, das sich für die Eingangs-, Verlaufs- und Abschlussdiagnostik in psychosozialen Beratungs- und Behandlungsprozessen eignet. Für das Softwarepaket EBIS (GSDA GmbH), welches u. a. für die Fall- und Leistungsdokumentation in der Suchtkrankenhilfe und der sozialpsychiatrischen Beratung entwickelt wurde, existiert ein PREDI-Zusatzmodul. Hiermit ist es möglich, die erhobene psychosoziale Diagnostik in die elektronische Patient*innenakte einzubinden.

3.5.2 Die fünf Säulen der Identität

Gahleitner (2011; siehe auch Gahleitner & Dangel 2018) hat unter Bezug auf Petzold u. a. (2000) auf das nichtstandardisierte Verfahren der »fünf Säulen der Identität« aus dem Bereich der Lebensweltdiagnostik hingewiesen, das eine vertiefte Einsicht in die intrapersonelle Dimension unter der Perspektive der Person in ihrem Lebensumfeld ermöglicht. »Auf der Grundlage einer bewusst methodisch offen gestalteten professionellen Anamnese- und Diagnosehaltung können in der Lebensweltdiagnostik soziale, psychische und körperliche Phänomene unter Einbeziehung soziologischer Parameter zusammengedacht werden.« (Gahleitner 2011, S. 86) Klient*innen werden angeregt, die Aspekte Leiblichkeit, soziales Netz, Arbeit, Leistung und Freizeit, materielle Sicherheit, Werte und Normen (vgl. Abb. B 3.4 auf der nächsten Seite) mit Formen, Farben, Symbolen darzustellen oder mit Wort oder Schrift zu verbalisieren.

Die diagnostische Auswertung erfolgt im Dialog entlang des subjektiven Erlebens der Klient*innen und kann einerseits tiefe Einblicke in die aktuelle psychosoziale Problemlage geben, andererseits internale und externale Potenziale und Ressourcen ins Bewusstsein rücken und Lösungswege eröffnen (Gahleitner 2011).

Abbildung B 3.4 Die fünf Säulen der Identität (Giertz u. a. 2022, S. 151)

Leiblichkeit	Soziale Beziehungen	Arbeit / Tätigkeit / Freizeit	Materielle Sicherheit	Normen und Werte
Körperliches Befinden: Gesundheitszustand, Ernährung, Kondition, Sexualität **Psychisches Befinden:** Selbstwert, Gefühle, Kreativität, Intelligenz, Wissen und Fähigkeiten, psychische Störungen	**Personen und Institutionen:** Familie, Partnerschaft, Freundinnen und Freunde, Bekannte, Kolleginnen und Kollegen, Nachbarinnen und Nachbarn, Vereine, Selbsthilfegruppen **Art der Beziehung:** Enge bzw. Intimität, Gegenseitigkeit, Konfliktbelastung	**Alles wo Leistung erbracht wird:** Erwerbsarbeit, ehrenamtliche Tätigkeit, Schule, Ausbildung, Studium, Hausarbeit, Kindererziehung, beanspruchende Freizeitbeschäftigung **Persönliche Bewertung:** Zufriedenheit, Stimulation, Sinnhaftigkeit, Anerkennung, Belastung	Materielle Güter: Einkommen, Unterkunft, Versorgung, Ersparnisse, Besitz, Versicherungen Bewertung: deren Höhe, Wert, Sicherheit im Verhältnis zum eigenen Anspruch	**Grundüberzeugungen:** Religion, Spiritualität, Moralvorstellungen, Verhaltensregeln **Perspektiven:** Ziele, Wünsche, Sinn des Lebens

3.5.3 Netzwerkdiagnostik

Die Netzwerkdiagnostik ermöglicht die Erfassung der interpersonellen Perspektive und eine entsprechende Interventionsplanung. Es geht um die horizontale Darstellung von vernetzten Beziehungen, d. h., es werden die Austauschprozesse zwischen Personen in sozialen Netzwerken betrachtet. Strukturbildend für diese Interaktionen sind Rollenerwartungen von Familienangehörigen wie Vater, Mutter, Kindern sowie von Freund*innen, Kolleg*innen usw. unter der besonderen Perspektive der sozialen Unterstützung (Pantuček-Eisenbacher 2019, S. 187 f.; siehe auch das Kapitel B 4, »Analyse und Aktivierung egozentrierter sozialer Netzwerke« in diesem Buch).

Neben dem aus der Familien- und Systemtherapie bekannten Genogramm, das in der Regel die familiäre Beziehungsstruktur in den Blick nimmt, ist hier insbesondere die Netzwerkkarte nach Pantuček-Eisenbacher (2019, S. 187 ff.) zu erwähnen. Bei der Netzwerkkarte handelt es sich um ein diagnostisches Instrument, das es erlaubt, individuelle soziale Netzwerke zu erfassen, zu analysieren, zu bewerten und entsprechende Netzwerkinterventionen einzuleiten. Die in der Regel mit den Klient*innen kooperativ erhobenen Daten können mittels eines PC-Tools visualisiert und mathematisch ausgewertet werden. Das Tool gibt den Klient*innen wie ihren Berater*innen einen Überblick über die soziale Eingebundenheit (siehe Abb. B 3.5).

Abbildung B 3.5 Sektoreneinteilung der Netzwerkkarte
(nach Pantuček-Eisenbacher 2019, S. 194)

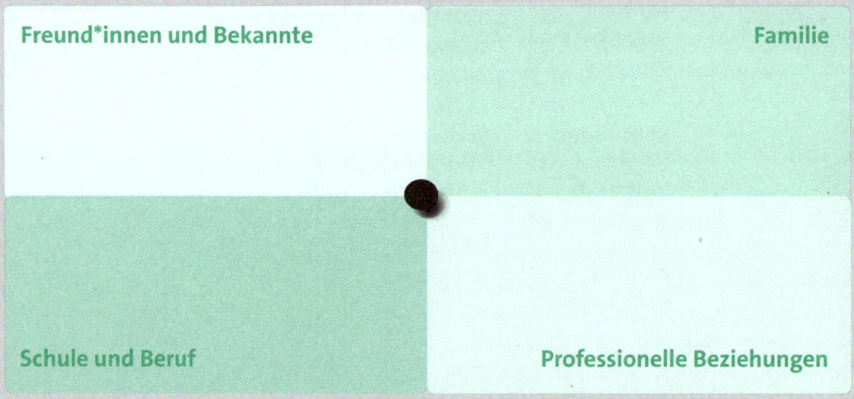

Vereinfachend kann dieses diagnostische Tool aber auch mit »Papier und Stiften« erstellt werden. Im ersten Schritt wird die Netzwerkkarte in unterschiedliche Bereiche, auch Sektoren genannt, unterteilt: Freund*innen und Bekannte, Familie, Schule und Beruf, professionelle Beziehungen oder auch andere, die für den Fall eine Relevanz haben (z. B. Drogenszene). Im Mittelpunkt steht die

Klientin, genannt Ankerperson. Im nächsten Schritt werden dann alle Personen des sozialen Netzwerkes eingetragen und jeweils durch eine Linie mit dem Ankerpunkt, der Klientin, verbunden. Personen, die der Klientin näherstehen, werden auch näher zum Ankerpunkt eingezeichnet. Ist die Beziehung zu einer oder auch mehreren Personen komplex gestaltet, kann dies erfasst werden. Pantuček-Eisenbacher (2019) bezeichnet diese Beziehungen als multiplex, im Gegensatz zu uniplexen Beziehungen. Eine der Beziehungspersonen übernimmt mehrere wichtige Funktionen oder Rollen, wie die der Schwester, der besten Freundin und Ratgeberin. Anschließend werden noch Linien zwischen Personen eingezeichnet, die in Kontakt zueinander stehen.

Bedeutsam ist immer das auswertende Gespräch mit den Klient*innen, bei dem neben der diagnostischen Auswertung auch schon die ressourcenorientierte gemeinsame Planung erster Interventionen erfolgen kann. Für die Erstellung und erste gemeinsame Auswertung sind ca. 60 bis 90 Minuten einzuplanen. Bei psychisch schwerer belasteten Klient*innen empfiehlt es sich, währenddessen eine Pause einzulegen. Das Verfahren sollte ebenfalls wie das vorherige Tool vor dem Einsatz gründlich im Rahmen des Studiums oder in Fortbildungen erprobt werden, möglichst in Selbsterfahrung, aber auch in Rollenspielen.

Die Netzwerkkarte eignet sich für mittel- und langfristige Behandlungs-, Beratungs- und Betreuungsprozesse. Vorsicht ist immer bei einer geringen Ressourcenlage der Klient*innen angebracht. Die Visualisierung von Netzwerken kann bei Klient*innen mit »ausgedünnten« Beziehungen und psychischer Instabilität zu einer zusätzlichen Belastung führen, da durch dieses Tool der Beziehungsstatus schnell deutlich wird. Insbesondere in ambulanten Settings sollte der Einsatz erst bei Vorhandensein einer tragfähigen »Arbeitsbeziehung« erfolgen. Als weitere Instrumente der Netzwerkdiagnostik wurden das Soziogramm, die Ecomap (Beushausen 2012) und das soziale Atom (Moreno 1981; von Ameln u. a. 2009) bekannt.

3.5.4 IC – Inklusions-Chart

Für die sozialarbeiterische Praxis wurde an der Fachhochschule St. Pölten das Instrument des Inklusions-Charts (IC) entwickelt, das in der Zwischenzeit in der vierten und erweiterten Version kostenlos als Exceltabelle vorliegt (http://www.inklusionschart.eu/index.php). Dieses komplexe Instrument ermöglicht eine systematische Erfassung und Bewertung der Lebenslage und daraus abgeleiteter Interventionen (vgl. Pantuček-Eisenbacher 2019, S. 233–270).

»Das IC (...) bietet ein Grundgerüst für die Erhebung eines Sets an Dimensionen, die für die Einschätzung der sozialen Situation einer Person jeden-

falls relevant sind. Es entfaltet erst dann seine Möglichkeiten, wenn Eintragungen nicht nur entlang der ohnehin bereits als ›Probleme‹ erkannten oder markierten Themen erfolgen, sondern wenn es als kooperatives anamnestisches Instrument verwendet wird. Damit werden nicht nur Problemfelder, sondern auch funktionierende Aspekte (Ressourcen) abgebildet.«
(Pantuček-Eisenbacher 2014, S. 170)

Das Instrument ist in drei Achsen untergliedert. Auf der ersten Achse werden die Teilhabe- und Unterstützungsmöglichkeiten in den Bereichen (Funktionssystemen) Rechtsstatus, Arbeitsmarkt, Sozialversicherung, Geldverkehr, Mobilität, Bildungswesen, Medien, medizinische Versorgung, Medien und Adressierbarkeit eingeschätzt, über die eine Skalierung des Inklusionsgrades in voller, weitgehender, mangelhafter Inklusion und Exklusion erfolgt. Auch die Tendenz kann erfasst werden: Ist die Teilhabedynamik positiv, stabil, negativ oder gar gefährlich? In einem weiteren Feld können Informationen erhoben werden, gefolgt von Angaben zu sozialer Unterstützung und den notwendigen Interventionen, hier als Aktionen bezeichnet (Pantuček-Eisenbacher 2019, S. 235–247).

Auf der zweiten Achse werden die vier Aspekte der Existenzsicherung (Wohnen, Güter des Alltages, Sicherheit (körperliche, seelische und soziale Integrität) und lebensweltlicher Support) über eine Skalierung von »adäquat« bis »nicht gewährleistet« mit Tendenz erfasst. Es folgt ein Feld für Informationen. Weiterhin wird dargestellt, inwiefern die Person professionelle Unterstützung bei der Existenzsicherung benötigt bzw. wünscht, z. B. ambulant Betreutes Wohnen (ebd., S. 248–253).

Die dritte Achse bildet die Ebene des Individuums ab unter den Aspekten des Gesundheitszustandes, der Kompetenzen, der Sorgepflichten für andere Personen sowie des Funktionsniveaus. Die Einschätzung der ersten drei Dimensionen erfolgt auf einer vierstufigen Skala (sehr gut, eingeschränkt, mangelhaft und gefährdend) und der Erfassung der Tendenz, gefolgt von der Erfassung der Informationen und der abgeleiteten Aktionen. Das Funktionsniveau wird über die GAF-Skala (Global Assessment of Functioning) des DSM-IV-Klassifikationssystems erhoben (ebd., S. 253–260).

Die Ergebnisse können mit dem Tool visualisiert werden, das den aktuellen Stand und die Tendenz abbildet und somit die Lage der Klient*innen auf einen Blick erfassen lässt. Dies kann die Fallvorstellung in Fallkonferenzen bzw. Supervisionen erleichtern. Empfohlen wird die Erhebung der Daten in einer offenen Interviewform, der Bogen dient als Strukturhilfe, die Daten werden durch die Bezugsperson eingetragen. In der Praxis sind aufgrund der Fülle der zu erhebenden Daten meist zwei Gespräche einzuplanen.

Das Instrument des Inklusions-Charts eignet sich für mittel- und langfristige Behandlungs-, Beratungs- und Betreuungsprozesse. Es sind keine Kontraindikationen bei seiner Anwendung bekannt; wie bei allen Instrumenten ist allerdings darauf zu achten, eventuelle Sprachbarrieren durch Leichte Sprache zu senken (ebd., S. 260–270). Achtsam sollte der Umgang mit den Visualisierungen im Klient*innengespräch erfolgen, bei erhöhter Vulnerabilität der Klient*innen sollte gegebenenfalls darauf verzichtet werden.

3.5.5 Risikoeinschätzung

Für die Einschätzung von Risikosituationen wie z. B. Kindeswohlgefährdung und Suizidalität sollten Gespräche mit den Betroffenen und Verhaltensbeobachtungen durch entsprechende Testverfahren ergänzt werden. Diese Instrumente geben der beratenden Person und auch Teams in komplexen risikoreichen Situationen Handlungssicherheit. Mit der Dokumentation des Testverfahrens und seiner Ergebnisse können psychosozial Tätige im Zweifelsfall aber auch nachweisen, dass sie verantwortungsvoll gehandelt haben.

Kinder von sucht- und psychisch kranken Menschen sind in einem besonderen Maße psychischen Belastungen ausgesetzt (Klein 2008; Lenz 2014). Zudem besteht in diesen Familiensystemen häufiger die Gefahr von Vernachlässigungen und Gewalterfahrungen, sodass auf Frühwarnzeichen zu achten ist. Daher sollte in der Beratung von psychisch erkrankten Menschen immer auch nach im Haushalt lebenden Kindern gefragt werden, etwa nach deren Versorgung in Krisensituationen wie beispielsweise Klinikaufenthalten.

Im Bereich Kindeswohlgefährdung eignen sich zur Prozessstrukturierung die »Empfehlungen zur Festlegung fachlicher Verfahrensstandards in den Jugendämtern bei Gefährdung des Kindeswohls«, welche durch den Deutschen Städtetag (2009) erstellt wurden. Als Screening-Instrument kann der »Stuttgarter Kinderschutzbogen« empfohlen werden. Dieser ist durch eine Arbeitsgruppe des Deutschen Jugendinstitutes (Strobel u. a. 2008) evaluiert und validiert worden.

Psychisch erkrankte Menschen gehören weiterhin zu einer Risikogruppe, bei der Suizidalität vermehrt auftritt. Zur Beurteilung einer Suizidgefährdung kann die deutsche Version des Suicide Behavior Questionnaire Revisted (SBQ-R) eingesetzt werden. Hierbei handelt es sich um einen Kurzfragebogen mit vier Items. Dieser ist neben Interpretationshinweisen und psychometrischen Eigenschaften bei Glaesmer und Kolleg*innen (2018) zu finden.

3.6 Zusammenfassung

Die Diagnostik dient in erster Linie dem Beschreiben und Verstehen der Person und des Falls, sie legitimiert aber auch die Finanzierung von Maßnahmen. Die klassifikatorische Diagnostik, wie die ICD-10 und das DSM-, wird vor allem von Mediziner*innen und Therapeut*innen benutzt, für die Kommunikation mit diesen Berufsgruppen ist deshalb die Kenntnis ihrer Systematik wichtig. Für die biografische und lebensweltorientierte Diagnostik hat die Soziale Arbeit verschiedene Instrumente, die soziale, interpersonelle und ökonomische Wirkungszusammenhänge abbilden und in Zusammenarbeit mit den Klient*innen die Grundlage für die Interventionsplanung liefern.

***Prof. Dr. phil. Daniel Deimel** ist Diplom-Sozialarbeiter, M. Sc., Suchttherapeut, Supervisor und vertritt die Klinische Sozialarbeit an der Katholischen Hochschule Nordrhein-Westfalen, Abteilung Aachen.*

***Dario Deloie,** M. A., Fachsozialarbeiter für Klinische Sozialarbeit, Weiterbildung in Integrativer Therapie (FPI), ist seit 2013 Lehrkraft an der Fakultät für Angewandte Sozialwissenschaften der Technischen Hochschule Köln mit Schwerpunkt Methodisches Handeln in der Sozialen Arbeit.*

3.7 Vertiefungsmöglichkeiten

3.7.1 Internet

Online-Tools zur Sozialen Diagnostik bereitgestellt unter:

http://www.pantucek.com/index.php/soziale-diagnostik/verfahren, darunter auch eine Beschreibung der Achse IV des DSM-IV inklusive GAF-Skala zur Beschreibung des psychosozialen Funktionsniveaus

http://www.pantucek.com/diagnose/mat/dsm-IV.pdf

3.7.2 Literatur

Pantuček-Eisenbacher, P. (2019): Soziale Diagnostik. Verfahren für die Soziale Arbeit. 4., überarb. u. aktual. Aufl. Göttingen: Vandenhoeck & Ruprecht.

Buttner, P.; Gahleitner, S. B.; Hochuli Freund, U.; Röh, D. (Hg.) (2018): Handbuch Soziale Diagnostik. Perspektiven und Konzepte für die Soziale Arbeit. Berlin: Verlag des Deutschen Vereins für öffentliche und private Fürsorge e.V.

3.8 Fragen und Übungen

1. Recherchieren Sie die ICD-10-Kriterien der Kokainabhängigkeit sowie einer rezidivierenden depressiven Störung.
2. Laden Sie sich auf der Homepage des BfArM die aktuelle Version der ICF herunter und machen Sie sich mit ihrem Aufbau vertraut.
3. Erstellen Sie in einer Simulation eine Netzwerkkarte nach dem Verfahren von Pantuček von einer Kommilitonin oder einem Kommilitonen aus Ihrem Seminar.
4. Dokumentieren Sie die Biografie eines Menschen aus der Ressourcenperspektive.

3.9 Referenzen

Ameln, F. von; Gerstmann, R.; Kramer, J. (2009): Psychodrama. Heidelberg: Springer.

Beushausen, J. (2012): Genogramm- und Netzwerkanalyse. Die Visualisierung familiärer und sozialer Strukturen. Göttingen: Vandenhoeck & Ruprecht.

BfArM – Bundesinstitut für Arzneimittel und Medizinprodukte (2022a): ICD-10-GM. Internationale statistische Klassifikation der Krankheiten und verwandter Gesundheitsprobleme, German Modification. https://www.bfarm.de/DE/Kodiersysteme/Klassifikationen/ICD/ICD-10-GM/_node.html (28.07.2022).

BfArM – Bundesinstitut für Arzneimittel und Medizinprodukte (2022b): ICD-11. Internationale statistische Klassifikation der Krankheiten und verwandter Gesundheitsprobleme, 11. Revision. https://www.bfarm.de/DE/Kodiersysteme/Klassifikationen/ICD/ICD-11/_node.html (28.07.2022).

BfArM – Bundesinstitut für Arzneimittel und Medizinprodukte (2022c): Anwendung der ICF in Deutschland. https://www.bfarm.de/DE/Kodiersysteme/Klassifikationen/ICF/anwendung.html?nn=721746 (28.07.2022).

Deutscher Städtetag (2009): Empfehlungen zur Festlegung fachlicher Verfahrensstandards in den Jugendämtern bei Gefährdung des Kindeswohls. https://www.dji.de/fileadmin/user_upload/dasdji/stellungnahmen/2009/2009-05_Empfehlungen_Kinderschutz.pdf (12.08.2022).

Deutsches Ärzteblatt (2013): KV Bayerns kritisiert Systematik der Geldverteilung an die Krankenkassen. https://www.aerzteblatt.de/nachrichten/55740/KV-Bayerns-kritisiert-Systematik-der-Geldverteilung-an-die-Krankenkassen (12.08.2022).

DIMDI – Deutsches Institut für Medizinische Dokumentation und Information (2005): Internationale Klassifikation der Funktionsfähigkeit, Behinderung und Gesundheit. Deutsche Ausgabe. https://www.dimdi.de/static/de/klassifikationen/icf/icfhtml2005/ (12.08.2022).

Ehret, A. M.; Berking, M. (2013): DSM-IV und DSM-5: Was hat sich tatsächlich verändert? Verhaltenstherapie, 23. Jg., Nr. 4, S. 256–266.

Gahleitner, S.B. (2011): Psychosoziale Beratung. In: DV (Hg.): Fachlexikon der sozialen Arbeit. S. 681 – 682. Baden-Baden: Nomos.

Gahleitner, S. B. (2021): Das pädagogisch-therapeutische Milieu in der Arbeit mit Kindern und Jugendlichen. Trauma- und Beziehungsarbeit in stationären Einrichtungen. 3., aktual. Aufl. Köln: Psychiatrie Verlag.

Gahleitner, S. B.; Pauls, H. (2013): Biopsychosoziale Diagnostik als Voraussetzung für eine klinisch-sozialarbeiterische Interventionshaltung: Ein variables Grundmodell. In: Gahleitner, S. B.; Hahn, G.; Glemser, R. (Hg.): Psychosoziale Diagnostik. Klinische Sozialarbeit, Band 5, S. 61–77. Köln: Psychiatrie Verlag.

Gahleitner, S. B.; Hahn, G.; Glemser, R. (Hg.) (2013): Psychosoziale Diagnostik. Klinische Sozialarbeit, Band 5. Köln: Psychiatrie Verlag.

Gahleitner, S. B; Dangel, L. (2018): Lebensweltdiagnostik anhand der Säulen der Identität. In: Buttner, P.; Gahleitner, S. B.; Hochuli Freund, U.; Röh, D. (Hg.): Handbuch Soziale Diagnostik. Perspektiven und Konzepte für die Soziale Arbeit, S. 359–364. Berlin: Verlag des Deutschen Vereins für öffentliche und private Fürsorge e.V.

Giertz, K.; Große, L.; Gahleitner, S.B. (2022): Die psychosoziale Diagnostik in der qualifizierten Assistenz. In: Giertz, K.; Große, L.; Röh; D. (Hg.): Soziale Teilhabe professionell fördern. Grundlagen und Methoden der Unterstützung, S. 134–157. Köln: Psychiatrie Verlag.

Glaesmer, H.; Kapusta, N. D.; Teismann, T.; Wagner, B.; Hallensleben, N.; Spangenberg, L.; Forkmann, T. (2018): Psychometrische Eigenschaften der deutschen Version des Suicide Behaviors Questionnaire Revised (SBQ-R). Psychotherapie, Psychosomatik, medizinische Psychologie, 68(8), S. 346–352. DOI: 10.1055/s-0043-118335

Hartmann-Kottek, L. (2012): Gestalttherapie. Heidelberg: Springer.

Heiner, M. (2013): Wege zu einer integrativen Grundlagendiagnostik in der Sozialen Arbeit. In: Gahleitner, S. B.; Hahn, G.; Glemser, R. (Hg.): Psychosoziale Diagnostik. Klinische Sozialarbeit, Band 5, S. 18–34. Köln: Psychiatrie Verlag.

Hoyer, J.; Knappe, S. (Hg.) (2020): Klinische Psychologie und Psychotherapie. 3. Aufl. Heidelberg: Springer.

Klein, M. (2008): Kinder aus alkoholbelasteten Familien. In: Klein, M. (Hg.): Kinder und Suchtgefahren, S. 114–127. Stuttgart: Schattauer.

Knappe, S.; Wittchen, H.-U. (2020): Diagnostische Klassifikation psychischer Störungen. In: Hoyer, J.; Knappe, S. (Hg.): Klinische Psychologie und Psychotherapie, S. 29–56. 3. Aufl. Heidelberg: Springer.

Küfner, H.; Coenen, M.; Indlekofer, W. (2006): PREDI – Psychosoziale ressourcenorientierte Diagnostik. Ein problem- und lösungsorientierter Ansatz. Version 3.0. Lengerich: Pabst.

Lenz, A. (2014): Kinder psychisch kranker Eltern. Göttingen: Hogrefe.

Moreno, J. L. (1981): Soziometrie als experimentelle Methode. Paderborn: Junfermann.

Pantuček-Eisenbacher, P. (2014): Inklusionsdiagnostik. In: Resonanzen. E-Journal für biopsychosoziale Dialoge in Psychotherapie, Supervision und Beratung. 2. Jg., Nr. 2, S. 162–177. https://www.resonanzen-journal.org/index.php/resonanzen/article/view/338 (02.08.2022).

Pantuček-Eisenbacher, P. (2019): Soziale Diagnostik. Verfahren für die Praxis Sozialer Arbeit. 4., überarb. u. aktual. Aufl. Göttingen: Vandenhoeck & Ruprecht.

Petzold, H. G.; Wolf, H. U.; Landgrebe, B.; Josič, Z.; Steffan, A. (2000): Integrative Traumatherapie. Modelle und Konzepte für die Behandlung von Patienten mit »posttraumatischer Belastungsstörung«. In: Van der Kolk, B. A.; McFarlane, A. C.; Weisaeth, L. (Hg.): Traumatic Stress. Grundlagen und Behandlungsansätze. Theorie, Praxis und Forschung zu posttraumatischem Stress sowie Traumatherapie, S. 445–549. Paderborn: Junfermann.

Schröder, M.; Göttgens, C. K. (2014): Die Chancen und Grenzen der International Classification of Functioning, Disability and Health (ICF) zur interdisziplinären und integrativen Zusammenarbeit. In: Resonanzen. E-Journal für biopsychosoziale Dialoge in Psychotherapie, Supervision und Beratung 2 (2), S. 178–191. https://www.resonanzen-journal.org/index.php/resonanzen/article/view/339 (11.08.2022).

Schuntermann, M. F. (2009): Einführung in die ICF. Heidelberg: Ecomed.

Strobel, B.; Liel, C.; Kindler, H. (2008): Validierung und Evaluierung des Kinderschutzbogens. Ergebnisbericht. http://www.dji.de/fileadmin/user_upload/bibs/Evaluation_Kinderschutzbogen.pdf (28.07.2022).

4 Analyse und Aktivierung egozentrierter sozialer Netzwerke

Stephan Dettmers

In diesem Kapitel geht es um die Bedeutung sozialer Netzwerke im Kontext psychischer Störungen. Die Analyse sozialer Netzwerke ist unverzichtbar, wenn es um das Ziel einer besseren Teilhabe von Menschen mit psychischen Störungen geht. Auch die Erkenntnis über fehlende soziale Netzwerke ist bedeutsam, da in der sozialpsychiatrischen Arbeit die Konstruktion neuer sozialer Beziehungen eine wichtige Aufgabe sein kann.
In diesem Kapitel lernen Sie die theoretischen Hintergründe der Netzwerkanalyse kennen, die ihre Bedeutung bei Diagnostik und Interventionen begründen. Ziel ist es, die Netzwerkanalyse als einen wichtigen Baustein der Fallarbeit in die eigene Handlungsroutine zu integrieren.
Schlagworte: **soziale Teilhabe, soziale Netzwerke, Theorien Sozialer Arbeit, Ecomap**

4.1 Die Bedeutung sozialer Netzwerke

Soziale Arbeit orientiert sich in der Praxis an der Förderung sozialer Teilhabe und dazu ist eine systematische Erhebung der jeweiligen sozialen Netzwerke unerlässlich. Die Corona-Pandemie hat deutlich gemacht, dass soziale Isolation nicht nur eine Folge psychischer Störungen sein kann, sondern auch umgekehrt fehlende soziale Netzwerke die Entwicklung psychischer Erkrankungen begünstigen können (vgl. Brooks u. a. 2020).

Der Begriff »soziales Netzwerk« hat eine lange Tradition. 1954 verglich der britische Sozialanthropologe John A. Barnes die Knotenpunkte und verbindenden Interaktionen mit einem Fischernetz und prägte damit ein Bild, das noch heute präsent ist (vgl. Vonneilich 2020, S. 42; Jansen 2006, S. 43; Galuske 2013, S. 330).

Grundsätzlich gilt:

- Soziale Netzwerke können unterstützend, aber auch belastend für Menschen mit einer psychischen Störung sein.
- Menschen mit psychischen Störungen können umgekehrt auch bereichernd und belastend für soziale Netzwerke sein.
- Soziale Netzwerke sind Teil der subjektiven Lebenswelt von Menschen.
- Soziale Netzwerke sind Voraussetzung sozialer Teilhabe.
- Soziale Netzwerke lassen sich diagnostisch durch Instrumente Sozialer Arbeit rekonstruieren.

Der Begriff des sozialen Netzwerkes kann nicht synonym mit sozialer Unterstützung verwendet werden, denn auch mögliche Belastungen durch soziale Netzwerke spielen in der Sozialen Arbeit eine wichtige Rolle. An dieser Stelle sei z. B. auf die Problematik der Kindeswohlgefährdung hingewiesen, auch dauerhafte stressvolle Interaktionen innerhalb von Familien sind hier zu nennen. **Soziale Unterstützung** durch andere Personen wirkt sich positiv aus, das gilt in der Forschung als gut belegt (Vonneilich 2020, S. 35 f.; Jungbauer-Gans 2002, S. 126; Kardorff 2010, S. 715 ff.; Nestmann 2005, S. 132). Soziale Unterstützung wird in der Unterstützungsforschung konzeptuell als positive Ressource von Bewältigung im Sinne einer Pufferwirkung betrachtet und andererseits als Bewältigungsunterstützung für aktuelle Problemsituationen. Somit beschäftigt sich die soziale Unterstützungsforschung mit den positiven Wirkungen des sozialen Umfeldes und der geleisteten sozialen Unterstützung hinsichtlich physischer und psychischer Gesundheit (Diaz-Bone 1997, S. 110).

In besonderen Lebenslagen und Krisen kann das soziale Netzwerk direkte Belastungsfaktoren durch einen Puffereffekt abfedern. Wolf (1998, S. 65 ff.) verweist auf verschiedene empirische Belege, die soziale Unterstützung und biopsychisches Wohlbefinden in engem Zusammenhang sehen. Soziale Unterstützung als Schutzfaktor vor fehlender Krisenbewältigung und stressreichen Lebensereignissen ist ebenso in zahlreichen Publikationen beschrieben (vgl. Hurrelmann 2010, S. 141). In sozialen Netzwerken ist die gegenseitige Bereitschaft, soziale Unterstützung zu leisten, durch den Begriff der Reziprozität gekennzeichnet (Siegrist & Wahrendorf 2016, S. 275).

Soziale Unterstützung lässt sich im Wesentlichen durch fünf Komponenten charakterisieren (Vonneilich 2020, S. 33):

- emotionale Unterstützung zur Verringerung emotionaler Belastungen,
- instrumentelle Unterstützung zur Lösung praktischer Probleme,

- informationelle Unterstützung, um nützliche Informationen zur Verfügung zu stellen,
- freundschaftliche Unterstützung, Entlastung von Pflichten und positive Ablenkung,
- Bestätigung durch Verringerung eigener Zweifel und Selbstwertsteigerung.

Soziale Arbeit kann potenzielle Unterstützungspersonen identifizieren. Die praxisorientierte Netzwerkperspektive ist ein zentrales Merkmal der vertrauensvollen Zusammenarbeit mit psychisch erkrankten Menschen.

Soziale Netzwerke definieren den Beziehungsraum, in dem Personen miteinander leben und kommunizieren. Bei psychischen Störungen sind diese Räume häufig gekennzeichnet durch Kommunikationsstörungen, Kontaktabbrüche oder stressvolle Beziehungen (vgl. Walther 2019, S. 203; Rüegger 2012, S. 37). Zum Verstehen der sozialen Einbettung von Klient*innen ist es unerlässlich, die Netzwerkstrukturen zu entschlüsseln, Beziehungsqualitäten zwischen den agierenden Personen zu rekonstruieren und die subjektiven Bedürfnisse und den fachlich begründeten Bedarf zu klären. Deutlich gesagt: Die Nichtbeachtung sozialer Netzwerke ist ein Kunstfehler in der Sozialen Arbeit.

Die Attraktivität der Netzwerkperspektive besteht darin, neben der Analyse persönlicher Ressourcen und Probleme gleichzeitig den jeweiligen Sozialraum auf mögliche soziale Unterstützung und Schwierigkeiten zu untersuchen. Eine Netzwerkanalyse kann somit zur Planung und Begründung von Interventionen beitragen.

Von besonderem Interesse sind soziale Netzwerke im Fallkontext. Diese egozentrierten Netzwerke lassen sich diagnostisch rekonstruieren mit einem besonderen Blick auf Beziehungen und Interaktionen von Klient*innen zu ihren jeweiligen Netzwerkmitgliedern (Dyaden) und deren Beziehungen untereinander (Netzstruktur).

4.2 Theoretischer Rahmen

Die Beschäftigung mit Menschen und ihren sozialen Netzwerken ist in Deutschland eng verbunden mit Alice Salomon (1926), die in Anlehnung an Mary Richmond (1917) diagnostische Kriterien hinsichtlich der Einbettung in soziale Netzwerke entwickelte und beschrieb. Damit ist die Person-in-Environment-Perspektive seit den Anfängen der professionellen Sozialen Arbeit ein zentraler Bestandteil ihres Selbstverständnisses. Für die Soziale Arbeit ist von Bedeutung, wie Klient*innen mit ihrer Umwelt interagieren und wie umgekehrt soziale

Netzwerke Einfluss auf den gesundheitlichen und sozialen Status nehmen. Die Integration von Konzepten sozialer Netzwerke und daraus folgenden Aspekten sozialer Unterstützung und Belastung ist Aufgabe der Sozialarbeitswissenschaft als wissenschaftliche Disziplin, sie bietet für die Praxis der Sozialen Arbeit unmittelbar Handlungsorientierung.

Jedes soziale Netzwerk ist einzigartig und kann nur von Klient*in und Sozialarbeiter*in gemeinsam rekonstruiert und verstanden werden. Dies ist ein fortlaufender Prozess, da sich soziale Netzwerke im Verlaufe des Lebens verändern und von ihren Mitgliedern immer wieder Anpassungen erfordern.

Aus sozialarbeitstheoretischer Sicht stellt sich die Frage, wie Menschen diese Herausforderungen bewältigen können. Insbesondere hat Lothar Böhnisch mit seinem Konzept der Lebensbewältigung dazu einen wichtigen Beitrag geleistet (vgl. Böhnisch 2012, S. 219; Böhnisch & Schröer 2013, S. 25 ff.). So bringen Wohnort- und Umgebungswechsel durch die Aufnahme eines Studiums oder einer Arbeit Änderungen im sozialen Netzwerk mit sich, Trennungen, der Tod nahestehender Menschen und Krankheitsentwicklung erzwingen sie gar. Meistens gelingen diese Anpassungsvorgänge, bei psychischen Störungen mit möglichen Einschränkungen der Interaktions- und Kommunikationsfähigkeit wächst jedoch die Gefahr von schwindender Integration in die jeweiligen subjektiven Lebenswelten und von steigender Exklusion aus bestehenden Systemen wie Arbeits- und Sozialversicherung, Schule und Beruf usw.

Die professionelle Betrachtung der Lebenssituation von Menschen mit einer psychischen Störung geschieht in der Sozialen Arbeit im Rahmen eines biopsychosozialen Gesundheits- und Krankheitsverständnisses. Hier bietet sich die Internationale Klassifikation der Funktionsfähigkeit, Behinderung und Gesundheit (ICF) als klassifikatorischer Bezugsrahmen an (vgl. das Kapitel B 3, »Psychosoziale Diagnostik«). Dieses Verständnis schließt grundsätzlich die Berücksichtigung der jeweiligen Lebenswelten und Lebenslagen von Klient*innen ein.

Allerdings erfolgt der Behandlungs- und Beratungszugang in der psychiatrischen Versorgung häufig außerhalb der alltäglichen Lebensbezüge von Menschen mit psychischen Störungen. Insbesondere in teilstationären und vollstationären psychiatrischen Einrichtungen werden die Alltagsgestaltung und die sozialen Beziehungen von Klient*innen zu wenig berücksichtigt. Aufgabe der Sozialarbeiter*innen ist es, sich diese Kenntnisse im Kontakt mit den

Klient*innen anzueignen. Nur so ist es möglich, nachhaltige Integrationsziele zu entwickeln.

Für die Netzwerkanalyse kann man auf verschiedene theoretische Aspekte zurückgreifen. Abbildung B 4.1 zeigt relevante theoretische Konzepte und nennt die dazugehörigen Autor*innen.

Abbildung B 4.1 Theoretische Aspekte sozialer Netzwerke

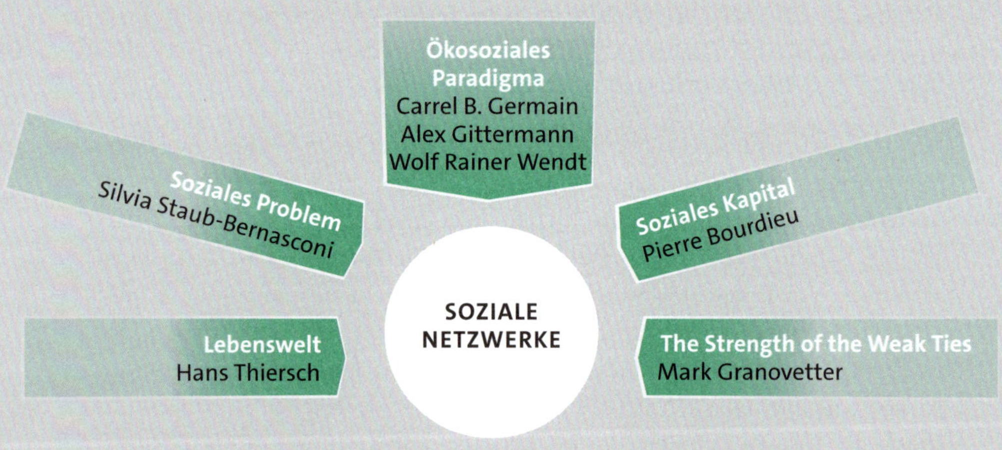

Die einzelnen theoretischen Bausteine werden nun im Folgenden beschrieben.

4.2.1 Lebensweltorientierung und soziale Netzwerke

Mit der Theorie der alltags- und lebensweltorientierten Sozialen Arbeit von Hans Thiersch steht ein Konzept zur Verfügung, mit dem die Lebenswelten und der Alltag der Klient*innen zu verstehen sind. Dabei ist die »Pluralisierung von Lebenslagen und [die] Individualisierung von Lebensverhältnissen« (Thiersch 2014, S. 18) von besonderem Interesse (vgl. die ausführliche Darstellung des Konzeptes in Kapitel A 2, »Theorien und Rahmenbedingungen Klinischer Sozialarbeit in der Psychiatrie«).

Thiersch definiert Praxisaufgaben Sozialer Arbeit durch die Benennung von Struktur- und Handlungsmaximen. Dazu gehören z. B. Alltagsorientierung, Partizipation, Prävention, Vernetzung und Kooperation sowie die kritische Deutung der Lebenswelt (Lambers 2020, S. 91; Thiersch 2014, S. 229; Engelke

u. a. 2014, S. 435). Thiersch sieht eine wichtige Aufgabe der Sozialen Arbeit darin, zur Gestaltung eines gelingenderen Alltags beizutragen.

4.2.2 Soziale Probleme und soziale Netzwerke

Staub-Bernasconi betont die gesellschaftspolitische Dimension Sozialer Arbeit. Soziale Probleme können Menschen dauerhaft marginalisieren. Das heißt für das Selbstverständnis von Sozialarbeiter*innen:

> »*Soziale Arbeit selbst ist die gesellschaftliche Antwort auf soziale Probleme in der Gesellschaft*« (Engelke u. a. 2014, S. 452).

Unbefriedigte individuelle Bedürfnisse einerseits und ein Mangel an Ressourcen und Lösungsstrategien andererseits können zu Spannungszuständen führen (ebd., S. 453; Lambers 2020, S. 162 ff.). Damit stellt Staub-Bernasconi ein bedürfnistheoretisches Konzept vor, um die Entwicklung sozialer Probleme zu erklären (Klassen 2009, S. 47). Die soziale Interpretation eines Problems erfolgt dann, »wenn es einen sozialen Akteur in seiner Interaktion, seiner Integration oder seiner Position in einem sozialen System betrifft« (ebd.).

Menschliche Bedürfnisse, die durch soziale Netzwerke erfüllt werden können oder unbefriedigt bleiben, sind z. B. der Wunsch nach emotionaler Zuwendung, sozialer Unterstützung und Anerkennung. Auch die Bedürfnisse nach soziokultureller Zugehörigkeit, Identität, Autonomie werden durch soziale Netzwerke bestimmt und Fragen von Austausch und Gerechtigkeit werden berührt (Klassen 2009, S. 49 f.; Dettmers 2014, S. 79 f.). In der Zusammenarbeit mit gesundheitlich eingeschränkten Personen sind deshalb mögliche unbefriedigte Bedürfnisse zu entschlüsseln und es ist zu prüfen, ob andere Menschen, soziale Strukturen oder gesellschaftliche Normen und Werte zur Entstehung sozialer Probleme beitragen bzw. zu ihrer Bewältigung aktiviert werden können.

Nach Staub-Bernasconi (2004, S. 51) sind vier Ebenen möglicher sozialer Probleme zu beachten, die im Kontext sozialer Netzwerke zu analysieren sind:

Soziale Ausstattung Dazu gehören körperliche, ökonomische und physische Ausstattungsmerkmale, Handlungskompetenzen, Bildung und psychische Determinanten. Sie alle können durch psychische Erkrankungen beeinträchtigt werden. In der Folge kann es sein, dass sich die sozialen Netzwerke komplett verändern: Manche Angehörige, Freunde und Bekannte stehen nicht mehr zur Verfügung, stattdessen werden professionelle Unterstützungsangebote in Anspruch genommen.

Sozialer Austausch Psychische Erkrankungen gehen oft mit asymmetrischen sozialen Austauschbeziehungen einher. Hier stellt sich für die Soziale Arbeit immer die Frage, ob bei ihren Klient*innen die Chance des wechselseitigen (reziproken) Austausches mit anderen Netzwerkmitgliedern besteht oder ob die autonome Lebensgestaltung von psychisch erkrankten Menschen deutlich eingeschränkt ist.

Macht Wird der Zugang zu Ressourcen und Teilhabe bei Menschen mit psychischer Störung im Laufe ihres Lebens aktiv behindert, hat das oft mit fehlenden Einfluss- und Gestaltungsmöglichkeiten zu tun. Dann stellt sich die Frage, welche Form der Unterstützung diesen Mangel ausgleichen kann und welche Aspekte der Erkrankung den besonderen Unterstützungsbedarf begründen können.

Kriterien und Werte Bestimmte gesellschaftliche Werte wie z. B. die Menschenrechte sind der Bezugsrahmen für die Bewertung menschlichen Handelns. Sie prägen auch die Vorstellungen über das Wünschbare, Erreichbare und Leistbare. Psychisch erkrankte Menschen teilen diese Vorstellungen, entsprechen diesen Vorstellungen aber phasenweise nicht. Das kann zur Stigmatisierung durch andere führen, aber auch zur Selbststigmatisierung. Soziale Arbeit hat dann die Aufgabe, sowohl das Selbstwertgefühl zu stützen als auch die gesellschaftliche Teilhabe zu fördern z. B. durch Angebote unterstützter Beschäftigung.

4.2.3 Ökosoziales Paradigma und soziale Netzwerke

Der ökosoziale Ansatz lässt sich aus dem verstärkten Umweltschutz seit den 1970er Jahren ableiten, er dient dem »Schutz gefährdeten oder bereits beschädigten Lebens« (Wendt 1990, S. 7). Die ökosoziale Perspektive beschreibt den Zugang auf das »Feld und den Raum« (ebd., S. 10). Die Gestaltung von Lebenswelten meint nicht die bloße Addition von Sozialer Arbeit und Umwelt. Es geht darum, wie Menschen mit ihrer Umwelt interagieren und umgekehrt (vgl. Lambers 2020, S. 144 ff.).

Zur Umwelt gehören dabei nicht nur die physikalischen, geografischen und klimatischen Faktoren, sondern auch die sozialen. Mit der sozialen Umwelt sind soziale Netzwerke gemeint, aber auch die psychosozialen Hilfeangebote vor Ort, z. B. Beratungsangebote von sozialpsychiatrischen Einrichtungen. Diese können regional sehr unterschiedlich sein. So hängt etwa die Zahl und Art der wohnortnahen Versorgungsangebote davon ab, ob man eher urban oder ländlich lebt. Während es in einer Großstadt von der mobilen Unterstützung über Krisenräume, Wohngemeinschaften bis zu stationären Angeboten eine Vielzahl von Möglichkeiten des Betreuten Wohnens gibt, unter denen Klient*innen wählen können, steht in einer ländlichen Gemeinde oft nur eine Einrichtung eines Trägers zur Verfügung.

Für die Soziale Arbeit entsteht Handlungsbedarf, wenn es zu Passungsproblemen zwischen den Unterstützungsbedarfen der Klient*innen und den Unterstützungsangeboten vor Ort kommt.

Das Life Model von Germain und Gitterman (1999) bietet hier einen Interpretationshintergrund für eine ganzheitliche Sichtweise auf die konkrete Lebenssituation von Menschen an (Lambers 2020, S. 144; Engelke u. a. 2014, S. 354). So werden lineare kausale Zuschreibungen von Ursache und Wirkung vermieden. Vielmehr stehen die komplexen Wechselwirkungen im sozialen Leben von Menschen mit psychischen Störungen im Vordergrund.

Ökologisches Denken bedeutet, dass wir uns weniger mit den Ursachen als mit den Wirkungen beschäftigen und uns darauf konzentrieren, maladaptive, d. h. ungünstige Beziehungen zwischen den Menschen und ihrer Umwelt verändern zu helfen (Germain & Gitterman 1999, S. 8).

Im Life Model sind vier Grundsätze für die Person-in-Environment-Perspektive relevant (ebd., S. 2).

- Die Wechselbeziehung zwischen Person und Umwelt ist als kontinuierlicher Prozess zu verstehen. Die unterschiedlichen Stadien einer psychischen Störung haben somit immer Einfluss auf die Umweltreaktionen und umgekehrt.
- Bedürfnisse, Ziele und Rechte von Menschen mit psychischer Störung sind im Kontext von Umwelt, Kultur und Historie zu betrachten. Das Gelingen einer Anpassung zwischen Person und Umwelt ist hierbei zentrales Ziel.
- Eine individuelle und umweltbezogene Ressourcenaktivierung ist bedeutsamer Faktor zur Bewältigung schwerer psychischer Erkrankungen.
- Bewältigungskompetenzen sind im Zusammenhang mit Selbstkonzept und Selbstwertgefühl sowie Selbststeuerung wie z. B. im Sozialraum oder in den sozialen Netzwerken zu bewerten.

In Anlehnung an Germain und Gitterman lassen sich folgende Arten sozialer Belastungen unterscheiden (vgl. Dettmers 2014, S. 78):

Schwierige Lebensveränderungen Bei psychischen Störungen erfolgt die Transition von einem stabilen in einen weniger stabilen Gesundheitszustand.

Druck aus der Umwelt Eine psychische Erkrankung zieht Veränderungen in der sozialen Umwelt nach sich; es droht ein Verlust an Autonomie. Stigmatisierung und Fremdbestimmung können die Folge sein, auch negative ökonomische Konsequenzen sind häufig, z. B. durch eingeschränkte Möglichkeiten, erwerbstätig zu sein.

Dysfunktionale Gruppenprozesse Bei problematischen Strukturen im familiären und weiteren sozialen Umfeld sind nicht nur Kommunikationsprozesse gestört, auch die Unterstützungsbereitschaft von Angehörigen, Freund*innen und Nachbar*innen lässt nach, was wiederum die gesundheitliche Stabilisierung erschwert.

4.2.4 Soziales Kapital und soziale Netzwerke

Die Konzeption des sozialen Kapitals ist seit den 1970er Jahren in unterschiedlichen Kontexten entwickelt worden. Insbesondere die soziologischen Arbeiten von Bourdieu, Coleman und Putnam haben zur Neubewertung des Einflusses sozialer Netzwerke auf das Individuum beigetragen (vgl. Vonneilich 2020, S. 38 f.).

Für die Soziale Arbeit ist die Beschäftigung mit dem sozialen Kapital sinnvoll, da in der Kapitallogik der langfristige Nutzen von Investitionen in soziale Beziehungen betont wird (vgl. Hawkins & Maurer 2011, S. 2). Die aktive Einbindung von Menschen mit psychischer Erkrankung in soziale Netzwerke bedeutet die Erschließung der Ressourcen eben dieser Netzwerke.

Umgekehrt können aber auch psychisch erkrankte Menschen mit ihren Erfahrungen und Kompetenzen soziale Netzwerke bereichern. Dazu gehören z. B. der Austausch über das subjektive Erleben der psychischen Störung durch Aufklärung an Schulen oder die Begegnung zwischen Betroffenen und Nichtbetroffenen zum Abbau von Vorurteilen und Diskriminierungen.

Bei Bourdieu ist der Erwerb von sozialen und kulturellen Ressourcen mit der Zugehörigkeit zu einer sozialen Gruppe verbunden, womit ausdrücklich auch die Zugehörigkeit zu einer Familie gemeint ist. Das Sozialkapital ist für ihn die Gesamtheit der aktuellen und potenziellen Ressourcen, die mit einem Netz von mehr oder weniger institutionalisierten dauerhaften Beziehungen zwischen Menschen verbunden ist, die sich gegenseitig kennen und anerkennen (vgl. Bourdieu 1983, S. 191). Das Sozialkapital wächst dabei mit der Größe des Netzwerkes.

Es ist erforderlich, soziale Netzwerke aktiv zu konstruieren und zu pflegen. Menschen mit psychischen Störungen haben damit aufgrund ihrer eingeschränkten Interaktionsfähigkeit oft Schwierigkeiten; dann ist es Aufgabe der Sozialen Arbeit, an der Schnittstelle Person-in-Environment zu vermitteln.

Nach Hawkins und Maurer (2011) lassen sich die Formen des sozialen Kapitals nach Sozialbeziehungen mit hoher Bindung (Bonding), mit moderater Bindung (Bridging) und mit schwacher Bindung (Linking) unterscheiden (siehe Abb. B 4.2). Menschen mit psychischen Störungen sind im Gesundheits- und Sozialsystem häufig in Kontakt mit Fachleuten unterschiedlicher Professionen, die einen nicht zu unterschätzenden Einfluss auf die Lebensgestaltung nehmen.

Abbildung B 4.2 Entstehung von Sozialkapital aus sozialen Beziehungen

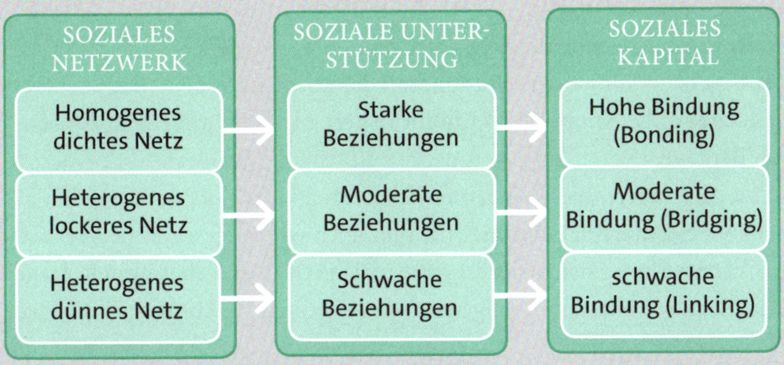

Die Abbildung zeigt, dass vertrauensvolle Beziehungen in sozialen Netzwerken eng gekoppelt sind an starke Verbindungsqualitäten zur Ermöglichung sozialer Unterstützung. Diese Qualität findet sich häufig in Familienstrukturen und engen Freundschaften. Zur Bildung von sozialem Kapital sind aber ebenso unverbindlichere Beziehungen im Sinne von Bekanntschaften bedeutsam (Dettmers 2014, S. 73).

Die qualitative Unterscheidung der Beziehungsformen hat Granovetter bereits 1973 vorgestellt. In »The Strength of Weak Ties« unterscheidet er zwischen starken und schwachen Beziehungen in Netzwerken. Der »Grad der Intensität und der Intimität im Hinblick auf den Inhalt der miteinander verbrachten Zeit« ist dabei ein wichtiger Einflussfaktor zur Bildung starker Beziehungen (Avenarius 2010, S. 100).

Starke und schwache Beziehungen sind beide wichtig für die Gestaltung sozialer Netzwerke oder anders gesagt: »Starke Beziehungen verbinden Freunde und schwache Beziehungen vernetzen Bekannte« (ebd.).

Im Folgenden werden die wichtigsten Aspekte sozialer Netzwerke in der Arbeit mit psychisch kranken Menschen vorgestellt.

4.3 Netzwerkanalysen in der Praxis

Die Analyse der sozialen Netzwerke erfolgt grundsätzlich partizipativ mit den Klient*innen, um möglichst ein gemeinsames Verständnis über den aktuellen sozialen Status zu entwickeln. Damit lassen sich inklusionsorientiert und integrativ Interventionen Sozialer Arbeit zu einer verbesserten sozialen Teilhabe durch die Berücksichtigung rechtlich kodifizierter System (z. B. SGB IX) und konkreter Lebenswelten ableiten (Dettmers 2019, S. 18 ff.)

Die Netzwerkanalyse ist Bestandteil der psychosozialen Diagnostik (siehe das gleichnamige Kapitel B 3) und erfordert den methodischen Einsatz von Instrumenten.

Eine alternative und visuell offenere Ecomap-Variante wird seit den 1970er Jahren insbesondere in der amerikanischen Klinischen Sozialarbeit verwendet. Unter Verwendung visualisierter Informationen lassen sich gezielt Fragen in Relation zu dem Forschungsgegenstand entwickeln (Dettmers 2014, S. 107).

Ecomaps dienen als Visualisierungs- und Erhebungsinstrument zur Offenlegung der Interaktionsmuster zwischen Menschen und ihrem sozialen Netzwerk. Sie können aber genauso auch zur Darstellung von möglichen Unterstützungserwartungen zur optimierten Teilhabe von Menschen mit psychischen Störungen dienen.

Ann Hartman entwickelte 1975 im Rahmen ihrer Tätigkeit in dem »Child Welfare Learning Laboratory in the School of Social Work at the University of Michigan« die in Abbildung 4.3 dargestellte Variante (vgl. Mattaini 1993, S. 19; Dorfman 1996, S. 15). Damit erfolgte die Verknüpfung einer theoretischen ökosozialen Perspektive mit einem anwendbaren Praxisinstrument (Dorfman 1996, S. 14).

Wichtig ist, dass die Nutzung von immer gleichen Symbolen zur Beurteilung von Entwicklungen von Klient*innen notwendig ist. Eine systematische Einführung dazu findet sich im Downloadmaterial zu diesem Kapitel.

Ecomaps sollten folgende Kontakte visualisieren:

- Kernfamilie
- Freundschaften
- Bekanntschaften
- Kolleg*innen
- Nachbar*innen
- Institutionen und Organisationen aus dem Gesundheitswesen

- Ressourcen in Freizeit und Kultur, Selbsthilfegruppen usw.
- Sonstige Aspekte: wichtige Orte, Tiere usw.

Abbildung B 4.3 Beispiel für eine Ecomap

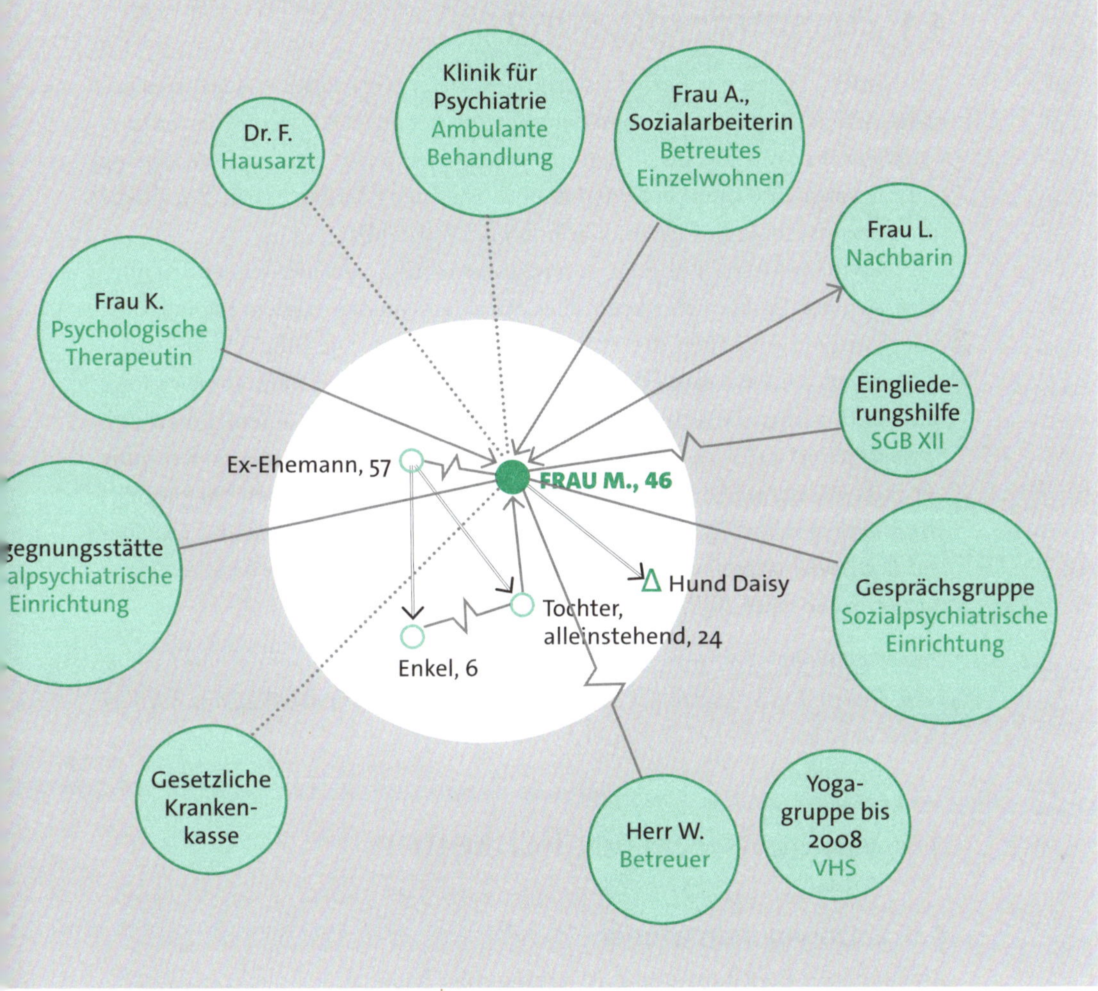

Ecomaps können nicht nur nach Häufigkeit der Kontakte analysiert werden, auch die Qualitäten der Kontakte sind zu hinterfragen (vgl. Feuerstein 2010, S. 451): Art der Beziehung, Unterstützungsrichtung, Reziprozität, Belastungen, Potenziale und Bewertung seitens der Klient*innen. Es ist darüber hinaus hilfreich, verschiedene Ecomaps mit den unterschiedlichen Einschätzungen des erkrankten Menschen und seiner Angehörigen anzulegen.

Die Anwendung von Ecomaps ist gleichermaßen in der fallbezogenen Praxis wie in der forschungsorientierten qualitativen Netzwerkanalyse möglich (vgl. Fuhse 2018, S. 144).

4.4 Zusammenfassung

Die Notwendigkeit der Berücksichtigung sozialer Netzwerke in der Praxis Sozialer Arbeit ist grundsätzlich bedeutsam zur Rekonstruktion der Vernetzung von Menschen mit psychischen Störungen. Dieser netzwerkorientierte Zugang zu Diagnostik und Interventionen ist über Theorien Sozialer Arbeit, Soziologie und Sozialpsychologie begründbar und nachvollziehbar.

Der theoretische Rahmen unter Einbeziehung von Lebensweltorientierung, sozialen Problemen, ökosozialen Paradigmen und sozialem Kapital führt dann zur Notwendigkeit des Transfers in die Praxis. Die Möglichkeit, soziale Netzwerke über Netzwerkanalysen zu visualisieren und ein gemeinsames Verständnis über die aktuelle Netzwerksituation zwischen Klient*innen und Sozialarbeiter*innen zu entwickeln, entsteht durch systematische Verwendung beispielsweise von Ecomaps. Damit stehen in der Sozialen Arbeit Diagnoseinstrumente zur Verfügung, die einen Einblick in die Häufigkeit und Qualität sozialer Beziehungen ermöglichen und so zu begründeten Interventionen zur Förderung sozialer Teilhabe führen.

Prof. Dr. Stephan Dettmer *ist Institutsleiter an der Ostschweizer Fachhochschule in St. Gallen. Ein Schwerpunkt seiner Arbeit ist der professionelle Zugang Sozialer Arbeit bei Menschen mit chronischen Erkrankungen.*

4.5 Vertiefungsmöglichkeiten

4.5.1 Downloadmaterial

Anleitung zur Erstellung und Auswertung einer Ecomap

4.5.2 Literatur

Fischer, J.; Kosellek, T. (2019): Netzwerke und Soziale Arbeit. Theorien, Methoden, Anwendungen. 2., durchgeseh. u. erweit. Aufl. Weinheim, Basel: Beltz Juventa.

4.6 Fragen und Übungen

1. Recherchieren Sie unter http://www.ncbi.nlm.nih.gov/pubmed nach aktuellen Studien zum Thema soziale Netzwerke und Psychiatrie. Geben Sie dazu englische Wörter ein, um die Trefferquote deutlich zu erhöhen.
2. Erstellen Sie eine Ecomap für Ihre eigene Person. Wie beurteilen Sie Ihre Vernetzung im Kontext Studium und Beruf?

4.7 Referenzen

Avenarius, C. B. (2010): Starke und schwache Beziehungen. In: Stegbauer, C.; Häußling, R. (Hg.): Handbuch Netzwerkforschung, S. 99–111. Wiesbaden: VS.

Böhnisch, L. (2012): Lebensbewältigung. Ein sozialpolitisch inspiriertes Paradigma für die Soziale Arbeit. In: Thole, W. (Hg.): Grundriss Soziale Arbeit, S. 219–233. Wiesbaden: VS.

Böhnisch, L.; Schröer, W. (2013): Soziale Arbeit – eine problemorientierte Einführung. Bad Heilbrunn: Klinkhardt/UTB.

Bourdieu, P. (1983): Ökonomisches Kapital, kulturelles Kapital, soziales Kapital. In: Kreckel, R. (Hg.): Soziale Ungleichheiten, S. 183–198. Göttingen: Schwartz.

Brooks, S.; Webster, R.; Smith, L.; Woodland, L.; Wessely, S.; Greenberg, N.; Rubin, G. (2020): The psychological impact of quarantine and how to reduce it: rapid review of the evidence. The Lancet, 395, 10227: 912–920. DOI: 10.1016/S0140-6736(20)30460-8

Dettmers, S. (2014): Soziale Teilhabe bei Menschen nach einem Schlaganfall. Eine explorative qualitative Analyse sozialer Netzwerke. Opladen u. a.: Budrich.

Dettmers, S. (2021): Spezifische Kompetenzen gesundheitsbezogener Sozialer Arbeit. In: Dettmers, S.; Bischkopf, J. (Hg.): Handbuch gesundheitsbezogene Soziale Arbeit. Lehrbuch für Studium und Praxis, S. 18–27. München: Reinhardt Verlag.

Diaz-Bone, R. (1997): Ego-zentrierte Netzwerkanalyse und familiale Beziehungssysteme. Wiesbaden: Deutscher Universitätsverlag.

Dorfman, R. A. (1996): Clinical Social Work. Definition, Practice and Vision. New York: Brunner/Mazel.

Engelke, E.; Borrmann, S.; Spatscheck, C. (2014): Theorien der Sozialen Arbeit. Eine Einführung. 5. Aufl. Freiburg: Lambertus.

Feuerstein, T. J. (2010): Computerunterstützte Netzwerkanalyse und Netzwerkarbeit. In: Bock, K. u. a. (Hg.): Handbuch qualitative Methoden in der sozialen Arbeit, S. 448–454. Opladen: Budrich.

Fuhse, J. A. (2018): Soziale Netzwerke. Konzepte und Forschungsmethoden. 2. Aufl. Konstanz: UTB / UKV Verlag.

Galuske, M. (2013): Methoden der Sozialen Arbeit. Eine Einführung. 10. Aufl. Weinheim, Basel: Beltz Juventa.

Germain, C. B.; Gitterman, A. (1999): Praktische Sozialarbeit. Das »Life Model« der Sozialen Arbeit. 2. Aufl. Stuttgart: Enke.

Hawkins, R. L.; Maurer, K. (2011): Unravelling Social Capital: Disentangling a Concept for Social Work. British Journal of Social Work, 42 (2), 353–370. DOI: 10.1093/bjsw/bcr056

Hurrelmann, K. (2010): Gesundheitssoziologie. Eine Einführung in sozialwissenschaftliche Theorien von Krankheitsprävention und Gesundheitsförderung. Weinheim: Beltz Juventa.

Jansen, D. (2006): Einführung in die Netzwerkanalyse. Grundlagen, Methoden, Forschungsbeispiele. 3. überarb. Aufl. Wiesbaden: VS.

Jungbauer-Gans, M. (2002): Ungleichheit, soziale Beziehungen und Gesundheit. Wiesbaden: Westdeutscher Verlag.

Kardorff, E. von (2010): Soziale Netzwerke in der Rehabilitation und im Gesundheitswesen. In: Stegbauer, C.; Häußling, R. (Hg.): Handbuch Netzwerkforschung, S. 715–724. Wiesbaden: VS.

Klassen, M. (2009): Sozialarbeitswissenschaft aus der bedürfnistheoretischen Perspektive. In: Mühlum, A.; Rieger, G. (Hg.): Soziale Arbeit in Wissenschaft und Praxis, S. 47–58. Lage: Jacobs.

Lambers, H. (2020): Theorien der Sozialen Arbeit. Ein Kompendium und Vergleich. Opladen: Budrich/UTB.

Mattaini, M. (1993): More Than a Thousand Words: Graphics for Clinical Practice. Washington, DC: NASW Press.

Nestmann, F. (2005): Netzwerkinterventionen und soziale Unterstützung fördern. Effektivität und Maximen der Nachhaltigkeit. In: Otto, H.-U.; Bauer, P. (Hg.): Mit Netzwerken professionell zusammenarbeiten, S. 131–156. Tübingen: dgvt-Verlag.

Richmond, M. E. (1917): Social Diagnosis. New York: Russell Sage Foundation.

Rüegger, C. (2012): Die soziale Dimension psychischer Krankheit und Gesundheit. Eine handlungstheoretische Wissensbasis der Klinischen Sozialen Arbeit in der Psychiatrie. Weitramsdorf: ZKS-Verlag.

Salomon, A. (1926): Soziale Diagnose. Berlin: Carl Heymanns.

Siegrist, J.; Wahrendorf, M. (2016): Failed Social Reciprocity beyond the Work Role. In: Siegrist, J.; Wahrendorf, M. (Hg.): Work Stress and Health in a Globalized Economy. Aligning Perspectives on Health, Safety and Well-Being, S. 275–291. Cham: Springer.

Staub-Bernasconi, S. (2004): Wissen und Können – Handlungstheorien und Handlungskompetenz in der Sozialen Arbeit. In: Mühlum, A. (Hg.): Sozialarbeitswissenschaft – Wissenschaft der sozialen Arbeit, S. 27–62. Freiburg: Lambertus.

Thiersch, H. (2014): Lebensweltorientierte Soziale Arbeit. Aufgaben der Praxis im sozialen Wandel. 9. Aufl. Weinheim: Beltz Juventa.

Vonneilich, N. (2020): Soziale Beziehungen, soziales Kapital und soziale Netzwerke – eine begriffliche Einordnung. In: Klärner, A.; Gamper, M.; Keim-Klärner, S.; von der Lippe, H.; Moor, I.; Richter, M.; Vonneilich, N. (Hg.): Soziale Netzwerke und gesundheitliche Ungleichheiten – eine neue Perspektive für die Forschung, S. 33–48. Wiesbaden: Springer VS.

Walther, C. (2021): Soziale Arbeit in der Sozialpsychiatrie. In: Dettmers, S.; Bischkopf, J. (Hg.): Handbuch gesundheitsbezogene Soziale Arbeit. Lehrbuch für Studium und Praxis, S. 203–2011. München: Reinhardt Verlag.

Wendt, W. R. (1990): Ökosozial denken und handeln. Grundlagen und Anwendungen in der Sozialarbeit. Freiburg: Lambertus.

Wolf, I. A. (1998): Effekte von Stress, Sozialer Unterstützung und Persönlichkeitsvariablen auf psychisches Befinden. Dissertation. Psychologie. Marburg: Philipps-Universität.

5 Psychosoziale Beratung

Jeannette Bischkopf und Carsten Koziolek

Psychosoziale Beratung ist ein zentraler Aspekt der Sozialen Arbeit in der Psychiatrie. Sie lernen Rahmenbedingungen und Ziele kennen, den Beratungsprozess, allgemeine Beratungskompetenzen und Möglichkeiten der konkreten Gesprächsführung. Schließlich wird darauf eingegangen, wie Prozesse des Empowerments und der Verhaltensänderung in der Beratung von Menschen mit psychischen Erkrankungen unterstützt werden können.
Schlagworte: **Beratung, Beratungsprozess, Empathie, Empowerment, Motivation**

5.1 Rahmenbedingungen und Ziele

Die psychosoziale Beratung und Versorgung von psychisch erkrankten Menschen finden in der Regel in regionalen Strukturen statt in Kooperation mit freien und gemeinnützigen, öffentlichen und privaten Trägern (siehe Kapitel A 5, »Das psychiatrische Hilfesystem«). So kann sichergestellt werden, dass die bestehenden Netzwerke überschaubar bleiben und sich die jeweiligen Akteure im besten Fall persönlich kennen. Es gilt das Prinzip der kurzen und barrierefreien Wege für die Hilfesuchenden.

Der öffentliche Gesundheitsdienst, das sozialpsychiatrische Versorgungssystem und die Suchtkrankenhilfe spielen eine zentrale Rolle. In diesen Kontexten können psychisch erkrankte Menschen, deren Angehörige und das Umfeld umfassende und unabhängige Beratung erhalten. Gleichzeitig werden durch die interdisziplinäre Besetzung eine multiprofessionelle Betrachtung und Bearbeitung der geschilderten Anliegen ermöglicht und es wird eine an den individuellen Bedarfen und Ressourcen ausgerichtete Hilfeplanung erstellt.

Dies hat nicht immer die Einleitung von Maßnahmen der Eingliederungshilfe gemäß § 113 SGB IX zur Folge, sondern kann sich auf ganz unterschiedliche Anliegen beziehen wie:

- die Vermittlung von lebenspraktischen und existenzsichernden Hilfen;
- die Weiterleitung zu spezialisierten Beratungsstellen: Schuldnerberatung,

Unabhängige Teilhabeberatungsstellen (EUTB), Sucht- und Drogenberatung, Familienberatung, kulturspezifische Angebote, Betreuungsvereine und Behörden aufgrund der Aufklärungspflicht zu betreuungsrechtlichen Fragen;
- Angehörigenberatung;
- Selbsthilfeinitiativen;
- Beratung mit entlastender Funktion in Krisensituationen;
- Beratung mit dem Ziel einer Vermittlung in das sozialpsychiatrische Versorgungssystem;
- Aufklärung zu Krankheitsverläufen und Interventionsmöglichkeiten, einschließlich Beratung zum Umgang mit der Erkrankung, zum Aufbau von Tagesstruktur und Beschäftigung und zum Erkennen von Frühwarnsignalen;
- trialogische Seminare, z. B. Psychose-Seminare für einen Austausch von Angehörigen, Patient*innen und Behandler*innen.

Psychosozialer Beratung kommt eine Lotsenfunktion im Hilfesystem zu. Ziele sind die Vermeidung der Entstehung einer psychischen Erkrankung, die Milderung oder die Vermeidung der Verschlimmerung einer psychischen Erkrankung oder seelischen Behinderung. Grundlage sind die Sicherung der Teilhabe nach SGB IX für seelisch behinderte Menschen und die Förderung einer autonomen, selbstbestimmten Lebensführung.

Ein unvermeidbares Spannungsfeld ergibt sich aus der gleichzeitigen Zuständigkeit sowohl für die Einleitung wie für die Vermeidung von Zwangsmaßnahmen nach den Unterbringungsgesetzen bzw. Psychisch-Kranken-Hilfe-Gesetzen der Länder, was unter dem Stichwort »Beratung im Zwangskontext« in der Literatur zu finden ist (vgl. Kähler & Zobrist 2017).

5.2 Definition und fachliche Verortung von Beratung

Um ein verbindliches fachliches Verständnis psychosozialer Beratung wird nach wie vor gerungen (vgl. Seel 2009; Gregusch 2013). Eine Zusammenfassung gibt Gahleitner (2022, S. 693): »Ziel ist die Verbesserung der Lebensbewältigung und -gestaltung, der Identitätsentfaltung, der psychosozialen Gesundheit und der Orientierung in der (Lebens-)Welt und dem (Lebens-)Umfeld«.

Damit grenzt sich psychosoziale Beratung von anderen Hilfeformen wie Psychotherapie ab (vgl. Auckenthaler 2012). Dort liegt der Fokus auf der Behandlung von Störungen mit Krankheitswert. In der Definition von Psychotherapie durch den Gesetzgeber wird der Unterschied deutlich:

> *»Zur Ausübung von Psychotherapie gehören nicht psychologische Tätigkeiten, die die Aufarbeitung und Überwindung sozialer Konflikte oder sonstige Zwecke außerhalb der Heilkunde zum Gegenstand haben.«*
> (PsychThG, § 1 Abs. 3)

Damit wird Psychotherapie im aktuellen Verständnis vorrangig als Verfahren der Heilkunde eingegrenzt.

Unterschiede zwischen Beratung und Therapie zeigen sich vor allem in

- dem Problemverständnis (u. a. biopsychosoziales Modell, Krankheit als Bewältigung, als soziales Problem),
- den Rahmenbedingungen (u. a. formalisierte, teilformalisierte, anonyme Beratungsformen),
- den sozialwissenschaftlichen Grundlagen (u. a. Lebensweltorientierung, Ressourcenorientierung, Empowerment, soziale Gerechtigkeit),
- dem Methodenspektrum (Methodenvielfalt) und in
- den Settings (z. B. »Beratung zwischen Tür und Angel«, aufsuchende Beratung).

Überschneidungen finden sich mit der Klinischen Sozialarbeit, die Behandlung zu ihren Aufgaben zählt, sowie mit dem internationalen Diskurs, in dem Beratung und Therapie auch gemeinsam diskutiert werden.

Folgende Aspekte eines Beratungsverständnisses sind weiterhin zu beachten:

> *»Beratung ist subjekt-, aufgaben- und kontextbezogen. Sie ist eingebettet in institutionelle, rechtliche, ökonomische und berufsethische Rahmenbedingungen, innerhalb derer die anstehenden Aufgaben, Probleme und Konflikte dialogisch bearbeitet und geklärt werden. Ein Ergebnis des Beratungsprozesses ist nur kooperativ erreichbar.«* (DGfB o. J., S. 3)

Historisch kann Beratung vor allem für Entwicklungen in der deutschsprachigen Beratungslandschaft in pädagogischen Grundlagen (sozialpädagogische Beratung) verortet werden. In der Einteilung der Handlungskonzepte und Methoden in der Sozialen Arbeit nach Galuske (2013, S. 168) findet sich daher die sozialpädagogische Beratung ebenso wie die klientenzentrierte Gesprächsführung unter den direkten interventionsbezogenen, einzelfall- und primärgruppenbezogenen Methoden.

Eine weitere Einteilung von Beratung nach rechtlichen und ethischen Grundlagen im Sinne der Formalisierung von Beratung findet sich bei Nestmann u.a. (2013, S. 1665). Hier wird ein Kontinuum von freier Beratung (z.B. Verbraucherberatung), teilformalisierter Beratung (z.B. Schuldnerberatung) und formalisierter Beratung (z.B. Bewährungshilfe) vorgestellt.

Generell ist Beratung als kommunikative Tätigkeit Kernaufgabe Sozialer Arbeit:

> »*Unabdingbar ist für die Soziale Arbeit die Kommunikation als ihre zentrale Tätigkeitsform. Sie wird verstanden im Sinne einer zwischenmenschlichen und gegenseitigen, partnerschaftlichen Kommunikation. (...) Der Aufbau von Vertrauen, Phasen der Motivierung der Klientel, Beziehungsarbeit und die Anregung aktiver Bearbeitung der eigenen Lebenssituation durch die KlientInnen selber sind wesentliche Momente Sozialer Arbeit.*«
> (Seithe 2013, S. 36 f.)

Hier wird deutlich, dass gelungene Beratung eine Vielzahl von Kompetenzen voraussetzt, etwa Kompetenzen der Beziehungsgestaltung und des Vertrauensaufbaus z.B. nach dem klientenzentrierten Konzept (vgl. Kapitel B 2, »Beziehungsaufbau und Beziehungsgestaltung«).

In der psychosozialen Beratung geht es um den Einsatz und die Entwicklung der von Hiltrud von Spiegel beschriebenen »Person als Werkzeug.«

> »*Die Professionellen sollten sich – in Kenntnis ihrer persönlichkeitsbedingten Fähigkeiten und deren Wirkungen – als Werkzeug erfahren und als solches einsetzen. In diesem Modell sind Kompetenzen der Selbstwahrnehmung und Selbstreflexion zentral. (...) Zusammengefasst meint die Metapher, dass Fachkräfte ihr Können, ihr Wissen und ihre beruflichen Haltungen mit Blick auf Wissensbestände, ihre Erfahrungen sowie die institutionellen Bedingungen und Vorgaben fall- und kontextbezogen einsetzen.*« (Spiegel 2021, S. 76 f.)

Beratungskompetenzen gehen daher über das Erlernen von gezielten Methoden, Frage- und Gesprächstechniken hinaus und sind immer an die Weiterentwicklung der eigenen Person gebunden. Kontinuierliche Supervision und Fortbildung im Beratungsbereich sind ein wesentliches Qualitätsmerkmal von Beratung.

Im Kontext der Psychiatrie bietet der Sozialpsychiatrische Dienst eine Anlaufstelle für viele Bürger*innen und Dienste, die auch dadurch Vertrauen schafft, dass die dort tätigen Sozialarbeiter*innen der gesetzlichen Schweigepflicht gemäß § 203 StGB unterliegen.

An den Sozialpsychiatrischen Dienst (SpDi) wenden sich u. a. besorgte Bürger*innen, Nachbar*innen, Kolleg*innen der Betroffenen, Eltern, Geschwister, die Betroffenen selbst, Freund*innen, Lebenspartner*innen, Ehepartner*innen, Kinder der Betroffenen, Vermieter*innen, andere Behörden aus dem Leistungsbereich des SGB (Jugendämter, Sozialämter, Teilhabefachdienste, Krankenkassen, Jobcenter), Beratungsstellen, Sozialdienste in Krankenhäusern, ärztliche Praxen, Pflegedienste, rechtliche Betreuer*innen, Ausbildungsträger, Werkstätten für behinderte Menschen (WfbM), Anbieter von Leistungen der Eingliederungshilfe nach SGB IX, Betreuungsvereine nach dem BGB, die Betreuungsbehörde, Amtsgerichte, die Polizei, die Feuerwehr.

Die Beratung findet gewöhnlich in den Räumen der Beratungsstelle statt in einem persönlichen Gespräch, telefonisch, selten per Mail, manchmal per Post oder aufsuchend im Rahmen einer Krisenintervention oder zur Abklärung der individuellen Lebenssituation und der sich daraus ableitenden Hilfebedarfe.

Es gibt in der Beratung einen eigenen wachsenden Bereich der Online-Beratung. Zum einen sind junge Klient*innen sehr technikaffin, zum anderen bietet Online-Beratung einen sehr niederschwelligen Zugang zu Klient*innen, die nicht zur Beratungsstelle kommen würden. Online-Beratung hat im Zuge der pandemiebedingten Einschränkungen in der Versorgung von Menschen mit psychischen Erkrankungen einen Professionalisierungsschub erhalten und wird zu einem wichtigen Bestandteil der Regelversorgung (Knatz & Schumacher 2019; Knatz & Dodier 2021).

So unterschiedlich die Personen, die sich melden, so verschieden sind die Anliegen und Motivationen bei der Kontaktaufnahme. Nicht jedes Anliegen kann sofort und zur Zufriedenheit aller bearbeitet werden.

Wenn Klient*innen ihre Anliegen mit besonderem Druck oder äußerster Dringlichkeit vortragen, müssen von den Beratenden klare Grenzen wertschätzend und freundlich kommuniziert werden.

Wichtig sind hierbei die Rollen- und Auftragsklärung (Hammer & Plößl 2015).

Die klare Definition des Auftrages ist von besonderer Bedeutung, um die Zuständigkeiten prüfen und vermitteln zu können. Ist der Sozialpsychiatrische

Dienst nicht zuständig, ist es hilfreich, passgenaue Angebote zu kennen und diese den Klient*innen nennen zu können. Da Interessenkollisionen z. B. zwischen Angehörigen und einem nicht krankheitseinsichtigen Familienmitglied oder zwischen Vermieter*innen und durch Ruhestörung auffallende psychisch erkrankte Mieter*innen nicht selten sind, ist es eine zentrale Kompetenz, Ambivalenz und Reibung zuzulassen und auszuhalten. Die beratende Person sollte in der Lage sein, die Situation und die Bedürfnisse der Ratsuchenden schnell zu erfassen, um nachvollziehbare Entscheidungen und Maßnahmen zeitnah einleiten zu können.

Umfassende Kenntnis der regionalen Versorgungsstrukturen und Ansprechpartner*innen ist Voraussetzung jeder Weitervermittlung (vgl. Kapitel B 11, »Möglichkeiten multiprofessioneller integrierter Versorgung«).

Im persönlichen Beratungsgespräch in der Beratungsstelle, bei Hausbesuchen oder bei Hilfekonferenzen muss zunächst eine verlässliche und von Vertrauen und Wertschätzung getragene Arbeitsbeziehung aufgebaut werden. Anders als in der personenbezogenen Einzelfallhilfe, die häufig über mehrere Jahre angelegt ist (siehe Kapitel B 9, »Case Management in der sozialpsychiatrischen Eingliederungshilfe«), bleibt hierzu im Beratungsalltag oft wenig Zeit.

Wesentliche Kompetenzen im Beratungsalltag sind daher: (a) Auftrags- und Rollenklärung als ersten Schritt zu verstehen und (b) Vertrauen als zentrale Komponente einer tragfähigen Arbeitsbeziehung aufbauen zu können.

Um Vertrauen herzustellen, den Auftrag zu verstehen oder auch Situationen zu deeskalieren, hat sich eine klientenzentrierte Gesprächsführung durchgesetzt. Die klientenzentrierte Gesprächsführung wird im Wesentlichen vom aktiven Zuhören getragen (Weinberger 2013). Diese schließt die Fähigkeit ein, das Gesagte zusammenzufassen und in eigenen Worten wiederzugeben, unterschwellige Emotionen wahrzunehmen und sich in die individuelle Lebenswelt des Gegenübers einfühlen zu können.

Einfühlung wird in kognitive (gedanklich nachvollziehende) und affektive (mitfühlende) Empathie unterschieden. Mit zunehmender Erfahrung können Fachkräfte ihr eigenes Mitfühlen und eine »emotionale Ansteckung« immer besser kontrollieren und sich in der Folge immer mehr auf die ganz individuellen Bedeutungen des Gesagten ihres Gegenübers einlassen. Dies ist ein Ziel der

Entwicklung von Beratungskompetenzen und Teil der notwendigen Abgrenzung bzw. des professionellen Umgangs mit Nähe und Distanz.

Nachfolgend sollen die wesentlichen Schritte des Beratungsprozesses mit den jeweiligen zentralen Kompetenzen dargestellt werden.

5.3 Der Beratungsprozess

Beratungsprozesse lassen sich idealtypisch in drei Phasen unterteilen: eine Anfangsphase, eine Mittelphase und eine Endphase (vgl. Culley 2015).

Zu Beginn geht es um den Aufbau einer tragfähigen Arbeitsbeziehung und die Klärung eines Arbeitsauftrages auf der Grundlage eines manchmal erst gemeinsam zu erarbeitenden Problemverständnisses. Hierfür ist es notwendig, zunächst offen zu explorieren, worum es geht, und den Gesprächspartner*innen dabei mit Wertschätzung, Respekt und der Anerkennung der Individualität in der eigenen Lebenswelt zu begegnen. Wichtigste Fertigkeit ist das aktive Zuhören: das Wiederholen, Zusammenfassen, Paraphrasieren und Konkretisieren des Gesagten.

Es ist eine Herausforderung, sich ganz auf die Perspektive des Gegenübers einzulassen, das Anliegen und die Person nicht vorschnell zu kategorisieren und einzuordnen. Allzu schnell wird durch bestimmte Begrifflichkeiten bereits eine Kategorisierung vorgenommen (z. B. Multiproblemfamilie, chronisch psychisch krank, fehlende Krankheitseinsicht, Langzeitpatient*in). Hier sind Zuschreibungen und auch Diagnosen kritisch zu hinterfragen und zu reflektieren.

Die Stigmatisierung, der psychisch kranke Menschen im Allgemeinen ausgesetzt sind, begegnen sie auch im professionellen Kontext, vor allem in Form einer stigmatisierenden Sprache. Viele Psychiatrie-Erfahrene berichten, dass sie sich erst bei Hinzuziehen eines Erfahrenen, z. B. einer Genesungsbegleitung (vgl. Kapitel B 10, »Recoveryorientierung und Einbezug von Psychiatrie-Erfahrenen«), öffnen können und angenommen fühlen. Zu lernen, eigene Vorannahmen über psychische Erkrankungen zu überprüfen, ist daher ein wesentlicher Schritt beim Aufbau von Beratungskompetenzen. Schließlich ist die größtmögliche Offenheit Voraussetzung, um die Probleme so eingrenzen zu können, dass sie bearbeitbar werden. Andernfalls besteht die Gefahr, an den Anliegen der Klient*innen vorbeizuarbeiten. Diese Gefahr zeigt sich z. B. in »Ja, aber«-Äußerungen, wenn Klient*innen den logisch erscheinenden Zusammenfassungen zustimmen, diese Sichtweise aber nicht annehmen und umsetzen können.

Das gemeinsame Arbeitsbündnis im Sinne der Klient*innen als Koproduzent*innen im Hilfeprozess braucht eine gemeinsame Basis. Die erste Phase sollte daher vor allem vom Bemühen um Verstehen, Klarheit und Priorisierung von Anliegen und Themen gekennzeichnet sein. Das Bemühen um Verstehen kann jedoch erschwert werden, wenn Fachkräfte sich beim ersten Kontakt auf die Expert*innenrolle zurückziehen, den Kontakt durch Informationsvermittlung oder vorschnelle Behandlungsstrategien zu einseitig gestalten (vgl. Bock 2020).

In der zweiten Phase des Beratungsprozesses geht es um die Neubewertung von Problemen, den Einbezug verschiedener Sichtweisen und eine vertiefte Reflexion der eigenen Wahrnehmungen und Erlebensweisen. In dieser Phase sollte es auch um die Durchführung konkreter Maßnahmen gehen: Sicherung des Wohnraums, materielle Absicherung, Reduktion des Drogenkonsums, Bearbeitung familiärer Konflikte usw. Dieser Prozess schließt Information, Feedback und Konfrontation seitens der Beratenden ein. Hier gilt es, in der Beratung die Balance zu halten zwischen der Arbeitsbeziehung, die aufrechterhalten werden muss und daher bei drohenden Beziehungsabbrüchen selbst zum Thema wird, und der Arbeit an den jeweiligen Problemstellungen, die fokussiert werden.

Schließlich wird in der dritten Phase des Beratungsprozesses ein Transfer vorbereitet. Die zentrale Frage ist, welche Veränderungen möglich und notwendig sind und wie diese in der konkreten Lebenssituation umgesetzt werden können. Die Beratungsbeziehung muss beendet werden, und dieser Abschied muss vorbereitet und vorgenommen werden. Es wird evaluiert, was erreicht wurde, neue Ziele werden gesetzt, konkrete Handlungsschritte vorbereitet sowie die gemeinsame Arbeit und der Beratungsprozess reflektiert.

Die Zusammenstellung nach Culley (2015) enthält bereits zentrale Kompetenzen jeder Beratungsphase. Diese Kompetenzen sollen im Folgenden anhand des Mehr-Ebenen-Modells von Pauls und Reicherts (2013) weiter konkretisiert werden.

5.4 Kompetenzen der konkreten Gesprächsführung

Pauls und Reicherts (2013) unterscheiden in einem Mehr-Ebenen-Modell von Beratungskompetenzen fünf verschiedene Kompetenzebenen, die in der Beratung in unterschiedlichem Ausmaß zum Einsatz kommen.

Die erste Ebene umfasst die elementaren interaktionalen Kompetenzen. Hierzu zählt die Fähigkeit, das Setting zu schaffen, z. B. eine konzentrierte

Gesprächsatmosphäre herzustellen. Dies muss nicht hinter der geschlossenen Tür und in dem Zeitrahmen von 50 Minuten geschehen. Immer mehr Beratung findet »zwischen Tür und Angel« statt (vgl. Knab 2013). Zentral ist die Fähigkeit, sich auf einen anderen Menschen relativ schnell einzustellen, die Aufmerksamkeit zu fokussieren und sie der anderen Person ungeteilt zukommen zu lassen. Diese auch als Präsenz bezeichnete Fähigkeit ist erlernbar, z. B. durch das Erlernen der Aufmerksamkeitslenkung und -fokussierung, wie sie in einigen Sportarten oder in der Meditation zur Anwendung kommen. Hieran wird deutlich, dass in eine Beratungspraxis viele Elemente einfließen, die nicht nur aus einem formalen Abschluss stammen, und Berater*innen daher ihre eigenen Kompetenzen aus ganz unterschiedlichen Bereichen einbringen können (Beresford u. a. 2008).

Die Fähigkeit, im Augenblick präsent zu sein, muss als eine Voraussetzung angesehen werden, eine Beziehung überhaupt aufbauen zu können (vgl. Greenberg & Geller 2011). Es geht hier weniger um die Reflexion eigener Beziehungsmuster und die eigene Beziehungsgeschichte, um Übertragungsphänomene erkennen zu können (vgl. Kapitel B 2, »Beziehungsaufbau und Beziehungsgestaltung«), sondern eher um eine wertfreie, vorurteilsfreie und von Wertschätzung, Interesse und Empathie getragene Beziehungsgestaltung, die auf die Konzentration auf das Gegenüber im jeweiligen Augenblick ausgerichtet ist. Ein »Checklistenansatz« wird aus dieser Perspektive zunehmend kritisch beleuchtet, weil ein Ansatz, der auf schnelle Einordnungen setzt, einer solchen Begegnung entgegensteht. Eine voreilige Einordnung der Problemlagen und Ratsuchenden in vorgefertigte Kategorien kann das Verstehen des individuellen Falles verhindern und die Ausrichtung der Suche nach Hilfsmöglichkeiten vorschnell begrenzen oder in nur eine Richtung lenken. Vor diesem Hintergrund wird diskutiert und kritisch gefragt, ob ein klient*innenzentrierter Ansatz in der Sozialen Arbeit überhaupt noch Platz haben kann, wenn sie sich im Zuge ihrer Ökonomisierung immer mehr Checklisten bedient. Auch würde die klient*innen- bzw. personzentrierte Haltung eher als »Mittel zum Zweck« eingesetzt werden, um die Compliance der Klient*innen zu sichern (Murphy u. a. 2013).

Als zweiten Kompetenzbereich beschreiben Pauls und Reicherts (2013) mit den beziehungsorientierten Kompetenzen Empathie, Wertschätzung und Kongruenz eben jenen klient*innenzentrierten Zugang. Das klient*innenzentrierte Beziehungskonzept von Rogers findet hier seinen Niederschlag. Obwohl von einigen Fachvertreter*innen eine Beziehungsorientierung in der Sozialen Arbeit angemahnt wird (Ruch u. a. 2018), sehen andere eine nur begrenzte Anwendbarkeit dieses Konzeptes in der Sozialen Arbeit (Seithe 2008; Murphy u. a.

2013). Seithe (2008) plädiert beispielsweise dafür, den klient*innenzentierten Ansatz anders zu fassen und eher von »engaging«, also vom Einbeziehen der Klient*innen zu sprechen. Dafür seien andere Möglichkeiten der Gesprächsführung zu nutzen, da in der Sozialen Arbeit viele Klient*innen nicht freiwillig Hilfe suchen und daher eine wichtige Voraussetzung klient*innenzentrierter Arbeit wegfiele. Nach Pauls und Reicherts (2013) sind Beziehungsdialog und Contracting, also Aushandlungsprozesse für die beziehungsorientierten Kompetenzen handlungsleitend.

Im dritten Kompetenzbereich werden aufgabenorientierte Kompetenzen beschrieben wie Fragen zu stellen, zu informieren, zu konfrontieren und Handlungsanleitungen zu geben, d. h., Handlungsoptionen gemeinsam auszuhandeln, abzuwägen, zu entscheiden und auszuprobieren (Pauls & Reicherts 2013).

Schließlich werden auf der vierten Ebene komplexere aufgabenorientierte Kompetenzen vorgestellt, die sich im Wesentlichen an den Zielen der jeweiligen »Intervention« orientieren, also eher emotionsfokussiert, verhaltensorientiert, kognitionsorientiert oder systemorientiert sind (ebd.). Das heißt, in der Beratung können konkrete Interventionen angewendet werden, die ihren Ursprung in einem dieser Ansätze haben. Beispielsweise können Klient*innen an jeder Stelle des Beratungsprozesses gebeten werden,

- ihre jeweiligen Emotionen zu fokussieren (»Wie fühlen Sie sich, wenn Sie das sagen?«),
- ihr Verhalten zu planen (»Können Sie heute noch Frau X Bescheid geben?«),
- Problemlösungen zu finden (»Was haben Sie schon ausprobiert?«) oder
- Systemmitglieder einzubeziehen (»Wer würde als Erster merken, dass es Ihnen wieder schlechter geht, und woran?«).

In der Beratungspraxis setzt sich ein integratives und eklektisches Vorgehen durch, d. h., unabhängig vom jeweiligen Ansatz, in dem die Methode ursprünglich entwickelt wurde, wird sie genutzt. Eine gute Übersicht über Möglichkeiten der Integration verschiedener Methoden in der Beratung gibt Thivissen (2014). Hierbei muss der Entwicklung der deutschsprachigen Beratungslandschaft und Beratungswissenschaft ein deutlicher Zeitverzug im Vergleich zur internationalen Entwicklung attestiert werden. Dieser ist u. a. auf die Spezialisierungen von Beratung mit ihren eigenen Professionen, Institutionalisierungen und Qualitätsstandards zurückzuführen.

Mehreren Metaanalysen nach gilt, dass allgemeinen Wirkfaktoren wie Beziehungsfaktoren für das Ergebnis von Beratung weitaus mehr Gewicht beizumessen ist als der konkreten Technik, die zum Einsatz kommt (vgl. Wampold u. a.

2018). Weiterhin ist zu berücksichtigen, dass Klient*innen selbst entscheiden, in welchem Maße sie eine angebotene Intervention annehmen und nutzen. Dieser Aspekt wird in der englischsprachigen Literatur als »agency« bezeichnet (z. B. Rennie 2001). Vergleichbar ist diese Bezeichnung mit dem Verständnis vom »Subjekt als Konstrukteur seiner selbst und seiner Welt« (Keupp 2013, S. 75).

Schließlich nennen Pauls und Reicherts als fünfte Ebene die systemisch-institutionellen Kompetenzen. Gemeint sind u. a. die Klärung von Kapazitäten in Netzwerken, von rechtlichen und ethischen Kontexten, von Methoden des Case Managements und der Organisationsentwicklung.

Das Mehr-Ebenen-Modell von Beratungskompetenzen erlaubt die Einordnung der konkreten Interventionen und die Entwicklung einer integrativen bzw. eklektischen Beratungspraxis.

Im Folgenden soll nun ein Thema besondere Beachtung finden, das in der Arbeit mit psychisch kranken Menschen von besonderer Bedeutung ist: Empowerment und die Förderung von Veränderungsmotivation.

5.5 Empowerment und die Förderung von Veränderungsmotivation

> *Empowerment lässt sich nach Rahn (2011) bereits in früheren Ansätzen in der Psychiatrie finden, die Patient*innen zur Selbstermächtigung befähigten und sie als tätige reflexive Subjekte ansprachen. Empowerment schließt die politische Selbstermächtigung, die Beteiligung an politischen Entscheidungsvorgängen und die Mitsprache bei Entscheidungen mit ein; eine Reduktion auf die individuelle Ebene wäre eine unzulässige Verkürzung des Konzeptes. Dieses löst jedoch den Zielkonflikt der Sozialen Arbeit nicht auf:*
> *»In der Praxis der sozialen Arbeit stößt man dabei immer wieder auf das Hin und Her zwischen der Fürsorge (sich kümmern) mit deren paternalistischen Wurzeln und dem Wunsch nach (Wieder-)Befähigung (Hilfe zur Selbsthilfe)«.* (Rahn 2011, S. 427)

In einer Metaanalyse der Erfahrungen von Nutzer*innen von psychosozialer Beratung und Therapie haben Mühlmeyer-Mentzel und Schürmann (2016) ein Ressourcen-Prozess-Modell entwickelt, das diese beiden Pole auch in den Erfahrungen der Klient*innen widerspiegelt. Sowohl das Gefühl des Aufgehobenseins war für die Nutzer*innen wichtig als auch das Gefühl, wieder mehr

Kontrolle und Entscheidungsfähigkeit zu gewinnen, allerdings in unterschiedlichen Phasen des Hilfeprozesses.

Das Bedürfnis nach Schutz kann ein zentrales Motiv zu Beginn einer Hilfe, z. B. in Kriseneinrichtungen, sein und als Ressource für weitere Schritte wirken, die Selbsthilfe in der Folge erst ermöglichen. Hier könnte man eine Brücke zu Ergebnissen der Bindungsforschung schlagen: Gute Bindung ist Voraussetzung für Explorationsverhalten. Die Dialektik von Schutz und Veränderung wird in der Arbeit mit Menschen in psychischen Krisen besonders deutlich, da im übertragenen Sinne häufig neue Entwicklungsschritte nötig werden.

Momente des Empowerments in der Beratung können Äußerungen sein wie innere Stärke wahrnehmen, stolz auf sich sein können, sich ermutigt fühlen, sich stärker fühlen (vgl. Timulák & Lietaer 2001, S. 66). Das Erstarken der eigenen Person wurde von den Autor*innen an folgenden Prozessen sichtbar:

- größere Zufriedenheit der Klient*innen mit sich selbst, Selbstakzeptanz, Zukunftspläne aufseiten der Klient*innen werden deutlich;
- Hoffnung; unterstützenden Äußerungen der Beratenden wird nicht widersprochen;
- Bestätigung und Anerkennung der schwierigen Situation der Klient*innen durch die Beratenden führen zu Ermutigung.

Besonders wichtig in der psychosozialen Beratung mit psychisch kranken Menschen ist es, scheinbare Gegebenheiten nicht vorschnell zu akzeptieren, beispielsweise nicht zufrieden zu sein, bevor alle Möglichkeiten einer Reintegration in den allgemeinen Arbeitsmarkt ausgeschöpft sind (vgl. Rahn 2011). Ein weiteres Beispiel sind Fragen der Rechtssicherheit für die Betroffenen, die durch entsprechende Vermittlung an spezialisierte Beratung unterstützt werden kann (z. B. durch Rechtsauskunftsstellen am Amtsgericht), sowie die Unterstützung der Angehörigen (vgl. Bischkopf 2005).

Rahn (2011) merkt kritisch an, dass die »Sicherstellung von Hilfen bei psychischen Erkrankungen nicht selbstverständlich zu einer verbesserten Partizipation führt« (S. 435), wenn sich z. B. das gesamte soziale Netz einer Person aus dem psychosozialen Versorgungssystem speist (Gefahr der Gettoisierung). Hier sollte mit entsprechender Netzwerkarbeit frühzeitig gegengesteuert werden.

Diese kann jedoch nur gelingen, wenn die Betroffenen selbst aktiv werden, motiviert sind und sich als selbstbestimmt und handelnd wahrnehmen. Diese Aspekte sind jedoch im Zuge einer psychischen Erkrankung belastet oder sogar als Teil einer psychischen Erkrankung, z. B. bei Depressionen, kaum zugänglich. Daher ist motivierende und Hoffnung generierende Arbeit in der psychosozialen Beratung in der Psychiatrie von zentraler Bedeutung (vgl. Kremer & Schulz 2020). Eine konkrete Methode, die hier zur Anwendung kommen kann, ist die Motivierende Gesprächsführung nach Miller und Rollnick (2015). Sie ist »ein kooperativer, zielorientierter Kommunikationsstil mit einer besonderen Aufmerksamkeit auf die Sprache der Veränderung« (S. 47).

Die Motivierende Gesprächsführung stützt sich auf die Erkenntnisse zur Abstinenzentwicklung bei problematischem Suchtmittelkonsum, die von einem stufenweisen Aufbau der Motivation zur Verhaltensänderung ausgehen. Diese Stufen, die ursprünglich von Prochaska und DiClemente (1983) in dem Transtheoretischen Modell der Veränderung beschrieben wurden, sind die Absichtslosigkeit, die Absichtsbildung, die Vorbereitung der Handlung, die Durchführung, die Aufrechterhaltung. Die Interventionen der Beratenden sind auf die entsprechende Stufe abgestimmt, d. h., für Klient*innen in der Phase der Absichtslosigkeit hat ein konkreter Plan wenig Sinn, während Klient*innen in der Phase der Durchführung ihrer Pläne von konkreten Handlungsschritten profitieren.

Hinzu kommt das Verständnis, dass jede Verhaltensänderung von Ambivalenz gekennzeichnet ist, d. h., es gibt immer Gründe, ein bisheriges Verhalten unverändert beizubehalten (auch, wenn es stört), und Gründe, das Verhalten zu ändern. In der Motivierenden Gesprächsführung wird gezielt mit diesen Ambivalenzen gearbeitet, sie werden bewusst gemacht und Klient*innen werden eingeladen, diese Ambivalenzen zu reflektieren. Eine konkrete Methode, Ambivalenzen deutlicher zu machen und zu verstärken, ist die Vorteils-Nachteils-Waage (Kremer & Schulz 2020, S. 44), in der Patient*innen die Vor- und Nachteile einer Behandlung mit beispielsweise Antipsychotika einschätzen. Die Anerkennung der Ambivalenz führt bereits zu einer größeren Offenheit und damit einer potenziellen Verhaltensänderung.

Die Fokussierung auf Problemverhalten, das verändert werden soll, kann häufig den Blick auf die Ressourcen und die Stärken verstellen. In systemischen Ansätzen wird daher gezielt mit der Eröffnung von Möglichkeiten gearbeitet, u. a. mit der Frage: »Was kann so bleiben, wie es ist?« (Loth 2011, S. 143). Durch den Perspektivenwechsel wird das Schema von »alles oder nichts«, »schwarz oder weiß«, »ganz oder gar nicht« durchbrochen, das vor allem ein depressives Denken kennzeichnet. Menschen, die gern ihr ganzes Leben gegen ein vermeintlich besseres anderes tauschen würden, erkennen dann Inseln, die ihrem Leben Sinn geben und die sie unter allen Umständen behalten wollen. In manchen Fällen zeigen sich in der Beantwortung der Frage auch die Bindungen, die derjenige Mensch hat und die ihn möglicherweise am Leben halten. Dieser

Wechsel der Perspektive kann für einige Klient*innen bereits entlastend wirken und festgefahrene Muster der Wahrnehmung lockern. Loth (2011) führt auch an, dass konkrete Ziele im ersten Schritt der Verhaltensänderung nicht unbedingt motivierend seien. Allgemeine Ziele, die an die Wertvorstellungen einer Person anschließen, würden stärker wirken.

Die Veränderungsbereitschaft hängt demnach von einer Reihe von Faktoren ab, wie der Phase der Motivation, in der sich jemand befindet, oder auch der Stärke der negativen Symptome.

In der Motivierenden Gesprächsführung wird gezielt mit den Prozessen gearbeitet, die Motivation und Ressourcen zur Verhaltensänderung aktivieren. Während Miller und Rollnick in früheren Veröffentlichungen sehr stark den Phasenablauf betonten, vermitteln sie nun die zentralen Prozesse: Beziehungsaufbau, Fokussierung, Evokation und Planung (Miller & Rollnick 2015). Damit wird erneut deutlich, dass Beratung und Unterstützung von Veränderung als Prozess zu verstehen sind, der sich an den jeweiligen Schritten der Klient*innen orientiert. In der Emotionsfokussierten Therapie wurden diese Schritte als emotionale Aufgaben beschrieben, die Klient*innen in der Beratung (hier »Emotion Coaching« genannt) zum Abschluss bringen (vgl. Bischkopf 2013).

Der Ambivalenz liegen widerstreitende Gefühle und Bedürfnisse zugrunde, daher geht die erfolgreiche Bearbeitung von Ambivalenz immer auch mit dem Erkennen und der Bearbeitung unterschiedlichster Gefühlszustände einher. Empathie und das Erkennen und Fördern von Prozessen sind für eine erfolgreiche professionelle Beratungspraxis zentrale Aspekte.

Eine weitere verbreitete Einteilung, die auf de Shazer (1989) zurückgeht, geht davon aus, welche Hilfebeziehung in der Beratung von den Klient*innen angestrebt wird und welche Intentionen sich damit verbinden. Genannt werden Konstellationen von Klagenden, Besuchenden und Kund*innen. Zum Beispiel wird eine Person, die sich als klagend präsentiert, weniger eigene Veränderungsmotivation aufbauen und eher eine Änderung des Umfeldes oder einer anderen Person wünschen. Besucher*innen hingegen würden ohne eigenes Anliegen kommen, seien häufig von Dritten geschickt und für ein Angebot wenig zugänglich (vgl. Loth 2011, S. 148).

Sowohl die Motivierende Gesprächsführung als auch die Einteilung in Besuchende, Klagende und Kund*innen hilft, Beratung als Prozess zu verstehen, die Interaktion entsprechend zu gestalten und gezielte Angebote auswählen zu können. Loth (2011, S. 137) merkt an, etwas werde erst »als ›Empowerment‹ erlebbar, wenn sich als Sinn erschließt: ›Ich bin eingeladen, an den Rahmenbedingungen mitzuwirken, die meinem Leben Orientierung geben‹«. Sinnfindung ist auch im Salutogenesekonzept bedeutsam als eine Dimension des Kohärenzsinns. Damit wird Sinn(findung) nicht nur als Teil der psychosozialen Beratung relevant, sondern auch als Teil der Gesundheitsförderung.

Eine weitere Verbindung ergibt sich zum Recoveryansatz (vgl. Kapitel B 10, »Recoveryorientierung und Einbezug von Psychiatrie-Erfahrenen«). Zentrale Inhalte des Recoveryansatzes sind die Vermittlung von Hoffnung und Sinn, d. h. für die Klient*innen, die Hoffnung auf Verbesserung wiederzufinden und dem eigenen Erleben den je eigenen Sinn zu verleihen. Psychosoziale Beratung in der Psychiatrie sollte gezielt Hoffnung und Sinnfindung unterstützen.

5.6 Zusammenfassung

Psychosoziale Beratung als Aufgabe der Sozialen Arbeit in der Psychiatrie ist ein komplexes, dennoch alltägliches Handlungsfeld, das sich in steter Weiterentwicklung und Professionalisierung befindet.

Grundlage jeder psychosozialen Beratung ist der Aufbau einer Beziehung, die es Klient*innen ermöglicht, ihren eigenen individuellen Genesungsweg zu finden. Die Beziehungsgestaltung ist weitestgehend auf das klient*innen- bzw. personzentrierte Konzept von Rogers zurückzuführen, das auf der Basis einer empathischen und wertschätzenden Grundhaltung ein prozessorientiertes Vorgehen ermöglicht.

Beratungsprozesse sind von den jeweiligen Rahmenbedingungen und Zielen abhängig und können sehr unterschiedlich verlaufen. Idealerweise ist die Praxis von Methodenvielfalt und Methodenintegration gekennzeichnet.

Ein zentrales Merkmal von psychosozialer Beratung ist der Umgang mit Ungewissheit und Ambivalenz. Der Umgang mit den eigenen Emotionen und denen der Klient*innen zählt ebenso zu den Kernkompetenzen erfolgreicher Beratung wie die Kenntnis der rechtlichen Rahmenbedingungen und der regionalen Netzwerke.

Prof. Dr. Jeannette Bischkopf *ist Diplom-Psychologin, sie vertritt an der Fachhochschule Kiel die Lehrgebiete Psychologie und Gruppendynamik.*

Carsten Koziolek*, Diplom Sozialarbeiter/Pädagoge (FH), ist tätig als Psychiatriekoordinator im Bezirksamt Mitte von Berlin*

5.7 Vertiefungsmöglichkeiten

5.7.1 Internet

Zeitschrift für Onlineberatung und computervermittelte Kommunikation: https://www.e-beratungsjournal.net/

5.7.2 Literatur

Flückinger, C.; Wüsten, G. (2021): Ressourcenaktivierung. Ein Manual für Psychotherapie, Coaching und Beratung. 3., überarb. Aufl. Göttingen: Hogrefe.

Kremer, G.; Schulz, M. (2020): Motivierende Gesprächsführung in der Psychiatrie. Köln: Psychiatrie Verlag.

Thivissen, J. G. (2014): Integrative Beratung und Psychotherapie. Woher sie kommt. Was sie will. Was sie kann. Tübingen: dgvt-Verlag.

Widulle, W. (2020): Gesprächsführung in der Sozialen Arbeit. Basiswissen Soziale Arbeit, Bd. 9. Wiesbaden: Springer VS.

5.8 Fragen und Übungen

1. Erläutern Sie das Mehr-Ebenen-Modell von Beratungskompetenzen nach Pauls und Reicherts mit exemplarischen Interventionen.
2. Überlegen Sie gemeinsam mit Kommiliton*innen verschiedene Möglichkeiten des ersten Kontaktes und der Gesprächseröffnung. Achten Sie auf die jeweilige Wirkung und darauf, welche Beziehungsgestaltung angeboten wird.
3. Diskutieren Sie Unterschiede zwischen psychosozialer Beratung und Psychotherapie.
4. Beschreiben Sie den Beratungsprozess.
5. Erläutern Sie anhand von selbst gewählten Beispielen Möglichkeiten der konkreten Gesprächsführung.

5.9 Referenzen

Auckenthaler, A. (2012): Kurzlehrbuch Klinische Psychologie und Psychotherapie. Grundlagen, Praxis, Kontext. Stuttgart, New York: Thieme.

Beresford, P.; Croft, S.; Adshead, L. (2008): »We don't see her as a social worker«: A service user case study of the importance of the social worker's relationship and humanity. British Journal of Social Work, 38 (7), 1388–1407. DOI: 10.1093/bjsw/bcm043

Bischkopf, J. (2005): Angehörigenberatung bei Depression. München: Reinhardt.

Bischkopf, J. (2013): Emotionsfokussierte Therapie. Grundlagen, Praxis, Wirksamkeit. Göttingen: Hogrefe.

Bischkopf, J. (2022): Emotion-Focused Therapy. In: Bolton, K. W.; Hall, C.; Lehmann, P. (Hg.): Theoretical Perspectives for Direct Social Work Practice: A Generalist-Eclectic Approach, 223–239. 4. Aufl. New York: Springer Publishing Company.

Bock, T. (2020): Menschen mit Psychose-Erfahrung begleiten. Köln: Psychiatrie Verlag.

Culley, S. (2015): Beratung als Prozess: Lehrbuch kommunikativer Fertigkeiten. 6. Aufl. Weinheim: Beltz.

De Shazer, S. (1989): Der Dreh. Überraschende Wendungen und Lösungen in der Kurzzeittherapie. Heidelberg: Carl Auer.

DGfB – Deutsche Gesellschaft für Beratung (o. J.): Beratungsverständnis der DGfB. https://dachverband-beratung.de/beratungsverstaendnis-der-dgfb/ (02.07.2022).

Gahleitner, S. B. (2022): Psychosoziale Beratung. In: Deutscher Verein für öffentliche und private Fürsorge (DV) (Hg.): Fachlexikon der Sozialen Arbeit, S. 693–694. 9., völlig überarb. u. aktual. Aufl. Baden-Baden: Nomos.

Galuske, M. (2013): Methoden der Sozialen Arbeit. Eine Einführung. 10. Aufl. Weinheim, Basel: Beltz Juventa.

Greenberg, L. S.; Geller, S. (2011): Therapeutic Presence: A Mindful Approach to Effective Therapy. Washington, D.C.: American-Psychological Association.

Gregusch, P. (2013): Auf dem Weg zu einem Selbstverständnis von Beratung in der Sozialen Arbeit. Beratung als transprofessionelle und sozialarbeitsspezifische Methode. Dissertation am Fachbereich Sozialwesen der Universität Kassel.

Hammer, M.; Plößl, I. (2015): Irre verständlich. Menschen mit psychischer Erkrankung wirksam unterstützen. 3. Aufl. Köln: Psychiatrie Verlag.

Kähler, H.; Zobrist, P. (2017): Soziale Arbeit in Zwangskontexten. Wie unerwünschte Hilfe erfolgreich sein kann. 3., vollst. überarb. Aufl. München: Reinhardt.

Keupp, H. (2013): Heraus aus der Ohnmachtsfalle. Psychologische Einmischungen. Tübingen: dgvt-Verlag.

Knab, M. (2013): Beratung zwischen Tür und Angel. Professionelle Gestaltung von offenen Settings – ein Beitrag für mehr Gerechtigkeit. In: Nestmann, F.; Engel, F.; Sickendiek, U. (Hg.): Das Handbuch der Beratung. Bd. 3: Neue Beratungswelten, S. 1525–1537. Tübingen: dgvt-Verlag.

Knatz, B.; Schumacher, S. (2019): Mediale Dialogkompetenz. Umgang mit schwierigen Gesprächssituationen am Telefon und im Chat. Berlin, Heidelberg: Springer.

Knatz, B.; Dodier, B. (2021): Mailen, chatten, zoomen: Digitale Beratungsformen in der Praxis. Stuttgart: Klett-Cotta.

Kremer, G.; Schulz, M. (2020): Motivierende Gesprächsführung in der Psychiatrie. Köln: Psychiatrie Verlag.

Loth, W. (2011): Klinische Kontrakte entwickeln. Gemeinsames Anstiften von Sinn. In: Lenz, A. (Hg.): Empowerment. Handbuch für die ressourcenorientierte Praxis, S. 137–160. Tübingen: dgvt-Verlag.

Miller, W. R.; Rollnick, S. (2015): Motivierende Gesprächsführung. 3., überarb. u. aktual. Aufl. Freiburg: Lambertus.

Mühlmeyer-Mentzel, A.; Schürmann, I. (2016): Das Ressourcen-Prozess-Modell. In: Verhaltenstherapie & Psychosoziale Praxis, 48 (1), S. 41–57.

Murphy, D.; Duggan, M.; Joseph, S. (2013): Relationship-Based Social Work and Its Compatibility with the Person-Centred Approach: Principled versus Instrumental Perspectives. In: British Journal of Social Work, 43 (4), 703–719. DOI: 10.1093/bjsw/bcs003

Nestmann, F.; Engel, F.; Sickendieck, U. (Hg.) (2013): Das Handbuch der Beratung. Bd. 3: Neue Beratungswelten. Tübingen: dgvt-Verlag.

Pauls, H.; Reicherts, M. (2013): Allgemeine Basiskompetenzen für sozialtherapeutische Beratung – ein Konzept zur Systematisierung. In: Pauls, H.; Stockmann, P.; Reicherts, M. (Hg.): Beratungskompetenzen für die psychosoziale Fallarbeit, S. 57–78. Freiburg: Lambertus.

Pauls, H.; Gahleitner, S. B. (2022): Psychosoziale Beratung. In: Deutscher Verein für öffentliche und private Fürsorge (DV) (Hg.): Fachlexikon der Sozialen Arbeit, S. 693–694. Baden-Baden: Nomos.

Prochaska, J. O.; DiClemente, C. C. (1983): Stages and processes of self-change of smoking: toward an integrative model of change. J Consult Clin Psychol, 51 (3), 390–395. DOI: 10.1037//0022-006x.51.3.390

Rahn, E. (2011): Empowerment als Paradigma für Psychosoziale Beratung in der Psychiatrie. In: Lenz, A. (Hg.): Empowerment. Handbuch für die ressourcenorientierte Praxis, S. 427–449. Tübingen: dgvt-Verlag.

Reicherts, M.; Pauls, H. (2013): Erlebens- und Emotionsorientierung. In: Pauls, H.; Stockmann, P.; Reicherts, M. (Hg.): Beratungskompetenzen für die psychosoziale Fallarbeit, S. 79–100. Freiburg: Lambertus.

Rennie, D. L. (2001): The client as a self-aware agent in counselling and psychotherapy. Counselling & Psychotherapy Research, 1 (2), 82–89. DOI: 10.1080/14733140112331385118

Ruch, G.; Turney, D.; Ward, A. (Hg.) (2018): Relationship-Based Social Work. Getting to the Heart of Practice. 2. Aufl. London: Jessica Kingsley.

Seel, H.-J. (2009): Professionalisierung von Beratung – Fragen und Thesen. Journal für Psychologie, 16 (1), S. 1–23.

Seithe, M. (2008): Engaging. Möglichkeiten Klientenzentrierter Beratung in der Sozialen Arbeit. Wiesbaden: VS.

Seithe, M. (2013): Was ist gute Soziale Arbeit? FORUM sozial, 17 (2), S. 36–39.

Spiegel, H. von (2021): Methodisches Handeln in der Sozialen Arbeit. 7. Aufl. Stuttgart: Reinhardt/UTB.

Thivissen, J. G. (2014): Integrative Beratung und Psychotherapie. Woher sie kommt. Was sie will. Was sie kann. Tübingen: dgvt-Verlag.

Timulák, L.; Lietaer, G. (2001): Moments of empowerment: a qualitative analysis of positively experienced episodes in brief person-centred counselling. Counselling & Psychotherapy Research, 1 (1), 62–73. DOI: 10.1080/14733140112331385268

Wampold, B.; Imel, Z.; Flückinger, C. (2018): Die Psychotherapie-Debatte: Was Psychotherapie wirksam macht. Göttingen u. a.: Hogrefe.

Weinberger, S. (2013): Klientenzentrierte Gesprächsführung: Lern- und Praxisanleitung für psychosoziale Berufe. 14., überarb. Aufl. Weinheim: Beltz Juventa.

6 Soziale Arbeit mit Angehörigen von Menschen mit psychischen Erkrankungen*

Christine Kröger, Gernot Hahn und Lisa Große

Bei psychischen Erkrankungen und Krisen sind wichtige Bezugspersonen immer mitbetroffen und mitbeansprucht. Allerdings ist es in der psychiatrischen Versorgung alles andere als selbstverständlich, Angehörige ernst zu nehmen und respektvoll einzubeziehen. Arbeit mit Angehörigen ist auf Basis eines ganzheitlichen Gesundheitsverständnisses und mit Blick auf die Gestaltung und Aufrechterhaltung wichtiger sozialer Beziehungen zu Freund*innen, Bekannten sowie Familienmitgliedern eine zentrale sozialarbeiterische Aufgabe. In diesem Kapitel lernen Sie sowohl die theoretische Fundierung als auch konkrete Ansätze der Angehörigenarbeit kennen. Dabei werden die verschiedenen Beziehungsformen und damit verbundene spezifische Rollen beachtet. Ein besonderer Fokus liegt auf den Kindern psychisch erkrankter Eltern und der Unterstützung Letzterer bei der Wahrnehmung ihrer Erziehungsaufgabe.
Schlagworte: **Angehörige, Psychoedukation, Soziale Unterstützung, Familienintervention, Kinder psychisch erkrankter Eltern**

6.1 Die Situation der Angehörigen

Der Begriff »Angehörige« umfasst unterschiedliche (Familien-)Beziehungen, die sich hinsichtlich ihrer emotionalen Bedeutung, aber auch mit Blick auf die Aufgaben und Verantwortungen unterscheiden: Es geht u. a. um Eltern und Großeltern, Partner*innen, Geschwister und Kinder sowie enge Freundschaftsbeziehungen. Trotz der Unterschiedlichkeit der Beziehungen gibt es

* Dieses Kapitel basiert im Wesentlichen auf Kröger, C.; Hahn, G.; Große, L. (2022): Arbeit mit Angehörigen. In: Giertz, K.; Große, L.; Röh, D. (Hg.): Soziale Teilhabe professionell fördern. Grundlagen und Methoden der qualifizierten Assistenz, S. 225–248. Köln: Psychiatrie Verlag.

im emotionalen Erleben viel Gemeinsames: Es geht um das Aushalten von Ohnmacht und Hilflosigkeit, um Überforderung, tiefe Verunsicherung und vielfältige Ängste, aber auch um Wut, Ärger und Enttäuschung und um Schuld- und Schamgefühle.

Gerade bei schweren psychischen Erkrankungen, wie psychotischen Störungen, ist es eine Herausforderung, miteinander in einem guten und wertschätzenden Kontakt zu bleiben: Das von Symptomen geprägte Erleben und Verhalten bleibt für Angehörige oft unverständlich, wirkt irritierend und mitunter bedrohlich – gleichzeitig erleben auch die Betroffenen selbst Kontakte und Beziehungen verändert, teils überfordernd und ängstigend (vgl. Kröger 2020). Der Realitätsbezug kann erkrankungsbedingt so verändert sein, dass die Alltagskommunikation beeinträchtigt wird. Angehörige beschreiben gelegentlich den Eindruck, »plötzlich einer anderen Person gegenüberzustehen« (Bock u. a. 2014a, S. 24) und sich gegenseitig nicht mehr zu erreichen.

Auch wenn sich grobe Verallgemeinerungen verbieten, sind die folgenden Themen in Abhängigkeit von der Beziehungsform besonders relevant: Eltern ringen oft intensiv mit Schuldgefühlen und Fragen nach dem eigenen vermeintlichen Versagen (»Was habe ich falsch gemacht?«). Leider wird das mitunter durch (Verantwortungs-)Zuschreibungen nicht nur vom sozialen Umfeld, sondern auch von psychiatrischen Fachkräften verstärkt (vgl. Gühne u. a. 2019a).

In Paarbeziehungen geht es neben der emotionalen Belastung in der Regel um alltagspraktische Herausforderungen, die beispielsweise das Einkommen, die Aufteilung der Aufgaben im Haushalt und bei der Kinderbetreuung betreffen; durch einschneidende Veränderungen der finanziellen Situation können prekäre Lebensverhältnisse entstehen. Meist nimmt die Zufriedenheit mit der Partnerschaft deutlich ab und es kann die Frage aufkommen: »Will ich diese Beziehung noch?« Chronische Partnerschaftskonflikte können aber auch einen Anteil an der Entwicklung von psychischen Erkrankungen haben (Hahlweg & Baucom 2008). Bei Erkrankungen, die eine dauerhafte Unterstützung erfordern, ist es sowohl für Partner*innen als auch für Eltern schwer, eine Balance zwischen eigener Abgrenzung (»Wie sehr darf ich mich nur um mich kümmern?«) und angemessener Verantwortungsübernahme (»Wann muss ich eingreifen, um Schlimmeres zu verhindern?«) zu entwickeln.

Geschwister werden von Fachkräften nach wie vor häufig übersehen (Peukert 2020), dabei bleibt deren Verbundenheit oft ein Leben lang bestehen. Durch offene oder unausgesprochene Erwartungen der Eltern stellen Geschwister zum Teil eigene Bedürfnisse zurück und übernehmen zu viel Verantwortung. Auch die emotionale Belastung durch Ängste und Sorgen, Trauer und Wut sowie das Gefühl, immer zurückstecken zu müssen, kann erheblich sein (Jungbauer & Heibach 2015).

Kinder sind von psychischen Erkrankungen ihrer Eltern in besonderer Weise betroffen. In Deutschland leben ungefähr 25% aller Kinder und Jugendlichen mit einem Elternteil mit einer psychischen Erkrankung zusammen (Christiansen u. a. 2020); gut 500.000 Kinder wachsen bei Eltern mit schweren psychischen Störungen auf (Gühne u. a. 2019b). Diese Kinder erleben ca. zwei- bis dreimal häufiger Gewalt und Vernachlässigung als andere Kinder (AGJ 2010) und haben ein bis zu achtfach höheres Risiko, selbst eine psychiatrische Erkrankung zu entwickeln (Christiansen u. a. 2020). Bei einigen zeigen sich entsprechende Entwicklungsauffälligkeiten, Verhaltensstörungen und emotionale Probleme schon im Kindes- und Jugendalter.

Dass Kinder von Eltern mit psychischen Erkrankungen als »psychiatrische Risikogruppe« gelten (Lenz 2012, S. 13), hat vor allem damit zu tun, dass sie zur Befriedigung ihrer körperlichen und sozial-emotionalen Grundbedürfnisse z. B. nach Bindung, Selbstwerterhöhung, Spiel und Spaß sowie Orientierung und Kontrolle (siehe hierzu auch Borg-Laufs & Michels 2010; Grawe 2004) existenziell auf die feinfühlige Fürsorge von Erwachsenen angewiesen sind. Je jünger Kinder sind, umso stärker sind sie diesbezüglich von der Beziehungsgestaltung in ihrer Familie abhängig. Psychische Erkrankungen können es Eltern sehr schwer machen, Kindern grundbedürfnisbefriedigende Erfahrungen zu ermöglichen. Darüber hinaus sind Belastungen, wie z. B. die Tabuisierung der Erkrankung, mit weiteren Verletzungen der psychosozialen Grundbedürfnisse der Kinder verbunden, im Besonderen der Bedürfnisse nach Orientierung und Kontrolle. Ihre entwicklungsbedingt egozentrische Perspektive, die eigene Person als Zentrum allen Geschehens zu erleben, lässt Kinder Veränderungen im Verhalten der Eltern auf sich selbst beziehen (»Meine Mama ist wegen mir traurig«), was die Entwicklung eines stabilen Selbstwerts erschweren kann. Insgesamt sind Kinder psychisch erkrankter Eltern gefährdet, mehr Verantwortung zu übernehmen, als altersangemessen ist (Parentifizierung: »Da bin ich zur Mutter meiner Mutter geworden«).

Gerade aus sozialarbeiterischer Perspektive ist es wichtig, Familien nicht nur durch die »Risikobrille« wahrzunehmen – es geht vielmehr darum, Schutzfaktoren und Resilienz zu fördern. Für Kinder ist entscheidend, ob mindestens eine zuverlässige Bindungsperson da ist, die Belastungen sowohl in emotionaler Hinsicht (Ängste, Verunsicherungen, Scham) als auch in instrumenteller Hinsicht (Erledigung der wichtigsten Aufgaben im Haushalt) zu kompensieren vermag. Gleichzeitig verbinden sich mit einer Förderung von Erziehungskompetenzen, dem Aufbau von familialen Bewältigungsstrategien und der Unterstützung positiv-zugewandter Eltern-Kind-Interaktionen wichtige Entlastungsmöglichkeiten.

Leider erleben und erwarten erwachsene Angehörige und Kinder gleichermaßen Stigmatisierung und Ausgrenzung (siehe Wahl u. a. 2017). Professionelle Hilfe zu suchen, sich im nahen sozialen Umfeld anzuvertrauen und soziale Unterstützung zu erschließen, wird dadurch erschwert. Angehörige fühlen sich von Fachkräften viel zu oft »hängen gelassen« (Bock u. a. 2014a). Dabei kann und sollte die Zusammenarbeit mit Angehörigen aus fachlicher Perspektive als Ressource gelten (DGPPN 2018). Neben den Belastungen zeichnen sich Angehörige oft durch ein hohes Maß an Kreativität, Engagement und Entschlossenheit bei der Unterstützung aus. Selbstverständlich ist ihr Einbezug nicht immer »einfach«, auch, weil Konflikte und Interaktionsmuster in der Familie psychische Erkrankungen mitbedingen können. Gerade das unterstreicht aber die Notwendigkeit gelingender Angehörigenarbeit.

6.2 Theoretische Fundierung der Angehörigenarbeit

Soziale Arbeit mit Angehörigen orientiert sich am Alltag und der Lebenswelt – wichtige theoretische Bezugspunkte sind die Lebensweltorientierung (Thiersch 2012; siehe auch Kapitel A 2 »Theorien und Konzepte Klinischer Sozialarbeit in der Psychiatrie«) und der Lebensbewältigungsansatz (Böhnisch 2019). Grundlage ist das psychosoziale Paradigma: Eine sozialpolitisch begründete Sichtweise, die sozialwissenschaftliche Diagnosen zum Krisengeschehen mit individuellen psychodynamischen Anpassungs- und Bewältigungsleistungen verbindet. Böhnisch charakterisiert die Krisenhaftigkeit und dauerhafte Bewältigungsanforderungen als Konstanten des Daseins in modernen Gesellschaften. Das kann individuell erlebten Stress und Probleme der sozialen Teilhabe und Anerkennung erzeugen, zumal Individuen dauerhaft versuchen, handlungsfähig zu bleiben, Selbstwertverlust zu vermeiden und soziale Integration aufrechtzuerhalten oder wieder zu erlangen (vgl. dazu auch Grawe 1999, 2004).

Ob Symptome einer Erkrankung oder das Verhalten und Leiden des erkrankten Familienmitglieds von Angehörigen als belastend erlebt werden, hängt stark von deren kognitiv-emotionalen Merkmalen sowie psychosozialen Aspekten ab (Jungbauer u. a. 2001). Auf die Verarbeitung und Bewältigung von Stress und Belastungen wirken vor allem

- Alter,
- sozialer Status,
- Art des Verwandtschaftsverhältnisses,
- persönlicher Entwicklungsstand (Erwachsene, Kinder),
- Persönlichkeit der Angehörigen (Identität, Selbstwirksamkeitserwartung, Emotionsregulation, Impulskontrolle usw.) und
- Gesundheitsstatus ein (ebd.).

Durch fundierte Angehörigenarbeit lassen sich Belastungen verringern, die mit den skizzierten theoretischen Aspekten wie Bewältigungsverhalten, Bindungsbedürfnissen, Bedürfnis nach Kontrolle und Orientierung, Selbstwertschutz usw. korrespondieren. Der Lebensbewältigungsansatz ist dabei als handlungswissenschaftliche Theorie konzipiert und enthält systematisierte Aussagen zu Problemen und Problembewältigung bzw. Bewältigungsverhalten (Hahn 2020). Interventionen erfolgen als dialogische, kooperative Beratung und Behandlung, die an den vorhandenen Ressourcen ansetzen, wenn Leidenszustände auftreten und Passungsprobleme bestehen.

Die Angebote für Angehörige gehen vor allem auf das Engagement des Bundesverbands der Angehörigen psychisch Kranker e.V. zurück, auf dessen Internetseite (www.bapk.de) sich u.a. Informationen für Angehörige, Videos, Tagungs- und Seminarhinweise sowie das telefonische Beratungsangebot »SeeleFon« der Familien-Selbsthilfe Psychiatrie finden.

Die Konzepte, Methoden und Publikationen reichen von Präventionsansätzen (z.B. Bauer u.a. 2013), Ratgebern (z.B. BApK 2016, 2021), Behandlungsprogrammen für Angehörige (Vauth u.a. 2009) bis hin zu störungsspezifischen Zugängen (z.B. Ziegler 2010) und spezialisierten Arbeitsbereichen, etwa der Forensischen Psychiatrie (Willems & Küken-Beckmann 2014; Ochs 2021).

Angehörigen kommt im Kontext der sozialen Unterstützung eine besondere Rolle zu. Soziale Unterstützung wirkt direkt (instrumentelle Hilfen) oder indirekt (emotionale Verbundenheit) auf das Krankheitsgeschehen und beeinflusst stark den Verlauf und die Folgen von (chronischen) Erkrankungen (Nestmann 2010; vgl. auch Weinhold & Nestmann 2012).

6.3 Soziale Diagnostik in der Angehörigenarbeit

Soziale Gemeinschaften unterstützen Menschen in ihrer alltäglichen Lebensführung. Das erstreckt sich sowohl auf den Umgang mit wiederkehrenden Routinen als auch auf Probleme und Krisen. In diesem Sinn sind soziale Beziehungen und insbesondere Angehörige Teil der »Bewältigungskulturen« (Böhnisch 2016, S. 31). Grundsätzlich ist eine fallorientierte Arbeitsweise mehrperspektivisch auszurichten; sie fragt u. a. nach möglichen Fallbeteiligten, nach Problemdefinitionen (»Was ist für wen ein Problem?«) und notwendigen Interventionen (»Was ist zu tun?«) (Müller 2017). Während Genogramme primär verwandtschaftliche Zusammenhänge verdeutlichen, zeigen andere Instrumente Status und subjektive (Be-)Deutung von Problemwahrnehmungen. Aufgabe der Sozialen Arbeit ist es, die Rolle von Angehörigen bewusst wahrzunehmen und deren Beitrag, entweder als Unterstützungsleistung, Mitbetroffenheit oder als zusätzliche Belastung, zu würdigen.

Soziale Diagnostik ist dabei lebenswelt- und prozessorientiert, berücksichtigt gleichermaßen Belastungen und Ressourcen und verwirklicht eine kooperative Zusammenarbeit bei der Problemanalyse und Zielplanung, wobei die Arbeit mit unterschiedlichen, auch widersprüchlichen Problemdefinitionen charakteristisch ist (vgl. Buttner u. a. 2018, S. 23 f). Verfahren zur übersichtlichen Zusammenfassung der Belastungs- und Ressourcenlage, wie z. B. die Koordinaten psychosozialer Behandlung (Pauls 2013), oder die PRO-ZIEL Basisdiagnostik (Heiner 2018) ermöglichen eine Strukturierung der vielfältigen und komplexen Informationen.

Mehrperspektivenraster Ein einfaches Instrument ist das Mehrperspektivenraster (Pantuček-Eisenbacher 2019; abrufbar unter www.pantucek.com/diagnose/mat/mehrperspektivenraster.pdf), das die Erhebung verschiedener Perspektiven von fallbeteiligten Personen (und Organisationen) ermöglicht. Damit gelingt es, die unterschiedlichen Kräfte, deren Intention, Handlungsbereitschaft und Zielsetzung sichtbar zu machen, in der Auseinandersetzung mit Klient*innen zur Sprache zu bringen und den »Eigen-Sinn« der Akteur*innen abzubilden. Das kooperativ zu bearbeitende Instrument erfasst in Tabellenform die identifizierten Fallbeteiligten, deren Problemdefinition, Zielformulierung und Engagement.

Netzwerkkarte: Für die Darstellung sozialer Netzwerke hat sich die Netzwerkkarte in unterschiedlichen Formaten, als egozentriertes oder nicht egozentriertes Instrument etabliert (siehe Kapitel B 4, »Analyse und Aktivierung egozentrierter sozialer Netzwerke«). Je nach Methode erlauben die vorwiegend grafischen Darstellungen die Abbildung

- sozialer Strukturen,
- die Platzierung einzelner Akteur*innen in Bezug auf die Ankerperson,
- die Zugehörigkeit einzelner Personen zu sozialen Funktionsbereichen (z. B. Familie, Freundschaften, Arbeit, Professionelle) oder
- den gegenwärtigen Beziehungsstatus.

Stärker strukturierte Varianten wie die Ecomap (siehe S. 278 f.) ermöglichen es, soziale Kontakte auf einem vordefinierten Arbeitsblatt zu markieren und den aktuellen Beziehungsstatus (z. B. positive und förderliche Beziehung; negative und belastende Beziehung; instrumentelle Unterstützung; emotionale Unterstützung) zu erfassen.

Partnerschaftsdiagnostik Eine Erfassung der verschiedenen Facetten von Paarbeziehungen (z. B. Partnerschaftszufriedenheit, Umgang mit Problemen) ist u. a. mit standardisierten Fragebögen möglich. Beispielsweise erlaubt der Partnerschaftsfragebogen (PFB) eine valide und reliable Einschätzung der Beziehungsqualität; die Problemliste (PL) kann helfen, wesentliche Konfliktbereiche zu identifizieren (Hahlweg 2016). Das halbstrukturierte Paar-Interview zur Beziehungsgeschichte (PIB; Saßmann 2001) bietet sich in der Arbeit mit Paaren an, um verschüttete emotionale Ressourcen zu aktivieren. Das PIB erfragt u. a., wie sich das Paar kennengelernt und ineinander verliebt hat, was es zu Beginn aneinander fasziniert hat und welche Höhen und Tiefen bislang erlebt und gemeistert wurden.

Eltern-Belastungs-Inventar Für die Erfassung der Situation von Eltern steht mit dem Eltern-Belastungs-Inventar (Tröster 2010) ein standardisiertes psychodiagnostisches Instrument zur Verfügung. Eine hohe elterliche Belastung gilt als Risikofaktor für dysfunktionales Erziehungsverhalten, das sich in einer Beeinträchtigung der Eltern-Kind-Interaktion bis hin zur Gefährdung des Kindeswohls ausdrücken kann. Das Inventar erfasst zum einen Attribute, die vom Kind ausgehen (z. B. Stimmung, Anpassungsfähigkeit, Hyperaktivität) und zum anderen elternbezogene Belastungsquellen, die mit Einschränkungen elterlicher Funktionen und Kompetenzen verbunden sein können (z. B. Bindung zum Kind, Depression, soziale Isolation). Eine frühzeitige Diagnostik kann dazu beitragen, dysfunktionale Prozesse rechtzeitig zu erkennen und Risikokonstellationen zu begegnen.

Drohende Kindeswohlgefährdungen Diese können über die Ebenen Körperpflege, Kleidung, Ernährung, Gesundheit/Krankheitsfürsorge, Fürsorge, Ansprache/kommunikative Einbindung, Persönlichkeitsentwicklung und schulische Förderung eingeschätzt werden. Eine Checkliste zur Einschätzung der Kindeswohlgefährdung ist unter https://www.forum-verlag.com/downloads/detail/id/479 verfügbar.

Unterstützung von Kindern und Jugendlichen Zur Einschätzung des Unterstützungs- und Hilfebedarfs bei Kindern und Jugendlichen liegen vielfältige diagnostische Verfahren und Instrumente vor. Breit rezipiert ist der Vorschlag von Uhlendorff (2001) zur diagnostisch fundierten Hilfeplanung, der die fachliche Sichtweise mit der der Betroffenen zusammenführt. Die Diagnostik orientiert sich stark an Selbstdeutungsmustern der Jugendlichen in Abhängigkeit ihrer psychosozialen Entwicklungsstadien (Entwicklungsetappen) bzw. der Persönlichkeitsentwicklung, die auf den Ebenen

- allgemeine Aufgaben (z. B. Fantasietätigkeit),
- Selbst- und Personenentwürfe (z. B. Unterscheidung zwischen körperlichen und seelischen Phänomenen),
- Körperbild (z. B. Koordinationsvermögen),
- Zeitschemata (z. B. subjektives Zeiterleben),
- normative Orientierung (z. B. passive Fürsorgeorientierung, Impulskontrolle, langfristige Strategien) und
- Interaktionsstrategien (z. B. sprachliche Möglichkeiten, Gefühlsartikulation, Kompromissbildung)

erfasst und eingeschätzt werden.

6.4 Psychoedukation

Psychoedukation ist seit ihren Anfängen eng mit Angehörigenarbeit verbunden. Durch Informationen wird ein eigenverantwortlicher Umgang mit der Erkrankung gefördert und es werden Bewältigungskompetenzen und Selbsthilfepotenziale – auch der Angehörigen – gestärkt (Bäuml & Pitschel-Walz 2008). Der Abbau von Unsicherheit und Hilflosigkeit leistet einen unmittelbaren Beitrag, um miteinander in Beziehung zu bleiben und gemeinsam den Alltag zu gestalten.

Oft sind Psychiatrie-Erfahrene und Angehörige auch nach mehreren Klinikaufenthalten schlecht informiert. Psychoedukation wird häufig stark kognitiv ausgerichtet und vermittelt gelegentlich ein »verstecktes Endogenitätsmodell« (Klimitz 2006; Schmidt 2012), in dem die Anfälligkeit für psychische Erkrankungen in erster Linie als genetisch bedingt verstanden wird. So wird eine Entkoppelung der Erkrankung von der eigenen Person und Biografie begünstigt, die das Selbstverständnis und die eigenen Handlungsmöglichkeiten eher schmälert (Schmidt-Hoffmann 2017).

Aus der Perspektive der Klinischen Sozialen Arbeit ist psychoedukative Arbeit alltagsorientiert, dialogisch und gemeinsam mit Psychiatrie-Erfahrenen und ihren Angehörigen auszugestalten. Dafür werden einige Hinweise gegeben:

- Gemeinsamer Ausgangspunkt kann das oben umrissene emotionale Erleben sein – diese Gefühle erleben nicht nur Angehörige, sondern auch die meisten Menschen mit psychischen Erkrankungen.
- Die Informationen, die im Rahmen (psycho-)sozialer Diagnostik erhoben werden, können eine zusätzliche Basis sein, um ein gemeinsames Krankheitsverständnis zu entwickeln.
- Im Mittelpunkt stehen das subjektive Erleben und die gesundheitlichen Überzeugungen Psychiatrie-erfahrener Menschen und ihrer Angehörigen. Psychoedukation gelingt, wenn der eigene innere Bezug gewahrt und gefördert wird (Bock & Heumann 2015). Die Unterschiedlichkeit der Perspektiven ist – entsprechend der trialogischen Grundidee wie beispielsweise in Psychose-Seminaren angewendet – als Bereicherung einzuordnen (Bock u. a. 2014a).
- Psychoedukation ist ein psychosozialer Beratungsprozess, der weit über bloße Informationsvermittlung hinausgeht. Entscheidend ist, wie Informationen verarbeitet werden und was diese emotional auslösen. Fachkräfte haben die Aufgabe, Gefühle sensibel aufzugreifen. Wenn Informationen zu bedrohlich erscheinen, werden sie kaum angenommen und integriert (vgl. Pauls 2013).
- Wichtig ist auch, einer Sinnperspektive (siehe Bock u. a. 2014b) genügend Raum zu geben (»Wozu ist die Erkrankung – neben dem Leid, das mit ihr einhergeht – gut?«, »Worauf macht sie uns aufmerksam?«, »Was lernen wir daraus, für den Umgang miteinander, aber auch für den Umgang mit uns selbst?«). Eng damit verknüpft ist die Besprechung von Weiterentwicklungs- und Reifungsmöglichkeiten, die aus der gemeinsamen Bewältigung entstehen können.

6.5 Soziale Unterstützung

Erfahrungen von Angehörigen sind eine große Ressource, da sie auf spezifisches Bewältigungswissen zurückgreifen. Zu beachten ist, dass Angehörige in der Regel nicht nur soziale Unterstützung leisten, sondern diese auch zur Reduktion der eigenen Belastung und zur Erhöhung der eigenen Widerstandsfähigkeit benötigen. Soziale Unterstützung finden sie in der Familie, in Freundschaften, bei professionellen Angeboten oder bei Angehörigen(selbsthilfe)gruppen. Das Geschwisternetzwerk bietet unter www.geschwisternetzwerk.de Geschwistern die Möglichkeit, sich durch Broschüren, Videos oder Forschung zu informieren, die angebotene direkte Kontaktvermittlung lädt zum Austausch zwischen Geschwistern vor Ort oder im Forum ein.

Der Bundesverband der Angehörigen hilft unter www.bapk.de/angebote/selbsthilfenetz-psychiatrie/suche.html bei der Suche nach Angehörigenselbsthilfegruppen (differenziert nach Region, Diagnose und Organisationsform). Geleitete Angehörigengruppen werden mitunter auch von Kliniken in den jeweiligen Regionen angeboten. Informationen hierzu können in den Sozialpsychiatrischen Diensten oder auch mit Unterstützung der Psychiatriekoordination erfragt werden.

Soziale Unterstützung für Angehörige findet dabei auf unterschiedlichen Ebenen statt (vgl. Nestmann 2010):

- Emotionale Unterstützung, z. B. indem Wertschätzung und Zugehörigkeit deutlich werden (»Das kenne ich gut, ich kann verstehen, wie es dir geht«);
- informativ-beratende Unterstützung, z. B. ein Tipp, wo Angehörige in Krisensituationen Hilfe finden;
- praktisch-instrumentelle Unterstützung, z. B. direkte Mithilfe bei Antragstellungen oder materielle Unterstützung;
- interpretativ-deutende Unterstützung, z. B. durch Einschätzungen von (Problem-)Situationen (»Kommt es jetzt wieder zur Krise? Bin ich bei dem Angebot richtig?«) und deren Bewältigungsmöglichkeiten.

Es werden zwei Effekte sozialer Unterstützung unterschieden. Der gesundheitsförderliche und gesundheitssichernde Haupteffekt ermöglicht die Erhöhung von Wohlbefinden und Stimmung. Soziale Unterstützung wirkt dabei »generell und belastungs- bzw. stressunabhängig« (Weinhold & Nestmann 2012, S. 56). Der stressmindernde Puffereffekt wiederum federt Belastungen ab, sodass es nicht zu negativen Stresseffekten oder zur Beeinträchtigung der Gesundheit kommt. Sie fördert Wohlbefinden durch erlebte Akzeptanz und Zugehörigkeit, aber auch durch die Sicherheit eines unterstützenden Gegenübers in Krisenzeiten.

> *»Soziale Unterstützung ist eine zentrale Bedingung der Sicherung von Gesundheit, der Verbesserung von Wohlbefinden und der Förderung von Lebensführung und Lebensbewältigung in allen Lebensbereichen«*
> (ebd., S. 54).

Gegenstand Sozialer Arbeit ist, soziale Unterstützung für Angehörige zu identifizieren und, wo sie benötigt wird, zu ermöglichen; mithilfe sozialer Diagnostik, durch Netzwerkwissen oder durch professionelle Angebote. Dabei kann auch die Unterstützung, Verantwortung für das erkrankte Familienmitglied auszuhandeln, aufzuteilen oder abzugeben mit weiteren Fachkräften oder dem erkrankten Familienmitglied selbst, eine wichtige Aufgabe darstellen.

6.6 Familienorientierte Interventionen

Nahe Beziehungen in Partnerschaft und Familie sind wichtige Facetten sozialer Teilhabe und von hoher Bedeutung für Gesundheit und Wohlbefinden. Wenn Verbundenheit und Sicherheit erlebt werden, sind Familienbeziehungen zentrale Ressourcen, die Gesundheit direkt fördern und die Auswirkungen von Belastungen abfedern können. Familiäre Beziehungen können aber auch zu einer Quelle von unsäglichem Leid werden und die Entwicklung psychischer Erkrankungen begünstigen – genauso wie psychische Erkrankungen belastend in Familien hineinwirken können (vgl. Bodenmann 2016; auch DGPPN 2018). Das reformierte SGB IX eröffnet die Chance (Knoche 2019), zukünftig häufiger Familieninterventionen einzusetzen, um Menschen mit psychischen Erkrankungen direkt im unmittelbaren sozialen Umfeld zu unterstützen.

Familieninterventionen sind auf die gesamtfamiliäre Bewältigung von Erkrankungen ausgerichtet. Es geht darum, nach Möglichkeit gemeinsam, konstruktive Veränderungen für erkrankungsbedingte Herausforderungen im Alltag und in der Beziehungsgestaltung zu entwickeln und zu etablieren. Mittlerweile gibt es einige Interventionsansätze, die Familien und Lebensgemeinschaften als Ganzes zu stärken versuchen (Überblick z. B. bei DGPPN 2018).

Psychoedukative Interventionen sind meist Bestandteil der Konzepte. Gleichzeitig umfassen einige Ansätze verhaltensorientierte Strategien, um alltags- und lebensweltnah Kommunikations- und Problemlösekompetenzen aufzubauen. Ein gut evaluiertes Beispiel ist die verhaltensorientierte Unterstützung von Familien nach Hahlweg u. a. (2006), die aber in der Praxis kaum umgesetzt wird. Das Vorgehen basiert u. a. auf der Expressed-Emotion-Forschung (vgl. Hooley 2007). Es zielt darauf ab, Familien ressourcenorientiert »Hilfe zur Selbsthilfe« zu vermitteln. Die Lebensqualität der gesamten Familie wird in den Blick genommen, indem am gelingenden Miteinander in der aktuellen Lebenssituation gearbeitet wird. Eine zentrale Intervention, die den Methodenkanon von Fachkräften bereichern kann, ist das strukturierte Problemlösetraining (vgl.

Hahlweg u. a. 2006). Hier geht es darum, eine Gesprächsstruktur zu lernen, die konstruktive Konfliktgespräche ermöglicht. Die Familie wird darin unterstützt, Lösungen zu erarbeiten, die den Beteiligten und ihren Bedürfnissen weitestmöglich gerecht werden. Zunächst werden kleinere Probleme ausgewählt und mithilfe dieser Struktur bearbeitet, im Laufe der Zeit sollten komplexere Konfliktthemen angegangen werden (siehe Abbildung B 6.1).

Abbildung B 6.1 Verhaltensorientierte Problemlösestruktur
(in Anlehnung an Hahlweg u. a. 2006)

1. Problemdefinition: Um welches Problem geht es?

Jede Person beschreibt aus ihrer Perspektive die wichtigsten Aspekte des Problems (Um welche Herausforderung, welches Problem, welches Verhalten geht es konkret? Welche Gefühle und Gedanken sind damit verbunden? Welche Bedeutung hat das Problem für die Familie?) Abschließend wird eine prägnante gemeinsame Problemdefinition formuliert.

2. Lösungsmöglichkeiten sammeln: Wie könnten wir das angehen?

Jede Person soll mindestens einen Lösungsvorschlag machen. Im Sinne eines »brain stormings« geht es hier (noch) nicht darum, die Vorschläge auf ihre Realisierbarkeit zu überprüfen.
Eine zu frühe Bewertung hemmt in der Regel die Kreativität und begrenzt die Perspektiven.

3. Lösungsmöglichkeiten diskutieren: Wie bewerten wir die gesammelten Lösungen?

Erst jetzt werden die Vorschläge beurteilt. Jede Person benennt kurz die Vor- und Nachteile der jeweiligen Lösung aus ihrer Sicht; dabei wird auch die Durchführbarkeit bedacht.

4. Lösungsmöglichkeit(en) aussuchen: Welchen Weg wählen wir?

Auf der Grundlage der Beurteilung aller Vorschläge erfolgt eine Entscheidung der Familie für eine oder mehrere Lösungsmöglichkeiten. Dabei kommen nur Vorschläge in Betracht, die niemand völlig ablehnt. Grundsätzlich gilt: Sofort umsetzbare Lösungsoptionen haben Vorrang vor längerfristig angelegten; leichtere vor schwierigeren. Insgesamt sollten gute Kompromisse angestrebt werden.

5. Planung der Umsetzung: Was werden wir konkret tun?

In diesem Schritt werden die einzelnen Handlungsschritte besprochen und konkret festgelegt: Welche Aufgaben beinhaltet die gewählte Lösung? Wer übernimmt was? Welche konkreten Hindernisse gibt es bzw. könnten auftreten? Was machen wir dann? Die verhaltensnahe kleinschrittige Planung ist zentral für ein Gelingen der gewählten Lösung.

6. Rückblick auf die Umsetzung: Was ist gelungen – was nicht? Was könnten wir in Zukunft besser machen?

Rückblickend wird besprochen, was gut gelungen ist und was nicht. Hier geht es vor allem darum, jeden Versuch der Umsetzung zu würdigen und zu loben. Die Familie soll ermutigt werden, auftretende Schwierigkeiten als Lernmöglichkeiten einzuordnen. Das gegenseitige Bemühen verdient Anerkennung und Lob.

6.7 Kindorientierte Interventionen

Für die besondere Situation von Familien, in denen ein oder beide Elternteile psychisch erkrankt sind, liegen spezifische familienorientierte Interventionen vor (Überblick bei Pohl u. a. 2020), die auf mehreren Ebenen ansetzen (z. B. Psychoedukation, Sensibilisierung der Eltern für Bedürfnisse ihrer Kinder, Stärkung der Familienbeziehungen und der elterlichen Erziehungskompetenzen). Für Fachkräfte sind besonders die modular aufgebauten Interventionsansätze relevant, die im Rahmen der begleiteten Elternschaft angewendet werden können (z. B. Lenz 2019; Wiegand-Grefe u. a. 2011).

Abbildung B 6.2 Exemplarische Interventionsmöglichkeiten für Kinder

Psychosoziales Grundbedürfnis	Mögliche Interventionen
Bindung	Implementierung von stabilen Beziehungen, z. B. die Förderung elterlicher Kompetenzen (siehe auch Erickson & Egeland 2016) • soziale Unterstützung durch Familie und Freunde • Vermittlung von Patenschaften für Kinder (siehe auch www.amsoc-patenschaften.de bzw. Beeck 2014)
Selbstwert	Gruppenangebote für Kinder (z. B. AURYN-Gruppen), gezielte Förderung der Stärken, Talente und Ressourcen von Kindern (vgl. auch Lenz 2021)
Orientierung und Kontrolle, Selbstwirksamkeit	• Psychoedukation (für die kindgerechte Aufklärung über psychische Erkrankungen liegen zahlreiche Kinderbücher vor, ältere Kinder und Jugendliche finden auch auf www.kidkit.de Informationen) • Förderung von kindlichen Problemlöse- und Stressbewältigungskompetenzen • Vernetzung zur Unterstützung der Kinder, • Entwicklung eines Notfallplans für Krisensituationen
Lustvolle Erfahrungen (Spiel, Spaß, Spontanität)	• Auf- und Ausbau kindgerechter Freizeitaktivitäten • erlebnispädagogische Interventionen (siehe auch Heekerens 2019) • Integration in Kindergruppen • kreative Zugänge und Unterstützung kreativer Ausdrucksformen (Geschichten, Malen und Zeichnen) • Zeit und Raum für Bewegung und freies Spiel

Bei der Frage nach konkreten Indikationen für bestimmte methodische Ansätze ist eine Orientierung an den psychosozialen Grundbedürfnissen von Kindern hilfreich (siehe Abb. B 6.2). Gelungene Interventionen haben gleichzeitig positive Auswirkungen auf mehrere Grundbedürfnisse. So ist die Integration in Kindergruppen selbstwertstärkend und gleichzeitig mit lustvollen Erfahrungen durch Spiel und Spaß verbunden.

Das Zusammenleben mit Eltern mit psychischen Erkrankungen ist für Kinder vor allem dann mit erheblichen Risiken verbunden, wenn ihre Situation nicht angemessen wahrgenommen wird und ihre Bedürfnisse unbeantwortet bleiben. In der konstruktiven Bewältigung von Belastungserfahrungen liegt hingegen eine Chance für Wachstum und Widerstandskraft (Resilienz). Theoriebasierte Programme zur gezielten Resilienzförderung, die auch auf das Kind-Sein in der modernen Gesellschaft eingehen, liegen in Form von Handbüchern vor (vgl. Zander 2011; speziell für Jugendliche Steinebach & Gharabaghi 2013). Unter anderem gibt die Internetseite www.bag-kipe.de eine Übersicht zu regionalen Projekten für Kinder psychisch kranker Eltern.

Insgesamt ist eine gute Unterstützung der Kinder wesentlich davon abhängig, dass die verschiedenen beteiligten Systeme und Fachkräfte gut zusammenarbeiten und eine schnittstellenüberwindende Versorgung realisieren (Fegert u. a. 2014).

6.8 Selbstfürsorge

Eigene Ressourcen ausreichend in den Blick zu nehmen und zu bewahren, fällt Angehörigen meist schwer (»Ich lasse es mir gut gehen, während er oder sie leidet«; vgl. auch Gühne u. a. 2019b). Insbesondere bei lang anhaltenden Belastungen ist Selbstfürsorge zum Erhalt der eigenen Gesundheit wichtig. Dabei ermöglichen gerade diese Auszeiten, Ressourcen für sich und die Unterstützung des erkrankten Familienmitglieds zu erhalten oder aufzubauen. Dahl und Dlugosch (2020, S. 29) verstehen unter Selbstfürsorge »sich selbst liebevoll und wertschätzend zu begegnen, das eigene Befinden und die eigenen Bedürfnisse ernst zu nehmen und aktiv zum eigenen Wohlergehen beizutragen«. Abbildung B 6.3 zeigt, wie die unterschiedlichen Ebenen der Selbstfürsorge (Reddemann 2003) realisiert werden können.

Abbildung B 6.3 Beispiele für unterschiedliche Formen der Selbstfürsorge

Ebenen der Selbstfürsorge	Beispiele
Körperlich	Bewegung, Entspannungsübungen (z. B. Achtsamkeitsübungen), regelmäßige Ernährung, ausreichend Schlaf
Emotional	Sich Zeit nehmen, eigene Gefühle wahrzunehmen und ihnen Raum zu geben (bspw. mit der Unterstützung durch Musik), Unterstützung und Entlastung durch Professionelle
Intellektuell	Sich mit sich selbst (und eigenen Grenzen) auseinandersetzen, z. B. Tagebuch schreiben
Sozial	Treffen mit Freund*innen, gemeinsame Unternehmungen, für sich selbst einstehen und eigene Grenzen im Kontakt verdeutlichen
Spirituell	Eigene Werte kennen und leben, Dankbarkeit und Vertrauen leben, Meditation, kreative Hobbys

Wichtig ist, eigene Belastungen wahrzunehmen, Grenzen von Verantwortungen festzulegen und auch an die Fachkräfte zu kommunizieren. Aufgabe der Sozialen Arbeit ist es, die Grenzen der Angehörigen ernst zu nehmen und wertzuschätzen. Eine offene Absprache zwischen Fachkraft und Angehörigen kann wesentlich dazu beitragen, Belastungen zu erkennen und Möglichkeiten der Selbstfürsorge zu vermitteln. Die rechtlichen, zeitlichen und inhaltlichen Grenzen auch der Fachkraft transparent zu machen, ermöglicht es den Angehörigen, einen umfassenderen Blick auf (Un-)Möglichkeiten zu entwickeln.

6.9 Zusammenfassung

Angehörige sind Teil eines natürlichen Netzwerkes. Aufgrund ihrer langfristigen und persönlichen Verbindung sind sie von psychischen Erkrankungen immer mitbetroffen. Mehrperspektivenraster, Netzwerkkarten und rollenspezifische Hilfeplanung bieten hilfreiche Wege, die Belastungen von Angehörigen zu verringern und Selbstfürsorge zu stärken.

Psychoedukation kann das Verständnis von psychischen Erkrankungen verbessern und helfen, die Grenzen der eigenen Unterstützungsmöglichkeiten zu erkennen. Der Einbezug von Angehörigen findet dort Grenzen, wo Familienstrukturen zunächst überwiegend dysfunktional sind und Risikoaspekte umfassen, die einer grundsätzlichen Ressourcenorientierung entgegenstehen (können). Hier bedarf es einer umsichtigen Gestaltung der Angehörigenarbeit, um potenziell schädigenden Strukturen fachlich fundiert zu begegnen.

Prof. Dr. Christine Kröger, *Dipl.-Psychologin, Psychologische Psychotherapeutin, ist seit 2011 Professorin für Klinische Sozialarbeit und psychologische Grundlagen der Sozialen Arbeit an der Hochschule Coburg.*

Dr. Gernot Hahn *ist Diplom-Sozialpädagoge und Diplom-Sozialtherapeut und leitet die Forensische Ambulanz im Klinikum am Europakanal Erlangen.*

Lisa Große *M.A. ist Klinische Sozialarbeiterin und wissenschaftliche Mitarbeiterin an der Alice Salomon-Hochschule Berlin.*

6.10 Vertiefungsmöglichkeiten

6.10.1 Downloadmaterialien

Liste von Büchern für Kinder psychisch erkrankter Eltern

6.10.2 Internet

Netzwerkarte nach Pantuček:
http://www.pantucek.com/index.php/soziale-diagnostik/verfahren/13-nwk-digital
Ecomap nach Pantuček:
http://www.pantucek.com/diagnose/mat/ecomap/ecomap.pdf
Orientierungskatalog mit Ankerbeispielen für den Kinderschutzbogen, von der AG Berliner Kinderschutzbogen redaktionell überarbeitet https://docplayer.org/20804356-Orientierungskatalog-mit-ankerbeispielen-fuer-den-kinderschutzbogen-von-der-ag-berliner-kinderschutzbogen-redaktionell-ueberarbeitet.html

6.10.3 Literatur

Dörner, K.; Egetmeyer, A.; Koenning, K. (Hg.) (2014): Freispruch der Familie. Wie Angehörige psychiatrischer Patienten sich in Gruppen von Not und Einsamkeit, von Schuld und Last freisprechen. Köln: Psychiatrie Verlag.

Krowatschek, D.; Wingert, G.; Blume, F.; Gawrilow, C. (2019): Das neue Marburger Verhaltenstraining (MVT). Kinder wahrnehmen – stärken – begleiten: Ein ressourcenorientiertes Programm für die Praxis. Dortmund: verlag modernes lernen.

Lenz, A. (2021): Ressourcen fördern. Mentalisierungsbasierte Interventionen bei Kindern psychisch kranker Eltern und ihren Familien. Göttingen: Hogrefe.

Plass, A.; Wiegand-Grefe, S. (2012): Kinder psychisch kranker Eltern. Entwicklungsrisiken erkennen und behandeln. Weinheim: Beltz Juventa.

Scherer, E.; Lampert, T. (2017): Angehörige in der Psychiatrie. Köln: Psychiatrie Verlag.

6.11 Fragen und Übungen

1. Stellen Sie sich vor, ein Mensch, der Ihnen sehr nahesteht, entwickelt eine schwere psychische Erkrankung. Was würden Sie sich für sich selbst, was für den erkrankten Menschen und was für die Angehörigen wünschen?
2. Bitte fassen Sie kurz zusammen, welche Beziehungen unter den Begriff »Angehörige« fallen. Was sind typische Belastungen und Nöte, aber auch Stärken und Wünsche von Angehörigen von Menschen mit psychischen Erkrankungen? Tauschen Sie sich darüber mit Kommiliton*innen aus. Besprechen Sie auch, wieso sich die Belastungen und Wünsche je nach Beziehung (Partner*in, Geschwister, Eltern, Freund*in) unterscheiden können.
3. Recherchieren Sie, welche Unterstützungsangebote es für Angehörige von Menschen mit psychischen Erkrankungen in Ihrer Gemeinde und Ihrer Region gibt. Nutzen Sie dafür die Homepage des Bundesverbands der Angehörigen psychisch erkrankter Menschen e.V. (www.bapk.de) und des Geschwisternetzwerks (www.geschwisternetzwerk.de).
4. Bitte lesen Sie in Ruhe den folgenden Fall:

Herr Rettich ist 35 Jahre alt, seit ca. zehn Jahren leidet er an einer paranoiden Schizophrenie. Immer wieder kommt es zu akuten Phasen. Die Medikamente, die er in Krisenzeiten bei stationären Aufnahmen bekommt, setzt er nach kurzer Zeit wieder ab. Grund ist, dass er sich damit nicht mehr konzentrieren kann. Er hat eine Ausbildung als Informatiker gemacht, nur kurz in dem Beruf gearbeitet, nutzt aber jede gute Zeit, um ein Spiel – ein »großer Wurf« – zu programmieren. Aber genau die Weiterarbeit gelingt ihm nicht mit Medikamenten, er fühlt nichts, kann kaum denken.

Sein drei Jahre jüngerer Bruder ist verheiratet, selbstständig, führt sehr erfolgreich ein Autohaus und hat zwei Kinder. Mit ihm hat er immer wieder Kontakt; besonders wenn es ihm nicht gut geht, er das Gefühl hat, dass er abgehört wird, hört ihm sein Bruder zu – am Telefon. Besuche sind nur selten, der jüngere Bruder ist sehr eingespannt.

Die häufigen Umzüge (bisher sechs) von Herrn Rettich unterstützt vor allem seine Mutter. Sie und ihr neuer Mann haben ein großes Auto und fahren die Umzüge. Seine Mutter hilft ihm gern, macht sich aber Sorgen, was werden soll, wenn sie ihn nicht mehr so viel unterstützen kann. Außerdem fragt sie sich, ob die vielen Streitereien zwischen ihr und ihrem Ex-Mann dazu geführt haben, dass Herr Rettich krank geworden ist.

Da Herr Rettich von einer geringen Erwerbsminderungsrente und aufstockender Grundsicherung lebt, ist das Geld sehr knapp. Er bekommt aber regelmäßig von seinem Vater Geld – ca. 200 Euro im Monat. Sein Vater ist ebenfalls seit vielen Jahren an Schizophrenie erkrankt, gesprochen haben die beiden nie darüber. Herr Rettich erinnert sich aber an die plötzlichen Stimmungswechsel zu Hause, dass sein Vater laut wurde, vor allem handgreiflich gegenüber seiner Mutter und seinem Bruder, gegen Herrn Rettich selbst nur selten. Sein Vater war Lehrer, hatte ein großes Ansehen in dem kleinen Dorf, in dem sie noch vor zehn Jahren alle zusammenlebten, trotz seiner seltsamen Phasen.

Über die eigenen Krisen und die Zeit, wenn er sich beobachtet fühlt, über die Klinikaufenthalte, über all das spricht Herr Rettich nur mit seinem Bruder. Der wiederum musste bereits als Kind viele Bedürfnisse zurückstellen, war doch der Vater erkrankt. Nun im Erwachsenenalter, als er sich die Unterstützung der Eltern beispielsweise bei der Kinderbetreuung wünscht, traut er sich nicht, diese Bedürfnisse auszusprechen. Seine Mutter macht sich ständig Sorgen um seinen Bruder, der Vater lebt zurückgezogen, leidet offensichtlich, dass sein großer Bruder eine Erwerbsminderungsrente bekommt, denn »in dem Alter, da muss man doch was schaffen!«.

Kontakte zu Fachkräften hatten die einzelnen Familienmitglieder bisher nur sporadisch, und wenn, dann enttäuschend. In den Krisen fühlten sie sich viel zu oft alleingelassen. Der Sozialpsychiatrische Dienst sagte z. B.: »Da können wir auch nichts machen, wenn Ihr Sohn uns die Tür nicht aufmacht« und der Notarzt meinte: »Das ist keine lebensbedrohliche Situation«, obwohl Herr Rettich oft tagelang fast orientierungslos auf der Straße umherlief, Menschen beschimpfte, auch bedrohte und kaum etwas aß. Kam es doch zu Klinikaufenthalten (meist über die Polizei, weil die Handgreiflichkeiten mit der Zeit zunahmen), wurden die Eltern und der jüngere Bruder eher als Informationsquellen (zur Medikation, fachärztlichen Anbindung, Einkommen, Versicherungsstatus) genutzt. Einmal wollte eine Sozialarbeiterin dem Vater einen Termin mit dem leitenden Stationsarzt geben, um über die Diagnose zu sprechen. Er lehnte vehement ab, er wisse genug. Die Mutter wiederum wollte nicht mit den Fachkräften ins Gespräch gehen, denn ihr Sohn lehnt in Krisen oft den Kontakt ab (außer, wenn er Unterstützung für einen Umzug benötigt), sagt, dass er sich von ihr bedrängt fühle. Sie war stets nur froh, wenn er sicher, also stationär war und nicht mehr umherlief. Den jüngeren Bruder lud bislang niemand ein, er hat sich belesen, ist sich jedoch unsicher, ob er alles richtig verstanden hat. Er hat immer wieder das Gefühl, dass sein Bruder auch in stabilen Zeiten eine Unterstützung benötige, welche genau das sein könnte, weiß er nicht.

Erarbeiten Sie gemeinsam mit Kommiliton*innen, was die zentralen sozialarbeiterischen Aufgaben bei der Angehörigenarbeit sind und wieso die Expertise von Sozialarbeitenden wichtig ist. Bitte beachten Sie dabei auch die interdisziplinären Settings der psychiatrischen Versorgung.

6.12 Referenzen

AGJ (2010): Kinder von psychisch erkrankten und suchtkranken Eltern. Diskussionspapier der Arbeitsgemeinschaft für Kinder- und Jugendhilfe. https:// www.agj.de/pdf/5/Kinder_psychisch_kranker_ Eltern%20(2).pdf (21.11.2020).

BApK – Bundesverband der Angehörigen psychisch Kranker e.V. (Hg.) (2016): Mit psychischer Krankheit in der Familie leben. Rat und Hilfe für Angehörige. Köln: Balance buch + medien verlag.

BApK – Bundesverband der Angehörigen psychisch Kranker e.V. (Hg.) (2021): Wahnsinnig nah. Ein Buch für Familien und Freunde psychisch erkrankter Menschen. Köln: Balance buch + medien verlag.

Bauer, U.; Driessen, M.; Heitmann, D.; Leggemann, M. (Hg.) (2013): Psychische Erkrankungen in der Familie. Das Kanu-Manual für die Präventionsarbeit. Köln: Psychiatrie Verlag.

Bäuml, J.; Pitschel-Walz, G. (2008): Psychoedukation bei schizophrenen Erkrankungen. Konsensuspapier der Arbeitsgruppe »Psychoedukation bei schizophrenen Erkrankungen«. Stuttgart: Schattauer.

Beeck, K. (2014): Verlässlichkeit für Kinder. Das Patenschaftsangebot für Kinder psychisch erkrankter Eltern von AMSOC e.V. In: Kölch, M.; Ziegenhain, U.; Fegert, J. M. (Hg.): Kinder psychisch kranker Eltern. Herausforderungen für eine interdisziplinäre Kooperation in Betreuung und Versorgung, S. 178–201. Weinheim: Juventa.

Bock, T.; Buck, D.; Esterer, I. (2014a): Stimmenreich – Mitteilungen über den Wahnsinn. Köln: Balance buch + medien verlag.

Bock, T.; Klapheck, K.; Ruppelt, F. (2014b): Sinnsuche und Genesung. Erfahrungen und Forschungen zum subjektiven Sinn von Psychosen. Köln: Psychiatrie Verlag.

Bock, T.; Heumann, K. (2015): Psychoedukation ist ein überholtes paternalistisches Konzept – Pro. Psychiatrische Praxis, 42 (6), S. 296–297.

Bodenmann, G. (2016): Klinische Paar- und Familienpsychologie. Göttingen: Hogrefe.

Böhnisch, L. (2016): Der Weg zum sozialpädagogischen und sozialisationstheoretischen Konzept Lebensbewältigung. In: Litau, J.; Walther, A.; Warth, A.; Schmidt-Hertha, B. (Hg.): Handbuch Bildungsforschung, S. 18–38. Wiesbaden: Springer VS.

Böhnisch, L. (2019): Lebensbewältigung. Ein Konzept für die Soziale Arbeit. Weinheim: Beltz Juventa.

Borg-Laufs, M.; Michels, H.-P. (Hg.) (2010): Psychische Grundbedürfnisse in Kindheit und Jugend. Perspektiven für Soziale Arbeit und Psychotherapie. Tübingen: dgvt.

Buttner, P.; Gahleitner, S. B.; Hochuli Freund, U.; Röh, D. (Hg.) (2018): Handbuch Soziale Diagnostik. Perspektiven und Konzepte für die Soziale Arbeit. Berlin: Deutscher Verein für öffentliche und private Fürsorge e.V.

Christiansen, H.; Röhrle, B.; Fahrer, J.; Stracke, M.; Dobener, L.-M. (2020): Kinder von Eltern mit psychischen Erkrankungen. State of the Art für Psychotherapeutinnen, Pädiaterinnen und Pädagoginnen. Wiesbaden: Springer VS.

Dahl, C.; Dlugosch, G. E. (2020): Besser leben! Ein Seminar zur Stärkung der Selbstfürsorge von psychosozialen Fachkräften. Prävention und Gesundheitsförderung, 15, S. 27–35.

DGPPN – Deutsche Gesellschaft für Psychiatrie und Psychotherapie, Psychosomatik und Nervenheilkunde (Hg.) (2018): S3-Leitlinie Psychosoziale Therapien bei schweren psychischen Erkrankungen. S3-Praxisleitlinien in Psychiatrie und Psychotherapie. Berlin: Springer.

Erickson, M. F.; Egeland, B. (2016): Die Stärkung der Eltern-Kind-Bindung. Stuttgart: Klett-Cotta.

Fegert, J. M.; Kölch, M.; Ziegenhain, U. (2014): Rahmenbedingungen für eine bessere Versorgung von Kindern psychisch kranker Eltern – Ein Plädoyer zur Überwindung der Versäulung. In: Kölch, M.; Ziegenhain, U.; Fegert, J. M. (Hg.): Kinder psychisch kranker Eltern. Herausforderungen für eine interdisziplinäre Kooperation in Betreuung und Versorgung, S. 108–121. Weinheim: Juventa.

Grawe, K. (1999): Psychologische Therapie. Göttingen: Hogrefe.

Grawe, K. (2004): Neuropsychotherapie. Göttingen: Hogrefe.

Gühne, U.; Fricke, R.; Schliebener, G.; Becker, T.; Riedel-Heller, S. G. (2019a): Psychosoziale Therapien bei schweren psychischen Erkrankungen: Patientenleitlinie für Betroffene und Angehörige. Wiesbaden: Springer VS.

Gühne, U.; Weinmann, S.; Riedel-Heller, S. G.; Becker, T. (2019b): Hilfen für Kinder psychisch kranker und suchtbelasteter Eltern. In: Gühne, U.; Weinmann, S.; Riedel-Heller, S.; Becker, T. (Hg.): S3-Leitlinie Psychosoziale Therapien bei schweren psychischen Erkrankungen. Berlin: Springer.

Hahlweg, K. (2016): Fragebogen zur Partnerschaftsdiagnostik (FPD): 2., neu normierte und erw. Aufl. Göttingen: Hogrefe.

Hahlweg, K.; Baucom, D. H. (2008): Partnerschaft und psychische Störung. Göttingen: Hogrefe.

Hahlweg, K.; Dürr, H.; Dose, M.; Müller, U. (2006): Familienbetreuung schizophrener Patienten. Ein verhaltenstherapeutischer Ansatz zur Rückfallprophylaxe. Göttingen: Hogrefe.

Hahn, G. (2020): Krankheit und Bewältigung. Psychosoziale Passungsprobleme als Gegenstand Klinischer Sozialarbeit. In: Stecklina, G.; Wienforth, J. (Hg.): Handbuch Lebensbewältigung und Soziale Arbeit. Praxis, Theorie und Empirie, S. 472–481. Weinheim: Beltz Juventa.

Heekerens, H.-P. (2019): 100 Jahre Erlebnispädagogik – Rück-, Rund- und Ausblicke. Goßmannsdorf b. Würzburg: ZKS Verlag.

Heiner, M. (2018): PRO-ZIEL Basisdiagnostik. In: Buttner, P.; Gahleitner, S. B.; Hochuli Freund, U.; Röh, D. (Hg.): Handbuch Soziale Diagnostik, S. 296–303. Berlin: Deutscher Verein für öffentliche und private Fürsorge e.V.

Hooley, J. M. (2007): Expressed emotion and relapse of psychopathology. Annual Review of Clinical Psychology, 3 (1), 349–372.

Jungbauer, J.; Bischkopf, J.; Angermeyer, C. (2001): Belastungen von Angehörigen psychisch Kranker. Entwicklungslinien, Konzepte und Ergebnisse der Forschung. Psychiatrische Praxis, 28 (3), S. 105–114.

Jungbauer, J.; Heibach, J. (2015): »Ich habe mich immer für meine Schwester verantwortlich gefühlt« – Erfahrungen und Hilfebedarf von Geschwistern magersüchtiger Mädchen und Frauen. In: Lammel, U. A.; Jungbauer, J.; Trost, A. (Hg.): Klinisch-therapeutische Soziale Arbeit. Grundpositionen – Forschungsbefunde – Praxiskonzepte, S. 135–147. Dortmund: verlag modernes lernen.

Klimitz, H. (2006): Psychoedukation bei schizophrenen Störungen – Psychotherapie oder »Unterwanderung«? Psychiatrische Praxis, 33 (8), S. 372–379.

Knoche, T. (2019): Bundesteilhabegesetz Reformstufe 3: Neue Eingliederungshilfe. Regensburg: Walhalla Fachverlag.

Kröger, C. (2020): Sozialtherapeutische Unterstützung von Menschen mit Psychosen aus dem schizophrenen Formenkreis. In: Bösel, M.; Gahleitner, S. B. (Hg.): Soziale Interventionen in der Psychotherapie. Interdisziplinär und interprofessionell denken und handeln, S. 208–218. Stuttgart: Kohlhammer.

Kupfer, A. (2018): Netzwerkkarten als diagnostische Instrumente. In: Buttner, P.; Gahleitner, S. B.; Hochuli Freund, U.; Röh, D. (Hg.): Handbuch Soziale Diagnostik, S. 320–327. Berlin: Deutscher Verein für öffentliche und private Fürsorge e.V.

Lenz, A. (2021): Ressourcen fördern. Mentalisierungsbasierte Interventionen bei Kindern psychisch kranker Eltern und ihren Familien. Göttingen: Hogrefe.

Lenz, A. (2012): Psychisch kranke Eltern und ihre Kinder. Köln: Psychiatrie Verlag.

Lenz, A. (2019): Ressourcen psychisch kranker und suchtkranker Eltern stärken. Göttingen: Hogrefe.

Lenz, K.; Nestmann, F. (2009): Persönliche Beziehungen – eine Einleitung. In: Lenz, K.; Nestmann, F. (Hg.): Handbuch persönliche Beziehungen, S. 9–25. Weinheim: Juventa.

Müller, B. (2017): Sozialpädagogisches Können. Ein Lehrbuch zur multiperspektivischen Fallarbeit. 8. Aufl., aktual. u. erweit. von U. Hochuli Freund. Freiburg: Lambertus.

Nestmann, F. (2010): Soziale Unterstützung – social support. In: Enzyklopädie Erziehungswissenschaft Online 2 (8), S. 1–39.

Ochs, D. (2021): Angehörige im Fokus. Erleben, Bedarfe und Bedürfnisse der Angehörigen von Personen in forensisch-psychiatrischer Unterbringung. Eine qualitative Studie. Höchberg: ZKS Verlag.

Pantuček-Eisenbacher, P. (2019): Soziale Diagnostik. Verfahren für die Praxis Sozialer Arbeit. Göttingen: Vandenhoeck & Ruprecht.

Pauls, H. (2013): Klinische Sozialarbeit. Grundlagen und Methoden psycho-sozialer Behandlung. Weinheim: Juventa.

Peukert, R. (2020): Die Verborgenen und sich selbst Verbergenden – Geschwister psychisch erkrankter Menschen. Sozialpsychiatrische Informationen, 50 (3), S. 17–21.

Pohl, S.; Fernando, S. C.; Leggemann, M.; Driessen, M. (2020): Familien mit Kindern psychisch kranker Eltern: Ein Überblick über ambulante, familienorientierte Komplexangebote im deutschsprachigen Raum. Psychiatrische Praxis, 48 (4), S. 177–185.

Reddemann, L. (2003): Einige Überlegungen zur Psychohygiene und Burnout-Prophylaxe von TraumatherapeutInnen. Erfahrungen und Hypothesen. Zeitschrift für Psychotraumatologie und Psychologische Medizin, 1 (1), S. 79–85.

Saßmann, H. (2001): Die Beziehungsgeschichte: Das ewig gleiche Lied - oder der kleine Unterschied? Münster: Verlag für Psychotherapie.

Schmidt, F. (2012): Nutzen und Risiken psychoedukativer Interventionen für die Krankheitsbewältigung bei schizophrenen Erkrankungen. Eine mehrperspektivische Studie. Köln: Psychiatrie Verlag.

Schmidt-Hoffmann, F. (2017): Den Mensch in den Blick nehmen. Verhaltenstherapie und psychosoziale Praxis, 49 (4), S. 859–871.

Steinebach, C.; Gharabaghi, K. (Hg.) (2013): Resilienzförderung im Jugendalter. Praxis und Perspektiven. Berlin: Springer.

Thiersch, H. (2012): Lebensweltorientierte Soziale Arbeit. Aufgaben der Praxis im sozialen Wandel. Weinheim: Beltz Juventa.

Tröster, H. (2010): Eltern-Belastungs-Inventar. Deutsche Version des Parenting Stress Index (PSI) von R. R. Abidin. Göttingen: Hogrefe.

Uhlendorff, U. (2001): Sozialpädagogische Diagnosen III. Ein sozialpädagogisch-hermeneutisches Diagnoseverfahren für die Hilfeplanung. Weinheim: Juventa.

Vauth, R.; Bull, N.; Schneider, G. (2009): Emotions- und stigmafokussierte Angehörigenarbeit bei psychotischen Störungen. Ein Behandlungsprogramm. Göttingen: Hogrefe.

Wahl, P.; Otto, C.; Lenz, A. (2017): »... dann würde ich traurig werden, weil alle über meinen Papa reden« – Die Rolle des Stigmas in Familien mit psychisch erkranktem Elternteil. Gesundheitswesen, 79, S. 987–992.

Weinhold, K.; Nestmann, F. (2012): Soziale Netzwerke und soziale Unterstützung in Übergängen. In: Gahleitner, S. B.; Hahn, G. (Hg.): Übergänge gestalten – Lebenskrisen begleiten, S. 52–67. Köln: Psychiatrie Verlag.

Wiegand-Grefe, S.; Halverscheid, S.; Plass, A. (2011): Kinder und ihre psychisch kranken Eltern. Familienorientierte Prävention – der CHIMPs Beratungsansatz. Göttingen: Hogrefe.

Willems, J.; Küken-Beckmann, H. (2014): Angehörigenarbeit in forensischen Psychiatrien. Frankfurt a. M.: Verlag für Polizeiwissenschaft.

Zander, M. (Hg.) (2011): Handbuch Resilienzförderung. Wiesbaden: VS Verlag.

Ziegler, E. (2010): Angehörigenarbeit bei bipolarer Erkrankung. Ein klinisch-sozialarbeiterisches Konzept für den Bereich der Psychiatrie. Münster: LIT.

7 Krisenintervention

Olaf Neumann

In diesem Kapitel erhalten Sie einen Überblick über wichtige Handlungsoptionen und deren Auswirkungen in einer Krisenintervention. Sie lernen, Ihr sich entwickelndes Praxiswissen in theoretische Konstrukte einzuordnen und Krisenintervention als methodisches Handeln von anderen professionellen Handlungsvollzügen abzugrenzen. Da Krisenintervention als Methode multiperspektivisch angelegt ist – es gibt immer mehrere Wege aus der Krise – und damit multiprofessionelles Handeln das Vorgehen der Wahl darstellt, ist die Förderung der Diskursfähigkeit zukünftiger Sozialarbeiter*innen ein wichtiges Anliegen.
Schlagworte: **Krisenintervention, Sozialpsychiatrie, Gemeindepsychiatrie, Empowerment**

7.1 Merkmale einer Krisenintervention

Krisenintervention kann man durchaus als Königsdisziplin für psychiatrisch Tätige bezeichnen. Wie psychiatrische Institutionen und professionell Handelnde mit ihren Klient*innen in einer Krise umgehen, sagt viel über die in der Organisation herrschende Grundhaltung aus.

Chaos Krisen entstehen dort, wo Klient*innen leben. Oft gehen sie mit chaotischen und turbulenten Situationen einher; dass die Krisenintervention jenseits wohlgeordneter klinischer Rahmenbedingungen stattfindet, ist ein Merkmal der Krisenintervention.

Dringlichkeit Eine Krise verträgt aufgrund des Gefahrenpotenzials keinen Aufschub. Daher ist ein rascher Beginn der Krisenintervention sicherzustellen.

Entlastung Ein weiteres Merkmal ist die Aktivität der Helfenden. Sie nehmen den Betroffenen konkrete Aufgaben ab, die keinen Aufschub dulden. Emotionale Entlastung, das Ansprechen und Ausdrücken von Gefühlen und konkrete Aufgabenentlastung gehen Hand in Hand.

Für Helfende ist es wichtig, nur emotionale Prozesse in Gang zu setzen, die man im selben Gespräch auch schließen kann! Einseitig den emotionalen Ausdruck pushende Techniken sind mit äußerster Vorsicht und nur von in der Krisenintervention erfahrenen Fachkräften anzuwenden. Das heißt nicht, Emotionen zu meiden und sein »professionelles Heil« im emotionsfernen stellvertretenden Managen einer Krise zu suchen. Der Einbezug der emotionalen Ebene sollte in dem Maße geschehen, in dem der Mensch in einer aktuten Krise in der Lage ist, dies auch zu verarbeiten.

Die Krisenintervention birgt auch für die Helfenden Gefahren: Aufgrund des Übertragungsgeschehens (vgl. das Kapitel B 2, »Beziehungsaufbau und Beziehungsgestaltung«) können Omnipotenzfantasien gegenüber den Klient*innen auftreten: Die Idee, jemanden retten oder Dankbarkeit erwarten zu können, gehört dazu.

Fokussierung auf das Hier und Jetzt Um Übertragungsphänomene methodisch »in den Griff« zu bekommen, sollte der Fokus auf der aktuellen Situation liegen. Das bedeutet für die Helfenden, unbedingt im »Hier und Jetzt« zu verbleiben und sich nicht in »alten Geschichten« und Emotionen zu verlieren. Ziel ist die Reaktivierung verschütteter Fähigkeiten und Ressourcen, eher selten das Gewinnen neuer Einsichten. Tiefergehende Prozesse gehören in den Bereich der Psychotherapie!

Aktivierung von Ressourcen und Fähigkeiten In der Fokussierung auf die aktuelle Situation werden auch kleine Aufgaben »entdeckt«, die die Klient*innen übernehmen können und sollten. So entsteht kein Gefühl der Abhängigkeit und es wird das Gefühl der Selbstwirksamkeit und Kontrolle über das Geschehen gestärkt.

Kooperationsgebot Aus der meist multiproblematischen Situation der Klient*innen ergibt sich das Kooperationsgebot. Mit Kooperation ist sowohl die institutionelle Ebene wie die kollegiale Ebene gemeint. Wenn jemand in einer Krise steckt und bei der kontaktierten Institution nicht an der »richtigen Stelle« ist, muss der Kontakt zur zuständigen Institution gebahnt und gegebenenfalls auch dorthin begleitet werden.

Kooperationsbeziehungen sind in einer Organisation, die Krisenintervention anbietet, kontinuierlich aufzubauen und zu pflegen. Im Rahmen einer Krisenintervention diese erst zu entwickeln, überfordert die Helfenden. Das Gebot der Kooperation meint aber eben auch die Einbeziehung anderer professioneller Sichtweisen im unmittelbaren Interventionsgeschehen. Das Netz und der »doppelte Boden« der Krisenhelfer*innen vor Ort sind das professionelle Team und die externen Kooperationspartner*innen der Organisation, die auch (telefonisch) beratend als Hintergrunddienst während einer Krisenintervention zur Verfügung stehen müssen.

Methodenvielfalt Mit ein und demselben methodischen Handeln kann man unterschiedlichen Problemlagen und Menschen nicht gerecht werden. Für die Krisenintervention ist methodisches Handeln mehr als die Anwendung von Beratungsmethoden. Methodische Vielfalt umfasst im Krisenkontext eben auch die geordnete und begründete enge Zusammenarbeit mit Kolleg*innen und Institutionen inklusive dem Wissen um Zuständigkeiten und Zugänge zu Institutionen. Eine so verstandene Methodenvielfalt kann sich in einem Team besonders gut über die Pflege und Entwicklung von Netzwerkbeziehungen entwickeln (siehe Kapitel B 11, »Möglichkeiten multiprofessioneller integrierter Versorgung«) sowie durch die Förderung einer Intervisions-, Coaching- und Supervisionskultur.

Die Abbildung B 7.1 verweist sowohl auf die Komplexität als auch auf die Möglichkeitshorizonte, mit denen Krisenhelfer*innen konfrontiert sind.

Häufig fühlen sich Berufseinsteiger*innen erschlagen von der Komplexität von Krisen, ihren vielfältigen Anlässen, Verarbeitungsmöglichkeiten und möglichen Ausgängen. Sie sind damit beschäftigt, darüber nachzudenken, was alles passieren oder nicht passieren könnte, und fühlen sich in der Folge häufig wie gelähmt. Deshalb benötigen Berufseinsteiger*innen zunächst einen Lernraum in der Praxis. Sie sollten keinen großen Bogen um Klient*innen in krisenhaften Situationen machen, sondern Krisenintervention unter Anleitung bzw. Begleitung erlernen.

Krisen von Klient*innen sind keine Alltäglichkeit im beruflichen Alltag und können auch für berufserfahrene professionelle Helfer*innen zur Grenzerfahrung werden. Die beste Vorbereitung besteht immer noch darin, sich der professionellen Unterstützungskultur innerhalb einer Einrichtung bewusst zu werden und diese in krisenfreien Zeiten zu strukturieren und zu fördern. Dazu gehört insbesondere auch die Förderung der Reflexivität durch Coaching, Intervision und Supervision (vgl. das Kapitel C 5, »Selbstfürsorge und Gesundheitsförderung«).

Abbildung B 7.1 Krisenparadigmen (nach Hoff u. a. 2009, S. 30)

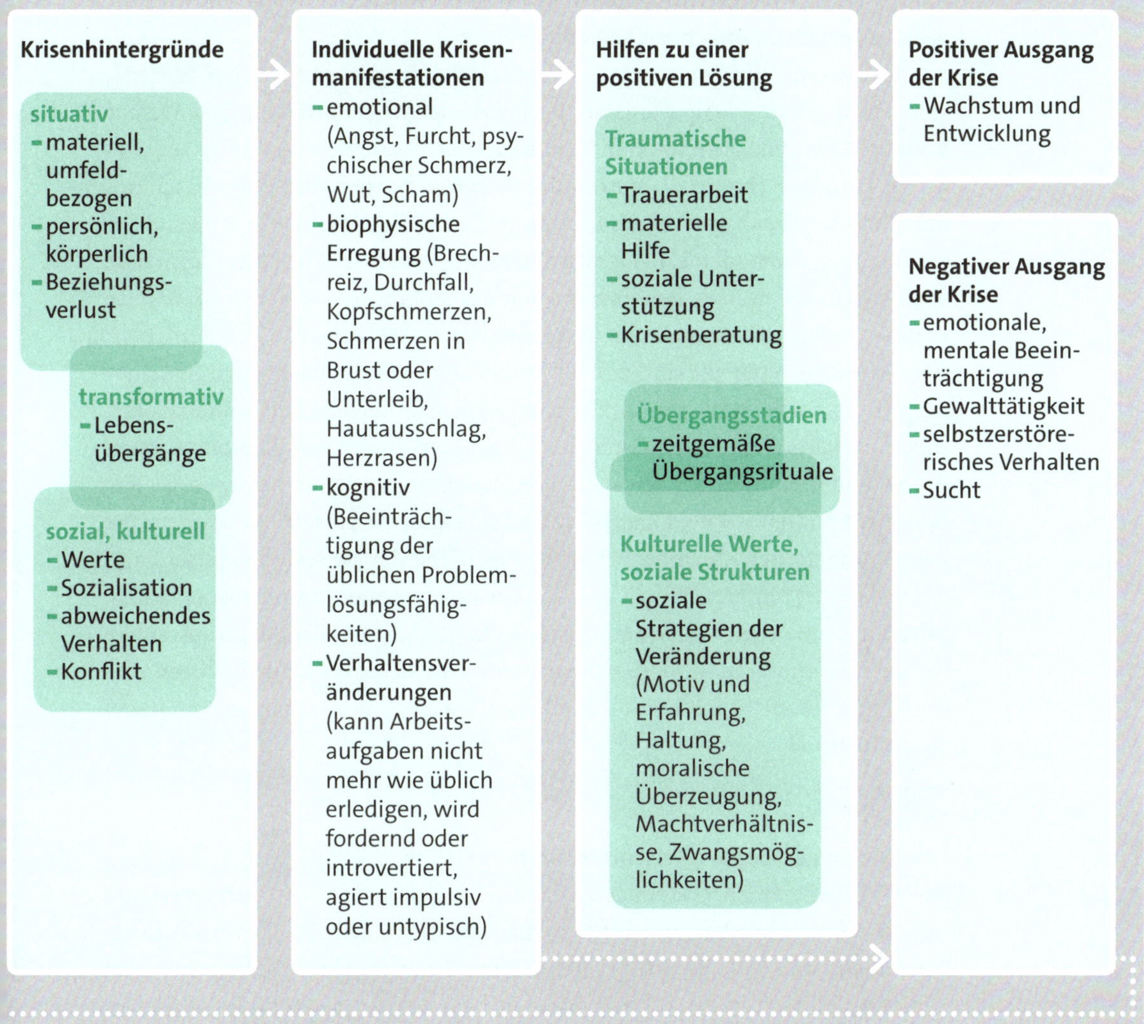

7.2 Theorien und Praktiken

Von Heinz Henseler (1981, S. 136) stammt der Satz: »Alle reden von Krisenintervention, vom Wie aber nicht.« Das hat sich bis heute nicht wesentlich verändert. Schaut man in Flyer und Selbstdarstellungen psychiatrischer Träger, fehlt in der Angebotsauflistung die Methode Krisenintervention nie. Jedoch wird recht Unterschiedliches darunter verstanden.

Klaus Nouvertné (1993, S. 83) weist darauf hin, dass die Praxis der Krisenintervention »sehr stark von den Persönlichkeitsvariablen abhängig ist«. Aber welche Variablen sind da eigentlich gemeint und in welche Richtung wird die professionelle Persönlichkeit geformt?

Studierende der Sozialen Arbeit sollten sich fragen: Mit welcher Identität gehe ich in diese sozialpsychiatrische Praxis der Krisenintervention? Welche Rolle spielt die Soziale Arbeit im Kanon der Berufsgruppen im multiprofessionellen Tun der Krisenintervention und dessen Reflexion, und was will ich unmittelbar dazu beitragen? Unterscheiden sich die in der Praxis zur Anwendung kommenden Methoden und Denkansätzen der Sozialen Arbeit oder sind diese so unspezifisch, dass sie lediglich Kopien und Anleihen anderer Berufszweige – insbesondere der Psychologie und Psychiatrie – darstellen?

Diese Überlegungen sind deshalb von Belang, weil das Professionsverständnis nicht nur Auswirkungen auf die professionell handelnde Persönlichkeit hat, sondern auch auf das Ausgestalten der Krisenintervention und die Konstruktion des helfenden Kontextes. Dabei wird von Sozialarbeiter*innen häufig vergessen, dass nicht nur der Kontext analysiert und reflektiert werden muss, sondern die Beteiligung an der Konstruktion desselbigen Teil der Reflexion (Friesenhahn u. a. 2014, S. 11) und manchmal auch Teil des Veränderungsbestrebens sein muss. Mit anderen Worten: Kein Kontext ist unveränderbar, und das gilt insbesondere für die Krisenintervention, die versuchen muss, sich unterschiedlichsten Anlässen und Klient*innen in ihrer konkreten Ausgestaltung anzupassen. Hierzu ein Fallbeispiel:

Beispiel

Herr Meier wird auf der Kriseninterventionsstation eines Städtischen Krankenhauses aufgenommen. Vor einigen Monaten hat sich seine Frau von ihm getrennt und ist mit den Kindern in ein Frauenhaus gezogen. Herr Meier verwahrloste zunehmend und hatte Schwierigkeiten, seiner Berufstätigkeit nachzugehen. Auf Station stabilisiert er sich schnell. Ihm wird ein Antidepressivum verschrieben und durch Einzelgespräche mit Therapeuten und stattfindende Gruppentherapie gewinnt Herr Meier die Überzeugung, dass er eine ambulante Psychotherapie machen sollte.

Kurz vor der Entlassung stellt die Sozialarbeiterin des Behandlungsteams bei der Durchsicht der gesammelten Post von Herrn Meier fest, dass er seit mehreren Monaten keine Miete gezahlt hat und bereits ein Räumungstermin anberaumt wurde. Ihm werden im Entlassungsgespräch Adressen von Trägern der Wohnungslosenhilfe gegeben. Dann verliert sich die Spur ... Bei einem späteren Aufenthalt von Herrn Meier im selben Krankenhaus wird deutlich: Eine Psychotherapie hat Herr Meier nie angetreten.

Das Fallbeispiel macht deutlich: Das »Wie« der Krisenintervention hat viel mit der Konstruktion des Sozialen in der herrschenden Organisationsumgebung zu tun. Soziale Arbeit als handlungswissenschaftlicher Ansatz muss demnach das jeweils Spezifische dieses Dreiecksverhältnisses von Methoden, Organisationsumgebung und professionell helfender Person erfassen und aus ihrem Selbstverständnis heraus normativ zu beeinflussen trachten. Was nach und nach entsteht, ist ein Handlungswissen, das sich aus Sicht der Sozialen Arbeit bewusst reflexiv entfalten muss (vgl. Abb. B 7.2).

Abbildung B 7.2 Professionelle Entwicklung in der Krisenintervention

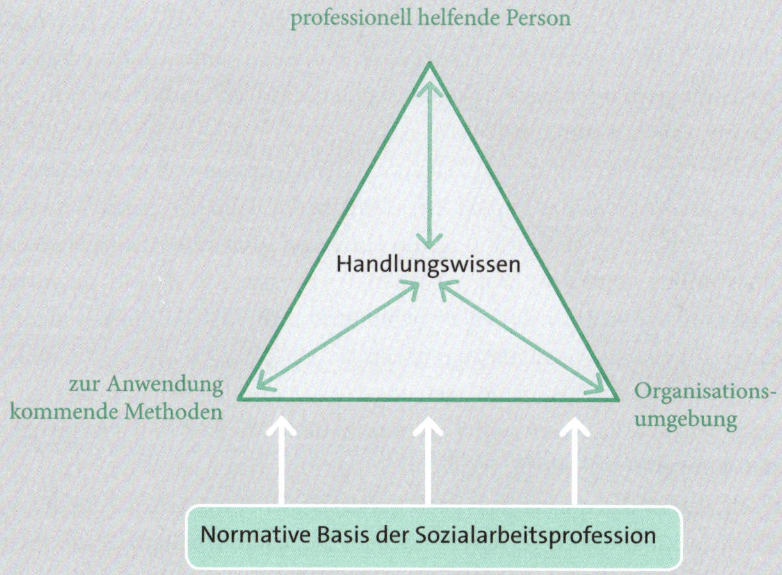

Fast wie ein Mantra weisen Sozialarbeiter*innen auf das sogenannte doppelte Mandat hin, also die Verschränkung von Hilfe und Kontrolle (vgl. u. a. Staub-Bernasconi 2007). Das doppelte Mandat beschreibt aber auch die notwendige Verschränkung von Individuumszentrierung (Hilfe) und Kontextzentrierung (Kontrolle), von Bedürfnissen und Verpflichtungen im Interventionshandeln. An der Auseinandersetzung mit diesem doppelten Mandat kommen professionelle Helfer*innen nicht vorbei, insbesondere wenn sie sich in settingfreieren Räumen, also jenseits klinischer Geordnetheit bewegen.

Bezogen auf den Fall von Herrn Meier: Wenn sich die Sozialarbeiterin erst am Ende eines Hilfeprozesses, d. h., wenn die individuumszentrierten Interventionen gelaufen sind, noch um »das Soziale« – meist in Form von Anträgen – kümmern soll, dann weist eine Organisationsumgebung der Sozialen Arbeit fremdbestimmt ihre Aufgaben zu und schöpft nicht einmal annähernd die Möglichkeiten der Sozialen Arbeit aus. Die Spezifik sozialarbeiterischen Handelns in Institutionen des Gesundheitswesens beschreibt die DVSG (2015, S. 6) so: »Im Fokus steht der Mensch in ständiger Interaktion zu seiner sozialen und natürlichen Umwelt«.

Wir sprechen in der Psychiatrie vom biopsychosozialen Krankheitsverständnis (siehe A 2, »Theorien und Konzepte Klinischer Sozialarbeit in der Psychiatrie«), aber die soziale und natürliche Umwelt bleibt – zumindest im Krankenhaus – zu oft außen vor. Die Berufsgruppe der Sozialarbeiter*innen wird häufig in eine Praxis hineinsozialisiert, die eher einem biomedizinisch oder psychologisch intendierten theoretischen Grundverständnis der Hilfe folgt (siehe hierzu auch Neumann 2018).

Mit der Orientierung an den Prinzipien der Menschenrechte und der sozialen Gerechtigkeit (vgl. das Kapitel A 7, »Ethik in der Sozialen Arbeit«) versucht die Soziale Arbeit der Ausgestaltung von Hilfe und Kontrolle eine eigene, nicht fremdbestimmte normative Basis zu geben. Im Kern geht es darum, das Veränderungspotenzial Sozialer Arbeit zu heben und ihre Vertreter*innen nicht zu Verwalter*innen von Anträgen zu machen.

In der begleiteten Auseinandersetzung mit der sozialen Situation lassen sich durchaus Selbstwirksamkeit und Kommunikationsfähigkeit in der natürlichen sozialen Umgebung fördern, indem z. B. Antragstellung und Durchsetzung spezifisch aus der o.g. normativen Basis heraus begleitet werden. Mein Eindruck ist, dass diese Möglichkeit Vertreter*innen der Sozialen Arbeit im Gesundheitswesen manchmal selbst nicht mehr bewusst ist. Die infolge des Bundesteilhabegesetzes (BTHG) neu im SGB IX verankerten dialogischen Verfahren zur Ermittlung der Unterstützungswünsche und -bedarfe der Klient*innen weisen allerdings in die richtige Richtung (siehe Kapitel B 9, »Case Management in der sozialpsychiatrischen Eingliederungshilfe«).

Doch wie kann die Soziale Arbeit diesen Anspruch an Verschränkung von individuumszentriertem und kontextzentriertem Handeln speziell im unmittelbaren Geschehen der Krisenintervention theoriebasiert einlösen?

Aus der Perspektive der Sozialen Arbeit eröffnet die Problematisierung der Kontextkonstruktion neue Horizonte in der praktischen Ausgestaltung der

Krisenintervention. Sozialarbeiter*innen begeben sich mit dieser von der Individuumszentrierung in Psychologie und Medizin unterscheidbaren Position in ein Spannungsfeld, das durch die Methodenvielfalt und das Kooperationsgebot bereits in der Methode Krisenintervention angelegt ist.

Zur wissenschaftlichen Fundierung der Position der Sozialen Arbeit in der Krisenintervention bieten sich einige neuere wissenschaftliche Konzepte an – Salutogenese, Empowerment und Recovery –, die es für die Krisenintervention aus der spezifischen Sicht der Sozialarbeitsprofession zu rezipieren gilt. Dies kann hier nur holzschnittartig geschehen:

Salutogenese Laut Franke (2012, S. 184) überwindet der Denkansatz der Salutogenese »wesentliche Beschränkungen des biomedizinischen Modells«. Das Konzept wurde von Antonovsky (1997) als Gegenentwurf zur Pathogenese entwickelt. Krisen werden hier nicht als pathologisch oder problematisch angesehen, sondern als die persönliche Entwicklung fördernd.

Genauso sind Stressoren zunächst einmal Impulsgeber für Veränderung, ihre Auswirkungen auf die Gesundheit sind differenziert zu betrachten. Niemand ist nur krank, sondern es gibt immer Gesundes zu entdecken (und das ist in der Krisenintervention nutzbar!). Auch Widerstände sind im salutogenetischen Denken Ressourcen. Die Manifestation von Krankheit wird als ein Prozess von Ent-Gesundung verstanden (vgl. ebd., S. 24).

Zentraler Kern des salutogenetischen Denkens ist der Kohärenzsinn, der auf den Ebenen Verstehbarkeit, Handhabbarkeit und Bedeutsamkeit die Grundorientierung eines Menschen zu erfassen sucht. Diese Grundorientierung ist als Prozess zu verstehen. Den Kohärenzsinn lediglich als eine Art »Eigenschaftsansatz« zu begreifen, stellt eine psychologisch reduktionistische Position dar. Diese Position übersieht »den kulturellen und historischen Kontext der Entwicklung der Orientierung und (…) Bedeutungen der sozial strukturierten Situationen, in denen die Orientierung zum Ausdruck kommt« (ebd., S. 164).

Empowerment Dieser Denkansatz des Empowerment ist als Gegenkonzept zu traditionellen, auf paternalistischer Expertendominanz beruhenden Konzepten entwickelt worden (vgl. Rappaport 1985; siehe auch das Kapitel B 5, »Psychosoziale Beratung«). Herriger (2006, S. 7) spricht von der »Selbstbemächtigung von Menschen in Lebenskrisen«.

Empowerment bedeutet auch die Problematisierung der herrschenden Machtverhältnisse in den jeweiligen Konstruktionen der Hilfeangebote. Es ist nicht nur »Arbeit mit, sondern an Kontexten« (Lenz 2011, S. 32). Es geht um eine neue Kultur des Helfens, bei deren Entwicklung man an (der Veränderung) der Organisationskultur nicht vorbeikommt (vgl. Neumann & Quindel 2023) und auch neue Formen der Beteiligung der Klient*innen an Entscheidungen finden muss wie die unterstützte Entscheidungsfindung.

Der Recoveryansatz Der Recoverygedanke entwickelte sich aus der Betroffenenbewegung als eine andere Perspektive auf Chronizität (vgl. Amering & Schmolke 2012; siehe auch Kapitel B 10, »Recoveryorientierung und Einbezug von Psychiatrie-Erfahrenen«). »Modelle zur gemeinsamen Entscheidungsfindung und Behandlungsvereinbarungen sowie Patientenverfügungen für akute Krisen [lösen] paternalistisch geprägte Compliance-Modelle ab« (Amering & Schmolke 2012, S. 34). Die Hilfe muss sich den Bedürfnissen der Klient*innen anpassen und nicht diese an die Institution. Damit rücken traditionelle Behandlungsziele wie Symptomreduktion und Krisenprophylaxe eher in den Hintergrund, »der Recoveryansatz [zielt] verstärkt auf subjektive Variablen wie Zufriedenheit und Lebensqualität« (Knuf 2020, S. 14).

Recoveryorientierung in professionellen Teams bedeutet auch, »die Tradition der Risikovermeidung« (ebd., S. 139) zu hinterfragen und schrittweise aufzugeben. Durch eine andere Verschränkung von professionellen und selbst organisierten Hilfen wird der allmähliche Ausstieg aus der Patient*innenrolle befördert. Dabei geht es für professionelle Helfer*innen darum, »aktive Bereiche zu finden, in denen Patienten die Kontrolle übernehmen können – dies auch zu Zeiten, in denen mit Einschränkungen gekämpft wird« (ebd., S. 339). In den vom NHS Scotland (2008) entwickelten Schulungsunterlagen zur Vermittlung des Recoveryansatzes gibt es ein ganzes Modul (5), das sich dem Thema »Verantwortung und Risikobereitschaft teilen« widmet (Zuaboni u. a. 2019, S. 152).

Die jeweiligen Konzepte setzen unterschiedliche Schwerpunkte und haben unterschiedliche theoretische Bezüge (vgl. Hermann & Behzadi 2023, S. 387 ff.). Im Konzept der Salutogenese, aber auch im Recoveryansatz wird darauf hingewiesen, dass durch Krisen auch Genesungsprozesse in Gang gesetzt werden können. Dementsprechend liegen Gefahr und Chance in der Krise nahe beieinander. Meistens drängt sich Ersteres in einer akuten Krisensituation auf, beides ist aber auf der Handlungsebene zu beachten.

7.3 Vom Krisenbegriff und den Handlungslogiken der Krisenintervention

Damit die kontextbezogenen Lesarten von Theorien sowie das Erfahrungswissen von Sozialarbeiter*innen eingeordnet werden können, ist es zunächst notwendig, sich inhaltliche Kategorien auf der Handlungsebene zu erarbeiten.

Der Begriff der Krise ist zunächst ein recht unbestimmter Begriff. Es wird recht viel und recht Unterschiedliches darunter verstanden. In der Krisentheorie wird Krise auf einem Kontinuum gedacht: psychosoziale Krise – psychiatrischer Notfall – medizinischer Notfall. Der Übergang zwischen psychosozialer Krise und psychiatrischem Notfall ist durch das Kriterium der Selbstgefährdung und/ oder der Fremdgefährdung gekennzeichnet. Dieser geht in der Regel mit einem Bedarf an medizinisch-psychiatrischer Begutachtung einher (vgl. Sauvant & Schnyder 2000, S. 46) und ist nicht selten mit der Frage verbunden, ob eine Unterbringung notwendig ist oder vermieden werden kann (vgl. auch Kapitel A 6, »Die Rechte von Klient*innen«).

Es finden sich noch andere Begriffe in der Krisenliteratur wie süchtige Krise, psychiatrische Krise, psychotische Krise. Sie weisen auf den Zusammenhang zwischen Krise und Krankheit hin: Infolge von Krisen können Krankheiten entstehen; einmal entstandene Krankheiten erhöhen aber häufig auch die Krisenanfälligkeit des Individuums. Salutogenetische Ansätze, aber vor allem auch Erfahrungen mit dem Recoveryansatz weisen darauf hin, dass durch Krisen Genesungsprozesse in Gang gesetzt werden können – also der Weg aus der Krankheit heraus kann höchst individuell (Schulz & Zuaboni 2014) ebenfalls über Krisen verlaufen bzw. von diesen initiiert werden. Wenn in der Kriseninterventionsliteratur vom subjektiven Krisenverständnis oder der subjektiven Bedeutung von Krisen gesprochen wird (vgl. u. a. Ortiz-Müller 2010, S. 70), verweist dies darauf, dass Krise eben kein objektivierbarer (Krankheits-)Begriff ist!

Das methodische Handeln in einer psychosozialen Krise wird Krisenintervention genannt. In der Literatur findet man den Begriff Krisenintervention (wegen des o.g. Kontinuumbegriffs der Krise) auch als Interventionsbezeichnung für das Vorgehen im psychiatrischen Notfall bzw. im medizinischen Notfall. Ich schlage für diese Bedeutung zur besseren Abgrenzung den Begriff des psychiatrischen bzw. medizinischen Notfallhandelns vor.

Abbildung B 7.3 Das Krisenkontinuum und die inhaltliche Handlungsebene

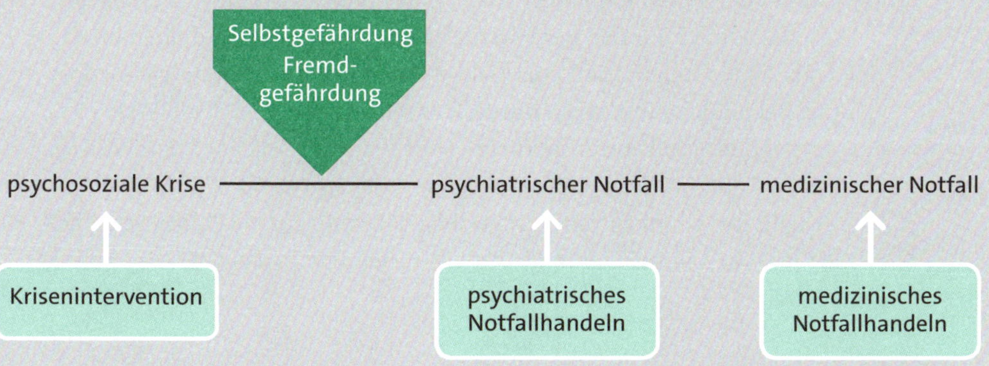

Dramatik, in der sich Krisenhelfer*innen im Rahmen einer Krisenintervention schnell befinden können.

Beispiel

Der sogenannte Fall Walter beginnt mit dem Anruf einer Mitbewohnerin einer studentischen Wohngemeinschaft beim Krisendienst. Sie wünscht sich Rat, weil ein Mitbewohner (Herr Walter) sich immer merkwürdiger verhalte. Er zeige aggressive Verhaltensweisen und verdächtige die Frauen der WG, ihm Gift ins Essen zu mischen. Einige Küchenmesser werden vermisst, wahrscheinlich habe er diese mit in sein Zimmer genommen. Die Mitarbeiterin des Krisendienstes (eine Psychologin) entscheidet sich zu einem Hausbesuch. Sie vermutet, dass Herr Walter eine paranoide Psychose hat, und ruft den Hintergrundarzt (Psychiater) und die Polizei an.

Auf der Straße vor der Wohnung treffen sie sich. Die Beamt*innen der Polizei warten im Treppenflur und der Psychiater und die Psychologin begeben sich in die Wohnung. Der Psychiater spricht mit Herrn Walter in seinem Zimmer; die Psychologin spricht mit den übrigen Bewohner*innen der WG (drei Frauen, ein Mann) in der Küche. Vorher war vereinbart worden, dass die Gespräche jeweils ca. 30 Minuten dauern sollen.

Die Psychologin versucht, die WG emotional zu entlasten, und erklärt das Krankheitsbild »Psychose«. Da die Mitbewohner*innen von der vorgeschlagenen Option einer medikamentösen stationären Therapie nicht begeistert sind, wird darüber nachgedacht, ob sie eventuell zur Entspannung der Lage die WG für ein paar Tage verlassen könnten. Vielleicht ließe sich ja eine ambulante Therapie organisieren, so die Hoffnung der Psychologin.

Unterdessen spricht der Psychiater mit Herrn Walter, der in seinem Zimmer sitzt und fernsieht. Der Arzt stellt sich vor und findet durch Fragen heraus, dass Herr Walter sich wirklich von den Frauen der WG bedroht fühlt. Der Psychiater sagt Herrn Walter, dass er ihn für psychisch krank hält und ins Krankenhaus einweisen wird. Dann teilt er ihm mit, dass er jetzt das Zimmer verlassen wird, um sich mit der Psychologin über das Wie der Einweisung zu verständigen.

Im Austausch kommen der Psychiater und die Psychologin überein, dass eine ambulante Organisation von (Selbst-)Hilfe nur die notwendige medikamentöse Behandlung verzögern würde. Danach teilt der Arzt Herrn Walter mit, dass er jetzt den Krankentransport ruft. Herr Walter äußert noch den Wunsch, dass der Arzt ihn ins Krankenhaus begleitet – das sagt dieser zu. Nachdem die Psychologin den Krankentransport gerufen hat, kann auf die Polizei verzichtet werden und die Einweisung in die örtlich zuständige Psychiatrie wird vollzogen.

Dieser Fall ist interessant, da er eine Erwiderung (einer Psychologin) in der Fachliteratur gefunden hat: »In diesem Fall ist meines Erachtens (vielleicht vor dem Hintergrund der Angst der Mitarbeiter?) die Gefährdung deutlich überschätzt worden. Der Betroffene hatte niemanden tätlich bedroht, er war weder übermäßig erregt oder ausgerastet oder aggressiv oder gewalttätig noch nicht ansprechbar, er ließ mit sich reden. So gesehen war es gar kein ›Notfall‹. Die gesammelten Küchenmesser und die Drohungen, die er ausgesprochen hatte, dienten ihm wohl eher dazu, sich selbst zu schützen. Er war es ja, der sich bedroht fühlte. Statt eines Notfalls lag in der Wohngemeinschaft wohl eher eine Konfliktsituation vor mit einem Menschen in Psychose, eine Situation also, in der eine ›richtige‹ Krisenintervention tatsächlich angebracht gewesen wäre.« (Haselmann 2008, S. 151)

Hier wird deutlich: In jeder Krisenintervention gibt es einen Beziehungs- und Handlungsraum, der durch die Helfenden auf spezifische Weise gefüllt wird. In diesem Interventionsraum zwischen psychosozialer Krise und psychiatrischem Notfall trifft die für das Denkverständnis der psychosozialen Krise dominante Subjektorientierung auf die Notwendigkeit der objektiven Beurteilung der Situation. Da wo Selbst- und/oder Fremdgefährdung eine Rolle spielen – und das ist nicht selten der Fall –, gibt es eine Art Graubereich, eine Unentschiedenheit zwischen unterschiedlichen Perspektiven. Dieser Interventionsraum sieht von der Seite der Gefahreneinschätzung anders aus als aus der Blickrichtung der Möglichkeiten. Je nachdem aus welcher Richtung der Krisenhelfer blickt, wird er anderes wahrnehmen: Er kann Ansätze des Ausprobierens entdecken (Recovery) oder Selbstgefährdung identifizieren. Er kann neben dem Kranken Gesundes aufspüren (Salutogenese) oder er kann Symptome einer Krankheitsentwicklung sehen. Alle diese Perspektiven haben ihre Berechtigung. Um einseitige Interventionsausrichtungen zu vermeiden, sollten sich alle Helfenden auf die Gestaltung des Kontextes konzentrieren (Empowerment), in dem sich verschiedene Perspektiven im Sinne eines »Möglichkeitsraumes« (vgl. u. a. Stark 2007, S. 539) im unmittelbaren Interventionsgeschehen verschränken können.

Als ordnende Begriffe zur Strukturierung dieses Interventionsraumes verwende ich die Begriffe der Krisen-Logik und der Notfall-Logik (vgl. Neumann 2004). Mit dem Begriff der Logik meine ich, wie etwas im Rahmen von Krisenintervention verhandelt wird (Prozessebene), nicht was (Inhaltsebene).

Die Begriffe der Krisen- bzw. Notfall-Logik definieren jeweils spezifische Zugänge zu Krisensituationen: »Die Krisen-Logik zielt auf die Aktivierung und eine Verantwortungsübernahme von Seiten des Klienten, die Notfall-Logik versucht hauptsächlich Gefahren abzuwehren« (ebd., S. 273). Werden in der

Krisen-Logik Felder gesucht, in denen Klient*innen ihre Handlungshoheit und Kontrolle allmählich wieder zurückgewinnen können, zieht in der Notfall-Logik die Helferin die Handlungshoheit und Kontrolle komplett an sich.

Der sozialpsychiatrische Grundsatz »ambulant vor stationär« legt eine Vorrangstellung des Krisen-logischen Vorgehens nahe:

Krisenhelfer*innen müssen in der Lage sein, auf eine chaotisch-turbulente Situation zunächst Krisen-logisch zuzugehen, um alle ambulanten (Selbsthilfe-)Möglichkeiten auszuloten. Sie müssen weiterhin in der Lage sein, auf Notfall-Logik »umzuschalten«, wenn sie (ambulante) Möglichkeiten nicht entdecken oder nicht für ausreichend halten. Da sich hier Rollenaufteilungen empfehlen, ist das Kooperationsgebot der Krisenintervention von Anfang an zu beachten.

Abbildung B 7.4 Die Prozessebene im Interventionshandeln

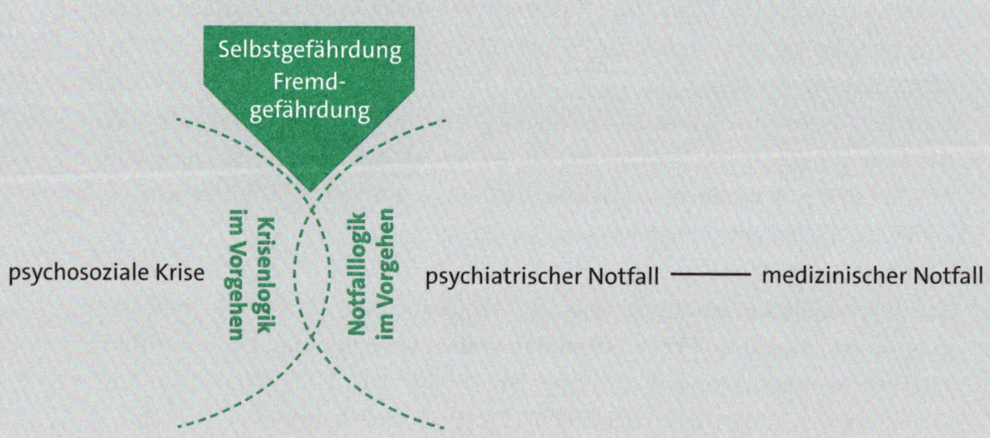

Beide Handlungslogiken sind deutlich unterscheidbar (vgl. Abb. B 7.5).

Sprache Während in der Krisen-Logik eine Sprache auf Augenhöhe benutzt wird, sagen die Krisenhelfer*innen in der Notfall-Logik klar und eindeutig, wo es langgeht. Die Sätze sind kurz und lassen wenig Raum für Missverständnisse.

Ressourcenhandhabung Während in der Krisen-Logik von Anfang an Ressourcen (in der Person, im Umfeld) gesucht werden, die einen Weg durch die Krise bahnen können, wird in der Notfall-Logik der Weg von den Krisenhelfer*innen vorgegeben. Die Ressourcen werden erst später unterstützend hinzugezogen.

Zeit Im Krisen-logischen Arbeiten können solche ambulanten Einsätze schon mal zwei, drei Stunden dauern, denn es braucht Zeit, bis Klient*innen ihren Weg aus der Krise finden oder Ressourcen aktiviert werden können (z. B. durch Hinzuziehen von Vertrauenspersonen). Notfall-logisches Arbeiten kennt sehr viel kürzere Einsatzzeiten, es sei denn, die Klient*innen wehren sich und entziehen sich z. B. durch Flucht einer drohenden Unterbringung.

In Lehrbüchern für Krisenintervention werden diese Handlungslogiken selten unterschieden. Das hat Folgen: »Der Umschlagpunkt von der Krise zum Notfall wird auf dem Kontinuum von professionellen Helfern häufig zu früh (...) angesetzt« (Sonneck 1997, S. 84). Mit anderen Worten: Das kreative Potenzial von Krisen, ihre Chancen bleiben häufig »unentdeckt«, weil zu schnell, zu restriktiv und allein aus einer Notfall-Logik heraus agiert wird. Sozialarbeiter*innen müssen beide Handlungslogiken im Prozessgeschehen der Krisenintervention beherrschen und sich Einzelpersonen und Organisationen suchen, mit denen sie multiperspektivisch mit dem Vorrang der Krisen-Logik zusammenarbeiten können.

Abbildung B 7.5 Unterschiede in den Handlungslogiken

	Krisenlogik	Notfalllogik
Ziel	Aktivierung der Klient*innen	Gefahrenabwehr für die Klient*innen
Sprache	nicht direktiv	direktiv
Ressourcen handhabung	Suche nach Ressourcen ist von Anfang an zentral: Was funktioniert? Was kann hilfreich sein?	Ressourcen werden nach der Diagnose der helfenden Person einbezogen
Zeit	meist zeitintensiv wegen Suche nach Bereichen gemeinsamen Arbeitens	meist schnelle und klar strukturierte Abläufe

Man könnte meinen, dass Notfall-Logik immer eine ärztliche Sache ist, weil es ja meist um Klinikeinweisung geht. Dem ist nicht so, auch wenn der Fall Walter dieses Vorurteil zu bestätigen scheint. Der Arzt agiert klar und eindeutig in der Notfall-Logik. Er fragt nicht nach den Menschen, denen Herr Walter vertraut, und ob es Vorerfahrungen mit diesem Bedrohungserleben gibt und mit dessen Bewältigung, d. h., sein Fokus liegt während des Gespräches nicht auf der Entdeckung von Ressourcen im Umfeld oder in der Biografie. Die Psychologin agiert stärker in einer Krisen-Logik, aber sie lässt auch zu, dass die Notfall-Logik dominiert. Sie entscheidet sich dafür, Arzt und Polizei von Anfang an hinzuzuziehen, und ist beteiligt an der Entscheidung zur Begrenzung der jeweiligen Gespräche auf maximal 30 Minuten. Mit anderen Worten: Wenn man den »dramaturgischen Effekt« einer Polizeipräsenz einbezieht (Blaulicht und »Stimmung« im Hausflur), wird die Intervention von Beginn an in eine bestimmte »eskalationsfreudige« Richtung getrieben. Es geht dann letztendlich nur noch um die Frage: Zwangseinweisung oder freiwillige Aufnahme, die verhandelt wird. Dabei bleiben andere Wege vielleicht unbetreten und unentdeckt.

Auch Silke Haselmann »weiß« in ihrer Entgegnung allein auf der Basis einer Fallschilderung, ob es sich um einen Notfall oder um eine psychosoziale Krise handelt. Beide Psychologinnen definieren einen Fall, ohne den dahinter stehenden Menschen begegnet zu sein. Auch das ausgemachte Kommunikationsproblem im Kontext (Konflikt in der Wohngemeinschaft) verweist darauf: In diesem Fall identifizieren die Kolleginnen jeweils einen Mangel im Kontext bzw. in der Person. Die Defizitorientierung nimmt so ihren Lauf.

Man muss allerdings hinzufügen, dass die Defizitorientierung berufsgruppenunabhängig als ein allgemeines Phänomen in der Krisenintervention zu beobachten ist. Insofern stellt sich professionellen Helfer*innen immer die Frage: Wie kann man eine Intervention so gestalten, dass man zunächst die Möglichkeiten der Krise sowohl im Kontext als auch im Individuum untersucht und befördert und dabei nicht die Gefahr aus dem Auge verliert?

Sozialarbeiter*innen können dazu in der Ressourcen- und Kontextorientierung ihrer Profession einen wichtigen Beitrag leisten, wenn ihre handlungsleitende Frage die ist, wie das Interventionswissen und die damit verbundenen Entscheidungen im Kontext der Intervention entstehen. Oder normativ gefragt: Werden alle Möglichkeiten der Selbstermächtigung, der Selbstwirksamkeit und der Selbstverantwortung ausgelotet und wie kann dies partizipativ geschehen?

7.4 Zusammenfassung

Sozialarbeiter*innen sollten sich in Vorbereitung auf mögliche Krisen ihrer Klient*innen persönliche, methodische und organisationale Ressourcen aktiv erschließen. Coaching und Intervision bilden das Netz und den »doppelten Boden«, auf dem sich ein Erfahrungswissen im jeweiligen Praxisfeld entwickelt.

Sozialarbeiter*innen besitzen durch die Kontextorientierung ihrer Profession und ihre Kenntnis der Lebenswelten ihrer Klient*innen unzweifelhaft Schätze, die in der multiprofessionellen Zusammenarbeit aller Akteure in eine Krisenintervention einfließen müssen. Sie können dazu beitragen, dass Krisen nicht pathologisiert oder gar psychiatrisiert werden, sondern dass sich Möglichkeitsräume im Denken und Handeln erschließen. Dabei ist der Grundsatz zu beachten, dass sich das Praxisfeld den Klient*innen in der Krise anzupassen hat und nicht umgekehrt. Dafür muss manchmal eine anwaltliche Position bezogen werden.

__Prof. Dr. Olaf Neumann__ vertritt das Fachgebiet »Methodisches Handeln« an der Alice Salomon Hochschule Berlin.

7.5 Vertiefungsmöglichkeiten

7.5.1 Internet

Bundesländer mit Krisendiensten für das ganze Land:
Bayern: http://www.krisendienst-psychiatrie.de/
Berlin: http://www.berliner-krisendienst.de

7.5.2 Literatur

Scheuermann, U.; Schürmann, I. (2022): Krisenintervention lernen. 12 Fälle aus der psychosozialen Praxis. Weinheim, München: Juventa.

Ortiz-Müller, W.; Scheuermann, U.; Gahleitner, S. B. (Hg.) (2010): Praxis Krisenintervention. Handbuch für helfende Berufe: Psychologen, Ärzte, Sozialpädagogen, Pflege- und Rettungskräfte. Stuttgart: Kohlhammer.

Dörner, K.; Plog, U.; Bock, T.; Brieger, P.; Heinz, A.; Wendt, F. (2019): Irren ist menschlich. Lehrbuch für Psychiatrie und Psychotherapie. 25. Aufl. Köln: Psychiatrie Verlag.

7.6 Fragen und Übungen

1. Erinnern Sie eine Krise aus Ihrem Privatleben, die Sie selbst erfolgreich durchlebt haben. Nutzen Sie die Abbildung B 7.1 (Krisenparadigmen), um die Hintergründe und den Verlauf der Krise analysieren zu können. Welche Elemente tauchen in Ihrem Krisenverlauf nur peripher oder gar nicht auf? Womit hängt das zusammen?

2. Vergegenwärtigen Sie sich Ihre letzte Praxisstelle. Wie gestaltete sich dort die Krisenintervention? Entdecken Sie unterstützende, von der Organisation bereitgestellte Elemente, die hilfreich beim Erlernen und Anwenden der Krisenintervention sind? Vergleichen Sie die vorgefundene Praxis mit den beschriebenen Merkmalen einer Krisenintervention und den dazugehörigen Handlungserläuterungen. Was müsste eventuell verändert werden?
3. Welches Verständnis Sozialer Arbeit im Rahmen von Krisenintervention legt das erste Fallbeispiel nahe? Achten Sie auf den Zeitpunkt, zu dem die Sozialarbeiterin im Fallgeschehen hinzugezogen wird, und darauf, welche Handlungseinschränkungen sich daraus ergeben? Entwerfen Sie einen alternativen Fallverlauf. Welche persönlichen, methodischen und organisationalen Bedingungen wären für diesen alternativen Fallverlauf unterstützend?
4. Bilden Sie sich eine eigene Meinung zum »Fall Walter«. Wie wären Sie auf der Basis Ihrer bisherigen Erfahrungen mit der Situation umgegangen? Vielleicht haben Sie die Möglichkeit, Kolleg*innen zu befragen? Beantworten Sie auch die folgende Frage: Wo gibt es übereinstimmende Einschätzungen zwischen der Psychologin des Krisendienstes und der Psychologin Frau Haselmann?
5. Nehmen Sie sich noch einmal Ihre Aufzeichnungen zu Aufgabe 2 vor. Welche Absprachen und Vereinbarungen entdecken Sie, die an Grenzen zu psychiatrischen Notfällen zur Anwendung kommen sollen? Sind graduelle Ausprägungen und dazugehörige Einschätzungskriterien zur Einleitung Notfall-logischen Handelns beschrieben? Welche Teamabsprachen gibt es? Wie wird gewährleistet, dass diese Vereinbarungen unmittelbar zur Verfügung stehen und nicht irgendwo nachgeschlagen werden müssen?

7.7 Referenzen

Amering, M.; Schmolke, M. (Hg.) (2012): Recovery. Das Ende der Unheilbarkeit. 5. überarb. Aufl. Köln: Psychiatrie Verlag.

Antonovsky, A. (1997): Salutogenese. Zur Entmystifizierung der Gesundheit. Deutsche Herausgabe von Alexa Franke. Tübingen: dgvt.

DVSG – Deutsche Vereinigung für Soziale Arbeit im Gesundheitswesen e.V. (Hg.) (2015): Qualifikationskonzept Gesundheitsbezogene Soziale Arbeit – QGSA. https://dvsg.org/fileadmin/user_upload/DVSG/Veroeffentlichungen/Arbeitshilfen/QGSA/Qualifikationsprofil-2015.pdf (25.06.2022).

Franke, A. (2012): Modelle von Gesundheit und Krankheit. Bern: Huber.

Friesenhahn, G. J.; Braun, D.; Ningel, R. (Hg.) (2014): Handlungsräume Sozialer Arbeit. Opladen, Toronto: Budrich.

Haselmann, S. (2008): Psychosoziale Arbeit in der Psychiatrie – systemisch oder subjektorientiert? Ein Lehrbuch. Göttingen: Vandenhoeck & Ruprecht.

Hermann, A.; Behzadi, A. (2023): Salutogenese oder von der Kunst, mit Antonovsky andere Fragen zu stellen. In: Behzadi, A.; Lenz, A.; Neumann, O.; Schürmann, I.; Seckinger, M. (Hg.): Handbuch Gemeindepsychologie – Community Psychology in Deutschland, S. 375–392. Tübingen: dgvt.

Henseler, H. (1981): Krisenintervention – Vom bewussten zum unbewussten Konflikt des Suizidanten. In: Henseler, H.; Reimer, C. (Hg.): Selbstmordgefährdung. Zur Psychodynamik und Psychotherapie, S. 136–156. Stuttgart: Frommann-Holzboog.

Herriger, N. (2006): Empowerment in der Sozialen Arbeit. Eine Einführung. Stuttgart: Kohlhammer.

Hoff, L. A.; Hallisey, B. J.; Hoff, M. (2009): People in crisis: clinical and diversity perspectives. London, New York: Routledge.

Knuf, A. (2020): Recovery und Empowerment. Köln: Psychiatrie Verlag.

Kunz, S.; Scheuermann, U.; Schürmann, I. (2004): Krisenintervention. Ein fallorientiertes Arbeitsbuch für Praxis und Weiterbildung. Weinheim, München: Juventa.

Lenz, A. (Hg.) (2011): Empowerment. Handbuch für die ressourcenorientierte Praxis. Tübingen: dgvt.

Mahler, L.; Wullschläger, A.; Oster, A. (2022): Nachbesprechung von Zwangsmaßnahmen. Ein Praxisleitfaden. Köln: Psychiatrie Verlag.

Neumann, O. (2004): Krisenintervention bei psychiatrischen Notfällen. Journal für Psychologie, 12, (3), S. 270–285. http://www.ssoar.info/ssoar/bitstream/handle/document/4920/ssoar--journpsycho-2004-3-neumann-krisenintervention_bei_psychiatrischen_notfallen_erfahrungen.pdf?sequence=1 (24.06.2022).

Neumann, O. (2018): Krisenintervention? Eine pointierte Annäherung an einen schillernden gemeindepsychiatrisch geprägten Begriff. In: Neumann, O.; Ortmann, K. (Hg.): Themenschwerpunkt Krisenintervention. Klinische Sozialarbeit, 14 (1), S. 4–5. https://www.dgsa.de/fileadmin/Dokumente/Sektionen/Klinische_Sozialarbeit/KlinSA_2018_14-1_Krisenintervention.pdf (14.07.2022).

Neumann, O.; Quindel, R. (2023): Empowerment. In: Behzadi, A.; Lenz, A.; Neumann, O.; Schürmann, I.; Seckinger, M. (Hg.) Handbuch Gemeindepsychologie – Community Psychology in Deutschland, S. 353–374. Tübingen: dgvt.

NHS Scotland (2008): Realising Recovery Learning Materials. Edinburgh: NHS Education for Scotland.

Nouvertné, K. (1993): Was müssen MitarbeiterInnen mitbringen und welche Hilfen brauchen sie? In: Wienberg, G. (Hg.): Bevor es zu spät ist ... Außerstationäre Krisenintervention und Notfallpsychiatrie: Standards und Modelle, S. 80–96. Bonn: Psychiatrie Verlag.

Ortiz-Müller, W. (2010): Theorie für die Praxis – Vom fraglichen Nutzen der Krisenmodelle. In: Ortiz-Müller, W. u. a. (Hg.): Praxis Krisenintervention, S. 64–76. Stuttgart: Kohlhammer.

Rappaport, J. (1985): Ein Plädoyer für die Widersprüchlichkeit. Ein sozialpolitisches Konzept des »empowerment« anstelle präventiver Ansätze. Verhaltenstherapie und psychosoziale Praxis, 19 (2), S. 257–278.

Sauvant, J.-D.; Schnyder, U. (2000): Zur Unterscheidung von Notfall und Krise in der Psychiatrie. In: Schnyder, U.; Sauvant, J.-D. (Hg.): Krisenintervention in der Psychiatrie, S. 45–54. Bern, Göttingen, Toronto, Seattle: Huber.

Schulz, M.; Zuaboni, G. (2014): Die Hoffnung trägt. Psychisch erkrankte Menschen und ihre Recoverygeschichten. Köln: Balance buch + medien verlag.

Sonneck, G. (Hg.) (1997): Krisenintervention und Suizidverhütung. Ein Leitfaden für den Umgang mit Menschen in Krisen. Wien: Facultas Universitätsverlag.

Stark, W. (2007): Beratung und Empowerment – Empowerment-orientierte Beratung? In: Nestmann, F. u. a. (Hg.): Das Handbuch der Beratung. Bd. 1, S. 535–546. Tübingen: dgvt.

Staub-Bernasconi, S. (2007): Soziale Arbeit als Handlungswissenschaft. Systemtheoretische Grundlagen und professionelle Praxis. Ein Lehrbuch. Bern, Stuttgart: Haupt/UTB.

Zuaboni, G.; Curschellas, J.; Schulz, M. (2019): Recovery praktisch! Schulungsunterlagen zur Vermittlung des Recoveryansatzes. In: Zuaboni, G.; Burr, C.; Winter, A.; Schulz, M.: Recovery und psychische Gesundheit. Grundlagen und Praxisprojekte, S. 148–156. Köln: Psychiatrie Verlag.

8 Gruppenarbeit

Sabrina Hancken

Um Gruppen professionell anleiten und begleiten zu können, bedarf es spezifischer Wissensbestände und Kompetenzen, die Sie im folgenden Beitrag kennenlernen. Sie werden nicht nur lernen, Gruppenarbeit von der Gruppenpädagogik abzugrenzen, sondern auch, wie Sie die Chancen und Wirkfaktoren dieser Arbeitsform benennen und erklären können. Abgerundet wird der Beitrag durch Kenntnisse über die Vor- und Nachteile unterschiedlicher Gruppenmanuale für die Arbeit in der Psychiatrie.
Schlagworte: **Gruppenarbeit, Sozialpsychiatrie, Wirkfaktoren, Themenzentrierte Interaktion, Gruppenmanuale**

8.1 Gruppenpädagogik, Gruppenarbeit und Gruppendynamik

Neben der Einzelfallhilfe und der Gemeinwesenarbeit ist die soziale Gruppenarbeit die dritte grundlegende klassische Handlungsform der Sozialen Arbeit.

Erste gruppenpädagogische Aktivitäten in Deutschland finden sich mit der Herausbildung der Jugendkulturen um die Wende vom 19. zum 20. Jahrhundert. Junge Leute schlossen sich damals in Bünden zusammen. Bis heute bekannt ist die »Wandervogel«-Bewegung. Gemeinsame Unternehmungen, Gesang und Wanderungen stärkten das Gruppengefühl. Die Mitglieder sahen sich als Teil einer eigenständigen Jugendbewegung, die dem Prinzip der Selbsterziehung folgte. Als Selbsterziehung wurde die Erziehung des Einzelnen im Kontext von Gruppen verstanden. Die Anleitung erfolgte durch gleichaltrige Schüler*innen oder nur wenig ältere Student*innen. Die Gruppenaktivitäten waren – anders als die Aktivitäten der sozialen Einzelfallhilfe – nicht beziehungs-, sondern aktivitätsorientiert.

Seit den 1920er Jahren hat sich die Gruppenpädagogik in Europa und den USA in verschiedenen Kontexten entwickelt, u. a. in der Reformpädagogik. Ihr Gegenstand sind die Verhaltensweisen von Kleingruppen. Andere Impulse zur Weiterentwicklung der Gruppenpädagogik gingen von der Analyse der Gruppendynamik aus.

Gruppendynamik bezeichnet die Prozesse wechselseitiger Einflüsse und Beziehungen zwischen Gruppenmitgliedern. Die methodisch angeleitete Gruppenarbeit begann in der ersten Hälfte des vorherigen Jahrhunderts und hat die Professionalisierung der Sozialen Arbeit vorangetrieben. In Deutschland hat sich vor allem Magda Kelber (1965) dafür eingesetzt, die Gruppenarbeit als Methode zu implementieren.

Im Gegensatz zur Gruppenpädagogik steht bei der Gruppenarbeit weniger der Bildungsauftrag als vielmehr die konkrete Arbeit mit den betreffenden Menschen im Mittelpunkt.

Gruppenpädagogik umfasst Bildung und Erziehung in Gruppen, in denen Lernprozesse initiiert werden. Geißler und Hege (2007, S. 149) schlagen folgende Definition vor: »Gruppenpädagogik spezifiziert die pädagogische Perspektive auf die Nutzbarmachung der Erziehungsprozesse in der kleinen, überschaubaren Gruppe und die Erziehungsmöglichkeiten durch die Intersubjektivität.« Dementsprechend wird unter Gruppenpädagogik eine Methode verstanden, die in Kleingruppen zur Anwendung kommt.

Gruppenpädagogische Methoden werden gezielt eingesetzt, um Gruppenprozesse zu beobachten, zu analysieren und zu beeinflussen. Damit sind unterschiedliche Absichten verbunden: zum einen, dass sich jedes einzelne Gruppenmitglied in das gemeinsame Handeln einbringt, zum anderen, dass die Gruppe selbsterzieherische Maßnahmen nutzt und die Gruppenmitglieder gemeinsam mit der Gruppenleitung die Entwicklung der Gruppe aktiv gestalten.

Gruppenarbeit ist dagegen eine Methode der Sozialen Arbeit, die dem einzelnen Gruppenmitglied durch »sinnvolles« Gruppenerleben hilft, seine soziale Funktionsfähigkeit zu verbessern und so im öffentlichen Leben besser zurechtzukommen (vgl. Konopka 1971, S. 233). Diese Methode nutzt die sozialen Kräfte, die in einer Gruppe entstehen, und versucht diese Kräfte im Interesse der Veränderung der Adressat*innen einzusetzen. Die Gruppe ist nicht Selbstzweck, sondern zugleich Ort und Medium des »Miteinanders«, in deren Zentrum das Wachstum, die Bildung und die Eingliederung des jeweiligen Gruppenmitglieds stehen. Dabei kommt der Gruppenleitung eine wichtige Rolle zu, da diese die Bildung, Entwicklung und Prozesse innerhalb der Gruppe in Richtung der definierten Ziele beeinflusst.

Während die Gruppenarbeit zunächst eher einen freizeitpädagogischen Charakter hatte, nahm mit der Zeit ihre therapeutische Bedeutung zu.

8.2 Merkmale von Gruppenarbeit

Gruppenarbeit zeichnet sich, unabhängig vom jeweiligen sozialarbeiterischen Handlungsfeld, durch unterschiedliche Merkmale aus:

Gruppenleitung Die Vorgehensweise der Gruppenleitung ist elementar für die soziale Gruppenarbeit, da sie den Gruppenprozess gezielt beeinflussen kann. Eine Gruppe, die ohne Anleitung fungiert wie z. B. eine Selbsthilfegruppe, wird deshalb nicht der sozialen Gruppenarbeit zugeordnet.

Es haben sich eine Vielzahl an Techniken und Verfahrensweisen entwickelt, die der Gruppenleitung in den unterschiedlichen Gruppenphasen zur Verfügung stehen: angefangen bei soziometrischen Verfahren über Techniken der Gesprächsmotivierung bis hin zu Grupppenspielen.

Das methodische Vorgehen der Gruppenleitung sollte stets strukturiert, klar, transparent und ressourcenorientiert sein und das eigenverantwortliche Üben fördern. Dabei kommt dem Führungsstil eine besondere Bedeutung zu. Diskutiert werden u. a. in der Wissenschaft die Auswirkungen von autokratischen, demokratischen und Laissez-faire-Leitungsstilen. Die betreffende Person sollte in der Lage sein, ihr Verhalten zu reflektieren und bewusst zu gestalten.

Elemente der Gruppenarbeit Fünf Elemente sind nach Metzinger (1999) für die soziale Gruppenarbeit kennzeichnend:

- Nutzung der Wissensbestände der Kleingruppenforschung,
- die Beachtung handlungsleitender Prinzipien,
- die Phasierung des Hilfeprozesses,
- die Rolle und die Vorgehensweise der Gruppenleitung sowie
- Techniken und Verfahrensweisen der Einflussnahme auf das Gruppengeschehen.

Die Wissensbestände aus der Kleingruppenforschung betreffen z. B. die Gruppenphasen und die Strukturierung von Kleingruppen. Dazu gehört auch Wissen über die Bedeutung von Bindung, die Lösung von Konflikten und das Treffen von Entscheidungen.

Handlungsleitende Prinzipien Die Prinzipien und Grundhaltungen nach Schiller (1963) können immer noch als Orientierungshilfe für das methodische Handeln angesehen werden:

- individualisieren,
- anfangen, wo die Gruppe steht,
- sich entbehrlich machen,
- Hilfen durch Programmgestaltung,

- erzieherische richtige Grenzen setzen, womit die Beachtung und Einhaltung von Regeln gemeint ist.

Gruppengröße Ob es sich bei einer Gruppe um eine Klein- oder Großgruppe handelt, hängt von der Anzahl ihrer Mitglieder ab. In der Regel umfassen Gruppen zwischen drei und 25 Mitglieder. Kleingruppen haben zwischen drei und zwölf Teilnehmer*innen.

Bei Gruppen ab 25 Mitglieder handelt es sich um Großgruppen. Dabei ist zu beachten, dass ab einer Größe von ca. sieben Mitgliedern die Tendenz zur Subgruppen- und Hierarchiebildung zwecks Bewältigung der kommunikativen Komplexität steigt. Dieses zeigt sich beispielsweise daran, dass die Redeanteile einzelner Gruppenmitglieder beginnen unterschiedlich auszufallen.

Gruppenformate Es können unterschiedliche Gruppenformate angeboten werden. Neben stationären oder ambulanten Gruppen können diese offen oder geschlossen sein. Gleichzeitig kann es sich um eine homogene oder heterogene Gruppenzusammensetzung handeln.

Gruppendynamik König und Schattenhofer (2020) haben ein Eisbergmodell für die Gruppendynamik erstellt. Es ist als ein Beobachtungsschema zu verstehen.

Für einen Eisberg ist typisch, dass nur ein kleiner Teil sichtbar ist, der größte Teil bleibt unter Wasser verborgen. Auf die Gruppe übertragen ergeben sich hieraus verschiedene Schichten.

Die Spitze des Eisbergs, also der Teil, der sich über der Wasseroberfläche befindet, ist für alle Gruppenteilnehmer*innen wahrnehmbar. Hierbei handelt es sich um die Sach- oder Arbeitsebene, die sich auf die Aufgabe, das Ziel und den Weg dorthin bezieht. Der Arbeitsprozess wird von der Aufgabe und den Möglichkeiten der Gruppe abhängen. Die Kommunikation kreist überwiegend um die Aufgabe und die Zielstellung, weil sie den gemeinsamen Bezugspunkt darstellen. Erste Hinweise auf Unstimmigkeiten in der Gruppe können sich daran zeigen, dass Dinge passieren, die nicht der Erledigung der gemeinsamen Aufgabe dienen.

Unter der Wasseroberfläche befindet sich die Beziehungsebene, die zum Teil noch sichtbar, zum Teil aber auch unsichtbar ist. Hier geht es weniger um die Kommunikation selbst, sondern darum, wie miteinander gesprochen wird: Wer hört wem zu? Wie reagieren die Teilnehmenden auf das Gesagte? Wer oder was findet Beachtung? In der Regel werden Vorkommnisse nicht in der Gruppe angesprochen, auch wenn sie von den einzelnen Gruppenteilnehmenden wahrgenommen werden. Stattdessen werden sie eher informell zwischen

Gleichgesinnten erzählt, z. B. in Pausen. So zeigt sich das soziale Klima der Gruppe, das mehr oder weniger gelungene Miteinander.

Abbildung B 8.1 Das Eisbergmodell der Gruppendynamik
(nach König und Schattenhofer 2020, S. 26)

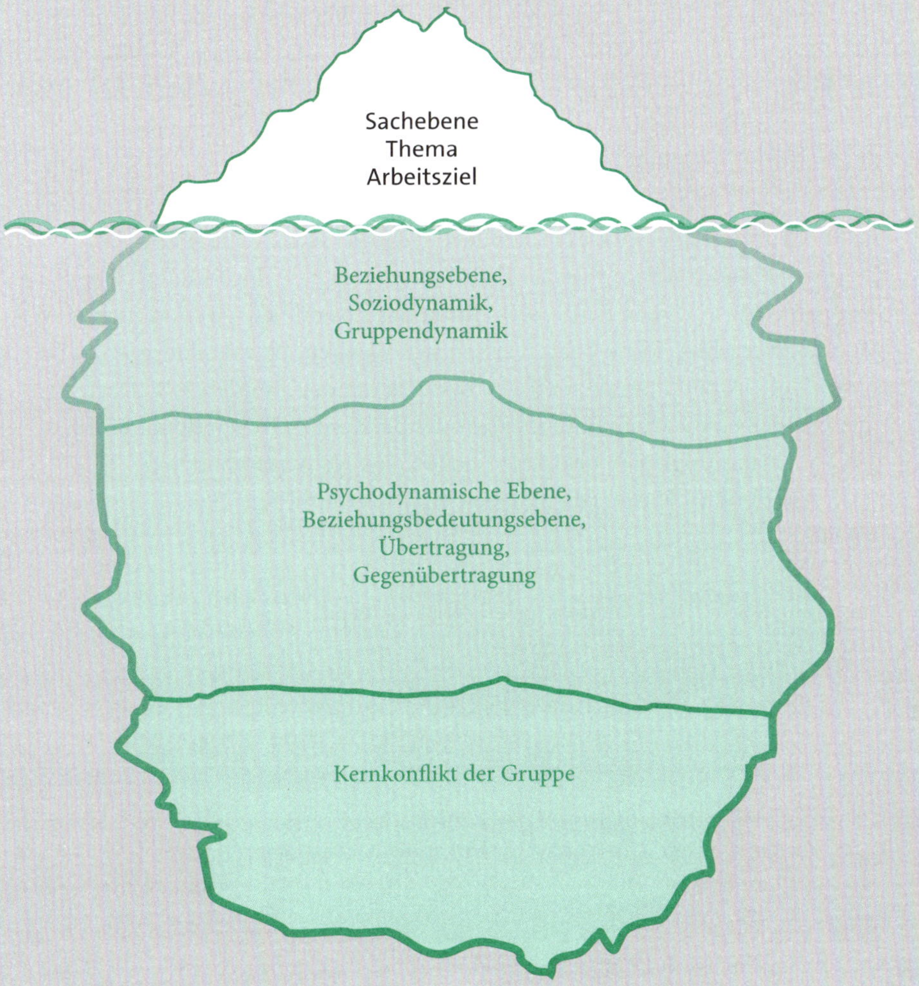

Unter der Wasseroberfläche findet sich die psychodynamische Ebene. Sie bezieht sich auf das, was ein Gruppenmitglied mitbringt an Erfahrungen, Wahrnehmungen, Interpretationen und Verhaltensweisen. Wenn ein Verhalten oder eine Gefühlsreaktion nicht zur aktuellen Gruppensituation passt, kann davon ausgegangen werden, dass bedeutende lebensgeschichtliche Ereignisse das jeweilige Verhalten leiten.

Die unterste Ebene wird durch den Kernkonflikt der Gruppe bestimmt. Es wird angenommen, dass es in jeder Gruppe einen spezifischen Konflikt gibt, der die Gruppendynamik ausmacht. Dieser prägt das Gruppengeschehen und tritt während des Gruppenbestehens immer wieder in neuen Variationen auf. Er ist als konstitutiver Bestandteil der Gruppe zu verstehen und es geht im Gruppengeschehen darum, die in ihm angelegten Spannungen so zu nutzen, dass sie die Gruppe nicht blockieren, sondern vielmehr in Bewegung bringen.

Gruppenphasen Auf dem Weg zur Erreichung ihres Ziels durchlaufen Gruppen eine ganz eigene Dynamik, die sich durch das Zusammenspiel von mehreren Menschen ergeben. Diese Phasen lassen sich idealtypisch charakterisieren. Da es sich bei Gruppen um dynamische Systeme handelt, werden z. B. durch das Ausscheiden eines Gruppenmitgliedes oder bei Konflikten Standpunkte erneut geklärt, Unstimmigkeiten gelöst und neue Spielregeln ausgehandelt.

Tuckman und Jensen (1977) haben ein Modell mit fünf Phasen herausgearbeitet.

Abbildung B 8.2 Das Phasenmodell einer Gruppe
(nach Tuckman und Jensen 1977, S. 420 f.)

Forming	Orientierungsphase, in der sich die Gruppenmitglieder kennenlernen und sich auf die Gruppenleitung fixieren. Die Kommunikation ist förmlich und zurückhaltend.
Storming	Nahkampfphase, in der die Ziele zunehmend klarer werden. Dabei treffen unterschiedliche Meinungen, Sichtweisen und Ziele aufeinander, die zu Konflikten führen können. Ein Zusammengehörigkeitsgefühl existiert noch nicht.
Norming	Organisationsphase, in der klare Absprachen und Strukturen geschaffen werden.
Performing	Integrationsphase, in der die Selbstorganisation in den Vordergrund rückt. Die Gruppe wird kreativer und flexibler im Umgang untereinander.
Adjouring	Auflösungsphase, die z. B. mit dem Abschluss der gemeinsamen Arbeit beginnt.

Das Phasenmodell eignet sich dafür zu prüfen, an welcher Stelle sich die jeweilige Gruppe befindet, um dann im nächsten Schritt zu planen, welche Maßnahme zum Einsatz kommen sollte, um den Gruppenprozess optimal zu fördern. So kann es manchmal sinnvoll sein, besondere Trainings zur Gruppenfindung zu veranstalten oder in einem Workshop-Rahmen Rollenerwartungen zu klären und Kritik an anderen Gruppenmitgliedern zu formulieren (vgl. dazu ausführlich Stahl 2017).

8.3 Relevanz für sozialpsychiatrische Tätigkeitsfelder

In der professionellen Sozialen Arbeit mit psychisch erkrankten Menschen ist die Gruppenarbeit nicht mehr wegzudenken: Angefangen bei Back- und Kochgruppen über Entspannungsgruppen bis hin zur sozialtherapeutischen Gruppenarbeit kommt ein breites Spektrum zum Einsatz. Dabei liegt der Fokus anders als bei psychotherapeutischen Gruppen nicht auf der jeweiligen Erkrankung im Sinne einer Heilung oder Besserung, sondern auf der Alltagsbewältigung. In Anspruch genommen werden die sozialpsychiatrischen Unterstützungsangebote häufig von Menschen mit multiplen Problemen.

Beispiel

Herr Wiegand ist 45 Jahre alt und lebt seit über 15 Jahren eigenständig in einer kleinen Einzimmerwohnung. Seit seinem 25. Lebensjahr hat er mit einer schizophrenen Psychose zu kämpfen. Er bekommt alle vier Wochen eine Depotspritze. Weil er zu einem übermäßigen Alkoholkonsum neigt und in regelmäßigen Abständen versucht ohne Medikamente auszukommen, wurde vor vielen Jahren das ambulant Betreute Wohnen initiiert. Herr Wiegand hat eine vertrauensvolle Beziehung zu seiner Betreuerin aufgebaut und pflegt einen offenen Umgang mit seinen Anliegen. Dennoch hat sich an seiner Gesamtsituation nicht viel geändert, und es kommt immer wieder zu krisenhaften Phasen, die in einer Klinikeinweisung enden.

Als Herr Wiegand wieder in der Psychiatrie ist und an einer psychoedukativen Gruppe teilnehmen soll, kommt es zu einer Auseinandersetzung auf der psychiatrischen Abteilung. Daraufhin flüchtet Herr Wiegand aus der Psychiatrie, bittet jedoch nach zwei Tagen um erneute Aufnahme. Die zuständige Sozialarbeiterin informiert die Betreuerin des ambulant Betreuten Wohnens über die Geschehnisse und bittet um Mithilfe. Die Chance, die in einer psychoedukativen

Gruppenarbeit für Herrn Wiegand liegt, sehen beide und wundern sich über seinen Widerstand.

Die Gründe für die fehlende Motivation und Bereitschaft, an einer Gruppenarbeit teilzunehmen, können sehr vielfältig sein. Der Widerstand kann durch Nebenwirkungen von Medikamenten hervorgerufen werden oder durch Gefühle von Sinnlosigkeit angesichts der jeweiligen Hilfeangebote. Um die zugespitzte Situation wieder zu entspannen, ist es wichtig, einen Zugang zu Herrn Wiegand zu finden und die Ambivalenzen, die ihn im Bezug auf die Teilnahme an einem Gruppenangebot beschäftigen, herauszuarbeiten. Hier ist es hilfreich, auf Methoden wie die motivierende Gesprächsführung zurückzugreifen (vgl. Kapitel B 5, »Psychosoziale Beratung«).

Es sei jedoch ausdrücklich erwähnt, dass auch »gute« Gründe gegen ein Gruppenangebot sprechen können. Erfahrungen von Ausgrenzung und Sich-nicht-angenommen-Fühlen, starke Schüchternheit oder Artikulationsprobleme können für eine Gruppenarbeit genauso hinderlich sein wie die Auseinandersetzung mit aufkommenden Konflikten oder endlose Diskussionen, die zu keinem Ziel führen. Daneben können lange Monologe einzelner Gruppenteilnehmenden sowie Gruppenaktivitäten gerade für zurückhaltende Menschen ein Grund sein, sich nicht aktiv in den Gruppenprozess einzubringen.

Hilfreich ist es, je nach Kontext, mit der jeweiligen Person schon im Vorfeld der Gruppenarbeit in Einzelgesprächen Ängste, Hemmungen und Misstrauen durch Aufklärung und motivierende Arbeit abzubauen. Man sollte dabei nicht versuchen, durch Argumente zu überzeugen, sondern stattdessen die zugrunde liegenden, möglicherweise nicht sofort erkennbaren Motive und Bedürfnisse ansprechen.

8.4 Bedeutung und Chancen der Gruppenarbeit

Die Ziele der Gruppenarbeit ergeben sich aus der Lebenssituation psychisch erkrankter Menschen. Gemeinsam ist ihnen in der Regel, dass viele im zwischenmenschlichen Bereich Probleme haben, was sich u. a. in einem immer weiter schrumpfenden sozialen Netzwerk zeigt. Die Arbeits- und Freundschaftsbeziehungen werden bei jahrelangem Krankheitsverlauf weniger, auch Besuche von Familienangehörigen finden nur noch spradisch statt. Nicht selten hat sich der Kontakt zur Außenwelt auf ein Minimum, auf Arztbesuche und Einkaufen, reduziert.

Mit der sozialen Isolation gehen nicht nur emotionale Bindungen verloren, sondern auch ein Übungsfeld für soziale Kompetenzen. Infolgedessen können nicht nur der Aufbau und die Gestaltung von Beziehungen zur Herausforderung werden, sondern z. B. auch die Klärung einer fehlerhaften Handyrechnung.

Um diesen Entwicklungen entgegenzuwirken bzw. die Folgen zu mildern, bietet sich die Gruppenarbeit mit unterschiedlichen Schwerpunktsetzungen an, je nach den Fähigkeiten und Bedürfnissen des psychisch erkrankten Menschen. Das kann wie im Fall von Herrn Wiegand die Auseinandersetzung mit der psychischen Erkrankung sein, aber auch die Förderung allgemeiner sozialer Kompetenzen. Der geschützte Rahmen einer Gruppe ermöglicht das Erleben von Solidaritäts- und Selbsterfahrungen. Die Gruppe ist damit ein Ort, an dem Probleme und Konflikte konkret gelöst werden und sich ein neues Bezugssystem entwickeln kann. Nicht zuletzt kann hier ein Austausch über Sinn- und Wertfragen des Lebens stattfinden.

8.5 Gruppenarbeit und Themenzentrierte Interaktion

Ein Ansatz für die Gruppenarbeit mit psychisch erkrankten Menschen, die vielleicht gar keine Lust zur Gruppenarbeit haben oder sich übertherapiert fühlen, ist die Themenzentrierte Interaktion (TZI). Das Konzept geht auf Ruth C. Cohn (1975) zurück und verbindet Erkenntnisse der Psychoanalyse, der Erlebnispädagogik und der Humanistischen Psychologie. Wie der Name schon sagt, stehen die Interaktionen in der Gruppe, die Kommunikation und das gemeinsame Lernen im Zentrum dieser Form von Gruppenarbeit.

Beispiel

Eine Studentin erzählt von ihren Erfahrungen, die sie im Rahmen eines Praktikums in einer Kontakt- und Begegnungsstätte für psychisch erkrankte Menschen gesammelt hat. Dort hatte sie eine Gruppe zum Thema »Soziale Kompetenzen« angeboten. Insgesamt hatten sich vier Personen angemeldet. Alle waren der Studentin bekannt.

Schon weit vor Beginn des ersten Treffens hielten sich Renate und Herbert vor dem Gruppenraum auf und warteten darauf, dass es endlich losging. Als sie den Gruppenraum betraten, kam noch Sascha dazu, der voller Rededrang war. Fünf Minuten später betrat völlig abgehetzt Alexandra den Gruppenraum und entschuldigte sich, dass sie unbedingt noch eine Zigarette hatte rauchen müssen.

Die Studentin nahm dieses Verhalten zum Anlass, darauf hinzuweisen, wie wichtig das Einhalten von Regeln sei, und verwies auf das Regelwerk für Gruppensitzungen. Dann fragte sie nach Anliegen für die Stunde. Plötzlich klopfte es und eine junge Frau erkundigte sich, ob sie auch an der Runde teilnehmen dürfe. Die Studentin freute sich und ließ sie eintreten. Es kam zur Unruhe in der Gruppe, da niemand die junge Frau kannte. Die Studentin bat sie, sich vorzustellen.

Wie hätte das erste Treffen nach der TZI verlaufen können?

Die TZI dient der Bearbeitung von Aufgaben und fördert das Miteinander innerhalb der Gruppe. Dem Konzept liegt ein Vier-Faktoren-Modell zugrunde. Die vier Faktoren sind: die Person (Ich); die Gruppeninteraktion (Wir), die Aufgabe (Es) und das Umfeld (Globe). Die Anerkennung und die Förderung der Balance der Ich-Wir-Es-Faktoren im Gruppenumfeld sind die Basis der TZI-Gruppenarbeit. Das Einbeziehen der emotionalen und psychosozialen Realitäten der anwesenden Personen ist Voraussetzung für das Gelingen des Gruppenprozesses.

Am Anfang eines TZI-Seminars können die vier Dimensionen zum Beispiel zu folgenden Fragen führen:

Ich Was bringe ich mit, was für das Gelingen förderlich sein kann? Was trage ich bei?

Wir Wann und wodurch wird das miteinander Lernen für mich und für uns förderlich? Wann macht es Spaß?

Thema Was sind meine Anliegen? Was sind eigene und gemeinsame (Lern-) Ziele?

Globe Was sind hinderliche, was sind förderliche Rahmenbedingungen, die uns beeinflussen?

Wäre die erste Gruppensitzung der Studentin nach diesem Schema abgelaufen, hätten die Teilnehmenden sogleich auf für sie förderliche und eher hinderliche Strukturen eingehen können.

Die TZI folgt dem Themenprinzip, damit ist gemeint, dass das Thema die gemeinsame Aufgabe und das Ziel der Gruppenarbeit beschreibt. Das Thema jeder einzelnen Arbeitseinheit sollte einen Bezug zum Gesamtthema haben und die Teilnehmenden möglichst dort abholen, wo sie stehen.

8.6 Wirkfaktoren der Gruppe

Die von Yalom (1995, 2010) benannten Wirkfaktoren bezogen sich ursprünglich auf Gruppentherapien, sie sind aber auch in eher didaktischen und erfahrungsgerichteten Lerngruppen und somit auch in der sozialen Gruppenarbeit wirksam:

Vermitteln von Hoffnung Gruppenverfahren können Teilnehmer*innen, die aufgrund ihrer Erfahrungen mit dem Hilfesystem gar keine großen Erwartungen an Hilfeangebote mehr haben, neue Hoffnung vermitteln. Hoffnung ist ein Kernelement von Recovery.

Die einzelnen Gruppenmitglieder befinden sich in verschiedenen Stadien eines Entwicklungskontinuums zwischen instabilen Phasen und Krankheitsbewältigung. Sie können Hoffnung schöpfen, wenn sie andere Personen und insbesondere solche mit ähnlichen Problemen von der Therapie profitieren sehen.

Universalität des Leidens Psychisch erkrankte Menschen haben manchmal das Gefühl, dass ihr Leiden einzigartig ist. Oft wird dieses Gefühl von sozialer Isolation verstärkt. Wenn sie in der Gruppe die Erfahrung machen, dass andere sich mit ähnlichen Sorgen und Problemen herumplagen, weicht das Gefühl der Einzigartigkeit dem Gefühl, »sich wieder zu den Menschen rechnen zu dürfen«, nicht allein zu sein.

Vermitteln von Informationen Hierzu gehört zunächst die psychoedukative Aufklärung, womit Hinweise zur Bedeutung von Symptomen sowie zur Erklärung von zwischenmenschlichen und gruppendynamischen Prozessen gemeint sind. Gleichzeitig werden Gruppenmitglieder immer wieder mit Ratschlägen der übrigen Teilnehmer*innen konfrontiert, wobei weniger der Ratschlag selbst als vielmehr der Prozess des Ratgebens als nützlich angesehen werden kann.

Altruismus Anfangs sind Betroffene häufig mutlos und davon überzeugt, dass sie nicht nur sich selbst nicht helfen können, sondern auch für andere Personen nur eine Last sind. Die Erfahrung, dass sie für andere Menschen wichtig sind, hebt das Selbstwertgefühl. Festzustellen, nicht nur anderen helfen zu können, sondern vor allem auch zuzulassen, dass einem von anderen geholfen wird, sind wichtige Erfahrungen in der Gruppe.

Aufarbeiten von Konflikten in der primären Familiengruppe Weil das Erleben einer Gruppe oftmals Parallelen zum Erleben der Herkunftsfamilie aufweist, werden sich im Rahmen der Gruppenarbeit auch alte familiäre Konfliktkonstellationen wieder zeigen. Es ist wichtig, dass die betreffende Person erkennt, dass es alternative Reaktionsmuster gibt.

Entwicklung sozialer Umgangsformen Da es psychisch erkrankten Menschen oft an engen, zwischenmenschlichen Beziehungen fehlt, ist die Gruppe für die Entwicklung ihrer sozialen Kompetenzen wichtig. Die Teilnehmenden können bestimmte schwierige Situationen im mitmenschlichen Umgang z. B. in einem Rollenspiel erproben, während andere konstruktive Kritik üben. Durch die Rückmeldungen können alternative Interaktionsmöglichkeiten ausprobiert werden.

Nachahmendes Verhalten Teilnehmer*innen einer Gruppe nehmen sich oft Verhaltensweisen anderer Gruppenmitglieder oder der Gruppenleitung als Vorbild. Sie erleben, wie andere eine Situation handhaben, und nutzen diese Erfahrung, um über ihre eigenen Themen nachzudenken.

Katharsis Psychisch erkrankte Menschen haben oft Schwierigkeiten im Umgang mit ihren Gefühlen. In der Gruppe lernen sie, wie sie Gefühle ausdrücken können und dass der angemessene Ausdruck von Gefühlen keine Katastrophe im zwischenmenschlichen Umgang darstellt. Auch hier spielt das stellvertretende Erleben eine Rolle, es kann entlastend sein, bei einer anderen Person stellvertretend die Emotion zu sehen, zu der man selbst möglicherweise keinen Zugang hat. Dieses Miterleben kann dann »kathartisch«, d. h. auch für die eigenen seelischen Vorgänge als klärend und hilfreich erlebt werden.

Existenzielle Fragen Für viele Menschen ist die Auseinandersetzung mit Grunderschütterungen des Lebens wichtig, wie z. B. die Erkenntnis, dass das Leben nicht immer fair und der Tod unumgänglich ist. Außerdem lernen sie nicht nur, was Beziehungen leisten können, sondern auch, was sie nicht zu leisten vermögen. Letztendlich trägt jeder Mensch selbst die Verantwortung für das eigene Leben, unabhängig von der Unterstützung, die ihm zuteilwird.

Kohäsion Die Gruppenteilnehmenden erfahren sowohl von der Gruppenleitung als auch von den anderen Gruppenmitgliedern das Gefühl der Zugehörigkeit und des Angenommenseins. Sie erleben sich als ein vollwertiges Mitglied einer wichtigen Gruppe. Hierbei handelt es sich zugleich um die Voraussetzung für Selbstoffenbarung und offenen Austausch.

Interpersonelles Lernen Alle Teilnehmenden haben in der Gruppe die Möglichkeit, auf ihr Verhalten Feedback zu erhalten und neue Verhaltensweisen auszuprobieren. Damit hat die Gruppenarbeit zugleich auch einen selbstreflektierenden Charakter.

Die Wirkfaktoren der Gruppen nach Yalom wurden in umfangreichen Studien belegt und gelten als Standard im Verständnis von Gruppenprozessen (vgl. Gephart 2015).

8.7 Beziehungen in Gruppen

Es gibt verschiedene Bereiche, auf die die Gruppenleitung direkt Einfluss nehmen kann. Johnson u. a. (2005) haben vier zentrale herausgearbeitet:

Gruppenklima Ein gutes Gruppenklima steht für eine gute Arbeitsatmosphäre und zeigt sich in dem Ausmaß, in dem die Gruppenmitglieder am Gruppenprozess beteiligt sind, miteinander kommunizieren und Konflikte lösen. Eine negative Gruppenatmosphäre erkennt man an häufigeren Konflikten, Feindseligkeiten und Misstrauen untereinander.

Kohäsion Unter dem Begriff wird der Zusammenhalt von Gruppen verstanden, der sich im Wirgefühl äußert und ein Verbleiben in der Gruppe bewirkt. Zu den sogenannten Kohäsionsfaktoren zählen u. a. die Attraktivität der Gruppe, die Attraktivität einzelner Mitglieder, die Aktivitäten und die Ziele der Gruppe sowie die Befriedigung individueller Bedürfnisse durch Gruppenaktivitäten.

Therapeutische Allianz Hiermit ist das Vertrauensverhältnis unter den Gruppenmitgliedern gemeint. Dabei sind besonders drei Komponenten für eine gute Arbeitsbeziehung von Bedeutung: Neben einer hinreichenden Übereinstimmung zwischen Leitung und Mitglied bzw. den Mitgliedern untereinander im Hinblick auf die gemeinsam zu bewältigende Aufgabe ist eine weitgehende Übereinstimmung hinsichtlich der zu erreichenden Ziele und eine durch Vertrauen geprägte und emotional positiv getönte Bindung zwischen den Beteiligten wichtig.

Empathie Unter Empathie kann die Fähigkeit verstanden werden, die Gedanken und Gefühle einer anderen Person und deren Ursachen zu erkennen und zu verstehen.

Jeder der genannten trägt dazu bei, dass sich ein unterstützendes therapeutisches Klima entwickelt und Sozialarbeiter*innen im Rahmen der Gruppenarbeit mit psychisch erkrankten Menschen Veränderungsprozesse anregen können.

8.8 Gruppenmanuale im sozialpsychiatrischen Kontext

Als Methode unterstützt die Gruppenarbeit durch die Gestaltung sozialer Prozesse die Entwicklung der sozialen Funktionsfähigkeit und der Problemlösungs- und Lebensgestaltungskompetenz jedes Gruppenmitglieds. Dabei können, je nach Schwerpunktsetzung, unterschiedliche Gruppenmanuale zur Anwendung kommen.

8.8.1 Psychoedukative Angebote

Der Klassiker im Bereich Psychiatrie sind wohl psychoedukative Gruppenmanuale, die zunächst vor allem für schizophren erkrankte Menschen konzipiert worden sind, so wie das Pegasus-Manual (Wienberg u. a. 2013). Unter Psychoedukation wird die Schulung von Betroffenen und Angehörigen im Sinne eines Krankheitsmanagements verstanden.

In den letzten Jahren geht der Trend zu diagnoseübergreifenden Manualen, wie sie zuerst Jensen und Kolleg*innen (2022) vorgestellt haben. Dabei geht es zum einen um eine möglichst umfassende Information über alle Fragen, die in Verbindung mit der Erkrankung stehen. Zum anderen geben die psychoedukativen Elemente konkrete Hilfestellungen für den Umgang mit der Erkrankung. Die einzelnen Module thematisieren u. a. Erkrankungsursachen, Akut- und Langzeittherapie, Selbsthilfestrategien, Trauerarbeit, Angstreduktion, Erfahrungsaustausch, Mut und Zuversicht. Das »Psychoedukative« daran ist, dass Fachinformationen in eine verständliche Sprache und anschauliche Form gebracht werden.

Psychoedukative Gruppen bestehen in der Regel aus fünf bis zwölf Personen. Während Patient*innengruppen sich ein- bis zweimal wöchentlich treffen und grundsätzlich offen sind, finden Angehörigengruppen in der Regel alle 14 Tage abends statt. Die Dauer liegt in der Regel zwischen acht und zehn Gruppensitzungen von 60 bis 90 Minuten.

Sinnvoll ist die Einbeziehung von Peers, also von Betroffenen selbst oder von deren Angehörigen, in die Gruppenleitung, da sie aufgrund ihres umfangreichen Erfahrungswissens professionelles Wissen gut ergänzen (siehe auch das Kapitel B 10, »Psychiatrie-Erfahrung anerkennen und nutzen«).

8.8.2 Gruppentraining sozialer Kompetenzen

Das Gruppentraining sozialer Kompetenzen (GSK) beruht auf dem gleichnamigen Training von Rüdiger Hinsch und Ulrich Pfingsten (2015). Es basiert auf einem kognitiv-therapeutischen Ansatz sowie auf Aspekten der sozialen Lerntheorien nach Albert Bandura und des Stresskonzeptes nach Richard S. Lazarus. Es richtet sich an Erwachsene mit sozialen Kompetenzproblemen und stärkt ihre Fertigkeiten zur Alltagsbewältigung und zugleich ihr Vertrauen in die eigene Bewältigungskompetenz.

Im Kern meint der Begriff »soziale Kompetenz« die Fähigkeit eines Menschen, angemessen Kompromisse zwischen eigenen Bedürfnissen einerseits und sozialer Anpassung andererseits zu finden. Es geht also um die Verfügbarkeit und Anwendung von kognitiven, emotionalen und motorischen Verhaltensweisen in bestimmten sozialen Situationen zur gelungenen Bewältigung des Alltags.

Ziel des Trainings ist die Vermittlung sozialer Kompetenzen in diesen drei zentralen Bereichen:

- Grenzen ziehen und Forderungen durchsetzen (R – Recht durchsetzen),
- Konflikte klären (B – Beziehungen),
- um Sympathie werben und andere für sich gewinnen (S – um Sympathie werben).

Mittels Rollenspiel mit Videofeedback werden die unterschiedlichen Situationen geübt. Bei zwei Trainer*innen wird von etwa acht bis zehn Personen ausgegangen. Das Standardverfahren umfasst sieben Sitzungen von jeweils 150 bis 180 Minuten. Je nach Zielgruppe kann dies aber variieren. Die Unterrichtsmaterialien können aus dem Internet heruntergeladen werden.

Das GSK kann in den unterschiedlichsten Handlungsfeldern zur Anwendung kommen. Im klinischen Bereich hat es sich z. B. bei Patient*innen, die eine schizophrene und affektive Störung haben, bewährt. Wichtig ist, dass die Patient*innen zum richtigen Zeitpunkt starten, d. h., akute Symptome sollten abgeklungen sein und die Gruppenarbeit sollte nicht gleichzeitig mit anderen wichtigen Veränderungen in ihrem Leben beginnen. Auch sollten die Teilnehmenden nicht nur gruppenfähig, sondern auch motiviert zur Mitarbeit sein.

Aufgrund der begrenzten Aufenthaltsdauer in einer psychiatrischen Klinik bietet sich eine halboffene Gruppe mit vier Themenblöcken mit je zwei Sitzungen pro Woche an, die sich in modifizierter Form an den oben genannten Situationstypen orientieren. Im Betreuten Wohnen sind andere Formate denkbar. Hilfreich kann eine inhaltliche und strukturelle Veränderung des GSK-Standardverfahrens sein, z. B. das Visualisieren von Instruktionen für Rollenspiele und Feedbackregeln sowie der Verzicht auf Videoaufnahmen.

Ein besonderes Augenmerk ist auf die Gestaltung der Arbeitsbeziehung zu legen. Neben der Berücksichtigung von störungsspezifischen Besonderheiten –

beispielsweise kann es Personen mit depressiver Symptomatik sehr schwerfallen, im Rahmen des Feedbackprozesses positive Verhaltensansätze bei sich wahrzunehmen – benötigen Menschen mit schweren psychischen Erkrankungen viel Ermunterung und Anerkennung auch für kleinste Erfolgsschritte. Der Aktivierung und Beteiligung der Gruppe ist somit viel Raum zu geben.

Durch die Alltagsnähe, die hohe Strukturiertheit, die Transparenz und die Ressourcenorientierung ist das GSK auch für psychisch schwer erkrankte Menschen geeignet.

8.8.3 Stressbewältigungstraining

Das Stressbewältigungstraining (SBT) ist ein personenbezogenes Training, das von Matthias Hammer (2020) störungsübergreifend für psychisch erkrankte Menschen entwickelt wurde.

Dem Konzept liegen das Vulnerabilitäts-Stress-Bewältigungs-Modell und gesundheitswissenschaftliche Stress- und Bewältigungskonzepte zugrunde. Diese Modelle und Ansätze werden in didaktisch aufbereiteter und verständlicher Form gemeinsam mit den Gruppenteilnehmenden erarbeitet. Neben der Informationsvermittlung werden im Rahmen des SBT positive Strategien der Teilnehmenden verstärkt und parallel Strategien zur Alltags- und Krisenbewältigung sowie Problemlöse- und Selbsthilfekompetenzen erarbeitet, die für unterschiedliche Störungen relevant sind und breit angewendet werden können, z. B. zur Rückfallprophylaxe und zur Entlastung und Entspannung.

Das SBT wurde als fortlaufendes Gruppentraining mit wöchentlichen Trainingssitzungen konzipiert. Es ist für sechs bis neun Teilnehmer*innen ausgelegt und bestenfalls in einer geschlossenen bzw. halboffenen Gruppe durchzuführen. Das Basisprogramm umfasst zwölf bis 14 Sitzungen mit einer Dauer von 90 Minuten je Einheit. Das Training besteht aus sieben Modulen und fünf Zusatzmodulen. Diese können das Basisprogramm erweitern oder Module des Basisprogramms ersetzen, je nach Erfordernis. Die Inhalte der Basismodule sind: Einführung, Stress und psychische Erkrankung, Entspannungstraining: Progressive Muskelentspannung, Krisenbewältigung, Problemlösetraining für alltägliche Belastungen, Achtsamkeit und positives Erleben, Gruppenabschluss und Auswertung. Die Zusatzmodule heißen Tauschbörse, Gedanken und Stress, Gesundheitsförderliches Verhalten, Problemlösung am Arbeitsplatz sowie Fähigkeiten zur selbstständigen Lebensführung.

Die Wirksamkeit von Gruppenmanualen ist wissenschaftlich belegt. Durch die Manualisierung wird ein hoher Standardisierungsgrad erreicht, wodurch die notwendige Vergleichbarkeit für die wissenschaftliche Begleitung gegeben ist.

Die Vorteile für den Einsatz von Gruppenmanualen liegen vor allem darin, dass durch die klaren Ziele, den festgelegten Zeitrahmen, eine explizite Verfahrensweise und die (modulartige) Struktur eine Einarbeitung der Gruppenleitung relativ schnell gelingen kann ohne auf Zusatzqualifikationen zurückgreifen zu müssen. Dennoch ist eine Schulung zu empfehlen oder die Zusammenarbeit mit einer Person, die damit schon Erfahrung hat.

Zu den Risiken und Nebenwirkungen von Gruppenmanualen gehören Überforderung, aber auch Unterforderung. Akut erkrankte Menschen, die z. B. an Denk- und Konzentrationsschwierigkeiten leiden, können auf zu viele Informationen gereizt reagieren und damit demotiviert werden, Teilnehmende, die schon wiederholt an Gruppentrainings teilgenommen haben bzw. über ein breites Vorwissen verfügen, langweilen sich eher.

8.9 Zusammenfassung

Gruppenarbeit weist in der Sozialen Arbeit eine lange Tradition auf. Im Rahmen der Sozialpsychiatrie kommt ihr eine zentrale Bedeutung zu. Ob als Angebot einer Tagesstätte oder einer psychiatrischen Station, Gruppenarbeit als methodisches Vorgehen unterstützt und regt durch die Gestaltung sozialer Prozesse bei den Gruppenteilnehmer*innen die Entwicklung von sozialen Kompetenzen und Problemlösestrategien an und fördert zudem lebenspraktisches Wissen. Es liegen eine Vielzahl an Gruppenmanualen vor, die zur praktischen Umsetzung einladen. Unabhängig von der Ausrichtung der Gruppenarbeit bieten sich der Einsatz der Themenzentrierten Interaktion (TZI) sowie eine Orientierung der Gruppenthemen an den Wirkfaktoren von Yalom zur Optimierung des Gruppenprozesses an.

Prof. Dr. phil. Sabrina Amanda Hancken *lehrt an der Hochschule Merseburg, Arbeitsschwerpunkte: Sozialarbeitswissenschaften und Sozialpsychiatrie.*

8.10 Vertiefungsmöglichkeiten

... 8.10.1 Internet

Deutsche Gesellschaft für Psychoedukation
www.dgpe.de

8.10.2 Literatur

Simon, T.; Wendt, P.-U. (2022): Lehrbuch Soziale Gruppenarbeit. Eine Einführung. 2. Aufl. Weinheim, Basel: Beltz/Juventa.

Stahl, E. (2017): Dynamik in Gruppen: Handbuch der Gruppenleitung. 4. Aufl. Weinheim, Basel: Beltz.

8.11 Fragen und Übungen

1. Vergegenwärtigen Sie sich Ihre letzte Praxisstelle: Wie gestaltete sich dort die strukturelle und inhaltliche Gruppenarbeit? Welche Elemente haben Sie als hilfreich empfunden?
2. Stellen Sie nun einen Vergleich zwischen den in der Praxis gesammelten Erfahrungen und den beschriebenen Merkmalen an. Was fällt Ihnen auf? Besteht Veränderungsbedarf?
3. Wo liegen die Stärken und besonderen Herausforderungen der Gruppenarbeit?
4. Was ist die Kernidee der Themenzentrierten Interaktion (TZI)?
5. Erläutern Sie die Wirkfaktoren nach Yalom.
6. Was sind grundlegende Faktoren für eine gelungene Arbeitsbeziehung innerhalb der Gruppe?
7. Recherchieren Sie ein Gruppenmanual zu einem selbst gewählten Thema oder Störungsbild.

8.12 Referenzen

Cohn, R. C. (1975): Von der Psychoanalyse zur Themenzentrierten Interaktion. Stuttgart: Klett-Cotta.

Geißler, K. A.; Hege, M. (2007): Konzepte sozialpädagogischen Handelns: Ein Leitfaden für soziale Berufe. 11. Aufl. Weinheim: Beltz.

Gephart, H. (2015): Die Gruppe als Heilmittel: Psychotherapie in der Gruppe. In: Edding, C.; Schattenhofer, K.: Handbuch Alles über Gruppen: Theorie, Anwendung, Praxis, S. 281–321. 2., überarb. u. erweit. Aufl. Weinheim, Basel: Beltz.

Giertz, K.; Große, L.; Gahleitner, S. B. (Hg.) (2020): Hard to reach. Schwer erreichbare Klientel unterstützen. Köln: Psychiatrie Verlag.

Hammer, Matthias (2020): SBT. Stressbewältigungstraining für psychisch kranke Menschen. Ein Handbuch zur Moderation von Gruppen. 7. Aufl. Köln: Psychiatrie Verlag.

Hinsch, R.; Pfingsten, U. (2015): Gruppentraining sozialer Kompetenzen. 6. Aufl. Weinheim, Basel: Beltz.

Jensen, M.; Hoffmann, G.; Spreitz, J.; Sadre-Chirazi-Stark, M. (2022): Diagnoseübergreifende Psychoedukation. Ein Manual für Patienten- und Angehörigengruppen. 3., überarb. Aufl. Köln: Psychiatrie Verlag.

Johnson, J. E.; Burlingame, G. M.; Olsen, J. A.; Davies, D. R.; Gleave, R. L. (2005): Group Climate, Cohesion, Alliance, and Empathy in Group Psychotherapy: Multilevel Structural Equation Models. Journal of Counseling Psychology, 52 (3), S. 310–321. DOI:10.1037/0022-0167.52.3.310

Kelber, M. (1965): Was verstehen wir unter Gruppenpädagogik? In: Haus Schwalbach (Hg.): Neue Auswahl aus den Schwalbacher Blättern. Beiträge zur Gruppenpädagogik, S. 1–12. Wiesbaden: Verlag Haus Schwalbach.

König, O.; Schattenhofer, K. (2020): Einführung in die Gruppendynamik. 10., überarb. Aufl. Heidelberg: Carl-Auer.

Konopka, G. (1971): Soziale Gruppenarbeit: ein helfender Prozess. Weinheim, Berlin, Basel: Beltz.

Metzinger, A. (1999): Arbeit mit Gruppen. Freiburg im Breisgau: Lambertus.

Schiller, H. (1963): Gruppenpädagogik (social group work) als Methode der Sozialarbeit. Darstellung und Analyse ihrer Theorie und Praxis. Wiesbaden: Verlag Haus Schwalbach.

Stahl, E. (2017): Dynamik in Gruppen. Handbuch der Gruppenleitung. 4., vollst. überarb. u. erweit. Aufl. Weinheim, Basel: Beltz.

Tuckman, B. W.; Jensen, M. A. (1977): Stages of Small-Group Development Revisited. In: Group and Organization Studies. 2 (4), S. 419–426. DOI:10.1177/105960117700200404

Wienberg, G.; Walther, C.; Berg, M. (2013): PEGASUS. Psychoedukative Gruppenarbeit mit schizophren und schizoaffektiv erkrankten Menschen. Köln: Psychiatrie Verlag.

Yalom, I. D. (1995): The theory and practice of group psychotherapy, 4. Aufl. New York: Basic Books.

Yalom, I. D. (2010): Existenzielle Psychotherapie. 5. korr. Aufl. Gevelsberg: Edition Humanistische Psychologie.

9 Case Management in der sozialpsychiatrischen Eingliederungshilfe

Yvonne Kahl

Das folgende Kapitel widmet sich der Theorie und Praxis des Case Managements in der sozialpsychiatrischen Eingliederungshilfe. Ziel ist die Vermittlung von theoretischen Grundprinzipien des Case Managements. Es wird vor dem Hintergrund der Reform des SGB IX ein praktischer Fokus auf die Teilhabeleistungen der Eingliederungshilfe gelegt.
Schlagworte: **Case Management, Eingliederungshilfe, Teilhabe, Bundesteilhabegesetz (BTHG), Sozialpsychiatrie, SGB IX**

9.1 Case Management in der Sozialen Arbeit

Case Management wurde erstmalig in den USA entwickelt und ging dort aus der methodischen Einzelfallarbeit (case work) hervor. In der Folge wurde das Verfahren auch in Deutschland etabliert und beschrieben. Die derzeitigen Vorgehensweisen, Zuständigkeiten sowie Schwerpunkte in der Praxis sind jedoch divers, da Case Management von zahlreichen Disziplinen genutzt wird. Im vorliegenden Beitrag wird Case Management in Anlehnung an Wendt (2018, S. 17) wie folgt verstanden: Case Management ist eine »Verfahrensweise in Sozial- und Gesundheitsdiensten, mit der im Einzelfall nötige Unterstützung, Behandlung, Förderung und Versorgung von Menschen rational bewerkstelligt wird und nach der sich Versorgungsprozesse in vielen Fällen und über Sektorgrenzen und fachliche Zuständigkeiten hinweg organisieren lassen«.

Case Management kann in der Sozialen Arbeit auf der Fall- und der Feldebene zum Einsatz kommen, die idealerweise zusammenwirken (siehe Abb. B 9.1).

Abbildung B 9.1 Ebenen des Case Managements
(nach Große & Müller 2022, S. 160)

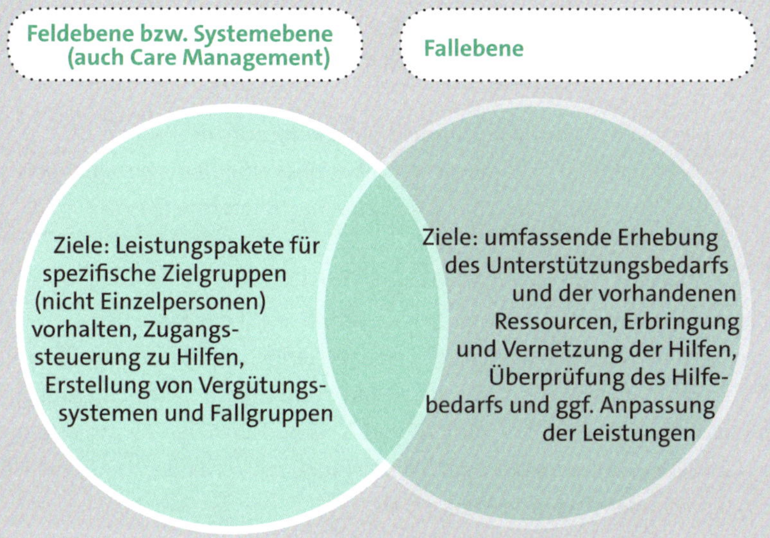

Case Management ist damit einerseits ein Konzept auf der personalen Handlungsebene der Fallarbeit. Andererseits ist es ein Organisations- und Systemkonzept – auch bezeichnet als Care Management, um die Leistungserbringung für Menschen möglichst optimal umsetzen zu können (Wendt 2018).

9.1.1 Ziele von Case Management

In der Eingliederungshilfe der Sozialpsychiatrie verfolgt Case Management insbesondere das Ziel, über Grenzen bzw. Sektoren der Versorgungssysteme hinweg koordinierende Unterstützung anzubieten. Case Management soll dazu beitragen, dass unterschiedliche Unterstützungsangebote und Interventionen koordiniert und personenbezogen angemessen gestaltet werden. Case Management meint dabei nicht die Anwendung einer bestimmten Intervention, Behandlungsmaßnahme oder Hilfestellung, sondern zielt darauf ab, diese nach Bedarf und Ziel auf den Weg zu bringen (Wendt 2020).

Um dies zu erreichen, wird entlang spezifischer Prinzipien agiert (Ehlers 2018; NASW 2013):

- Case Management ist personenzentriert, d.h., die Bedürfnisse und Interessen der Person stehen im Mittelpunkt.
- Eine gelingende Arbeitsbeziehung ist essenziell, um Ziele zu erreichen.
- In der gemeinsamen Arbeit werden die Stärken der Person in den Blick genommen.
- Das physische und soziale Umfeld wird einbezogen.
- Case Management geht damit weit über das reine Management von Fällen und die Zuweisung von Menschen zu Angeboten hinaus.

9.1.2 Phasen des Case Managements

Im Case Management verlaufen die Hilfeprozesse auf der Einzelfallebene zirkulär und sind in Phasen gegliedert. Sie strukturieren den Hilfeprozess. Dies kann in der Zusammenarbeit mit Menschen mit seelischen Beeinträchtigungen und dem ebenfalls phasenhaften Verlauf von Krisen, Rezidiven etc. unterstützend sein (Große & Müller 2022). Laut Wendt (2020, 2018) läuft Case Management idealtypisch in den folgenden Phasen ab:

Abbildung B 9.2 Case-Management-Regelkreis

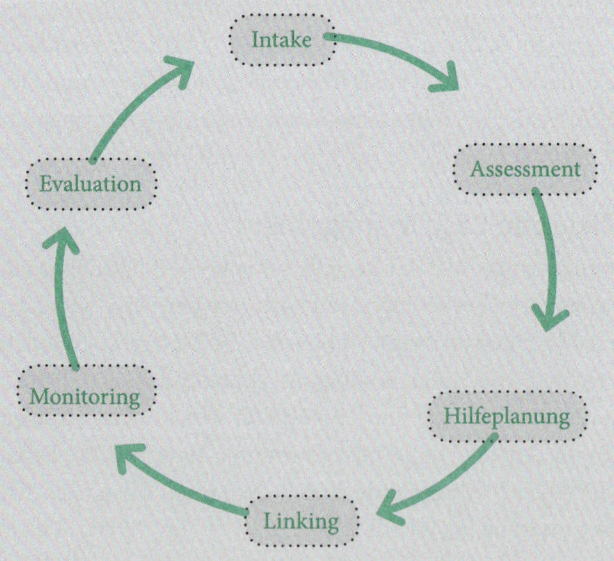

Intake Die erste Phase meint die Festlegung durch eine Organisation, welche Menschen Zugang zum Case Management haben. Zur Klärung erfolgt bei Kontaktaufnahme einer Person zum Unterstützungssystem ein »Screening«. Treffen bestimmte Kriterien zu, werden Menschen in das Case Management aufgenommen.

Assessment Hier geht es darum, den konkreten Handlungs- und Unterstützungsbedarf einzuschätzen. Dies erfolgt im Dialog, sodass sowohl die Perspektive der Fachkraft als auch die Perspektive der unterstützungssuchenden Person auf ihre Lebenslage zur Sprache kommen. Die Unterstützungssuchenden und ihnen nahestehende Personen sind für Case Manager*innen die wichtigste Informationsquelle. Eine gute Gesprächsführung kann zu ersten Problemlösungen führen, die Unterstützungsbedarfe vermindert. Sie kann auch in die Planung anschließender Angebote münden.

Ziel- und Hilfeplanung Auf Grundlage des festgestellten Bedarfs werden konkrete Ziele vereinbart. Zudem wird erörtert, welche Mittel und Wege nötig sind, um diese Ziele zu erreichen. Gemeinsam wird ein Plan erstellt, der bei der Erbringung der weiterfolgenden Unterstützung als Orientierung dient. Er umfasst auch die Überlegung, welche Leistungen hierfür infrage kommen.

Durchführung Idealtypisch erbringen Case Manager*innen die Unterstützung nicht selbst. Vielmehr erschließen sie diese, führen die Unterstützungsleistungen zusammen und koordinieren sie. Es geht um die Vermittlung an und in leistungserbringende Stellen.

Monitoring Hier geht es um die Frage, ob die vereinbarten Maßnahmen durchgeführt und die angestrebten Ziele erreicht werden. Notwendig ist ein steter Austausch mit den Organisationen, die die Leistungen erbringen, und den Personen, welche Unterstützung beanspruchen.

Evaluation In der abschließenden Phase der Evaluation werden die erbrachten Angebote und die erzielten Effekte bewertet.

9.1.3 Funktionen von Case Manager*innen

Aus den Phasen des Case Managements ergeben sich Funktionen, denen Case Manager*innen gerecht werden müssen (Wendt 2020; Lichtenberg u. a. 2017; Monzer 2013; Große & Müller 2022):

Gatekeeper Als »Gatekeeper« verschaffen und steuern sie den Zugang von Menschen zu Versorgungsleistungen und Maßnahmen. Sie erhalten Aufträge von Leistungsträgern und verteilen vorhandene Ressourcen.

Broker Als »Broker« kennen sie sich im System der Versorgung aus, arbeiten mit Netzwerken, beraten neutral und vermitteln Menschen an für sie passende Einrichtungen und Dienste.

Advocacy In einer anwaltschaftlichen Funktion werden z. B. sozialrechtliche Ansprüche geltend gemacht. So wird Sorge dafür getragen, dass Menschen auf ihre Lebenssituation und Interessen abgestimmte Unterstützung erhalten. Fehlende Strukturen werden an übergeordnete Ebenen rückgemeldet.

Supporter Schließlich haben Case Manager*innen unterstützende Funktion. Sie bieten als nahe Bezugspersonen Hilfe bei der Analyse der Lebenssituation und der Entwicklung von Perspektiven. Ziel ist immer das Empowerment von Menschen.

Wunsch und Wille von Adressat*innen sind im Case Management als Ausgangspunkt und Ziel des gesamten Verfahrens zu begreifen. Entscheidungen über die Auswahl und Form von Leistungen sowie die Gestaltung der Unterstützung durch Case Manager*innen sind mit den Menschen partizipativ herauszuarbeiten. Soziale, personale und materielle Ressourcen sind hierbei zu berücksichtigen (vgl. Wendt 2020).

Zielsetzung des Verfahrens ist nicht, dass eine einzelne Person als Case Manager*in die alleinige Verantwortung für alle Leistungen und Durchführungsschritte trägt. Stattdessen wirken mehrere Akteur*innen und Organisationen zusammen. Hierzu werden vereinbarte Instrumente auf Basis eines eigenen professionellen Verständnisses genutzt (Kollak & Schmidt 2019). In der Eingliederungshilfe dienen hierzu Bedarfsermittlungsinstrumente sowie das Verfahren der Teilhabe- und Gesamtplanung, wie im Weiteren deutlich wird.

9.2 Das System der sozialpsychiatrischen Eingliederungshilfe

Sozialpsychiatrische Angebote unterstützen Menschen mit seelischen Beeinträchtigungen und Behinderungen sowie deren Angehörige in ihrem Lebensumfeld. Dazu gibt es verschiedene Unterstützungsangebote, die in Kapitel A 5, »Das psychiatrische Hilfesystem«, und B 11, »Möglichkeiten multiprofessioneller integrierter Versorgung«, näher vorgestellt werden.

In diesem Kapitel wird der Fokus auf den rechtlichen Rahmen der Eingliederungshilfe, die sich hieraus ergebenden Planungsinstrumente sowie die Zuständigkeiten bei der Erfüllung von Aufgaben gelegt.

9.2.1 Das SGB IX als rechtlicher Rahmen

Menschen mit seelischen Behinderungen und von einer seelischen Behinderung bedrohte Menschen haben ein Recht auf Teilhabe, welches ihren subjektiven Interessen und Bedürfnissen entspricht (Eingliederungshilfe). Den Rahmen zur Umsetzung dieses Rechts bildet neben der UN-Behindertenrechtskonvention (UN-BRK) das SGB IX (Gesetz zur Rehabilitation und Teilhabe von Menschen mit Behinderungen).

An diesem SGB IX wurden in den letzten Jahren (zuletzt am 01.01.2020) durch das »Gesetz zur Stärkung der Teilhabe und Selbstbestimmung von Menschen mit Behinderungen«, kurz Bundesteilhabegesetz (BTHG), umfassende Änderungen vorgenommen. Menschen mit Behinderungen soll so systematisch der Zugang zu allen Lebensbereichen einer Gesellschaft ermöglicht und ihre volle und gleichberechtigte Teilhabe vorangetrieben werden. Elementar sind für dieses Ziel die Leistungen zur Sozialen Teilhabe und hier insbesondere die sogenannten Assistenzleistungen. Sie umfassen laut § 78 SGB IX

> *»(1) die vollständige und teilweise Übernahme von Handlungen zur Alltagsbewältigung und*
> *(2) die Begleitung der Leistungsberechtigten und zum anderen die Befähigung der Leistungsberechtigten zu einer eigenständigen Alltagsbewältigung«.*

Die unter Nummer 2 genannten Leistungen werden von Fachkräften erbracht und als qualifizierte Assistenzleistung bezeichnet. Als Fachkraft gilt laut SGB IX, wer mindestens eine dreijährige Berufsausbildung oder Hochschulausbildung im sozialen, pädagogischen oder gesundheitlichen Bereich vorzuweisen hat. Die Assistenzleistungen zur Sozialen Teilhabe zielen darauf ab, dass Menschen mit wesentlicher Behinderung trotz körperlicher, geistiger oder seelischer Beeinträchtigungen zu einer eigenständigen Lebensbewältigung befähigt werden (Konrad 2022).

9.2.2 Planung und Umsetzung von Teilhabeleistungen

Um die im SGB IX beschriebenen Leistungen zur Teilhabe, wie etwa die Assistenzleistungen, umsetzen zu können, werden seit der Reform des SGB IX mehr als bisher systematische Arbeitsprozesse und standardisierte Arbeitsmittel fokussiert, um den Rehabilitationsbedarf von Menschen ganzheitlich zu ermitteln (DV 2020). Auf diese Weise soll die strukturierte Zusammenarbeit zwischen Leistungsträgern und -erbringern weiterentwickelt werden. Kernelemente bilden in diesem Zuge die Teilhabe- und Gesamtplanung sowie die Instrumente zur Bedarfsermittlung.

9.2.2.1 Teilhabe- und Gesamtplanung

Wenn Menschen mit Behinderungen Leistungen des SGB IX beantragen, so müssen diese entsprechend des individuellen Bedarfs bereitgestellt werden. Um zu gewährleisten, dass alle Leistungen wie aus einer Hand erbracht werden, gilt mit §§ 19 ff. SGB IX das Verfahren der Teilhabeplanung. Die Teilhabeplanung dient der Ermittlung, Planung, Abstimmung und Festschreibung des Bedarfs bei verschiedenen Kostenträgern, z. B. medizinische Leistungen und Leistungen der häuslichen psychiatrischen Krankenpflege (SGB V) sowie Leistungen zur Teilhabe am gesellschaftlichen Leben (SGB IX).

Wenn Leistungen der Eingliederungshilfe in Betracht kommen – und das ist bei Menschen mit seelischer Behinderung oder drohender seelischer Behinderung fast immer der Fall –, sind zusätzlich die Regelungen zur Gesamtplanung nach §§ 117 ff. SGB IX zu beachten.

»Unter Berücksichtigung der individuellen Wünsche und Ziele der leistungsberechtigten Person übernimmt der Leistungsträger der Eingliederungshilfe im Gesamtplanverfahren die personenzentrierte Bedarfsermittlung und Fallsteuerung« (Giertz u. a. 2022, S. 134).

Zentral ist bei der Gesamtplanung, dass die Bedarfsermittlung durch den Träger der Eingliederungshilfe durchgeführt wird und die leistungsberechtigte Person zwingend zu beteiligen ist. Ihre Wünsche gelten als maßgeblich hinsichtlich der Ziele und der Art der dann anschließend erbrachten Leistungen.

Der Gesamtplan dient laut § 121 SGB IX der Planung, Steuerung, Dokumentation und Wirkungskontrolle des Teilhabeprozesses. Der Träger wirkt bei der Aufstellung zusammen mit der leistungsberechtigten Person, einer Person seines Vertrauens sowie etwaig im Einzelfall beteiligten Personen, wie z. B. behandelnden Ärzt*innen.

9.2.2.2 Instrumente zur Bedarfsermittlung

Die Ermittlung des individuellen Bedarfs erfolgt nach § 118 SGB IX anhand eines Instruments, welches sich an der ICF (Internationale Klassifikation der Funktionsfähigkeit, Behinderung und Gesundheit) und ihrem biopsychosozialen Modell orientiert. Zielsetzung ist es, Unterstützungsbedarfe unter Berücksichtigung personenbezogener und umweltbezogener Faktoren zu ermitteln, welche die Teilhabe von Menschen beeinflussen. Aufgrund dessen haben die Träger der Eingliederungshilfe neue Bedarfsermittlungsinstrumente entwickelt, die diesem Ziel entsprechen und von Leistungserbringern sowie -trägern genutzt werden. Auch wenn es mehr oder weniger große Ähnlichkeiten gibt, hat jedes Bundesland sein eigenes Bedarfsermittlungsinstrument (siehe Abb. B 9.3).

Abbildung B 9.3 Übersicht über die Hilfeplanverfahren der Länder
(nach Große & Müller 2022, S. 165)

Bundesland	Hilfeplanverfahren
Baden-Württemberg	BEI_BW (Instrument der Bedarfsermittlung)
Bayern	BIBAY (Bedarfsermittlungsinstrument Bayern)
Berlin	TIB (Teilhabeinstrument Berlin)
Brandenburg	ITP Brandenburg (Integrierter Teilhabeplan für Brandenburg)
Bremen	B.E.Ni Bremen (BedarfsErmittlung Niedersachsen für Bremen)
Hamburg	Hamburger Gesamtplan
Hessen	PiT (Personenzentrierter integrierter Teilhabeplan)
Mecklenburg-Vorpommern	ITP (Integrierter Teilhabeplan)
Niedersachsen	B.E.Ni (BedarfsErmittlung Niedersachsen)
Nordrhein-Westfalen	BEI_NRW (Bedarfe ermitteln, Teilhabe gestalten)
Rheinland-Pfalz	IBE RLP (Individuelle Bedarfsermittlung Rheinland-Pfalz)
Saarland	Teilhabeplan Saarland
Sachsen	ITP (Integrierter Teilhabeplan)
Sachsen-Anhalt	ELSA (Eingliederungshilfe Land Sachsen-Anhalt)
Schleswig-Holstein	Gesamt- und Teilhabeplan Schleswig-Holstein
Thüringen	ITP (Integrierter Teilhabeplan)

Zum Beispiel ist das BEI_NRW das Bedarfsermittlungsinstrument des Landschaftsverbandes Rheinland (LVR) und des Landschaftsverbandes Westfalen-Lippe (LWL) als Kostenträger für Leistungen der Eingliederungshilfe in Nordrhein-Westfalen. Es besteht im Kern aus fünf Elementen (siehe Abb. B 9.4):

Abbildung B 9.4 BEI_NRW: Aufbau und Gliederung
(nach LVR & LWL 2022, S. 4)

BASISDATEN
Stammdaten und Übersicht der Leistungen

GESPRÄCHSLEITFADEN
Die persönliche Sicht
Die ergänzende Sicht

ZIEL UND LEISTUNGSPLANUNG PRO LEBENSBEREICH

GESAMTÜBERSICHT

FORTSCHREIBUNG

Im BEI_NRW werden zunächst Basisdaten der leistungsberechtigten Person erfasst. Anschließend werden sowohl die persönliche Sicht des Menschen mit Behinderung auf seine Lebenssituation wie auch eine ergänzende Sicht erfasst, z. B. von Mitarbeitenden eines Leistungserbringers von Assistenzleistungen oder von Angehörigen. Danach ist mit dem BEI_NRW eine Ziel- und Leistungsplanung für relevante Lebensbereiche mit Bezug zur ICF vorgesehen. Hieran schließt eine Gesamtübersicht an, in der eine zusammenfassende Darstellung der vereinbarten Ziele und festgelegten Leistungen erfolgt.

Mit dem SGB IX ist eine regelhafte Überprüfung und gegebenenfalls Fortschreibung von Bedarfen und Leistungen nach bestimmten Zeiträumen vorgesehen. Dieser Aspekt wird im Instrument unter dem Punkt »Fortschreibung des BEI_NRW« aufgegriffen. So findet mit Ablauf eines Bewilligungszeitraumes eine Zielüberprüfung und Wirkungskontrolle als Rückschau auf den zurückliegenden Planungszeitraum statt (LVR & LWL 2022). Das Instrument soll mit dieser Gliederung die aktuelle Lebenssituation der Menschen mit Behinderung strukturiert erfassen.

Um die Teilhabe dieser Personen zu fördern, werden die Vorgehensweisen zur Bedarfsermittlung ergänzt um die beratende und unterstützende Funktion des Leistungsträgers nach § 106 SGB IX: Er ist verantwortlich für die Unterstützung beim Zugang zum System der Eingliederungshilfe und leistet Beratung bezüglich der zu beachtenden Abläufe sowie möglicher Leistungserbringer und Angebote. Mit § 128 SGB IX hat der Träger der Eingliederungshilfe außerdem die Aufgabe, die Qualität der Angebote zu prüfen – dies jedoch in der Regel nur, sofern Anlass besteht, dass vertragliche und gesetzliche Pflichten von Leistungserbringern nicht erfüllt werden.

Werden die beschriebenen Aufgaben erfolgreich umgesetzt, münden sie schließlich in die Bereitstellung eines personenzentriert ausgerichteten Unterstützungssettings für Menschen mit seelischen Behinderungen.

9.3 Case Management als Fallsteuerung

Die Komplexität des rechtlichen Rahmens der Eingliederungshilfe und der sich in diesem Zuge ergebenden Aufgaben verdeutlicht die Notwendigkeit des erfolgreichen Zusammenwirkens beteiligter Akteur*innen, um passgenaue Leistungen bereitstellen zu können. Case Management kann in der Eingliederungshilfe für Menschen mit seelischen Behinderungen eine Möglichkeit bieten, mit der über die Sektoren der Rehabilitation und Teilhabemöglichkeiten hinweg Teilhabeplanung und anschließende Unterstützungsangebote, d. h. Leistungen zur Teilhabe nach SGB IX, koordiniert werden.

9.3.1 Zuständigkeiten im Case Management

Aus den Regelungen des SGB IX ergibt sich, dass die Fallsteuerung nicht zwischen Leistungsträger und Leistungserbringer, sondern unmittelbar zwischen Leistungsträger und leistungsberechtigter Person erfolgt. Die der Planung nachfolgende Versorgung durch den Leistungserbringer wird ebenfalls durch den Träger der Eingliederungshilfe gesteuert (siehe Abb. B 9.5).

Der Leistungsträger übernimmt somit die Fallführung und das Management der Angebote der Eingliederungshilfe. Dies kann als klassische Case-Management-Arbeit begriffen werden.

Um den sich aus dem SGB IX ergebenden Aufgaben nachzukommen, setzen Leistungsträger der Eingliederungshilfe u. a. sogenannte Fallmanager*innen ein.

Abbildung B 9.5 Zuständigkeiten im Leistungsdreieck der Eingliederungshilfe
(Konrad 2022, S. 44)

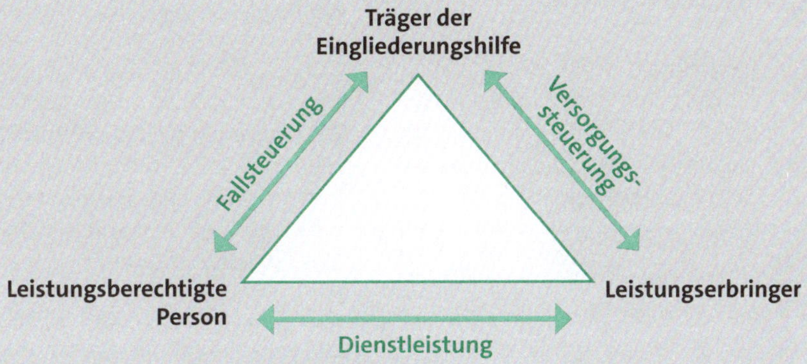

Fallmanager*innen sind Personen, die Anträge auf Unterstützung annehmen, bearbeiten und bewilligen. Darüber hinaus haben sie die Aufgabe, Menschen mit Behinderungen und ihre Angehörigen umfassend über die Möglichkeiten der Förderung, Unterstützung und Assistenz, auch im Vorfeld einer Antragstellung, zu beraten (LVR 2022). Ob Fallmanager*innen unter den aktuellen Bedingungen tatsächlich Case Management entsprechend der zuvor beschriebenen theoretischen Grundlagen anbieten können, hängt von Aspekten ab, die im nächsten Unterkapitel spezifiziert werden. Hiervon unabhängig ist der Umstand zu sehen, dass darüber hinaus leistungserbringende Organisationen mit betriebsinternen Case Manager*innen arbeiten können. Diese Arbeitsebene steht im Weiteren aufgrund der zuvor dargestellten Verantwortlichkeiten im Leistungsdreieck nicht im Fokus. Sie hat aber im Sinne koordinierter und ganzheitlicher Leistungserbringung eine ebenfalls wichtige Bedeutung.

9.3.2 Heraus- und Anforderungen des Case Managements in der Eingliederungshilfe

Die weiteren Ausführungen erfolgen mit Bezug auf die oben beschriebenen Phasen von Case Management. Ihnen werden komprimierte Definitionen der Phasen des Case Managements vorangestellt, die dann auf das System der Eingliederungshilfe übertragen werden, um daraus ableitend An- und Herausforderungen der Umsetzung zu beschreiben (Abb. B 9.6).

Abbildung B 9.6 Die phasentypischen Herausforderungen des Case

<table>
<tr><th>Phase</th><th>Definition laut Wendt (2020, 2018)</th><th>Übertragung auf das System der Eingliederungshilfe</th></tr>
<tr><td>1. Intake</td><td>Festlegung, welche Menschen Zugang zum Case Management haben. Treffen bestimmte Kriterien zu, werden Menschen in das Case Management aufgenommen.</td><td>Laut § 1 SGB IX können folgende Menschen Zugang zu den Leistungen der Eingliederungshilfe beantragen: Menschen mit Behinderungen oder von Behinderung bedrohte, also Menschen, die körperliche, seelische, geistige oder Sinnesbeeinträchtigungen haben, die sie in Wechselwirkung mit einstellungs- und umweltbedingten Barrieren an der gleichberechtigten Teilhabe an der Gesellschaft mit hoher Wahrscheinlichkeit länger als sechs Monate hindern.</td></tr>
<tr><td>2. Assessment</td><td>Assessment meint die Einschätzung des konkreten Handlungs- und Unterstützungsbedarfs in engem Austausch mit der unterstützungssuchenden Person.</td><td rowspan="2">• Die Gesamtplanung und das Gesamtplanverfahren (und bei weiteren Kostenträgern die Teilhabeplanung und das Teilhabeplanverfahren) können diesen Phasen zugeordnet werden.
• Die Bedarfslage ist im Rahmen der Gesamt- und Teilhabeplanung dialogisch im Gespräch mit der unterstützungssuchenden Person einzuschätzen. Wunsch und Wille der Person sind handlungsleitend.</td></tr>
<tr><td>3. Ziel- und Hilfeplanung</td><td>Ziel- und Hilfeplanung meint die Vereinbarung von Zielen sowie Mitteln und Wegen, um diese Ziele zu erreichen.</td></tr>
<tr><td>4. Durchführung der Hilfe</td><td>Erschließen, Zusammenführen und Koordinieren der Unterstützungsleistung</td><td>• Zu Beteiligende im Teilhabeplan- oder Gesamtplanverfahren sind zu koordinieren.
• Leistungsberechtigte werden durch den Leistungsträger beraten und unterstützt, um den Zugang zum System der Eingliederungshilfe zu erleichtern.</td></tr>
<tr><td>5. Monitoring</td><td>Im Monitoring wird geprüft und erfasst, ob vereinbarte Maßnahmen durchgeführt und angestrebte Ziele erreicht werden.</td><td rowspan="2">• Der Leistungsträger hat die Pflicht, die Qualität der Leistungsangebote zu prüfen.
• Der Teilhabeplan und der Gesamtplan sind laut § 121 Abs. 2 SGB IX spätestens alle zwei Jahre zu überprüfen und fortzuschreiben.</td></tr>
<tr><td>6. Evaluation</td><td>Evaluation meint die abschließende Bewertung der erbrachten Angebote und erzielten Ergebnisse.</td></tr>
</table>

Managements in der Eingliederungshilfe

Heraus- und Anforderungen in der Umsetzung

Der Anspruch, dass Menschen mit Behinderungen ihren Antrag auf Eingliederungshilfe selbst stellen, setzt voraus, dass diese sich im komplexen System zurechtfinden, und kann zu Überforderung führen.

- Der Leistungsträger hat nach § 106 SGB IX den Zugang zum System zu unterstützen.
- Durch die Ergänzende unabhängige Teilhabeberatung (EUTB) werden Menschen mit Behinderungen zu Fragen der Teilhabe organisationsunabhängig beraten.
- Menschen mit seelischen Beeinträchtigungen können Mitarbeitende von ihnen bekannten Leistungserbringern als »Person des Vertrauens« hinzuziehen.

- Mitarbeitende – insbesondere beim Leistungsträger, aber auch bei Leistungserbringern – benötigen Kenntnisse
  - über seelische Behinderungen und daraus resultierende Teilhabebeeinträchtigungen wie auch über die sie bedingenden Faktoren sowie Kenntnisse
  - in Gesprächsführung und Beziehungsgestaltung, um eine vertrauensvolle und personenzentrierte Klärung der Bedarfslage sowie eine Entwicklung von Perspektiven zu ermöglichen.

- Mitarbeitende des Leistungsträgers benötigen Kenntnisse über das Hilfesystem und die verfügbaren Angebote vor Ort.
- Eine kooperative Vernetzung von Leistungsträger und -erbringern und die Sicherstellung von gegenseitigem Austausch sind hierzu erforderlich.

- Notwendig ist die Entwicklung von tragfähigen Arbeitsbeziehungen, die sowohl der Netzwerkarbeit dienen als auch Qualitätsprüfungen zulassen.
- Die Ermöglichung von Partizipation der leistungsberechtigten Person sowie der Leistungserbringer ist hierbei als elementarer Bestandteil anzusehen.
- Flexibilität im Prozess hinsichtlich vom ursprünglichen Plan abweichender Zielentwicklungen, die nicht festschreibbar und in standardisierten Phasen nicht abbildbar sind, ist gefordert.

9.4 Zusammenfassung

Case Manager*innen arbeiten idealtypisch in sechs Phasen (Intake, Assessment, Ziel- und Hilfeplanung, Durchführung, Monitoring, Evaluation) und in unterschiedlichen Rollen (Gatekeeper, Broker, Advocacy, Supporter) daran, gemeinsam mit allen Beteiligten (leistungsberechtigte Person, Leistungsträger, Leistungserbringer) personenzentrierte und passgenaue Unterstützung anzubieten.

Den für das Case Management relevanten rechtlichen Rahmen definiert das reformierte SGB IX. Die relevanten Aufgaben von Leistungsträgern und -erbringern können den sechs Phasen des Case Managements zugeordnet werden, wobei jeweils besondere Anforderungen zu beachten sind, welche Voraussetzung für eine gelingende Unterstützung sind. Die Partizipation der betroffenen Menschen am gesamten Prozess ist stets sicherzustellen.

Leistungserbringende stellen in allen sechs Phasen wichtige Akteur*innen dar, um gelungenes Case Management zu unterstützen. Laut SGB IX haben die Leistungsträger der Eingliederungshilfe die Fallsteuerung bei der Umsetzung von Case Management zu übernehmen.

Case Management in der Eingliederungshilfe kann die Teilhabe von Menschen mit seelischen Behinderungen stärken. Voraussetzung sind das intensive Zusammenwirken der Beteiligten sowie ein immerwährender Fokus auf die persönlichen Interessen und Bedürfnisse der leistungsberechtigten Personen. Ebenso wichtig ist eine Anpassung von Zielen und Unterstützungsmaßnahmen, wenn sich die Bedarfe und Ressourcen der leistungsberechtigten Personen ändern.

Yvonne Kahl *ist Professorin für Sozialraumorientierung an der Fliedner Fachhochschule Düsseldorf und leitet die Stabsstelle Strategische Steuerungsunterstützung beim Landschaftsverband Rheinland, Dezernat Klinikverbund und Verbund Heilpädagogischer Hilfen.*

9.5 Vertiefungsmöglichkeiten

... 9.5.1 Internet

Deutscher Verein für öffentliche und private Fürsorge: Umsetzungsbegleitung BTHG. https://umsetzungsbegleitung-bthg.de/gesetz/aenderungen-im-einzelnen/

9.5.2 Literatur

Deutsche Gesellschaft für Care und Case Management e.V. (2020): Case Management Leitlinien. Rahmenempfehlungen, Standards und ethische Grundlagen. Case Management in der Praxis. Heidelberg: medhochzwei Verlag.

Ehlers, C.; Müller, M.; Schuster, F. (2017): Stärkenorientiertes Case Management. Komplexe Fälle in fünf Schritten bearbeiten. Leverkusen-Opladen: Verlag Barbara Budrich.

Giertz, K.; Große, L.; Röh, D. (2022): Soziale Teilhabe professionell fördern. Grundlagen und Methoden der qualifizierten Assistenz. Köln: Psychiatrie Verlag.

Konrad, M.; Dellmann, S. (2022): Rehabilitation und Teilhabe wie aus einer Hand. Vom Gesetz zur Praxis. Köln: Psychiatrie Verlag.

Löcherbach, P.; Wendt, W. R. (2020): Care und Case Management. Transprofessionelle Versorgungsstrukturen und Netzwerke. Stuttgart: Kohlhammer.

9.6 Fragen und Übungen

1. Beschreiben Sie den idealtypischen Ablauf eines Case-Management-Verfahrens. Übertragen Sie den Ablauf anschließend auf ein Ihnen bekanntes oder fiktives Fallbeispiel.
2. Welche Ziele werden mit dem SGB IX verfolgt und wie können diese Ziele mit den Regelungen des SGB IX erreicht werden?
3. Inwiefern kann die Anwendung von Case Management zur Zielerreichung beitragen?
4. Welche Heraus- und Anforderungen sind bei der Umsetzung von Case Management in der Eingliederungshilfe zu beachten?

9.7 Referenzen

Clausen, J.; Eichenbrenner, I. (2016): Soziale Psychiatrie. Grundlagen, Zielgruppen, Hilfeformen. Stuttgart: Kohlhammer.

DV – Deutscher Verein für öffentliche und private Fürsorge (2020): Änderungen im Einzelnen. Was ändert sich durch das BTHG? Online verfügbar unter: https://umsetzungsbegleitung-bthg.de/gesetz/aenderungen-im-einzelnen/ (30.05.2022).

Ehlers, C. (2018): Case Management für die Soziale Arbeit. In: Soziale Arbeit, 67 (9/10), S. 323–331.

Giertz, K.; Große, L.; Röh, D. (2022): Soziale Teilhabe professionell fördern. Grundlagen und Methoden der qualifizierten Assistenz. Köln: Psychiatrie Verlag.

Greve, N. (2020): Komplexe gemeindepsychiatrische Gesamtversorgung wie aus einer Hand. In: Löcherbach, P.; Wendt, W. R. (Hg.): Care und Case Management. Transprofessionelle Versorgungsstrukturen und Netzwerke, S. 106–123. Stuttgart: Kohlhammer.

Große, L.; Müller, M. (2022): Sozialarbeiterisches Case Management in der qualifizierten Assistenz. In: Giertz, K.; Große, L.; Röh, D. (Hg.): Soziale Teilhabe professionell fördern. Grundlagen und Methoden der qualifizierten Assistenz, S. 158–173. Köln: Psychiatrie Verlag.

Kollak, I.; Schmidt, S. (2019): Instrumente des Care und Case Management Prozesses. Berlin: Springer.

Konrad, M. (2022): Die Assistenzleistung. Die universelle Fachleistung der Eingliederungshilfe. Köln: Psychiatrie Verlag.

Lichtenberg, N.; Rexrodt, C.; Toepler, E. (2017): Management der Rehabilitation. Case Management im Handlungsfeld Rehabilitation. Band 1 – Grundkurs. Hennef: Epubli.

LVR – Landschaftsverband Rheinland (2022): Umfassende Beratung durch den LVR. Online verfügbar unter: https://www.lvr.de/de/nav_main/soziales_1/menschenmitbehinderung/ansprechpersonen_und_beratung/umfassende_beratung_durch_den_lvr_/inhaltsseite_103.jsp (24.06.2022).

LVR – Landschaftsverband Rheinland; LWL – Landschaftsverband Westfalen-Lippe (2022): Bedarfe ermitteln. Teilhabe gestalten. BEI_NRW. Leitfaden. https://www.lvr.de/media/wwwlvrde/soziales/menschenmitbehinderung/1_dokumente/hilfeplan/Leitfaden_BEI_NRW_online.pdf (24.06.2022).

Monzer, M. (2013): Case Management. Grundlagen. Heidelberg: medhochzwei Verlag.

NASW – National Association of Social Workers (2013): Standards for Social Work Case Management. https://www.socialworkers.org/LinkClick.aspx?fileticket=-acrzqmEfhlo%3D&portalid=0 (30.05.2022).

Wendt, W. R. (2018): Case Management im Sozial- und Gesundheitswesen. Eine Einführung. Freiburg im Breisgau: Lambertus.

Wendt, W. R. (2020): Care Strukturen – innerhalb und außerhalb des Systems der Versorgung. In: Löcherbach, P.; Wendt, W. R. (Hg.): Care und Case Management. Transprofessionelle Versorgungsstrukturen und Netzwerke, S. 23–38. Stuttgart: Kohlhammer.

10 Recoveryorientierung und Einbezug von Psychiatrie-Erfahrenen

Jörg Utschakowski

Lernen Sie in diesem Kapitel die verschiedenen Ansätze kennen, die die gelebte Erfahrung mit psychischen Krisen und dem Behandlungssystem als Expertise wertschätzen. Dabei werden sowohl die theoretischen Grundlagen als auch die praktischen Konsequenzen für die Soziale Arbeit in der Psychiatrie sichtbar.
Schlagworte: **Selbsthilfe, Trialog, Offener Dialog, Recovery, Genesungsbegleitung**

10.1 Psychiatrie-Erfahrene verändern die Psychiatrie

Räume für Psychiatrie-Erfahrungen eröffneten sich nur langsam. Sie kamen vielerorts zunächst nur außerhalb traditioneller psychiatrischer Einrichtungen zur Sprache, in der Selbsthilfe.

Bei der Selbsthilfe geht es darum, dass Menschen, die psychische Krisen durchlebt haben und oft auch Erfahrungen mit dem professionellen Hilfesystem gemacht haben, sich auf Basis des gemeinsamen Erfahrungshintergrundes in Gruppen austauschen, unterstützen und beraten. Die organisierte Selbsthilfe ist darüber hinaus auch politisch aktiv und beteiligt sich z. B. bei den Psychosozialen Arbeitsgemeinschaften und dem Aktionsbündnis Seelische Gesundheit.

Der älteste Selbsthilfeverband in der Bundesrepublik ist der 1985 gegründete Bundesverband der Angehörigen psychisch Kranker (BApK, www.psychiatrie.de/bapk). Er bietet zahlreiche Unterstützungsmöglichkeiten und Foren an, z. B. auch für junge Angehörige (www.locating-your-soul.de/).

1992 kam der Bundesverband Psychiatrie-Erfahrener (BPE) hinzu. Der BPE versteht sich als Sprachrohr und politische Interessenvertretung der Psychiatrie-Erfahrenen. Der BPE bietet Peerberatung zu Psychopharmaka, Rechtsfragen, dem Persönlichen Budget, zu Zwangsbehandlung, Vorausverfügungen und vielen weiteren Themen an (www.bpe-online.de). Daneben gibt es seit 2016 das Bundesnetzwerk Selbsthilfe seelische Gesundheit (www.netzg.org/).

Erst mit der Zeit wurde realisiert, dass die Verarbeitung der Erfahrung psychischer Krisen und deren Behandlung nicht nur für die Betroffenen wichtig ist, sondern dass diese auch in Begleitung, Beratung und sogar Behandlung psychisch erkrankter Menschen einbezogen werden können.

Die Geschichte der Psychiatrie ist von Wissenschaftler*innen geprägt, die sich von den Erfahrungen und Erlebnissen der Betroffenen distanzierten und sie zu Objekten von Beobachtung und Behandlung machten. Sie vermuteten einen genetischen Defekt und andere körperliche Ursachen für das »verrückte« Verhalten der Patient*innen. Das von Karl Jaspers 1923 aufgestellte Postulat der Unverstehbarkeit und Uneinfühlbarkeit von Psychosen und die von Sigmund Freud verbreitete Annahme, Psychosen seien grundsätzlich nicht psychotherapeutisch zu behandeln, führten lange Zeit zu einem therapeutischen Nihilismus bei diesem für schwere psychische Erkrankungen paradigmatischen Krankheitsbild (vgl. Häfner 2017).

Während zu Beginn des 20. Jahrhunderts das Dauerbad oder vierwöchiges Dauerliegen verbreitete Behandlungsmethoden waren, wurde die Therapie von Psychosen in der zweiten Hälfte des Jahrhunderts zu einer »Sache der Apotheker«, Psychopharmaka waren das erste und oft auch das einzige Mittel der Wahl. Die Distanz zu den psychisch kranken Menschen und der fehlende verstehende Zugang zu akut psychotischen Patient*innen führten zu dem Paradoxon, dass ihnen einerseits jede Einsichtsfähigkeit abgesprochen wurde, die Krankheitseinsicht aber gleichzeitig Voraussetzung für die Behandlung war.

Wenn das psychotische Erleben allein auf einen gestörten Hirnstoffwechsel zurückgeführt wird, bleiben die Symptome dysfunktional und ohne Sinn. Die aus dieser Perspektive generierten Prognosen führen zu Aussagen wie: »Sie müssen ein Leben lang Medikamente nehmen« oder »Sie sind chronisch krank, Sie müssen dauerhaft mit diesen Symptomen leben, finden Sie sich damit ab«. Norman Sartorius, der ehemalige Direktor für seelische Gesundheit bei der WHO, spricht in diesem Zusammenhang von einem iatrogenen Stigma, einem Vorurteil, das durch die psychiatrische Diagnostik und Behandlung entsteht (Sartorius 2002). Die Betroffenen werden entmutigt, sie vertrauen nicht mehr auf ihre eigenen Kräfte, sondern setzen alle ihre Hoffnungen auf professionelle Hilfe und Behandlung.

In schweren psychischen Krisen gerät das Selbstkonzept der Betroffenen ins Wanken. Die Kontrolle über das rationale Denken kann verloren gehen, der Antrieb kann nicht mehr gesteuert werden und die Grenzen zwischen dem inneren und äußeren Leben können sich verschieben oder gar auflösen. Diese existenziellen Erfahrungen sind es, die Menschen oft viel stärker verunsichern als die Symptome selbst. Die fundamentale Ich-Krise, die Erschütterung des Selbstkonzeptes wirkt auch dann noch nach, wenn die Symptome längst in den Hintergrund getreten oder gar verschwunden sind. Gerade weil das Selbstkonzept durch Krisen infrage gestellt wird, ist es wichtig, sich mit dem Sinn psychischer Störungen auseinanderzusetzen. Es gilt etwas zusammenzufügen, was auf erschreckende Weise auseinandergefallen ist (Utschakowski 2014; Bock u. a. 2014).

Erst eine neue Form des Kontaktes und Austausches zwischen psychiatrischen Fachkräften, Betroffenen und Angehörigen, der Versuch der Begegnung auf Augenhöhe ebnete den Weg für ein neues Verständnis für psychische Störungen und für neue Formen der Zusammenarbeit.

10.1.1 Der Trialoggedanke

Ein Forum für die Wahrnehmung und Wertschätzung der Psychose-Erfahrung entstand mit der Gründung von Psychose-Seminaren Ende der 1980er Jahre. Weil in den Psychose-Seminaren längst nicht mehr nur über Psychosen gesprochen wird, sondern auch Menschen mit anderen Diagnosen teilnehmen, wird mittlerweile eher von Trialogseminaren gesprochen.

Die Neuschöpfung des Wortes Trialog entstand in Anlehnung an die Worte Monolog und Dialog und meint das Gespräch unter dreien. Trialog ist also als Raum der Begegnung für Betroffene, Angehörige und Fachkräfte aus der Psychiatrie zu verstehen. Auch Auszubildende, Studierende und interessierte Laien können an den Trialogseminaren teilnehmen. Thomas Bock, Professor am Universitätsklinikum Hamburg-Eppendorf, der zusammen mit der Psychiatrie-erfahrenen Bildhauerin Dorothea Buck die Psychose-Seminare Anfang der 1980er Jahre ins Leben rief, bemerkt dazu: »In Psychose-Seminaren begegnen mir die Erfahrenen zum ersten Mal als Lehrende und Lernende zugleich. Experten durch eigene Erfahrung bzw. durch Miterleben als Angehörige sowie Experten durch Ausbildung und Beruf begegnen sich auf gleicher Ebene, um sich fortzubilden und Respekt zu vermitteln für subjektive Wahrnehmung und unterschiedliche Bedürfnisse« (Bock u. a. 2009).

Trialogseminare sind in der Regel keine Lehrveranstaltungen im akademischen Sinn. Sie vermitteln keine Theorien, sondern Lebenserfahrung zu subjektiven Krankheitsvorstellungen und Bewältigungswegen. Die Teilnehmenden erweitern so in einem wertschätzenden und wohlwollenden Klima im gegenseitigen Austausch ihre Perspektiven und ihre Sichtweise von seelischen Erschütterungen. Mittlerweile treffen sich Menschen in über 150 Trialoggruppen und Trialogseminaren allein im deutschsprachigen Raum, um auf Augenhöhe über Themen wie »Sinn von Psychosen« oder »Psychopharmaka: Fluch oder Segen?« zu sprechen und voneinander zu lernen (www.trialog-psychoseseminar.de).

Beim Trialog geht es darum, gemeinsam in einem offenen Gespräch nach Erklärungsmodellen sowie Lösungs- und Bearbeitungsmöglichkeiten zu suchen. Er schließt damit in gewisser Weise an den Offenen Dialog an, ein Konzept aus Finnland, das sich dort insbesondere bei Hausbesuchen bewährt hat.

EXKURS

Offener Dialog

Um einen Prozess des gemeinsamen und vertieften Verstehens zu ermöglichen, verzichten psychiatrische Fachkräfte auf vorschnelle Festlegungen und Diagnosen und hören erst einmal zu. Durch die Wahrnehmung der subjektiven Problemlagen und der individuellen und interpersonellen Ressourcen der einzelnen Beteiligten und durch die Transparenz der unterschiedlichen Einschätzungen bei den Professionellen entsteht eine Vielstimmigkeit (Polyfonie), die die sonst üblichen professionell dominierten Problemanalysen und Lösungskonzepte ersetzt. Insofern sind Unsicherheit, die Fähigkeit, sich kein schnelles Urteil zu bilden, nicht zu wissen, was das Problem und was die Lösung ist, die wichtigsten professionellen Kompetenzen im Offenen Dialog.

Der Schwerpunkt der professionellen Intervention liegt auf der Förderung von offenen Dialogen in und mit der Familie und dem sozialen Umfeld. Gemeint sind damit Menschen, die im Leben einer Person von besonderer Bedeutung sind. Dies können Angehörige, Freund*innen, aber auch Arbeitskolleg*innen oder Nachbar*innen sein.

Die gemeinsamen Gespräche werden als gemeinsames Nachdenken aufgefasst, in dem neue Möglichkeiten für die eigene Lebensgestaltung verfügbar werden. Mehr Handlungsfähigkeit entsteht nicht durch professionelle Instruktion, sondern durch Austausch und die Entwicklung eines gemeinsamen neuen Verständnisses für Alternativen und nächste Schritte. In dem so entstehenden Raum können die Betroffenen und ihr soziales Netzwerk nach eigenen Lösungen

suchen. Die Betroffenen sind nicht mehr Klient*innen, die betreut und behandelt werden, sondern Menschen, die aktiv mitentscheiden und gestalten (vgl. Seikkula & Arnkil 2022).

Der Trialoggedanke hat nicht nur auf Psychiatrie-praktischer Ebene Bedeutung, sondern verändert zunehmend auch die Psychiatrie-politische Ebene. Aus dem Trialog sind beispielsweise Antistigmaprojekte an Schulen entstanden, in denen Psychiatrie-Erfahrene, Angehörige und psychiatrische Fachkräfte gemeinsam über seelische Erschütterungen berichten und Schüler*innen dazu einladen, Vorurteile zu überwinden, aber auch über eigene Erfahrungen oder über Erlebnisse mit Angehörigen zu sprechen (siehe z. B. www.irrsinnig-menschlich.de).

Der Trialog hat auch Einzug in die Tagungs- und Fortbildungskultur gehalten. Es ist kaum noch eine größere Fachtagung denkbar, auf der nicht auch Angehörige und Psychiatrie-Erfahrene als Referent*innen sprechen. Immer mehr Fortbildungsträger und Hochschulen arbeiten mit Psychiatrie-erfahrenen Dozent*innen und auch in den psychiatrischen Versorgungseinrichtungen wird den Betroffenen mehr Gehör verschafft. Beispielsweise arbeiten in dem Qualitätsmanagementsystem PPQ (Pro psychiatrische Qualität) Psychiatrie-Erfahrene und Angehörige seit 1998 sowohl an den Beratungs-, Behandlungs- und Hilfeprozessen als auch an der Organisation und Planung psychiatrischer Dienste mit (www.ppq.info).

Arbeitskreise und Projektgruppen werden immer häufiger trialogisch, also mit Angehörigen, professionell Tätigen und Psychiatrie-Erfahrenen besetzt.

Auch im Bereich der Forschung ändert sich etwas. So gibt es an der Universitätsklinik Hamburg eine »Arbeitsgruppe sozialpsychiatrische und partizipative Forschung« (https://www.uke.de/kliniken-institute/kliniken/psychiatrie-und-psychotherapie/forschung/ab-partizipation.html) und an der Medizinschen Hochschule Brandenburg eine »Integrierte Arbeitsgruppe ›Psychische Gesundheiten‹« (https://www.mhb-fontane.de/iag-psychische-gesundheiten.html), bei denen Forscher*innen mit und ohne Erfahrungsexpertise zusammenarbeiten.

Neben der partizipativen Forschung gibt es im Rahmen dieser Arbeitsgruppen auch betroffenenkontrollierte Forschung, d. h., Forscher*innen mit Erfahrungsexpertise bearbeiten selbstständig selbst gewählte Themen. Seit 2016 werden Betroffene und Angehörige im Rahmen des Projektes EmPeeRie (Empower Peers to Research) dabei unterstützt (Schulz 2022).

Weil viele dieser Forschungsgruppen sich aus dem Trialoggedanken der Psychose-Seminare entwickelt haben, sind es oft Menschen mit Psychose-Erfahrung, die hier aktiv sind. Doch auch bei anderen Erkrankungen ist kollaborative Forschung ein Thema. So gibt es bereits seit 2007 eine Autismus-Forschungs-Kooperation (www.autismus-forschungs-kooperation.de).

Alle vom Gedanken der Partizipation getragenen Seminare, Weiterbildungen und Forschungsprojekte haben das Ziel, die Lebensqualität von Menschen mit psychischen Erkrankungen zu verbessern. Dieses Ziel verbindet sie mit dem Recoveryansatz.

10.1.2 Der Recoveryansatz

Während im deutschsprachigen Raum die Trialogbewegung den Stimmen der Psychiatrie-Erfahrenen mehr Gewicht verlieh, hat in den englischsprachigen Ländern der Recoveryansatz den Status der Nutzer*innen in der Psychiatrie verändert.

Recovery ist eng verbunden mit dem Empowermentkonzept (vgl. S. 294 und 333 in diesem Buch) und beschreibt Prozesse, die zu mehr Selbstbestimmung, Selbstwirksamkeit und Lebenszufriedenheit führen. Recovery bedeutet so viel wie Genesung, Wiederherstellung, mit beiden Beinen im Leben stehen. Eine häufig zitierte Definition stammt von William Antony (1993, S. 13):

> *Recovery ist »ein zutiefst persönlicher, einzigartiger Veränderungsprozess der eigenen Überzeugungen, Werte, Gefühle, Ziele, Fertigkeiten und Rollen. So eröffnen sich Möglichkeiten, um ein befriedigendes, hoffnungsvolles und aktives Leben zu führen, und zwar auch mit den von der Erkrankung verursachten Einschränkungen. Während man über die katastrophalen Auswirkungen der psychischen Erkrankung hinauswächst, gewinnt das Leben eine neue Bedeutung, kann man einen neuen Sinn entwickeln.«*
> (Übersetzung nach Amering & Schmolke 2012, S. 25)

Die Recoverybewegung wurde in den 1970er Jahren von Betroffenen initiiert, die sich gegen die pessimistischen, entmutigenden Prognosen von Unheilbarkeit und Chronizität wandten und mit ihren eigenen Lebensgeschichten den Beweis antraten, dass auch nach sehr schweren seelischen Erschütterungen Genesung möglich ist. In den Anfängen ging es insbesondere um Alternativen zur medizinischen Psychiatrie und um die Rechte psychisch kranker Menschen, die sich in den USA und Großbritannien auch Survivors, Überlebende, nennen.

Recovery ist kein kohärentes Konzept. Es geht in erster Linie um die Infragestellung der Vorstellung, dass psychische Erkrankungen unheilbar seien.

Recovery stellt dem klassischen medizinischen Verständnis von Gesundheit als Zustand der Abwesenheit von sämtlichen Symptomen ein neues Konzept entgegen, das den Fokus auf die Lebenszufriedenheit richtet, die auch bei vorhandenen Symptomen erreicht werden kann.

> *»Gesundung verweist nicht auf ein Endprodukt oder Resultat. Es meint nicht, dass man ›kuriert‹ ist, und auch nicht, dass einer einfach stabilisiert oder in der Gemeinschaft gepflegt wird. Gesundung beinhaltet oft eine Verwandlung seiner selbst, wobei man sowohl die eigenen Grenzen akzeptiert als auch eine neue Welt von Möglichkeiten entdeckt. Das ist das Paradoxe der Gesundung, dass wir, indem wir akzeptieren, was wir nicht können oder nicht sind, entdecken, wer wir sein können und was wir tun können. So ist Gesundung ein Prozess.«* (Deegan 1996, S. 13)

Andreas Knuf hat die Unterschiede zwischen der klassischen Psychiatrie und dem Recoveryansatz in einer Übersicht zusammengestellt (Abb. B 10.1).

Michaela Amering hat gemeinsam mit Margit Schmolke (2012) das Thema Recovery im deutschsprachigen Raum bekannt gemacht. In ihren Vorträgen fasst sie die Kernidee von Recovery mit einem Satz zusammen: »Hoffnung macht Sinn.« Es macht Sinn, Hoffnung zu haben. Dazu gehört die eigene Hoffnung, dass das Leben besser werden kann, aber auch die stellvertretende Hoffnung von Menschen, die an einen glauben. Gleichzeitig beschreiben die drei Wörter Hoffnung, Macht und Sinn aber auch die Kernelemente von Recovery:

Hoffnung Die Bedeutung von Hoffnung im Recoverykontext beruht darauf, dass die Erfahrungen vieler Psychiatrie-Erfahrener zu der Annahme berechtigen, dass jeder Mensch das Potenzial zur Genesung hat. Kein Mensch ist ein hoffnungsloser Fall.

Macht Im Zusammenhang mit Recovery bedeutet Macht, dass jeder Mensch weiß, was gut für ihn ist, und jeder Mensch Verantwortung übernehmen kann. Aus der Forschung zur »erlernten Hilflosigkeit« wissen wir, dass nicht jeder Mensch, der Verantwortung zurückerlangt, diese auch nutzen kann (Seligman 1979).

Im Sinne von Recovery geht es für Sozialarbeiter*innen darum, Verantwortungsübernahme immer wieder anzubieten und anzuregen und nicht gleich kompensierend einzuspringen. Dies fordert Geduld und Zurückhaltung, um die Klient*innen Protagonist*innen in ihrem eigenen Recoveryprozess sein zu lassen.

Abbildung B 10.1 Vergleich des Recoveryansatzes mit dem Konzept der klassischen Psychiatrie (Knuf 2020, S. 15)

	Recovery-Ansatz	Klassische Psychiatrie
Ziele	Ein zufriedenes und erfülltes Leben; gesellschaftliche Teilhabe; Inklusion, Gesundung	Symptomreduktion, Rückfallprophylaxe, berufliche Wiedereingliederung
Perspektive	Zufriedenes Leben ist für alle Betroffenen möglich, manchmal gelingt auch eine völlige Gesundung	Keine »falschen Hoffnungen« machen; »vita minima« muss hingenommen werden; wer keine Symptome hat, kann froh sein
Hilfen	Alle Hilfen, die das Wohlbefinden, die individuelle Bewältigung der Erkrankung und die Auseinandersetzung damit fördern; Peer-Support erhält hohe Bedeutung	Klassisches psychiatrisches Angebot; Fokus auf Medikation
Hoffnung	Wird als Voraussetzung und wichtiger Entwicklungsschritt für Recovery verstanden; ihre Förderung ist Auftrag für professionelle Arbeit	Bezieht sich lediglich auf die Wirkung der Medikamente und der übrigen Behandlung
Selbsthilfe	Selbsthilfe ist zentral für den Recoveryprozess, ohne Selbsthilfe ist Recovery nicht möglich; Selbsthilfeförderung ist selbstverständliches Element jedes Behandlungsangebots	Selbsthilfe wird von professioneller Seite wenig unterstützt
Selbstbestimmung	Ist zentral, um Motivation zu fördern und den Klient*innen zu helfen, ihren eigenen Werten und Lebensvorstellungen zu folgen	Psychisch kranke Menschen sind nur zu bedingter Selbstbestimmung in der Lage

Sinn Schon Antonovsky (1997) hatte gezeigt, welche Bedeutung das Erleben von Sinnhaftigkeit bei der Bewältigung von Krisen hat. Eine Einordnung der Symptome und Phänomene, die mit einer seelischen Erschütterung verbunden sind, »beinhaltet, die Erfahrung verständlich zu machen, um sie dann ablegen zu können: als Teil der Person, aber nicht als die Person als Ganzes« (Slade 2009, S. 9).

Über den subjektiven Sinn von Psychosen schreibt Gwen Schulz:

> *»Dadurch, dass ich als Einzelwesen in meinem gesamten So-geworden-Sein akzeptiert und gestärkt wurde, konnte ich bei mir ankommen, musste nicht alles an mir krank und falsch finden. Ich durfte etwas von mir behalten und davon ausgehend meine eigenen Möglichkeiten und Wege suchen. Es ging mir nicht mehr darum, dass ich normal werde, sondern dass ich mit meinen mir zur Verfügung stehenden Mitteln die Regie für mein Dasein übernehme, dass ich mich auf etwas Eigenes beziehen kann.«*
> (Schulz 2014, S. 69)

Die Regie für das eigene Leben zu übernehmen, setzt allerdings voraus, dass den Betroffenen das Recht auf Entscheidungen über Behandlung und Rehabilitation zugestanden wird und die professionellen Helfer*innen Macht abgeben.

Ein wichtiger handlungsorientierter Beteiligungsansatz ist das Shared Decision Making (Treffen von gemeinsamen Entscheidungen). Das aus der Medizin stammende Modell (Charles u. a. 1997) definierte das Verhältnis zwischen Ärztin und Patient*in neu und veränderte vor allem die Kommunikation miteinander. In der klassischen paternalistischen Arzt-Patient-Beziehung erstellt der Arzt eine Expertenanalyse (Diagnose), um dann direktiv zu behandeln oder zu verordnen. Der Patient nimmt in der Regel passiv die ärztlichen Entscheidungen hin. Beim Shared Decision Making begründet dagegen die Ärzti*n ihre fachliche Einschätzung und klärt über verschiedene Handlungsoptionen auf, sodass die Patient*in gemeinsam mit ihr entscheiden kann, welcher Weg eingeschlagen werden soll.

Noch weitergehender ist der Ansatz der Unterstützten Entscheidungsfindung, wie er in der UN-Behindertenrechtskonvention (UN-BRK) gefordert wird und bei der Reform der Betreuungsrechts eine große Rolle gespielt hat (siehe Kapitel A 6, »Die Rechte von Klient*innen«, S. 164 f.). Keine Fachkraft soll Entscheidungen stellvertretend für die betreute Person treffen, sondern diese dabei unterstützen, eine ihren Wünschen entsprechende Entscheidung selbst zu treffen.

Die Stärkung der Selbstbestimmung ist ein zentraler Aspekt von Empowerment. Er verlangt zunächst von psychiatrisch Tätigen nicht nur, Argumente für und wider eine Entscheidung mit den Klient*innen zu diskutieren, sondern die Entscheidungsräume zu öffnen und auch jene Möglichkeiten in Betracht zu ziehen, die man selbst nicht für geeignet hält, die Betroffenen aber schon. Das Recht auf Selbstbestimmung schließt das Recht auf Irrtum ein.

> *»Wer vor den Konsequenzen seiner Handlungen geschützt wird, wird an einer Form der Eigenständigkeit gehindert. Hier ist meistens ein Abwägen erforderlich, denn selbstverständlich werden Fachleute bemüht sein, ihre Klienten vor schwerwiegenden negativen Folgen einer Entscheidung zu schützen. Das muss aber auf Ausnahmen beschränkt bleiben, denn wenn ein Mensch die negativen Konsequenzen seiner Handlungen nicht mehr spürt, wird er diese Verhaltensweisen natürlich in Zukunft fortsetzen und ist damit an einer Lernmöglichkeit gehindert worden.«*
> (Knuf 2020, S. 47 f.)

Entscheidungen mitzutragen und zu unterstützen, die man selbst nicht für optimal hält, ist eine große Herausforderung für alle Sozialarbeiter*innen. Aber erst wenn massive Selbst- und/oder Fremdgefährdung drohen, besteht die Pflicht zur Intervention (siehe Kapitel A 6, »Die Rechte von Klient*innen«).

Um ein besseres Verständnis der eigenen Entscheidungssituation und der zur Verfügung stehenden Möglichkeiten zu erlangen, kann auch Bildung ein Empowermentaspekt sein. Die Recoverybewegung hat dazu in den letzten Jahren die Idee eines Recovery College entwickelt und umgesetzt. Menschen mit psychischen Erkrankungen gelingt es aufgrund ihrer Einschränkungen häufig nicht, an den regulären Fort- und Weiterbildungsangeboten wie z. B. der Volkshochschule teilzunehmen. Im Recovery College (seltener Empowerment College) treffen sie nicht nur auf Peers (Gleichgestellte), die ähnliche Interessen und Erfahrungen haben, sondern auch auf Peers, die als Lehrende Themen im Bereich Gesundheit und Freizeit vermitteln (Möhlenkamp & Petersen 2019).

Peers sind inzwischen auch in Beratungsstellen aktiv, z. B. in der Ergänzenden Unabhängigen Teilhabeberatung (EUTB) und in der psychiatrischen Versorgung. Hier hat der Peersupport ganz neue Möglichkeiten eröffnet.

10.1.3 Experienced Involvement

Die Einbeziehung von Expert*innen aus Erfahrung (Experienced Involvement, EX-IN) in der psychiatrischen Versorgung kann dazu beitragen, die psychiatrische Versorgung besser an die Bedürfnisse von Menschen in Krisen anzupassen.

Menschen, die schwere psychische Krisen und deren Bewältigung durchlebt und reflektiert haben, können nach einer entsprechenden Ausbildung als sogenannte Genesungsbegleiter*innen in Krankenhäusern, Tageskliniken, Wohnheimen, im Betreuten Wohnen und vielen anderen psychiatrischen Angeboten mitarbeiten. Erfahrungen, die aus dem Erleben seelischer Erschütterungen und deren Folgen und »Nebenwirkungen« wie Stigmatisierung, Isolation und Verlust von Selbstvertrauen und Selbstwertgefühl hervorgehen, schaffen einen Zugang zu Menschen in ähnlichen Situationen, der von Fachkräften ohne diesbezüglichen Hintergrund oft nicht hergestellt werden kann.

Menschen, die vergleichbare Herausforderungen und Erschütterungen erlebt haben, wecken das Gefühl, vertrauen zu können, verstanden zu werden und die richtige Unterstützung zu bekommen. Gerade im Bereich der Psychiatrie, in dem die Betroffenen besonders stark mit Diskriminierung und Entmutigung konfrontiert sind, bekommt die Erfahrung von Solidarität, Zusammengehörigkeit und Verständnis eine besondere Bedeutung. Die Peerebene macht es möglich, über Erlebnisse statt über Symptome zu sprechen. Es ist leichter, eine gemeinsame Sprache zu finden und eine Beziehung aufzubauen, die von Akzeptanz, Verständnis und Empathie getragen ist.

Genesungsbegleiter*innen können authentisch das Gefühl von Hoffnung und den Glauben an Weiterentwicklung vermitteln, der für den Recoveryweg so wichtig ist. Sie können aus eigener Erfahrung die Interessen des Gegenübers sensibel wahrnehmen und dabei unterstützen, Verantwortung zu übernehmen und sich selbst zu vertreten.

Genesungsbegleiter*innen wissen auch, dass ausreichende Informationen und Wahlmöglichkeiten wesentliche Faktoren auf dem Weg der Genesung sind, und können aus eigenem Erleben Bewältigungsmöglichkeiten und Problemlösungsstrategien anbieten. Darüber hinaus vermitteln sie allein durch die Tatsache, dass sie in der Lage sind, als Berater*innen, Begleiter*innen oder Fürsprecher*innen zu arbeiten, das Gefühl, dass man es schaffen kann, dass es Licht am Ende des Tunnels gibt. Expert*innen durch Erfahrung fungieren damit als »Übersetzer, Dolmetscher, Kulturbeauftragte, Mediatoren, Fürsprecher, Wächter der Klientenperspektive, Hoffnungsträger, Netzwerker, Reisebegleiter, Vertrauensbildner, Botschafter, Psychonauten, Wegweiser« (Achberger & Utschakowski 2015,). Damit können die Genesungsbegleiter*innen eine wichtige Bereicherung und Ergänzung der bestehenden psychiatrischen Angebote sein.

10.2 Genesungsbegleitung – ein erfahrungsbasierter Ansatz

Die Arbeit von Pflegenden, Psycholog*innen, Ärzt*innen, Ergotherapeut*innen und Sozialarbeiter*innen basiert auf psychiatrischem Fachwissen, das während Aus-, Fort- und Weiterbildungen und natürlich auch in der Praxis im Umgang mit Klient*innen erworben wurde. Bei der Genesungsbegleitung wird die Erfahrung mit Krisen und deren Bewältigung genutzt. Dabei ist es wichtig, Psychiatrie-Erfahrung nicht nur individuell zu betrachten, sondern Erfahrungswissen aus verschiedenen Perspektiven zusammenzutragen und so ein kollektives Wissen zu entwickeln. Der Schritt »vom Ich-Wissen zum Wir-Wissen« (Jahnke 2012) erweitert nicht nur den eigenen Schatz an Erfahrungen um die der Selbsthilfe insgesamt, er reduziert auch das Risiko, persönliche Erfahrungen zu verallgemeinern, von sich auf andere zu schließen. Genesungsbegleitung heißt nicht: »Was mir geholfen hat, wird auch für dich gut sein«, sondern eher: »Manchen Menschen in deiner Situation hat das geholfen, anderen jenes. Vielleicht willst du etwas davon probieren?«

Um das Erfahrungswissen zu systematisieren und dieses methodisch für die Ausbildung von Genesungsbegleiter*innen zu nutzen, wurde von 2005 bis 2007 ein europäisches Pilotprojekt durchgeführt, an dem Psychiatrie-Erfahrene und psychiatrische Fachkräfte von Universitäten, psychiatrischen Diensten, Bildungseinrichtungen und Selbsthilfeverbänden aus sechs Ländern mitgearbeitet haben (www.ex-in.info und www.ex-in.de). Ausgangspunkt des Projektes war für alle Beteiligten die Überzeugung, dass Menschen, die psychische Krisen durchlebt haben, über einen reichen Schatz an Erfahrungswissen verfügen, der nicht nur zu einem erweiterten Verständnis psychischer Erschütterungen beitragen kann, sondern auch zu neuem Wissen genesungsfördernder Faktoren. Das Ergebnis ist die 350 Stunden umfassende EX-IN-Ausbildung, die von einem speziell ausgebildeten Tandem geleitet wird, das in der Regel aus einer psychiatrischen Fachkraft und einer Psychiatrie-erfahrenen Person besteht.

Während der EX-IN-Ausbildung durchlaufen die Teilnehmenden drei Prozesse (siehe Abb. B 10.2). Im ersten Schritt strukturieren und reflektieren die Teilnehmer*innen ihre jeweiligen Erfahrungen. Sie machen sich bewusst, wie sie ihre seelische Erschütterung erklären, wie sie diese in ihre Lebensgeschichte einordnen, ob sie einen Sinn darin erkennen und welche inneren und äußeren Bedingungen ihnen geholfen haben, Herausforderungen und Krisen zu bewältigen.

Im zweiten Schritt werden die individuellen Erfahrungen miteinander geteilt. Es geht dabei darum, eine Sprache für die Erfahrungen zu finden, die es auch anderen möglich macht, sie zu verstehen und auch nachzuvollziehen.

Im letzten Schritt werden die unterschiedlichen Erkenntnisse zusammen reflektiert, um gemeinsames Erfahrungswissen zusammenzutragen. Hieraus entstehen gemeinsame Standpunkte und Perspektiven über hilfreiche Haltungen, Bedingungen und Strukturen für Menschen in psychischen Krisen.

Abbildung B 10.2 Gemeinsames Erfahrungswissen
(nach Utschakowski 2015, S. 41)

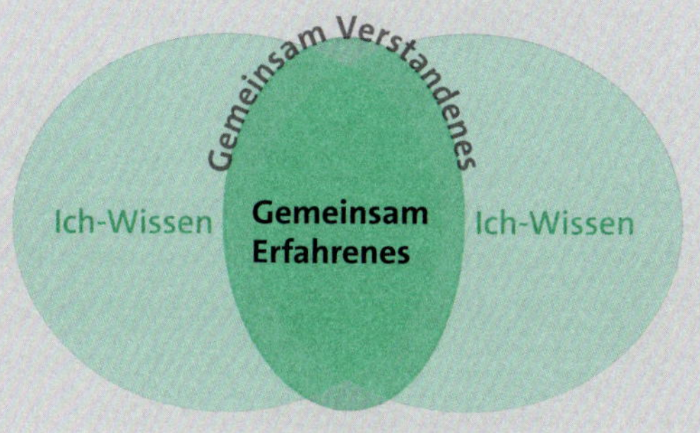

Ausbildungsbegleitend erstellen die Teilnehmenden ein Portfolio mit einer Sammlung von Spuren in der eigenen Lebensgeschichte, von Qualitäten, Erfahrungen und Planungen. Das Portfolio dient dazu, sich der eigenen Möglichkeiten, Stärken und Ziele bewusst zu werden.

Die EX-IN-Ausbildung steht grundsätzlich allen Menschen offen, die eine schwere psychische Krise durchlebt haben, d. h., es handelt sich um eine Ausbildung, für die man krank sein muss. Teilnehmende sollten Erfahrungen in der Selbsthilfe oder mit Trialogseminaren haben und aktuell krisenfrei sein.

10.2.1 Peermitarbeitende als Brückenbauer*innen zwischen Betroffenen und Institution

Die Einstellung von Genesungsbegleiter*innen ist immer mit einem Kulturwandel in der Einrichtung verbunden. Es ist wichtig, dass sich Management, Leitung und Mitarbeitende bereits mit Empowerment und Recovery beschäftigt haben, denn sonst lastet die Verantwortung der Veränderung allein auf den einzelnen Genesungsbegleiter*innen (vgl. Utschakowski u. a. 2016).

Genesungsbegleiter*innen bekommen oft schneller Kontakt, und wenn man nicht aufpasst, kann dies im Team zu Frustrationen führen: »›Warum hat der Patient das nicht mir anvertraut? Wir waren doch so gut in Kontakt miteinander‹« (Jahnke 2014, S. 34).

Es geht nicht um Konkurrenz, sondern um Ergänzung. Die Aufgaben der Genesungsbegleiter*innen unterscheiden sich in der Regel von denen des übrigen Personals.

> *»EX-INler sind keine Lückenbüßer, sondern bringen andere Kompetenzen mit und übernehmen andere Tätigkeiten als die Bezugspflege. Unsere EX-INler machen eigene Gruppenangebote und sind eher – losgelöst vom typischen Stationsalltag – Ansprechpartner und Begleiter.«*
> (Jahnke 2014, S. 35)

In vielen Praxisauswertungen berichten Klient*innen, dass sie die Zuversicht und die Ermutigung von Genesungsbegleiter*innen besser annehmen können, sie glaubhafte Hoffnungsträger*innen sind. Auch ihre praktischen Informationen und ihre Unterstützung werden geschätzt, z. B. wie man mit Stimmenhören umgeht, wie man Selbstverletzungen vermeidet oder wo man eine Ärztin findet, die der Reduzierung von Medikamenten offen gegenübersteht. Da viele Genesungsbegleiter*innen ihre seelische Erschütterung nicht nur als Leid, sondern auch als sinnhafte Erfahrung erleben, können Klient*innen ihre Krisen und Symptome auf eine neue Art und Weise wahrnehmen (vgl. Mahlke u. a. 2015).

Beispiel

Frau Schwarz soll bald von der Krankenhausstation entlassen werden. Ein Gespräch zwischen ihr, dem Genesungsbegleiter und der Sozialarbeiterin ergibt, dass sie in einer besonderen Wohnform (Wohnheim) angemeldet wird, da sie sehr unsicher und labil erscheint und sich eine Rückkehr in eine eigene Wohnung überhaupt nicht vorstellen kann. Einen Tag später erklärt Frau Schwarz dem Genesungsbegleiter, dass sie sich vor dem Umzug in die besondere Wohnform fürchte, weil sie das Gefühl habe, dann sämtliche Selbstständigkeit zu verlieren.

Der Genesungsbegleiter erzählt Frau Schwarz von seinen eigenen Erfahrungen im Betreuten Wohnen. Noch am gleichen Tag besuchen die beiden nach Rücksprache mit der Sozialarbeiterin die Wohngemeinschaft, in der der Genesungsbegleiter früher einmal gewohnt hat. Frau Schwarz ist angenehm überrascht und kann sich Betreutes Wohnen als Alternative zum Wohnheim vorstellen. Zurück auf der Station berichtet Frau Schwarz der Sozialarbeiterin von ihrem Entschluss, ins Betreute Wohnen ziehen zu wollen.

EX-INler*innen schlagen Brücken zwischen den anderen Mitarbeiter*innen und den Klient*innen, aber auch Brücken in das soziale Umfeld, zu den Lebensorten der Klient*innen, zu Netzwerken, Selbsthilfegruppen und Initiativen.

In Deutschland sind die Auswirkungen der Arbeit von Genesungsbegleiter*innen bisher noch wenig erforscht. In den USA, in Australien und Großbritannien, die eine wesentlich längere Tradition der Beteiligung von Peermitarbeitenden haben, belegen viele Studien, dass Genesungsbegleitung die Qualität psychiatrischer Angebote deutlich steigert (ebd.). Wichtige Grundlagen für das Gelingen sind, dass Genesungsbegleiter*innen eine spezifische Ausbildung erhalten und dass die Organisationen sich auf deren Einsatz vorbereiten, damit deren besonderen Fähigkeiten und Kompetenzen auch wirklich nutzbar werden (Ibrahim u. a. 2020).

Viele Wiedereingliederungseinrichtungen, Beratungsstellen, Anbieter integrierter Versorgung, Krisenhäuser und Krankenhäuser beschäftigen mittlerweile Genesungsbegleiter*innen und wollen auf das Angebot nicht mehr verzichten. Nicht zuletzt ist es gelungen, eine berufliche Perspektive für Menschen zu schaffen, die aufgrund ihrer psychischen Erkrankung nur allzu schnell aus dem Erwerbsleben fallen und besonders stark von Arbeitslosigkeit und Frühberentung betroffen sind. Interessant ist, dass diese Arbeit die Genesungsbegleiter*innen in ihrer seelischen Gesundheit nicht destabilisiert, sondern auf verschiedenen Ebenen stärkend wirkt und weiter zu ihrer Genesung und psychischen Gesundung beiträgt (Moran u. a. 2012).

10.2.2 Herausforderungen der Zusammenarbeit

In der Psychiatrie stehen oft noch die Definition von Symptomen und Defiziten und deren Behandlung im Vordergrund. Dabei wird leicht der dahinterstehende Mensch übersehen und häufig wird über ihn entschieden statt mit ihm. Der Einsatz von Genesungsbegleiter*innen ändert das, sie erweitern die Perspektiven auf das Verständnis von psychischen Erkrankungen und ihren Folgen. Und sie verändern die Machtverhältnisse, wenn sie bei Behandlungsentscheidungen einbezogen werden.

Wenn das geschieht, wird im Partizipationsdiskurs von Koproduktion gesprochen (ebd.). Es ist die höchste Stufe der Partizipation (siehe Abb. B 10.3).

Abbildung B 10.3 Die Leiter der Partizipation (nach Zuaboni 2019, S. 104)

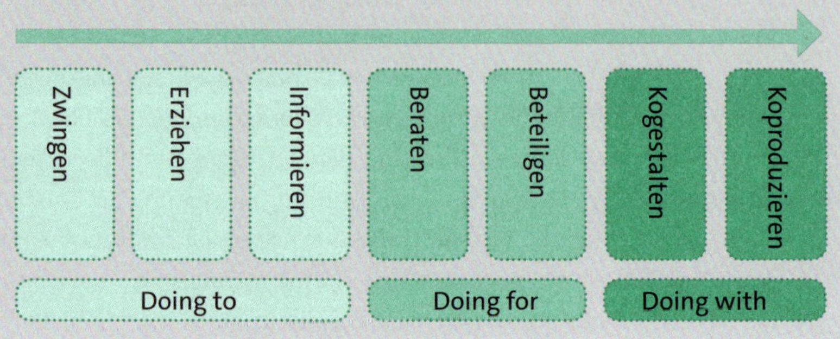

Die erste Stufe, »Doing to«, stellt traditionelle Unterstützungsleistungen vor, deren Nutzung gegebenenfalls auch unter Anwendung von Druck und Zwang erfolgt. Von den Klient*innen wird erwartet, dass sie sich auf die Angebote einlassen und darauf vertrauen, dass diese ihnen helfen.

Mit der zweiten Stufe, »Doing for«, entfernt man sich vom Zwang und die Beteiligung der Klient*innen nimmt zu, aber die Leistungen werden weiter von den Profis organisiert und erbracht, mit dem Anspruch, die Interessen der Nutzenden im Blick zu haben. Die Klient*innen werden zwar gefragt, was sie über bestimmte Angebote denken, die Entscheidung treffen aber die Profis.

Erst die nächste Stufe, »Doing with«, stellt den umfassenden Einbezug der Klient*innen dar. Zentral ist dabei die Überzeugung, dass die Unterstützungsangebote nur helfen, wenn »die Stimmen aller Beteiligten gehört, bewertet, diskutiert und dann – am wichtigsten – umgesetzt werden« (Zuaboni 2019, S. 105).

Sich nicht nur auf gemeinsame Zusammenarbeit, sondern auch auf gemeinsame Verantwortung einzulassen, ist für Fachkräfte eine große Herausforderung. Die Unterschiede zwischen Personen, die Unterstützung anbieten, und denen, die sie empfangen, verwischen. Fachpersonen sind in diesem Kontext eher Katalysator*innen für Wandel als »Anbieter von Dienstleistungen« (ebd., S. 106).

Genesungsbegleiter*innen stellen aber nicht nur tradierte Machtverhältnisse infrage, sie irritieren auch in anderer Hinsicht. Die Entwicklung und die Einhaltung professioneller Nähe und Distanz sind ein wichtiges Thema im Studium der Sozialen Arbeit und gelten auch als Indikatoren für einen angemessenen Kontakt zu Klient*innen in der Praxis. Im Zentrum steht hier der Begriff der Distanz.

Genesungsbegleiter*innen begegnen Klient*innen oft nicht mit der üblichen, gewohnten professionellen Distanz. Dies kann leicht als mangelnde Abgrenzung wahrgenommen werden. Genesungsbegleiter*innen sprechen dagegen von »professioneller Nähe«, denn wie die Recoveryforschung zeigt und wie viele Genesungsbegleiter*innen aus eigener Erfahrung wissen, sind Nähe, Zugewandtheit, freundschaftlicher Kontakt und Menschen, die als Personen erfahrbar sind, elementare Aspekte für eine recoveryorientierte Beziehung (vgl. Tooth u. a. 1997).

Genesungsbegleiter*innen bieten aufgrund der Offenheit, über ihren eigenen Erfahrungshintergrund zu sprechen, eher eine symmetrische Beziehung an, dagegen bleiben die Beziehungen der Kolleg*innen, die sich den Klient*innen weniger als Person und nicht mit ihren individuellen Erfahrungen zeigen, tendenziell eher asymmetrisch. In letzter Zeit wird aber auch diskutiert, ob Selbstoffenbarung (self-disclosure) nicht auch stärker in die professionelle Beziehungsarbeit einfließen müsste, um den Kontakt mit den Klient*innen vertrauensvoller zu gestalten.

Die Unterschiede in der Wahrnehmung psychischer Erkrankungen und der Beziehungsgestaltung bieten psychiatrisch Tätigen die Chance, professionelle Grundhaltungen zu überprüfen und eventuell neu zu bestimmen. Deshalb sollten Expert*innen durch Erfahrung schon bei der Ausbildung von Fachkräften beteiligt werden und als Supervisor*innen tätig sein. Sie können nicht nur dazu beitragen, die Betroffenensicht zu berücksichtigen, sie können auch das Tabu brechen, über die eigene Nähe zu seelischen Erschütterungen zu sprechen. Schließlich können Genesungsbegleiter*innen dadurch, dass sie selbst Recovery leben, nicht nur Klient*innen, sondern auch Mitgliedern professioneller Teams Hoffnung machen, dass sich Zuversicht als Grundhaltung lohnt.

10.3 Zusammenfassung

In der Psychiatrie stehen oft noch die Definition von Symptomen und Defiziten und deren Behandlung im Vordergrund. Dabei wird leicht der dahinterstehende Mensch übersehen und häufig wird über ihn entschieden statt mit ihm. Der Trialog und der offene Dialog sind Konzepte, die der ganzheitlichen multifokalen Sichtweise der Sozialen Arbeit entsprechen. Bei ihrer Umsetzung stehen die Klient*innen und ihr soziales Umfeld im Fokus. Es gilt, sich ergebnisoffen mit den Betroffenen auf die Suche zu begeben, gemeinsam herauszufinden, wo der Veränderungsbedarf liegt, was das Ziel der Veränderung ist und wie diese

Veränderung erreicht werden kann. In diesem Sinne ist es professionell, in Bezug auf den Veränderungsbedarf unsicher zu bleiben, nicht als Fachperson die Prozesse in die Hand zu nehmen, sondern immer wieder die Klient*innen und ihre Entscheidungen in den Mittelpunkt zu stellen. Diese Sichtweise entspricht dem Recoveryansatz.

Das Wissen von Psychiatrie-Erfahrenen verändert die psychiatrische Versorgung. Durch die EX-IN-Ausbildung spielen Menschen mit Psychiatrie-Erfahrung mittlerweile als Genesungsbegleiter*innen eine wichtige Rolle in psychiatrischen Teams.

__Jörg Utschakowski__ ist Diplom-Sozialarbeiter und Psychiatriereferent des Landes Bremen. Er initiierte und koordinierte das EU-Projekt EX-IN.

10.4 Vertiefungsmöglichkeiten

… 10.4.1 Internet

EX-IN

https://ex-in.de/

Partizipative Forschung

www.autismus-forschungs-kooperation.de

Schulz, G. (2022): Partizipative Forschung als Entdeckung. Psychosoziale Umschau 37 (2), S. 4–5. https://psychiatrie-verlag.de/product/schulz-g-partizipative-forschung-als-entdeckung-gratisartikel-aus-psu-2-2022/

Recovery

100 Wege um Recovery zu unterstützen. Ein Leitfaden für psychiatrische Fachpersonen. https://www.fh-diakonie.de/obj/Bilder_und_Dokumente/PP_Fachinfos/FH-D_100Wege.pdf

Trialog

www.trialog-psychoseseminar.de

www.borderlinetrialog.de

10.4.2 Literatur

Knuf, A. (2020): Recovery und Empowerment. Köln: Psychiatrie Verlag.

Schulz, M.; Zuaboni, G. (Hg.) (2014): Die Hoffnung trägt. Psychisch erkrankte Menschen und ihre Recoverygeschichten. Köln: Balance buch + medien verlag.

Utschakowski, J. (2015): Mit Peers arbeiten. Köln: Psychiatrie Verlag.
Utschakowski, J.; Sielaff, G.; Bock, T.; Winter, A. (Hg.) (2016): Experten aus Erfahrung. Peerarbeit in der Psychiatrie. Köln: Psychiatrie Verlag.
Zuaboni, G.; Burr, C.; Winter, A.; Schulz, M. (2019): Recovery und psychische Gesundheit. Grundlagen und Praxisprojekte. Köln: Psychiatrie Verlag.

10.5 Fragen und Übungen

1. Gibt es ein Psychose-Seminar in Ihrer Umgebung? Besuchen Sie es!
2. Welches Verständnis von Gesundheit und Krankheit steckt in dem Recoveryansatz?
3. Was ist die Kernidee von Recovery?
4. Wie lässt sich Erfahrungswissen definieren?
5. Was sind die Voraussetzungen der Zusammenarbeit von psychiatrischen Fachkräften und Genesungsbegleiter*innen?

10.6 Referenzen

Achberger, C.; Utschakowski, J. (2015): Zuversicht als Grundhaltung lohnt sich. Soziale Psychiatrie, 39 (2), S. 14–15.
Amering, M.; Schmolke, M. (Hg.) (2012): Recovery. Das Ende der Unheilbarkeit. 5. überarb. Aufl. Köln: Psychiatrie Verlag.
Antonovsky, A. (1997): Salutogenese. Zur Entmystifizierung der Gesundheit. Deutsche Herausgabe von Alexa Franke. Tübingen: dgvt.
Antony, W. (1993): Recovery from mental illness. The guiding vision of the mental health service system in the 1990s. Psychosocial Rehabilitation Journal 16: 11–23. DOI: 10.1037/H0095655
Bock, T.; Buck, D.; Meyer, H.-J. (2009): Entwicklungslinien des Trialogs. Sozialpsychiatrische Informationen, 39 (3), 2009, S. 4–7.
Bock, T.; Klappheck, K.; Ruppelt, F. (2014): Sinnsuche und Genesung. Erfahrungen und Forschungen zum subjektiven Sinn von Psychosen. Köln: Psychiatrie Verlag.
Charles, C.; Gafni, A.; Whelan, T. (1997): Shared decision making in the medical encounter: what does it mean? Social Science & Medicine, 44, (5), 681–692. DOI: 10.1016/s0277-9536(96)00221-3
Deegan, P. (1996): Gesundung und die Verschwörung im Geiste der Hoffnung. https://promentesana.ch/assets/files/2_Selbstbestimmt-genesen/1_Grundlagen-zur-Genesung/Vortrag_Patricia_Deegan_Verschwoerung.pdf (08.07.2022).

Greve, N. (2005): Nutzerbeteiligung von Anfang an. Kerbe, 23 (4), S. 17–20.
Häfner, H. (2017): Das Rätsel Schizophrenie. Eine Krankheit wird entschlüsselt. 4., vollst. überarb. u. aktual. Aufl. München: C. H. Beck.
Ibrahim, N.; Thompson, D.; Nixdorf, R.; Kalha, J.; Mpango, R.; Moran, G. (...); Slade, M. (2020): A systematic review of influences on implementation of peer support for adults with mental health problems. Social Psychiatry and Psychiatric Epidemiology 55, 285–293. DOI: 10.1007/s00127-019-01739-1
Jahnke, B. (2012): Vom Ich-Wissen zum Wir-Wissen. Neumünster: Paranus.
Jahnke, B. (2014): EX-IN Kulturlandschaften. Zwölf Gespräche zur Frage: Wie gelingt Inklusion? Neumünster: Paranus.
Knuf, A. (2020): Recovery und Empowerment. Köln: Psychiatrie Verlag.
Lisofsky, B. (1998): Ein Netzwerk für Kinder psychisch Kranker schaffen. Überregionale Formen und Zusammenarbeit. In: Mattejat, F.; Lisofsky, B.: Nicht von schlechten Eltern. Kinder psychisch Kranker, S. 179–183. Köln: Psychiatrie Verlag.
Mahlke, C.; Krämer, U.; Kilian, R.; Becker, T. (2015): Bedeutung und Wirksamkeit von Peer-Arbeit in der psychiatrischen Versorgung. Nervenheilkunde, 34 (4), S. 235–239. DOI: 10.1055/s-0038-1627580
Möhlenkamp, M.; Petersen, J. (2019): Das Empowerment College: Recovery und Bildung. In: Zuaboni, G.; Burr, C.; Winter, A.; Schulz, M. (2019): Recovery und psychische Gesundheit. Grundlagen und Praxisprojekte, S. 77–87. Köln: Psychiatrie Verlag.
Moran, G.; Russinova, Z.; Gidugu, V.; Yim, J. Y.; Sprague, C. (2012): Benefits and mechanisms of recovery among peer providers with mental illnesses. Qualitative Health Research, 22, (3), 304–319. DOI: 10.1177/1049732311420578
Sartorius, N. (2002): Iatrogenic stigma of mental illness. Begins with behaviour and attitudes of medical professionals, especially psychiatrists. British Medical Journal, 324 (7352), 1470–1471. DOI: 10.1136/bmj.324.7352.1470
Schulz, G. (2014): Ich bin nicht ohne Grund verrückt. In: Bock, T.; Klapheck, K.; Ruppelt, F.: Sinnsuche und Genesung, S. 67–71. Köln: Psychiatrie Verlag.
Schulz, G. (2022): Partizipative Forschung als Entdeckung. Psychosoziale Umschau 37 (2), S. 4–5. https://psychiatrie-verlag.de/product/schulz-g-partizipative-forschung-als-entdeckung-gratisartikel-aus-psu-2-2022/
Seikkula, J.; Arnkil, T. E. (2022): Offener Dialog. Die Vielfalt der Stimmen im Netz. Neuausgabe. Köln: Psychiatrie Verlag.
Seligman, M. (1979): Erlernte Hilflosigkeit. München, Wien: Urban & Schwarzenberg.

Slade, M. (2009): 100 ways to support recovery. Dt. Übersetzung hg. von Schulz, M.; Zuaboni, G.; Löhr, M.; Abderhalden, C.: 100 Wege um Recovery zu unterstützen. Ein Leitfaden für psychiatrische Fachpersonen. Bielefeld: Fachhochschule der Diakonie. https://www.fh-diakonie.de/obj/Bilder_und_Dokumente/PP_Fachinfos/FH-D_100Wege.pdf (08.07.2022).

Tooth, B.; Kalyanasundaram, V.; Glover, H. (1997): Recovery from schizophrenia: a consumer perspective. Final Report to Health and Human Services Research and Development Grants Program (RADGAC). Canberra: Department of Health and Ageing.

Utschakowski, J. (2014): Selbstkonzept in Krisen stützen. Über die Schädlichkeit von Krankheitseinsicht. praxiswissen psychosozial, 5 (3), S. 9–11.

Utschakowski, J. (2015): Mit Peers arbeiten. Köln: Psychiatrie Verlag.

Utschakowski, J.; Sielaff, G.; Bock, T.; Winter, A. (Hg.) (2016): Experten aus Erfahrung. Peerarbeit in der Psychiatrie. Köln: Psychiatrie Verlag.

Zuaboni, G. (2019): Koproduktion: Wie Zusammenarbeit gestaltet werden kann. In: Zuaboni, G.; Burr, C.; Winter, A.; Schulz, M.: Recovery und psychische Gesundheit. Grundlagen und Praxisprojekte, S. 102–111. Köln: Psychiatrie Verlag.

11 Integrierte multiprofessionelle psychiatrische Versorgung

Uta Gühne

An der Umsetzung der verschiedenen Unterstützungsmöglichkeiten sind zahlreiche Akteur*innen unterschiedlicher Professionen beteiligt. Insbesondere in der Versorgung von Menschen mit schweren und chronischen psychischen Erkrankungen und komplexen Versorgungsbedarfen kann eine umfassende und kontinuierliche Versorgung der Betroffenen nur durch eine multiprofessionelle und trägerübergreifende Herangehensweise gelingen. Im Folgenden lernen Sie verschiedene Möglichkeiten integrierter und koordinierter Leistungserbringung kennen. Von diesen evaluierten Versorgungsmodellen lassen sich zentrale Merkmale gemeindepsychiatrischer Arbeit und Vernetzung ableiten, ohne die Soziale Arbeit vor Ort nicht denkbar ist.

Schlagworte: **Integrierte Versorgung, Gemeindepsychiatrischer Verbund, Funktionales Basismodell, Kooperation, Vernetzung**

11.1 Zur Bedeutung integrierter psychiatrischer Versorgung

Erschwert wird eine gemeindenahe, multiprofessionelle und streng an den individuellen Bedarfen ausgerichtete Versorgung vor allem durch die bereits in Kapitel A 5, »Das psychiatrische Hilfesystem«, dargestellte Versäulung des deutschen Sozialsystems, die in einer Vielfalt von Leistungsträgern und in Zuständigkeitsproblemen resultiert. Zur Fragmentierung in der psychiatrischen Versorgungslandschaft trägt auch die organisatorische Trennung des ambulanten und (teil-)stationären Versorgungssektors bei, die in der Regel mit einer Diskontinuität in der Behandlung und wechselnden Bezugspersonen oder Lebensorten verbunden ist. Viele Leistungen im ambulanten Sektor sind zudem immer noch wenig personenzentriert und stattdessen stark an institutionellen

Rahmenbedingungen ausgerichtet, auch wenn das reformierte SGB IX die Position der Betroffenen deutlich stärkt (s. Kapitel B 9, »Case Management in der sozialpsychiatrischen Eingliederungshilfe«).
Besonders erschwert wird die Versorgung schwer und chronisch psychisch kranker Menschen mit einem komplexen Behandlungs- und Versorgungsbedarf. Der Gruppe schwer psychisch kranker Menschen lassen sich Klient*innen dann zuordnen, wenn

- eine psychiatrische Diagnose vorliegt (häufig sind es Erkrankungen aus dem schizophrenen Formenkreis, bipolare Erkrankungen, schwere depressive Erkrankungen oder Persönlichkeitsstörungen),
- eine Erkrankungs- bzw. Behandlungsdauer von mindestens zwei Jahren angenommen werden kann und
- die psychosozialen Beeinträchtigungen in verschiedenen Lebensbereichen gravierend sind. Letztere sollten mit Schweregradskalen, wie beispielsweise dem Global Assessment of Functioning (GAF), objektivierbar sein (Ruggeri u. a. 2000).

Es konnte in epidemiologischen Arbeiten nachgewiesen werden, dass eine so definierte Personengruppe gegenüber einer weniger stark erkrankten Personengruppe nicht nur deutlich belasteter durch Krankheitssymptome ist, sondern auch in psychosozialen Lebensbereichen deutlich beeinträchtigter (Parabiaghi u. a. 2006). Das betrifft im Vergleich zur Allgemeinbevölkerung z. B. höhere Risiken, ohne Schul- und Ausbildungsabschlüsse ins Berufsleben zu starten, dauerhaft arbeitslos zu sein oder früher in Rente zu gehen. Eine Befragung von Menschen in stationär-psychiatrischer Behandlung in Deutschland ergab, dass lediglich ca. 20% der Befragten ein festes Arbeitsverhältnis hatten (Mernyi u. a. 2018).

Diese hohe Quote der Erwerbslosigkeit bei schwer und chronisch psychisch kranken Menschen lässt sich auch aus anderen Daten ableiten (Gühne u. a. 2021). Daten der Deutschen Rentenversicherung verweisen darauf, dass sich 43% aller Frühberentungen auf eine psychische Erkrankung zurückführen lassen. Menschen mit schweren psychischen Erkrankungen leben zudem mit einem erhöhten Armutsrisiko gegenüber der Allgemeinbevölkerung und sind häufiger ungünstigen Wohnverhältnissen ausgesetzt (Salize u. a. 2006). Für Personen mit seelischen Behinderungen in der Eingliederungshilfe wurde in der BAESCAP-Studie gezeigt, dass diese gegenüber der Allgemeinbevölkerung über deutlich fragilere soziale Netzwerke verfügen und deutlich seltener in einer festen Partnerschaft leben (Speck & Steinhart 2018).

Auch wenn sich die Lebensbedingungen und Behandlungsmöglichkeiten dieser Personengruppe in den letzten Jahrzehnten deutlich verbessert haben und die Mehrheit der Klient*innen heute gemeindenah versorgt wird, sind die Risiken für eine Ausgrenzung aus zentralen sozialen Bezügen nach wie vor hoch und die Lebenserwartung ist im Vergleich zur Allgemeinbevölkerung deutlich reduziert (Schneider u. a. 2019).

Eine Behandlung, die sich allein auf eine Verbesserung der psychischen Gesundheit konzentriert, ist demzufolge unzureichend. Ziel einer Behandlung von Menschen mit schweren psychischen Erkrankungen ist auch die Befähigung der Betroffenen, ein weitestgehend unabhängiges und eigenständig gestaltetes Leben zu führen. Dazu gehören Teilhabemöglichkeiten in den verschiedensten Lebensbereichen wie Wohnen, Familie, Arbeit, Bildung und Freizeit.

Für die Versorgung der hier beschriebenen Personengruppe ist eine streng an den individuellen Bedarfen orientierte und flexibel ausgerichtete Behandlung im Lebensumfeld erforderlich, bei der gleichzeitig gesundheitliche und psychosoziale Belange adressiert werden. Dafür braucht es verbindliche Kooperationen der verschiedenen Leistungsträger und -erbringer und die Koordination der erforderlichen Hilfen.

Verbindliches multiprofessionelles Handeln stellt eine Schlüsselkompetenz in der gemeindepsychiatrischen Arbeit von Sozialarbeiter*innen dar.

11.2 Multiprofessionelle Behandlung und Begleitung

International wurden verschiedene gemeindepsychiatrische Versorgungsmodelle entwickelt und evaluiert, die von multiprofessionellen Teams umgesetzt werden und auf eine komplexe Behandlung schwer psychisch kranker Menschen zielen. Auch in Deutschland gibt es verschiedene Initiativen zur Überwindung von Sektor- und Sozialgesetzgebungsgrenzen. Im Folgenden werden zentrale internationale Konzepte und ihre Umsetzungsmöglichkeiten in Deutschland skizziert.

11.2.1 International anerkannte gemeindepsychiatrische Versorgungsmodelle

Assertive Community Treatment (ACT) Anfang der 1970er Jahre wurde in den USA im Rahmen der Enthospitalisierung eine aufsuchende und nachgehende gemeindepsychiatrische Behandlung entwickelt (Stein u. a. 1975; Stein & Test 1980). Schwer psychisch kranke Menschen wurden hierbei in ihrem Lebensumfeld – zu Hause oder anderswo – durch ein multiprofessionelles Team begleitet und behandelt. Assertive Community Treatment zielt auf die Vermeidung von Klinikaufenthalten; und wird doch eine stationäre Behandlung nötig, kann eine nachgehende Behandlung die Behandlungskontinuität gewährleisten und Rückfällen vorbeugen.

Ein ACT-Team ist bestrebt, alle Behandlungs- und Versorgungsleistungen »wie aus einer Hand« zu erbringen und dafür auch gemeinsam die Verantwortung zu tragen. Die Gesundheits- und sozialen Versorgungsleistungen umfassen beispielsweise die Unterstützung bei der Bewältigung alltäglicher Aufgaben, die Einbindung des sozialen Umfeldes, Hilfestellung bei der medikamentösen Behandlung, die Erweiterung von Selbstmanagementfertigkeiten im Umgang mit der Erkrankung und mit Krisen, die Förderung der allgemeinen Gesundheit und die Unterstützung der beruflichen Entwicklung. Zentrale Merkmale des ACT sind die Erreichbarkeit des Teams über 24 Stunden an sieben Tagen der Woche, der hohe Betreuungsschlüssel (Relation Personal:Patient*innen von ca. 1:10) und die täglichen Fallbesprechungen (Bond & Drake 2015).

Hometreatment Eine weitere aufsuchende und teambasierte Behandlungsform stellt die Akutbehandlung im häuslichen Umfeld dar. Diese versteht sich als multiprofessionelle Behandlung psychiatrisch behandlungsbedürftiger Klient*innen in akuten Krankheitsphasen. Diese Begrenzung der Behandlung auf den Zeitraum der psychischen Krise unterscheidet das Hometreatment vom ACT. Im deutschsprachigen Raum wird zum Teil auch von Kriseninterventionsteams gesprochen. Die Betroffenen werden in ihrem gewohnten Lebensumfeld nach einem gemeinsam erarbeiteten Behandlungsplan und – nach Möglichkeit – über 24 Stunden an sieben Tagen der Woche versorgt. Erforderlichenfalls finden die Hausbesuche auch mehrmals täglich statt.

Das Team bringt ärztliche, pflegerische, psychologische, sozialarbeiterische und zunehmend auch eine Peerexpertise durch sogenannte Genesungsbegleiter*innen mit (vgl. Kapitel B 10, »Psychiatrie-Erfahrung anerkennen und nutzen«). Durch diese Vielfalt ist die Berücksichtigung der verschiedenen individuellen Bedarfe der psychisch kranken Menschen und ihrer Angehörigen leichter möglich und auch wahrscheinlicher. Unterstützt wird zudem eine Sicherstellung von Möglichkeiten einer Anschlussbehandlung (Johnson u. a.

2008). Eine Möglichkeit der Akutbehandlung im häuslichen Umfeld stellt hierzulande beispielsweise die stationsäquivalente Behandlung nach § 115d SGB V dar (siehe S. 410).

Community Mental Health Teams Wissenschaftliche Evidenz liegt auch für multiprofessionelle gemeindepsychiatrische Teams vor (Malone u.a. 2007), die sich zunächst in Großbritannien etabliert hatten. Hierbei handelt es sich um gemeindenahe Komplexangebote, die primär in einer sektorisierten Kommstruktur vorgehalten werden. Das multiprofessionelle Community Mental Health-Team stellt im Allgemeinen die gesamte Breite an spezialisierter psychiatrischer Versorgung sicher und übernimmt auch viele Planungsaufgaben, zu denen beispielsweise die Erhebung des Versorgungsbedarfes und die Sicherstellung entsprechender psychosozialer Interventionen gehören. Im Vergleich zum ACT-Modell ist eine aufsuchende Behandlung hierbei nachrangig, der Betreuungsschlüssel deutlich größer und die Versorgung deshalb weniger intensiv.

FACT Statt unterschiedlicher Teams, die in Abhängigkeit der Bedarfe der Klient*innen im Verlauf eine weniger oder stärker intensivierte Behandlung gewährleisten, kümmert sich in den Niederlanden ein und dasselbe Team um die Behandlung psychisch kranker Menschen in ihrem Versorgungsgebiet. FACT (Flexible ACT) strebt eine Maximierung der Resilienz der Betroffenen im eigenen Lebensumfeld an und damit eine verbesserte soziale Inklusion. Allerdings wurde die Wirksamkeit von FACT bisher in keiner randomisierten kontrollierten Studie (RCT) überprüft (Van Veldhuizen u.a. 2015).

In der Praxis können die gemeindepsychiatrischen Versorgungsmodelle unterschiedliche Bezeichnungen tragen; eine Umsetzung erfolgt nicht immer modellgetreu.

Die Ergebnisse internationaler Studien zeigen, dass eine multiprofessionelle Behandlung im Lebensumfeld, die sich an den gesundheitlichen und psychosozialen Bedarfen der zu versorgenden Menschen und ihrer Angehörigen orientiert, einer herkömmlichen stationären psychiatrischen Behandlung hinsichtlich verschiedener Zielgrößen überlegen ist.

Für die Weiterentwicklung der psychiatrischen Versorgung sind diese Befunde zentral. Die Behandlungszufriedenheit der Betroffenen lässt sich so erhöhen und die Zahl stationärer Behandlungen bzw. Behandlungstage verringern (Malone u.a. 2007). Auch neue stationäre Aufnahmen und Behandlungsabbrüche sind seltener und die Angehörigen fühlen sich weniger belastet.

Hinsichtlich krankheitsassoziierter Merkmale wie Symptomausprägung, Allgemeinzustand oder psychosoziales Funktionsniveau scheint die Wirksamkeit einer multiprofessionellen Akutbehandlung zu Hause der einer herkömmlichen Behandlung in einem stationären Setting vergleichbar (Murphy u. a. 2015). Durch eine aufsuchende nachgehende Behandlung über akute Erkrankungsphasen hinaus sind auch Teilhabeaspekte positiv beeinflussbar (Dieterich u. a. 2017).

In der S3-Leitlinie »Psychosoziale Therapien bei schweren psychischen Erkrankungen« der DGPPN wird deshalb eine gemeindepsychiatrische, teambasierte und multiprofessionelle Behandlung zur Versorgung von Menschen mit schwerer psychischer Erkrankung empfohlen. Darüber hinaus sollen diese auch über akute Krankheitsphasen hinaus die Möglichkeit haben, von regionalen mobilen multiprofessionellen Teams in ihrem gewohnten Lebensumfeld behandelt zu werden (Gühne u. a. 2019).

Von den multiprofessionellen Ansätzen abzugrenzen sind Case-Management-Modelle, die überwiegend in Einzelverantwortung eines Case Managers ohne eine gemeinsame Teamverantwortung umgesetzt werden. Deren Vielfalt ist groß und eine Bewertung wissenschaftlicher Evidenz zu deren Wirksamkeit deshalb erschwert. Explizit verwiesen sei hier auf das Ressourcen- oder Stärkenmodell (Rapp & Goscha 2012), in dem die Recovery-Perspektive zum Tragen kommt und die Ressourcen der Klient*innen in den Mittelpunkt gestellt werden.

In Deutschland gewinnt Case Management insbesondere vor dem Hintergrund des fragmentierten Versorgungssystems und des damit verbundenen hohen Koordinierungsaufwands an Bedeutung (siehe Kapitel B 9, »Case Management in der sozialpsychiatrischen Eingliederungshilfe«). Eine Form der Umsetzung wird in dem Modell der koordinierenden Bezugsperson im Rahmen des personenzentrierten Ansatzes gesehen. In der Praxis finden sich vergleichbare Hilfen auch unter anderer Bezeichnung (z. B. therapeutische Hauptbezugsperson). Wesentliche Aufgaben liegen hierbei zum einen in der langfristigen persönlichen Begleitung und Beratung der Klient*innen und zum anderen in der Vermittlung zwischen den verschiedenen beteiligten Akteur*innen. Beides setzt eine vertrauensvolle und tragfähige Arbeitsbeziehung sowohl zu den jeweiligen Klient*innen als auch zu anderen Akteur*innen in der Region voraus.

11.2.2 Qualitätsmerkmale multiprofessioneller gemeindepsychiatrischer Behandlung

Aus der Evaluation der skizzierten internationalen gemeindepsychiatrischen Versorgungsmodelle wurden wesentliche Merkmale einer effektiven gemeindepsychiatrischen Versorgung abgeleitet (Tansella & Thornicroft 2001), die die Weiterentwicklung gemeindepsychiatrischer Versorgungsangebote beeinflusst haben. Einen zentralen Aspekt stellt dabei die Koordination der Versorgung auf der Basis definierter Behandlungsziele und abgestimmter Behandlungspläne zwischen den Klient*innen und den verschiedenen Versorgungsleistern über den gesamten Behandlungsverlauf und über verschiedene Erkrankungsepisoden hinweg dar. Weitere Aspekte sind:

- Unterstützung von Autonomie und Selbstbestimmung, z. B. durch Entscheidungshilfen, Krisenpläne oder Formen des Selbstmanagements;
- Anstreben von Versorgungskontinuität innerhalb und außerhalb von Versorgungssettings;
- Evidenzbasierung der vorgehaltenen Behandlungs- und psychosozialen Angebote bei Berücksichtigung klient*innenorientierter Outcomes (z. B. Lebensqualität, Teilhabe, Selbstbestimmung);
- Sicherstellung der Erreichbarkeit von Diensten in Abhängigkeit wechselnder Bedarfe der Nutzenden zu jedem Zeitpunkt im Behandlungsverlauf;
- Vorhalten eines umfassenden Leistungsangebotes, um möglichst verschiedene Bedarfe in Abhängigkeit der Schwere der Beeinträchtigungen abdecken zu können;
- Effizienz eines Dienstes unter dem Aspekt der bestmöglichen Zielerreichung bei hoher Wirtschaftlichkeit.

Solche Qualitätskriterien werden auch bei der Entwicklung sogenannter Qualitätsindikatoren berücksichtigt (siehe Kapitel C 1, »Qualitätsentwicklung und Qualitätsmanagement in der Klinischen Sozialarbeit«).

11.2.3 Möglichkeiten multiprofessioneller Behandlung und Begleitung in Deutschland

In vielen Regionen hat sich eine gemeindepsychiatrische Kultur entwickelt, die von Vernetzung und Kooperation der regionalen Leistungserbringer getragen eine lebensweltorientierte Behandlung und Unterstützung für Menschen mit schweren psychischen Erkrankungen und ihren Angehörigen ermöglicht. Hervorzuheben sind hier die Psychosozialen Arbeitsgemeinschaften (siehe Kapitel A 5, »Das psychiatrische Hilfesystem«), wo alle lokalen Dienste und Einrichtungen, aber auch die Selbsthilfe vertreten sind, und die Gemeindepsychiatrischen Verbünde (GPV). Beide Institutionen sind ein Ort der regionalen Steuerung und Kooperation und natürlich auch ein Ort der Netzwerkpflege.

Gemeindepsychiatrische Verbünde Die Gemeindepsychiatrischen Verbünde sorgen durch verbindliche Absprachen und Kooperationen im Idealfall aller Leistungserbringer und -träger vor Ort für die Gewährleistung der regionalen Versorgungsverpflichtung. Gleichzeitig schaffen sie die Voraussetzung für eine am individuellen Bedarf der psychisch kranken Menschen ausgerichtete und koordinierte Hilfeleistung.

Die Mitglieder der Bundesarbeitsgemeinschaft Gemeindepsychiatrischer Verbünde (BAG GPV) haben dafür Qualitätsstandards definiert (BAG GPV 2019). Diese sind aber nicht rechtlich bindend und auch die Gründung eines Gemeindepsychiatrischen Verbundes selbst ist keine Pflicht. So gelingt es selten, alle Akteur*innen der psychiatrischen, psychotherapeutischen und psychosozialen Leistungserbringung einzubinden und eine sektorenübergreifende Versorgung über alle SGB-Bereiche hinweg umzusetzen.

Sozialpsychiatrische Schwerpunktpraxen und Medizinische Versorgungszentren Beide setzen auf die Vernetzung mit Anbietern anderer Angebote. Medizinische Versorgungszentren sehen den Zusammenschluss von zwei oder mehr ärztlichen Praxen unterschiedlicher Fachrichtungen vor. Darüber hinaus können andere Versorger wie Apotheken, Reha-Unternehmen, regionale Versorgungskliniken und Träger ambulanter psychiatrischer Pflege und Soziotherapie eingebunden sein.

Psychiatrische Institutsambulanzen PIAs (§ 118 SGB V) sind in der Regel an psychiatrischen Kliniken, an psychiatrisch-psychotherapeutischen Abteilungen von Allgemeinkrankenhäusern oder Universitätskliniken sowie an Zentren für Psychiatrie angegliedert. Psychiatrische Institutsambulanzen richten sich nach § 118 SGB V explizit an schwer psychisch kranke Menschen mit einem chronischen oder chronisch rezidivierenden Verlauf. Zum Indikationsspektrum gehören vor allem Erkrankungen aus dem schizophrenen Formenkreis, therapieresistente affektive Störungen, schwere Persönlichkeitsstörungen, schwere komorbide Verläufe einer Abhängigkeitserkrankung sowie gerontopsychiatrische Störungen. Behandlungsziel ist die Optimierung von Behandlungsabläufen und der Unterstützung der Betroffenen für ein weitgehend unabhängiges und selbstbestimmtes Leben in ihrem sozialen Umfeld. Angeboten wird das gesamte Spektrum psychiatrischer, psychotherapeutischer und psychosozialer Therapien einschließlich Psychopharmakotherapie.

PIAs sind multiprofessionell aufgestellt und können eine gewisse Behandlungskontinuität bieten. Eine aufsuchende Arbeit ist punktuell möglich; eine Rund-um-die-Uhr-Verfügbarkeit kann allerdings nicht geleistet werden.

PIAs sind in Deutschland ein etabliertes und weit verbreitetes multiprofessionelles Behandlungsangebot für schwer psychisch kranke Menschen. Ihr Leistungsspektrum ist mit dem des Community Mental Health Teams vergleichbar. Die Soziale Arbeit stellt hierbei ein zentrales Behandlungselement dar.

Stationsäquivalente Behandlung StäB (§ 115d, SGB V) beschreibt »eine psychiatrische Behandlung im häuslichen Umfeld durch mobile, ärztlich geleitete multiprofessionelle Behandlungsteams«. StäB erfordert die Indikation für eine vollstationäre Behandlung und kann anstelle dieser im häuslichen Umfeld erbracht werden (vgl. Längle u. a. 2021; Weinmann u. a. 2021). Diese vergleichsweise neue Leistungsform der Krankenhausbehandlung richtet sich vor allem an Menschen, die trotz stationärer Behandlungsindikation nicht im Krankenhaus behandelt werden können oder wollen, beispielsweise weil sie Kinder zu betreuen haben. Gleichzeitig ermöglicht die Stationsäquivalente Behandlung einen stärkeren Einbezug des häuslichen Umfeldes.

Die einzelnen Besuche im häuslichen Umfeld erfolgen in der Regel zu zweit. Zur Sicherstellung der Behandlungskontinuität sowie aus Gründen der Wohnortnähe sollen ambulante Leistungserbringer zumindest bei der Durchführung von Teilen der Behandlung beteiligt werden, um so auch die Anschlussbehandlung schon einzuleiten. Verbindlich vorgeschrieben ist eine solche Vorgehensweise bisher allerdings nicht.

Integrierte Versorgung Die Integrierte Versorgung (§ 140 SGB V) steht für die sektorenübergreifende Leistungserbringung (stationär, ambulant, rehabilitativ) sowie ein interdisziplinär fachübergreifendes Herangehen, um den umfassenden Bedarfen der Klient*innen gerecht zu werden (siehe Kapitel A 5, »Das psychiatrische Hilfesystem«).

Weitere Möglichkeiten zur Umsetzung sektorenübergreifender Versorgungsmodelle bestehen im Rahmen des § 64b SGB V (Modellvorhaben zur Versorgung psychisch kranker Menschen). Mithilfe des Regionalen Psychiatriebudgets wurden im Kreis Steinburg (Schleswig-Holstein) erstmals solche sektorenübergreifenden Versorgungsleistungen für alle Klient*innen einer Region erreicht. Ein auf fünf Jahre festgeschriebenes Budget war dabei mit einer umfassenden Flexibilisierung der Behandlungsmodalitäten und des Behandlungsortes sowie der Sicherstellung von Behandlungskontinuität verbunden (Deister u. a. 2004; Roick u. a. 2005; Deister & Wilms 2015). Mittlerweile existieren vergleichbare Gesamtbudgets in verschiedenen Regionen, das Regionale Budget ist aber immer noch ein Modellprojekt und nicht Teil der Regelversorgung.

Für vom Innovationsfonds des Gemeinsamen Bundesausschsses (https://innovationsfonds.g-ba.de/) geförderte Modellprojekte besteht nun die Chance, neue Versorgungsformen, die nachweislich eine verbesserte und sektorübergreifende Versorgung der Klient*innen und Kooperation der Leistungserbringer zum Ziel haben, in die Regelversorgung zu überführen. Beispielhaft soll hier auf das Modellprojekt Gemeindepsychiatrische Basisversorgung (GBV) verwiesen werden (https://gbv.online/).

11.2.4 Konzeptioneller Rahmen für eine multiprofessionelle gemeindepsychiatrische Behandlung: das Funktionale Basismodell

Während in der S3-Leitlinie »Psychosoziale Therapien bei schweren psychischen Erkrankungen« (Gühne u. a. 2019) die internationale wissenschaftliche Evidenz für eine multiprofessionelle und gemeindepsychiatrische Versorgung und andere psychosoziale Interventionen systematisch aufbereitet ist, bietet das Funktionale Basismodell von Wienberg und Steinhart (2020) einen konzeptionellen Rahmen, wie die hiesigen bestehenden Versorgungsstrukturen in Richtung der evidenzbasierten Interventionen weiterentwickelt werden können. Zentral für die Umsetzung des sektorübergreifenden Modells sind mobile multiprofessionelle Teams, die den personenbezogenen Kontakt pflegen und die Leistungen koordinieren (Abb. B 11.1).

Mit der Steuerungsfunktion sind zwei Teilfunktionen verbunden, die zum einen fallspezifisch und zum anderen fallunspezifisch orientiert sind. Beispiel Früherkennung: Einerseits soll durch einen individuellen Genesungs- und Behandlungsplan sichergestellt werden, dass psychisch belastete Menschen kontinuierlich begleitet werden und Krisen so frühzeitig erkannt werden, andererseits sollen entsprechende Früherkennungs- und Frühinterventionsstrategien wie z. B. Krisendienste in einer Region entwickelt werden. Anzusprechen sind hier aber auch die Sozialraumarbeit, die auf die Erschließung und Vernetzung sozialer Ressourcen zielt und die Förderung der Selbsthilfe unterstützt. Hierbei eröffnen sich zwei für die Soziale Arbeit relevante Ebenen, die zum einen das Wohlergehen des Individuums und zum anderen die (Mit-)Gestaltung sozialer Räume auf einer strukturellen Ebene betreffen.

Behandlung und Unterstützung im Alltag erfolgen multiprofessionell, mobil und sind auf komplexe Versorgungsbedarfe ausgerichtet. Eine koordinierende Bezugsperson unterstützt die Klient*innen bei der Auswahl und Inanspruchnahme von Leistungen in den verschiedenen Teilhabebereichen.

Mit dem Ziel, soziales, psychisches und körperliches Wohlergehen und Teilhabemöglichkeiten von Klient*innen zu erhalten oder zu verbessern, ergeben sich vielfältige Handlungsfelder Sozialer Arbeit in der Psychiatrie, die in dem Funktionalen Basismodell von Wienberg und Steinhart (siehe Abb. B 11.1) explizit aufgezeigt werden.

Abbildung B 11.1 Funktionales Basismodell 3.0
(nach Wienberg und Steinhart 2020, S. 10)

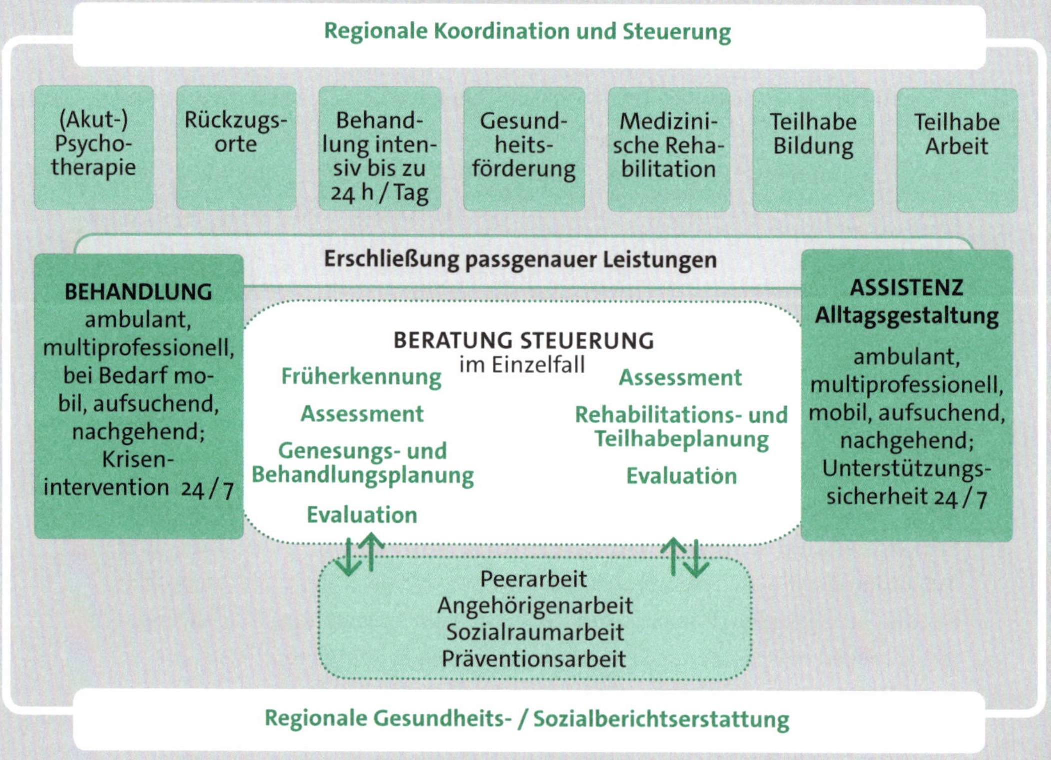

Sozialarbeiter*innen sind dabei als Case Manager*innen und als Leistungserbringer*innen Teil eines multiprofessionellen Teams und eines größeren Netzwerkes, in dem Kooperationen und Austausch mit den Kolleg*innen der

Kontakt- und Beratungsstellen, der Jobcenter, der Ergotherapie, der Pflege, der Genesungsbegleitung, der Klinik u. a. erforderlich sind.

11.3 Zusammenfassung

In dem vorliegenden Kapitel wurden besondere Versorgungserfordernisse von Menschen mit schweren oder chronischen psychischen Erkrankungen beschrieben, deren Versorgung nicht nur eine Kooperation über verschiedene Professionen und Settings hinweg erfordert, sondern auch eine Kontinuität über den Behandlungsverlauf. Die Bedarfe der Betroffenen sind vielfältig und erfordern neben einer medizinischen Behandlung und Psychotherapie vor allem die Unterstützung in psychosozialen Bereichen, um Teilhabe in den Bereichen Wohnen, Arbeiten, Bildung, Familie und Freizeit zu ermöglichen. Um die verschiedenen Leistungen koordiniert und abgestimmt aufeinander zu erbringen, sind multiprofessionelle Teams von zentraler Bedeutung.

Insbesondere im ambulanten Versorgungsbereich, aber auch an der Schnittstelle von stationärer zur ambulanten Versorgung sind verbindliche Kooperationen zwischen verschiedenen Leistungsanbietern, wie sie z. B. einen Gemeindepsychiatrischen Verbund auszeichnen, nicht regelhaft implementiert. Daher werden unter Berücksichtigung internationaler Evidenz in vielen Regionen neue Versorgungsmodelle und Ansätze professioneller Netzwerkarbeit erprobt. Sozialarbeiter*innen sind dabei als Case Manager*innen und als Leistungserbringer*innen in der Einzelfallhilfe, der Sozialraumarbeit und der Prävention aktiv. Für alle Aufgaben ist der formelle und informelle Austausch mit den Akteur*innen vor Ort wichtig. Soziale Arbeit ist Netzwerkarbeit.

Dr. Uta Gühne*, Diplom-Psychologin, Therapeutin für Systemische Therapie und wissenschaftliche Mitarbeiterin am Institut für Sozialmedizin, Arbeitsmedizin und Public Health (ISAP) an der medizinischen Fakultät der Universität Leipzig. Interesse an epidemiologischen Fragestellungen und psychischen Erkrankungen im sozialen Kontext.*

11.4 Vertiefungsmöglichkeiten

11.4.1 Internet

Bundesarbeitsgemeinschaft Gemeindepsychiatrischer Verbünde: https://www.bag-gpv.de/startseite/

Im Rahmen des Recover-Projekts sind am UKE Hamburg verschiedene Manuale übersetzt worden, die die aufsuchende und integrierte Versorgung in Deutschland fördern können: https://www.recover-hamburg.de/publikationen/manuale

Informationsplattform TheraPart: Psychosoziale Therapien für eine verbesserte Partizipation am gesellschaftlichen Leben: https://www.thera-part.de/

11.4.2 Literatur

Gühne, U.; Weinmann, S.; Riedel-Heller, S. G.; Becker, T. (2019): S3-Leitlinie Psychosoziale Therapien bei schweren psychischen Erkrankungen. 2. Aufl. Berlin: Springer.

Gühne, U.; Quittschalle, J.; Kösters, M.; Riedel-Heller, S. G. (2021): TheraPart direkt. Psychosoziale Therapien für eine verbesserte Partizipation am gesellschaftlichen Leben. Psychosoziale Arbeitshilfen. Köln: Psychiatrie Verlag.

Steinhart, I.; Wienberg, G. (Hg.) (2017): Rundum ambulant. Funktionales Basismodell psychiatrischer Versorgung in der Gemeinde. Köln: Psychiatrie Verlag.

11.5 Fragen und Übungen

1. Wie lässt sich die Personengruppe mit schweren psychischen Erkrankungen und komplexen Versorgungsbedarfen beschreiben?
2. Die Bezeichnung »schwer psychisch krank« ist möglicherweise mit zusätzlicher Stigmatisierung für die Betroffenen verbunden. Wie kann den Stigmatisierungserfahrungen der Betroffenen begegnet werden?
3. Welche innovativen gemeindepsychiatrischen Versorgungsmodelle für die Behandlung schwer psychisch kranker Menschen wurden international entwickelt und evaluiert?
4. Welche zentralen Elemente sind in den verschiedenen Modellen enthalten, die maßgeblich für die Weiterentwicklung des psychiatrischen Versorgungssystems sind?

5. Welche Möglichkeiten einer gemeindenahen, multiprofessionellen und bedarfsgerechten Versorgung von Menschen mit schweren psychischen Erkrankungen gibt es in Deutschland?
6. Recherchieren Sie, welche gemeindenahen, multiprofessionellen Versorgungsangebote und professionellen Vernetzungsstrukturen in Ihrer Region verortet sind.
7. Diskutieren Sie über förderliche und hemmende Faktoren bei der Umsetzung einer vernetzten Versorgung psychisch kranker Menschen aus der Perspektive der Sozialen Arbeit. Welche Erfahrungen haben Sie möglicherweise gemacht?

11.6 Referenzen

BAG GPV (2019): Qualitätsstandards für Gemeindepsychiatrische Verbünde in der BAG GPV. https://www.bag-gpv.de/fileadmin/downloads/Qualitaetsstandards_BAG_GPV_ueberarb.22.03.19.pdf (11.06.2022).

Bond, G. R.; Drake, R. E. (2015): The critical ingredients of assertive community treatment. World Psychiatry 14 (2): 240–242. DOI: 10.1002/wps.20234

Deister, A.; Zeichner, D.; Roick, C. (2004): Ein Regionales Budget für die Psychiatrie. Erste Erfahrungen aus einem Modellprojekt. psychoneuro 30(5), S. 285–288.

Deister, A.; Wilms, B. (2015): Neue Behandlungsstrukturen in der Psychiatrie – Chance für eine zukunftsfähige Versorgung. Psychiat Prax 42(1), S. 8–10. DOI: 10.1055/s-0034-1387487

Dieterich, M.; Irving, C. B.; Bergman, H.; Khokhar, M. A.; Park, B.; Marshall, M. (2017): Intensive case management for severe mental illness. Cochrane Database of Systematic Reviews Issue 1. Art. No. CD007906. DOI: 10.1002/14651858.CD007906.pub3

Gühne, U.; Weinmann, S.; Riedel-Heller, S. G.; Becker, T (2019): S3-Leitlinie Psychosoziale Therapien bei schweren psychischen Erkrankungen. S3-Praxisleitlinien in Psychiatrie und Psychotherapie. 2. Aufl. Berlin: Springer.

Gühne, U.; Pabst, A.; Löbner, M.; Breilmann, J.; Hasan, A.; Falkai, P.; Kilian, R.; ... Riedel-Heller, S. G. (2021): Employment Status and Desire for Work in Severe Mental Illness: Results from an Observational, Cross-Sectional Study. Social Psychiatry and Psychiatric Epidemiology 56: 1657–1667. DOI: 10.1007/s00127-021-02088-8

Johnson, N.; Needle, J.; Bindman, J.; Thornicroft, G. (2008): Crisis Resolution and Home Treatment in Mental Health. Cambridge: Cambridge University Press.

Längle, G.; Holzke, M.; Gottlob, M.; Raschmann, S. (2021): Psychisch Kranke zu Hause versorgen. Handbuch zur Stationsäquivalenten Behandlung. 2., erweit. u. überarb. Aufl. Stuttgart: Kohlhammer.

Leff, J. (Ed.): Care in the community: illusion or reality: 121–136. Chichester: Wiley.

Malone, D.; Newron-Howes, G.; Simmonds, S.; Marriot, S.; Tyrer, P. (2007): Community Mental Health Teams (CMHTs) for People with Severe Mental Illnesses and Disordered Personality. The Cochrane Database of Systematic Reviews, Nr. 3: CD000270. DOI: 10.1002/14651858.CD000270.pub2

Mernyi, L.; Hölzle, P.; Hamann, J. (2018): Berufstätigkeit und Rückkehr an den Arbeitsplatz bei stationär-psychiatrisch behandelten Patienten. Psychiatr Prax 45 (4), S. 197–205. DOI: 10.1055/s-0043-101901

Murphy, S. M.; Irving, C. B.; Adams, C. E.; Waqar, M. (2015): Crisis intervention for people with severe mental illnesses. Cochrane Database of Systematic Reviews, Nr. 12. DOI: 10.1002/14651858.CD001087.pub5

Parabiaghi, A.; Bonetto, C.; Ruggeri, M.; Lasalvia, A.; Leese, M. (2006): Severe and persistent mental illness: a useful definition for prioritizing community-based mental health service interventions. Soc Psychiatry Psychiatr Epidemiol 41 (6): 457–463. DOI: 10.1007/s00127-006-0048-0

Rapp, C.; Goscha, R. (2012): The strengths model: a recovery-oriented approach to mental health services. New York: Oxford University Press.

Roick, C.; Deister, A.; Zeichner, D.; Birker, T.; König, H.-H.; Angermeyer, M. C. (2005): Das Regionale Psychiatriebudget: Ein neuer Ansatz zur effizienten Verknüpfung stationärer und ambulanter Versorgungsleistungen. Psychiatr Prax 32 (4), S. 177–184. DOI: 10.1055/s-2004-834736

Ruggeri, M.; Leese, M.; Thornicroft, G.; Bisoffi, G.; Tansella, M. (2000): Definition and Prevalence of Severe and Persistent Mental Illness. The British Journal of Psychiatry : The Journal of Mental Science 177: 149–155. DOI: 10.1192/bjp.177.2.149

Salize, H. J.; Dillmann-Lange, C.; Kentner-Figura, B.; Reinhard, I. (2006): Drohende Wohnungslosigkeit und psychische Gefährdung – Prävalenz und Einflussfaktoren bei Risikopopulationen. Nervenarzt 77 (11), S. 1345–1354. DOI: 10.1007/S00115-005-1997-3

Schneider, F.; Erhart, M.; Hewer, W.; Loeffler, L. A.; Jacobi, F. (2019): Mortality and Medical Comorbidity in the Severely Mentally Ill. Dtsch Arztebl Int 116 (23–24), S. 405–411. DOI:10.3238/arztebl.2019.0405

Speck, A.; Steinhart, I. (Hg.) (2018): Abgehängt und chancenlos? Teilhabechancen und -risiken von Menschen mit schweren psychischen Beeinträchtigungen. Köln: Psychiatrie Verlag.

Stein, L. I.; Test, M. A.; Marx, A. J. (1975): Alternative to the Hospital: a Controlled Study. The American Journal of Psychiatry 132 (5): 517–522. DOI: 10.1176/ajp.132.5.517

Stein, L. I.; Test, M. A. (1980): Alternative to Mental Hospital Treatment. I. Conceptual Model, Treatment Program, and Clinical Evaluation. Archives of general psychiatry 37 (4): 392–397. DOI: 10.1001/archpsyc.1980.01780170034003

Tansella, M.; Thornicroft, G. (2001): The Principles Underlying Community Psychiatry. In: Szmukler, G.; Thornicroft, G. (Eds.): Textbook of Community Psychiatry: 155–165. Oxford: Oxford University Press.

Van Veldhuizen, R.; Delespaul, P.; Kroon, H.; Mulder, N. (2015): Flexible ACT & Resource-group ACT: Different Working Procedures Which Can Supplement and Strengthen Each Other. A Response. Clin Pract Epidemiol Ment Health 11: 12–15. DOI: 10.2174/1745017901511010012

Weinmann, S.; Bechdolf, A.; Greve, N. (2021): Psychiatrische Krisenintervention zu Hause. Das Praxisbuch zu StäB & Co. Köln: Psychiatrie Verlag.

Wienberg, G.; Steinhart, I. (2020): Das Funktionale Basismodell der Versorgung von Menschen mit schweren psychischen Erkrankungen – ein Update. Psychiatr Prax 47 (1), S. 9–15. DOI: 10.1055/a-1033-2900.

Qualitätsentwicklung, Forschung und Selbstfürsorge

Im letzten Teil des Buches geht es um unterschiedliche Formen, die zur Professionalisierung und Weiterentwicklung der Sozialpsychiatrie beitragen. Betrachtet werden drei Ebenen: die Ebene der Organisation, der Profession und Disziplin sowie der Person. Als Erstes lernen Sie Qualitätsmanagement als eine Form der Qualitätsentwicklung kennen, die es sozialen Organisationen ermöglicht, Standards zu entwickeln und zukunftsfähig zu bleiben. Da die Setzung der Standards dem Stand des Wissens folgen sollte, folgt die Darstellung von unterschiedlichen Forschungsperspektiven, die helfen können, Fragestellungen aus der Praxis zu beantworten. Das Buch schließt mit einem Beitrag zur Supervision als einer spezifischen Form der Selbstklärung, die es Sozialarbeiter*innen einzeln und im Team erlaubt, in Entwicklung zu bleiben und ihre Arbeit zu reflektieren.
Ziele dieses Kapitels sind:

- die zentralen Begriffe und Verfahren des Qualitätsmanagements kennenzulernen und zu verstehen, warum es für soziale Organisationen im Gesundheitswesen erforderlich ist, Qualitätsmanagement durchzuführen. Sie erfahren, wie das konkrete Vorgehen bei der Implementierung eines solchen Verfahrens in einer Einrichtung aussehen kann und welche Ansatzpunkte Sie in der Praxis für die Qualitätsentwicklung in Institutionen haben.
- einen Überblick über unterschiedliche Forschungsperspektiven in der Sozialpsychiatrie zu gewinnen, um klinische Studien besser verstehen und einordnen zu können.
- selbst Forschungsfragen zu stellen und das eigene Handeln zum Gegenstand von Forschung zu machen.
- spezifische Belastungen und Ressourcen im Arbeitsfeld Psychiatrie kennenzulernen, aber auch Strategien der Selbstfürsorge, die es ermöglichen, auf individueller und Trägerebene etwas für die eigene Gesundheit zu tun.

Für uns sind die hier vorgestellten Themen aus zwei Gründen besonders wichtig und bedeutsam. Es soll einerseits die Perspektive der Organisation und des in ihr arbeitenden Subjektes deutlich werden. Andererseits möchten wir aufzeigen, dass Soziale Arbeit als forschende Profession und Disziplin einen wesentlichen Beitrag zur Weiterentwicklung der Sozialpsychiatrie leistet.

Die einzelnen Themen, die in diesem Buchteil behandelt werden, stellen eine Auswahl dar, die keinen Anspruch auf Vollständigkeit erhebt, aber die Themen, so hoffen wir, sind eine Ermunterung, vermitteltes Wissen mit geschulten Augen zu hinterfragen, selbst an der Vertiefung des Wissens und der Verbesserung psychiatrischer Praxis mitzuarbeiten und dabei auch die eigene Gesundheit nicht zu vergessen.

1 Qualitätsmanagement und Qualitätsentwicklung in der Klinischen Sozialarbeit

Wilfried Görgen und Daniel Deimel

In diesem Kapitel möchten wir Ihnen ein Grundverständnis und eine Haltung zum Qualitätsmanagement in der Sozialpsychiatrie und Suchtkrankenhilfe vermitteln. Sie lernen wichtige Elemente eines Qualitätsmanagementprozesses kennen und können nachvollziehen, was eine gute Organisation charakterisiert bzw. auszeichnet. Das kann Ihnen bei der Wahl des Arbeitsplatzes und bei der Gestaltung Ihres Arbeitsbereiches helfen; für Führungspositionen ist die Kenntnis von Instrumenten des Qualitätsmanagements und der Qualitätsentwicklung unerlässlich.
Schlagworte: **Qualitätsprinzipien, Qualitätsindikatoren, Qualitätsmanagementsysteme, Implementierung, Zertifizierung**

1.1 Die Transformation des Sozialsystems

Ab Mitte der 1990er Jahre nahm die Debatte um die Qualität Sozialer Arbeit deutlich Fahrt auf. Begriffe wie »Qualitätsentwicklung«, »Qualitätssicherung« oder »Qualitätsmanagement« wurden sowohl durch die Gesetzgebung, die zuständigen Leistungsträger wie auch die Leistungserbringer in den Diskurs eingebracht. Gleichzeitig nahm die Auseinandersetzung über die begrenzten Ressourcen für die Soziale Arbeit zu. Der Sozialstaat hat sich in jener Dekade stark verändert.

In diesem Zusammenhang wird von einer Transformation des »Wohlfahrtsstaats« hin zu einem »aktivierenden Sozialstaat« gesprochen (vgl. Kessl 2013; Lessenich 2003). Die Frage nach der Wirksamkeit und Effektivität der Sozialen Arbeit wurde lauter. Kritische Stimmen befürchteten in der Implementierung von Programmen zur Qualitätsverbesserung eine stärkere Einflussnahme der

Leistungsträger auf die Inhalte der Sozialen Arbeit mit dem Ziel, die Leistungen effizienter und effektiver zu gestalten. Von der »neuen Steuerung« wird in diesem Zusammenhang bei der Verwaltung sozialer Organisationen gesprochen (vgl. Beckmann u. a. 2004; Dahme & Wohlfahrt 2018).

Inzwischen ist diese kritische Debatte ein Stück weit abgeebbt. Soziale Arbeit steht weiterhin unter dem Druck, mit den zur Verfügung gestellten Mitteln eine möglichst gute Arbeit zu leisten. Durch die Fortschreibung der Sozialgesetzgebung sind die Träger der Sozialen Arbeit weitestgehend verpflichtet worden, sich der Frage der Qualität ihrer Arbeit zu stellen und entsprechende Maßnahmen in den Organisationen zu implementieren. So finden sich heute in fast allen Sozialgesetzbüchern entsprechende Formulierungen, die auf die Notwendigkeit von Qualitätssicherung (SGB III, V, IX, XI), Qualitätsprüfung (SGB II, XI, XII) oder Qualitätsentwicklung (SGB VIII) hinweisen (Merchel 2013).

1.2 Legitimierungsdruck und Wirkungsnachweise

Verschiedene Fachverbände der Sozialen Arbeit haben Qualitätsleitlinien entwickelt für einzelne soziale Dienstleistungen wie beispielsweise das ambulant Betreute Wohnen für psychisch Kranke, die ambulante Suchtberatung oder auch für die Wohnungslosenhilfe. Diese dienen ebenso der Selbstvergewisserung fachlicher Standards wie auch als Antwort auf den zunehmenden Legitimierungsdruck vonseiten der Leistungsträger. Diese Leitlinien beschreiben dabei u. a. aus einer fachlichen Perspektive, unter welchen Umständen (Personalschlüssel, Mitarbeiter*innenqualifikation, Betreuungsformat u. a.) eine spezifische soziale Dienstleistung erbracht werden kann. Neben dieser professionsspezifischen Reaktion wird in wissenschaftlichen Studien versucht, die Wirksamkeit von spezifischen Interventionen nachzuweisen.

Eingebettet sind diese Einzelnachweise in ein übergreifendes Konzept evidenzbasierter Praxis. Dieses Konzept stammt aus der Medizin und wurde maßgeblich von David Lawrence Sackett entwickelt (Guyatt u. a. 1992; Sackett u. a. 1996). Wiederkehrend wird an dieser Konzeption die starke Dominanz von quantitativen Studien, insbesondere von sogenannten randomisierten kontrollierten Studien (RCTs) kritisiert. Zudem ist die Wirkung einer psychosozialen Maßnahme in Bezug auf eine komplexe Multiproblemlage, wie sie in der Sozialen Arbeit häufig anzutreffen ist, in RCT-Studien kaum abbildbar.

Bei aller forschungsmethodischer Kritik und Limitierung bieten die Forschungsergebnisse dennoch Hinweise auf die Effekte einzelner Interventionen. Diese fließen dann häufig in die Entwicklung von medizinischen Leitlinien ein, die einen direkten Bezug zur klinischen Praxis haben. Beispielhaft ist hier die S3-Leitlinie »Psychosoziale Therapien bei schweren psychischen Erkrankungen« (DGPPN 2019) zu nennen, welche insbesondere für die Soziale Arbeit in der Psychiatrie bedeutsam ist. Diese Leitlinie umfasst systembezogene Interventionsansätze (gemeindepsychiatrische Versorgung, Arbeitsrehabilitation und Wohnangebote für psychisch kranke Menschen), Einzelinterventionen (Psychoedukation, Peer-to-Peer-Ansätze, Trialog, Peeredukation, Training von Alltags- und sozialen Fertigkeiten, künstlerische Therapien, Ergotherapie, Sport- und Bewegungstherapie sowie Selbsthilfe) und Grundprinzipien professionellen Handelns (Selbstbestimmung und Fürsorgepflicht, Arbeit mit Angehörigen und nahestehenden Personen).

1.2.1 Qualitätsentwicklung in sozialen Einrichtungen

Die Qualitätsentwicklung im Gesundheitswesen wurde von Avedis Donabedian angestoßen. Für ihn hängt die Qualität der Gesundheitsversorgung davon ab, ob die tatsächliche Versorgung mit den vorausgesetzten Kriterien für gute Versorgung übereinstimmt (vgl. Donabedian 1966). Damit wird deutlich, dass die Qualitätsdebatte stark von der Definition der Kriterien abhängt, an denen eine gute Versorgung oder auch gelingende Soziale Arbeit gemessen wird.

Donabedian entwickelte zudem das Konzept der Qualitätsdimensionen. Er differenziert zwischen Struktur-, Prozess- und Ergebnisqualität. Im Rahmen des Qualitätsmanagements soll in einem strukturierten Prozess die Qualität vorangetrieben werden.

Merchel (2013, S. 15) definiert »Qualitätsmanagement [als] solche Prozesse (...), bei denen es um die gezielte und strukturierte Bewertung und Weiterentwicklung der ›Güte‹ sozialer Dienstleistungen geht«. Für Merchel profitieren Einrichtungen der Sozialen Arbeit in vielerlei Hinsicht vom Qualitätsmanagement:

- Gutes Qualitätsmanagement führt zu Transparenz über die Strukturen und Abläufe einer Organisation. Dies schafft Klarheit über die zu erledigenden Aufgaben und Handlungssicherheit für die Mitarbeitenden. Gerade bei der Bearbeitung von komplexen Problemlagen ist dies bedeutsam.
- Eine kontinuierliche Reflexion des eigenen Handelns, wie es durch das Qualitätsmanagement angeregt wird, trägt zu einer gesteigerten Fachlichkeit und perspektivisch zu einer gesteigerten Qualität (Güte) der sozialen Dienstleistungen bei.

- Soziale Einrichtungen unterliegen einem starken Wandel. Veränderungen umfassen u. a. die sozialpolitischen Rahmenbedingungen, die spezifischen Bedarfe der jeweiligen Klient*innengruppen oder auch die Konkurrenzsituation auf dem Markt der Leistungserbringer. Ein etabliertes und gut funktionierendes Qualitätsmanagement erleichtert die Anpassung an veränderte Rahmenbedingungen und befördert die Zukunftsfähigkeit von sozialen Organisationen.

EXKURS

Besonderheiten sozialer Dienstleistungen

Das Erbringen von sozialen Dienstleistungen unterscheidet sich in vielen Punkten von anderen Dienstleistungsbereichen. Diese Unterschiede sind beim Qualitätsmanagement zu berücksichtigen. So ist Soziale Arbeit bei der Erbringung ihrer Dienstleistungen, z. B. einer Beratung, auf die Klient*innen angewiesen. Ohne ihre aktive Mitwirkung wären Beratungs- und Behandlungsprozesse nicht durchführbar. Klient*innen empfangen dabei nicht nur eine Dienstleistung, sondern gestalten diese als Ko-Produzent*innen wesentlich mit.

In diesem Zusammenhang ist auch die unreflektierte Übernahme des Kundenbegriffes kritisch anzumerken. Eine Kundin hat in der Regel die Wahl, welche Dienstleistung sie nutzen möchte. Zudem bezahlt sie die Dienstleistung selbst. Die Klientel der Sozialen Arbeit befindet sich häufig in einer Notsituation und ist in gewisser Weise abhängig vom Hilfesystem. Sie hat oftmals keine oder nur eine sehr eingeschränkte Wahl, welche soziale Dienstleistung sie bei welchem Träger durch welche Person in Anspruch nehmen möchte.

Bei der Qualitätsbewertung von Dienstleistungen hat die Nutzerzufriedenheit einen hohen Stellenwert. Im Idealfall ist sie das Resultat eines partizipativen Prozesses, an dessen Ende die Nutzer*innen ihre subjektiven impliziten und expliziten Erwartungen mit dem erlebten Resultat in Verbindung bringen, z. B. in Form von veränderten eigenen Erlebens- und Verhaltensweisen oder veränderten Lebensbedingungen.

1.3 Qualitätsprinzipien, Qualitätsindikatoren und Qualitätsmanagementsysteme

Der Begriff Qualität (lat. qualitas = Beschaffenheit) beschreibt zum einen die Summe aller Eigenschaften eines Objekts, Systems oder Prozesses, zum anderen bewertet er dessen Güte. Qualität ist folglich ein normatives Konstrukt (Merchel 2013, S. 40), das in einem sozialen Umfeld erzeugt wird.

Im Rahmen des sozialrechtlichen Dreiecksverhältnisses zwischen Leistungsträger, -erbringer und -berechtigter fließen dabei nicht nur unterschiedliche Interessen ein, diese sind nach der Macht der Beteiligten auch unterschiedlich zu gewichten. Erst im Diskurs der Beteiligten entsteht Qualität. Merchel (ebd., S. 45) spricht deshalb von Qualität als Dialogbegriff.

Abbildung C 1.1 Qualität als Dialogbegriff (nach Merchel 2013, S. 45)

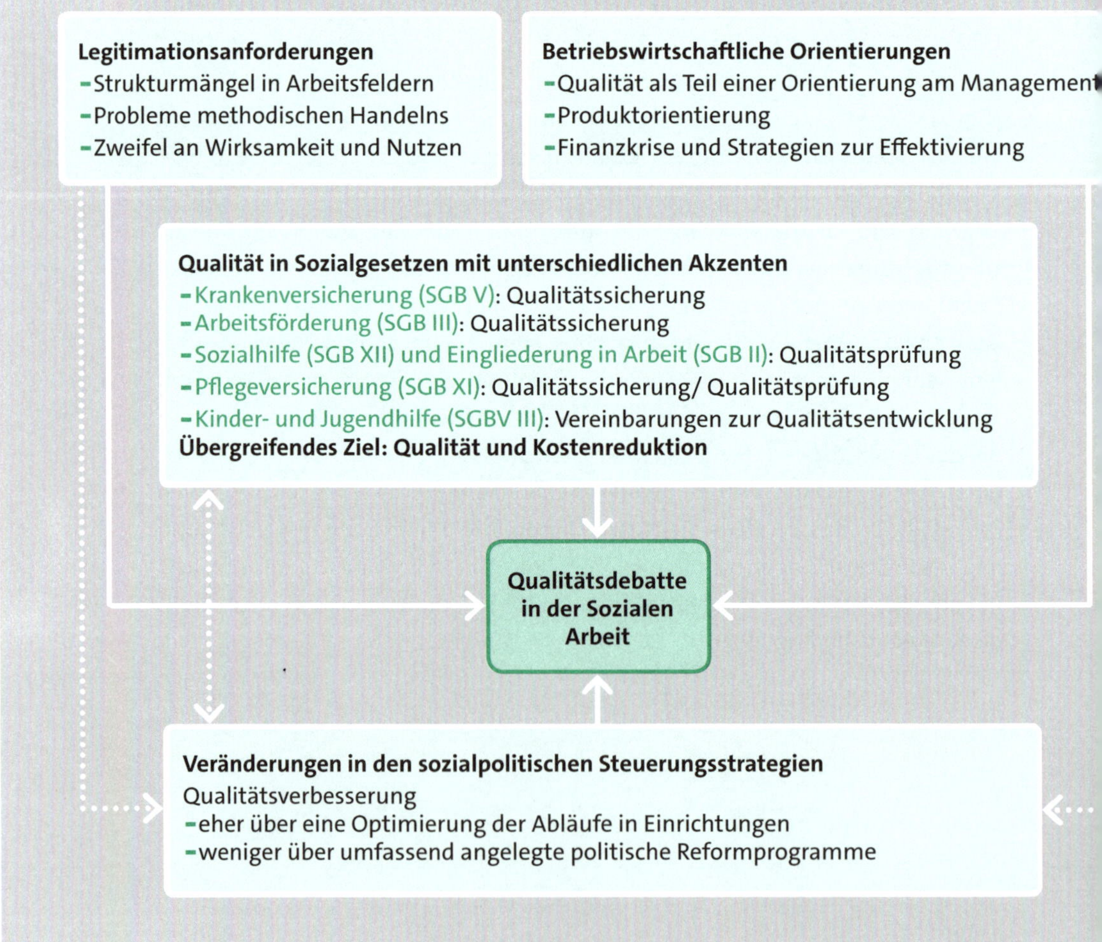

In sozialen Organisationen ist der Diskurs über Qualität durch die oft notwendige Beteiligung verschiedener Professionen mit ihrem unterschiedlichen Interventions- bzw. Hilfeverständnis außerordentlich komplex. Bei der Durchführung von Qualitätsentwicklung und -management in sozialen Organisationen sind deshalb einige grundlegende Prinzipien zu beachten:

Beteiligen Die unterschiedlichen Akteur*innen sind angemessen und systematisch in Qualitätsentwicklung und -management einzubeziehen. Nur durch ihre Beteiligung an der Implementierung und Umsetzung eines Qualitätsmanagements kann Qualität tatsächlich systematisch – im Sinn eines kontinuierlichen Verbesserungsprozesses – entwickelt und nachhaltig sichergestellt werden.

Reden Der Dialog der Beteiligten zeigt sich in der Abbildung ihrer jeweils spezifischen Beiträge zur Qualität der Dienstleistung. Im Rahmen von Qualitätsentwicklung und -management ist dieser Dialog in geeigneten Foren zu führen und durch eine normative Orientierung auf Transparenz, Kollegialität und Fachlichkeit zu stützen.

Lernen Beteiligung und Dialog sollen im Rahmen von Qualitätsentwicklung und -management einen Lernprozess evozieren, der schrittweise zur Verbesserung der Dienstleistung beiträgt.

Systematisieren »Gute Arbeit« und deren Verbesserung ist »Alltag« in der Sozialen Arbeit. In diesem »Alltag« kann »gute Arbeit« aber auch unter die Räder geraten. Dialogische Qualitätsentwicklung und multiprofessionelles Qualitätsmanagement stellen sicher, dass die Qualität der Arbeit auf der Agenda bleibt und dort in systematischer Form bearbeitet wird.

1.3.1 Qualitätsmanagementsysteme

Grundlegend können hauptsächlich zwei Qualitätsmanagementsysteme unterschieden werden, die Normnreihe DIN EN ISO und die EFQM-Systematik.

Die Normenreihe DIN EN ISO, aktuell die Norm DIN EN ISO 9001:2015, ist prozessorientiert (DIN = Deutsches Institut für Normung; EN = Europäische Norm; ISO = Internationale Organisation für Normung). Sie beschreibt die wesentlichen Prozesse und Anforderungen an ein Qualitätsmanagementsystem.

Die EFQM-Systematik (European Foundation for Quality Management) konzentriert sich dagegen auf die Selbstbeschreibung und Selbstbewertung von neun Kriterien. Diese lassen sich unterscheiden in vier Ergebniskriterien (leistungsbezogene, mitarbeiter*innenbezogene, kund*innenbezogene und gesellschaftsbezogene Ergebnisse) und in fünf Befähigungskriterien:

- Führung,
- Politik und Strategie,

- Mitarbeiter*innenführung,
- Ressourcen und Partnerschaft,
- Prozesse, Produkte und Dienstleistung.

Neben diesen beiden Systemen hat sich inzwischen ein regelrechter Markt spezifischer Qualitätsmanagementsysteme im Gesundheitswesen entwickelt. Allein in der medizinischen Rehabilitation konnte Widera (2006) sieben Qualitätsmanagementsysteme identifizieren und beschreiben. Den meisten dieser Modelle liegt ein kontinuierliches prozesshaftes Vorgehen zugrunde, das dem von Deming (2000) entwickelten PDCA-Zyklus entspricht.

1.3.2 Qualitätsindikatoren

Soziale Arbeit, insbesondere im klinischen Kontext, wirkt auf komplexe biopsychosoziale Störungslagen ein. Die Bewertung ihrer Qualität ist entsprechend schwierig. Diese Funktion übernehmen Qualitätsindikatoren. Lawrence und Olesen (1997) definieren diese als ein messbares Element der Arbeitsleistung, wofür es eine Evidenz oder einen Konsens gibt.

Qualitätsindikatoren bieten keine Lösungen für bestehende Probleme, sie weisen lediglich auf Auffälligkeiten im Arbeitsprozess hin und bieten bestenfalls die Möglichkeit, sehr schnell entsprechend der veränderten Situation Anpassungen vorzunehmen. Bei den Überlegungen, wie ein Qualitätsindikator gebildet werden könnte, spielen nach Campbell und Kollegen (2002) drei Dimensionen eine Rolle:

Die Personengruppen, die an der Entwicklung der Indikatoren beteiligt sind, nehmen Einfluss auf deren Ausgestaltung.

Die spezifischen Aspekte von Gesundheit und Erkrankung, die abgebildet werden sollen, beeinflussen die Indikatorenbildung.

Die verfügbare Evidenz, also die Bandbreite von erfahrungsbasiertem Wissen bis hin zu Empfehlungen aus Leitlinien, die sich auf Metaanalysen beziehen, bestimmt die Auswahl der Kriterien.

EXKURS

Der PDCA-Zyklus

Der amerikanische Physiker und Statistiker William Edwards Deming (2000) beschreibt das strukturierte Vorgehen in einem kontinuierlichen Verbesserungsprozess durch das Akronym PDCA. Jeder Buchstabe steht für eine Phase des Verbesserungsprozesses (siehe Abb. C 1.2).

Zu Beginn werden der jeweilige Prozess und das konkrete Vorgehen geplant (Plan). Im zweiten Schritt wird gehandelt und das geplante Vorgehen umgesetzt und ausprobiert (Do). Die Handlung wird nun in ihrer Wirkung überprüft (Check). Aus den Ergebnissen dieser Überprüfung werden Maßnahmen abgeleitet, die zu einer Verbesserung der Handlung führen (Act). Auf diese Weise wird ein neuer Standard für den Prozess festgelegt, der dann seinerseits implementiert und umgesetzt wird.

Die Einhaltung dieses Standards ist regelmäßig zu überprüfen. Dies geschieht im Qualitätsmanagement u. a. durch die Durchführung von Audits oder durch Benchmarking. Muss der Prozess überarbeitet werden, beginnt der Prozess wieder bei der Planungsphase (Plan).

Abbildung C 1.2 PDCA-Prozess (nach Deming 2000, S. 88)

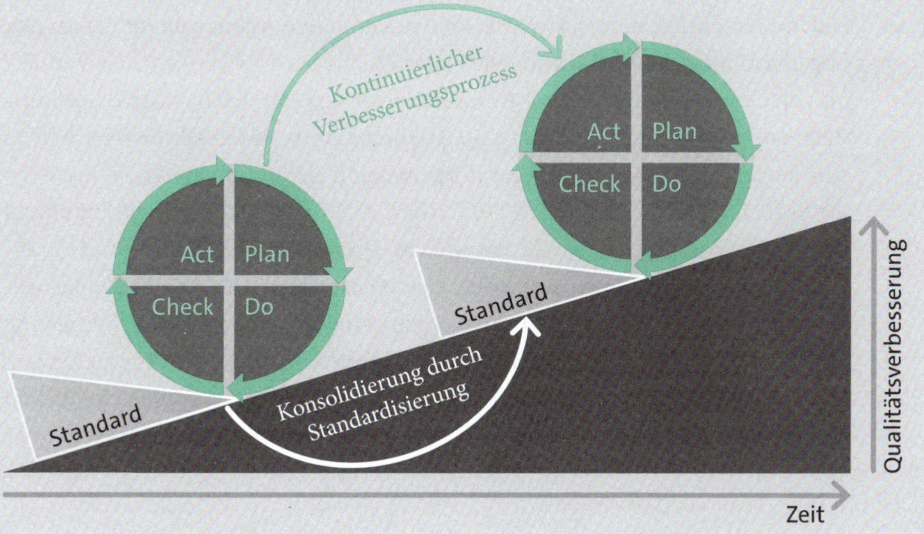

1.4 Qualitätsentwicklung und Qualitätsmanagement

Qualität entfaltet sich im Grundsatz über zwei Ebenen: die Fachlichkeit und die Organisation, in der diese erbracht wird.
Im Zentrum der Qualitätsdebatte in der Sozialen Arbeit steht meist die Fachlichkeit. Zu Recht wird dabei auf die Besonderheit Sozialer Arbeit – u. a. geringe Marktförmigkeit, Koproduktion, Ergebnisrelativität, Bedeutung des subjektiven Faktors – gegenüber anderen Dienstleistungen verwiesen. Gleichzeitig werden die organisatorischen Bedingungen unterschätzt. Soziale Arbeit findet immer in Organisationen statt. Deren Funktionalität hat großen Einfluss auf die Qualität Sozialer Arbeit. Insofern stehen Qualitäts- und Organisationsentwicklung in einem Ergänzungsverhältnis.

Die Qualität des strategischen Managements, des Personal- und Ressourcenmanagements sowie die betriebswirtschaftliche Effizienz sind ebenso Teil von Qualitätsentwicklung und -management wie die Qualität, die durch die Profession definiert und erbracht wird. »Die gute Organisation« ist deshalb ein wichtiges Leitbild für Qualitätsentwicklung und -management in der Sozialen Arbeit.

Die Implementierung von Qualitätsentwicklung und -management in sozialen Organisationen muss institutionelle Unterschiede berücksichtigen. Das Verhältnis von Qualitäts- und Organisationsentwicklung stellt sich in einer Beratungsstelle anders dar als in einer psychiatrischen Klinik, in der die Sozialarbeit in eine komplexe Aufbau- und Ablauforganisation eingebunden ist.

Neben dieser strukturellen Dimension spielt auch der Entwicklungsstand von Organisationen bei der Gestaltung von Qualitätsentwicklungs- und Qualitätsmanagementprozessen eine Rolle. Neben historischen und personenbezogenen Gründen fehlt es der Leitung in Organisationen der Sozialen Arbeit häufig an in professionellen Ausbildungen erworbenen Managementkompetenzen. Das vorherrschende Prinzip des Learning by Doing geht mit einer erheblichen Spreizung der organisatorischen Qualität einher (*Morgenroth 2008*).

Unberührt vom vorgefundenen Gütestand einer Organisation, ist es Aufgabe von Qualitätsentwicklung und -management, einen kontinuierlichen Prozess des »Organisationslernens« zu evozieren und zu sichern: Eine gute Organisation ist eine lernende Organisation.

Nachfolgend wird die Einführung von Qualitätsmanagementsystemen in vier Phasen beschrieben, die einer gewissen Alltagsrationalität folgen und deshalb auch mit Alltagsbegriffen gekennzeichnet sind. Das zugrunde liegende Modell des Qualitätsmanagements orientiert sich an der Norm DIN EN ISO 9001:2015 und bezieht Elemente des EFQM mit ein.

Die Ausgestaltung der jeweiligen Phase nach Umfang und Tiefe hängt von dem jeweils erreichten Stand der Organisationsentwicklung ab. Die Phasen beschreiben auch einen Implementierungsprozess, wobei sich die Phasen in der Praxis überlappen können. Die Beschreibung eines Implementierungsprozesses in der klinischen Psychiatrie liefern *Spießl* und *Mahler* (2009).

Phase 1: Aufräumen. Soziale Arbeit wird in der Regel auf der Basis von Konzepten erbracht. In diesen werden u.a. die sozialrechtlichen Grundlagen und die strukturellen Rahmenbedingungen definiert, Ziele formuliert und Angebote und Maßnahmen beschrieben.

Neben externen Faktoren bestimmen erfahrungsgenerierte Traditionen, Strukturen und Prozesse ebenso wie die eingesetzten Verfahren und Instrumente die Soziale Arbeit. Die Implementierung eines Qualitätsmanagements sollte deshalb mit einem Überprüfungs- und Reflexionsprozess beginnen. Dabei geht es u.a. darum, die Abläufe der sozialen Dienstleistungen zu erfassen und zu beschreiben (Prozessbeschreibung, Prozesslandkarte).

In dieser Phase geht es nicht um eine Standardisierung und Normierung Sozialer Arbeit, sondern vielmehr um eine Selbstvergewisserung derjenigen, die diese Arbeit an diesem Ort in dieser Zeit unter diesen Bedingungen leisten (*Merchel* 2009). Zentrales Instrument ist dabei die Praxisreflexion durch Mitarbeitende verschiedener Professionen und Organisationsebenen.

Im Hintergrund steht die Annahme, dass die Fachlichkeit Sozialer Arbeit durch die Dialogbeteiligten eingebracht wird. Die schriftliche Fassung der Prozessabläufe schafft eine gemeinsame verbindliche Grundlage, die es kontinuierlich und systematisch zu überprüfen und zu verbessern gilt (siehe Phase 4, Verbessern).

In diese erste Phase gehört auch die Überprüfung der verwendeten Verfahren, Instrumente und Formulare (Dokumentenmanagement). Es bietet sich hierbei ebenso die Gelegenheit, bürokratischen Auswüchsen entgegenzuwirken, wie die Chance zur Aktualisierung und Weiterentwicklung. Mit Blick auf die Sicherung der Kernkompetenz Sozialer Arbeit, die Herstellung einer hilfreichen Beziehung in gemeinsamer Produktion (vgl. das Kapitel B 2, »Beziehungsaufbau und Beziehungsgestaltung«) sollten formale Verfahren und Instrumente sparsam zur Anwendung kommen. Gleichzeitig ist auch der formale, rechtliche Rahmen durch die Anwendung vorgeschriebener oder vereinbarter Dokumente zu sichern (Dokumentenlenkung).

Die in dieser Phase vorgenommenen Ordnungen, Beschreibungen, Zuweisungen und Verknüpfungen sollten in einem Dokument zusammengeführt werden (Qualitätsmanagement-Handbuch). Ein solches Handbuch liefert die Grundlage für den weiteren Implementierungsprozess des Qualitätsmanagements und ist verbindlicher Bezugspunkt für den Verbesserungsprozess. Es liefert einen wichtigen Beitrag zur Kommunizierbarkeit von Veränderungsprozessen.

Zudem ist ein solches Handbuch hilfreich bei Personaleintritten und -umsetzungen und kann insbesondere in Arbeitsfeldern, in denen der Personaleinsatz flexibel gestaltet werden muss, Belastungen der Mitarbeitenden entgegenwirken.

Phase 2: Erfassen, Messen, Vergleichen. Im Qualitätsmanagement geht es u. a. darum, Strukturen, Prozesse und Ergebnisse quantitativ wie qualitativ mit Blick auf die erreichte und angestrebte Qualität zu erfassen und abzubilden.

Ein Konzept der empirischen Sozialforschung, das beides in einem komplexen Bewertungsprozess zusammenführt und im Qualitätsmanagement in sozialen Organisationen verbreitet ist, wird als »Triangulierung« (Denzin 1978/2009) bezeichnet und meint die Verknüpfung von quantitativen und qualitativen Ergebnissen in einem komplexen fachlichen Bewertungsprozess. Hierbei werden für die sozialpädagogischen Prozesse und Ergebnisse sowie für die organisatorischen Strukturen Indikatoren festgelegt und mit Kennzahlen versehen. Die dabei erforderliche Komplexitätsreduktion kann, zumindest in Teilbereichen, durch begleitende Interpretationen und Kommentierungen aufgefangen werden.

Ein zentrales Instrument des Vergleichs ist das Audit. Im Audit werden sowohl die Fachlichkeit der Dienstleistung als auch die Funktionalität des Qualitätsmanagements in Augenschein genommen und mit den Zielvorgaben der Normen (z. B. DIN EN ISO) und denen der eigenen Organisation (z. B. Qualitäts- bzw. Managementhandbuch) verglichen.

Die Inaugenscheinnahme erfolgt möglichst nah an der tatsächlichen Praxis, bezieht vorhandene Kennzahlen mit ein und vergleicht diese – falls vorhanden – mit denen Dritter (Benchmarking). Das Auditgespräch zwischen einer internen oder externen Auditorin und den jeweils Verantwortlichen ermöglicht eine gemeinsame Interpretation und Einordnung der Ergebnisse.

Je nach Zuschnitt und Aufgabenstellung der Einrichtung kann das Audit um Elemente einer kollegialen Visitation erweitert werden. Dies ist besonders nützlich, wenn Audits angebots- oder arbeitsfeldübergreifend organisiert werden. Kollegiale Visitationen zwischen kooperierenden Versorgungssegmenten können die Transparenz erhöhen und zur Minimierung von Schnittstellenproblemen beitragen.

Phase 3: Einheitlich bewerten. Bei sozialen Dienstleistungen wie auch bei den sozialen Organisationen, die sie erbringen, handelt es sich um komplexe Sachverhalte, die nicht durch einfache kausale Muster erfasst werden können. Die Bewertung der Qualität einer Dienstleistung oder der Funktionalität einer sozialen Organisation erfordert ein multiperspektivisches und multifaktorielles Vorgehen. Die Bewertung ihrer Effektivität ist gleichwohl mehr als das Zusammentragen von Daten oder die bloße Sammlung von Bewertungen unterschiedlicher Akteur*innen. Eine fachliche und auf die Qualität bezogene Bewertung basiert auf einer systematischen Verdichtung von Zahlen, Daten, Fakten und einordnenden Interpretationen im Rahmen eines kommunikativen Prozesses. Sinnvollerweise ist er partizipativ geprägt und berücksichtigt gleichzeitig die Leitungs- und Verantwortungsstruktur der Organisation. Dieser Vorgang erfolgt im Qualitätsmanagement im Rahmen der Managementbewertung und wird im Managementbericht zusammenfassend dargestellt.

Phase 4: Verbessern. Qualitätsmanagement hat keinen Zweck an sich, es zielt auf die kontinuierliche Verbesserung von Strukturen, Prozessen und Ergebnissen. Das ist das Herzstück des Qualitätsmanagements. Hilfreich ist dabei die Orientierung an den Phasen des oben vorgestellten PDCA-Zyklus (Plan, Do, Check, Act). Die darin enthaltene Aufforderung, erst zu planen, dann das Geplante in einem Pilotprojekt zu erproben, die Durchführung zu überprüfen und gegebenenfalls den Plan zu modifizieren, bevor er in der Breite umgesetzt wird, erscheint auf den ersten Blick banal. In der Praxis dominiert jedoch das Prinzip Versuch und Irrtum oder es werden lediglich Teilphasen des PDCA-Zyklus genutzt, insbesondere die Phasen der Erprobung (Do) und der Überprüfung (Act) werden vernachlässigt.

Die kontinuierliche Verbesserung der fachlichen Qualität wie auch der Qualität des Qualitätsmanagementsystems ist ohne bewährte Instrumente des Qualitätsmanagements nicht möglich.

Ein prominentes Beispiel ist die SWOT-Analyse, ein englisches Akronym für die Analyse von Strengths (Stärken), Weaknesses (Schwächen), Opportunities (Chancen) und Threats (Gefahren). Die SWOT-Analyse wird gerne für die strategische Planung genutzt. Für die Evaluation können verschiedene sozialwissenschaftliche Methoden eingesetzt werden.

Im Alltag kann es zudem hilfreich sein, Maßnahmen, Verantwortlichkeiten, Zeitfenster und Überprüfungszeitpunkte festzulegen. Für die Überprüfung ist eine Vier-Augen-Kontrolle in Verbindung mit einer qualitativen Analyse der Umsetzung sinnvoll.

1.5 Hinweise zur Implementierung

Bei der Implementierung von Qualitätsmanagement in sozialen Organisationen sind nicht nur die in DIN EN ISO vorgegebenen Normen und Standards zu beachten, sondern auch die Besonderheiten sozialer Organisationen, die sich in Selbstverständnis, Kultur und Auftrag niederschlagen.

Nachfolgend werden ausgewählte zentrale Anforderungen an die Implementierung von Qualitätsmanagement in sozialen Organisationen dargestellt.

1.5.1 Selbstvergewisserung und empirische Grundlagen

Der Einführung von Qualitätsmanagement sollte eine Phase der Selbstvergewisserung vorausgehen, die u. a. die Analyse des Umfelds, der Zielgruppen und Bedarfe, des Selbstverständnisses und der Stärken und Schwächen der Organisation einschließt.

Die Beschreibung und die Bewertung dieser Ausgangssituation sollten möglichst auf empirischen Daten basieren. In diesem Rahmen lohnt sich die Auseinandersetzung mit dem Themenbereich Risikomanagement, der z. B. berührt wird durch Aspekte wie Auslastung, Datenschutz, Patient*innenschutz, Hygienestandards. Die Analyse der Ausgangssituation liefert dann die Grundlage für die Entwicklung von strategischen Zielen, die mit der Einführung eines Qualitätsmanagements verfolgt werden.

Eine erste Gliederungshilfe für die Zielbestimmung liefert das sozialrechtliche Dreiecksverhältnis. Je gründlicher die Selbstvergewisserung erfolgt und je sicherer sich die Beteiligten ihrer Ziele sind, desto besser kann das passende Qualitätsmanagement implementiert werden. Eine gut begründete Selbstvergewisserung erleichtert es zudem, Mitarbeitende über Ziele und Maßnahmen zu informieren, sie einzubeziehen und für die Umsetzung zu gewinnen.

1.5.2 Verantwortung der Leitung

Nicht ohne Grund stellt die Normenreihe DIN EN ISO die Verantwortung der Leitung für das Qualitätsmanagement an den Anfang und breitet das Thema dort detailliert aus. Die Leitung setzt nicht nur die Rahmenbedingungen für die Implementierung von Qualitätsmanagement, sie bestimmt auch den Stellenwert von Qualitätsmanagement innerhalb der Aufbau- und Ablauforganisation. Hier entscheidet sich bereits, ob die Leitung Qualitätsmanagement als Förderung der »lernenden Organisation« begreift oder nur als ein »technisches« Instrument zur Steuerung von Teilbereichen, dessen Einsatz lediglich der Erfüllung von externen Anforderungen dient. Bei der Prüfung der »wahren« Leitungsabsichten helfen drei Fragen:

- Ist die Verbesserung von Leitungsaufgaben und -strukturen ein Ziel des Qualitätsmanagements?
- Ist Qualitätsmanagement umfassend personell und inhaltlich in der Leitung repräsentiert?
- Stellt die Leitung die erforderlichen Ressourcen für das Qualitätsmanagement bereit?

Wird eine dieser Fragen mit Nein beantwortet, ist die Implementierung von Qualitätsmanagement zumindest belastet.

Der umfassende Einbezug der Leitung und die Repräsentanz von Qualitätsmanagement in der Leitung sollen dem Umstand vorbeugen, dass Dienstleistungsprozesse zwar durch ein Qualitätsmanagementsystem optimiert werden, die strategischen Entscheidungen und die Führungsprozesse aber durch Leitungshandeln konterkariert werden.

1.5.3 Partizipation und der Faktor Mensch

Versteht man Organisationen als »Netzwerke von kooperierenden Menschen«, kann Qualitätsmanagement nur funktionieren, wenn alle Beteiligten in angemessener Weise einbezogen werden. Dies gilt besonders für soziale Organisationen, in denen »Produkte« in der Regel im Rahmen einer Beziehung in Koproduktion von Fachkraft und Hilfenachfragenden erbracht werden.

Ein erfahrungsgenerierendes Vorgehen berücksichtigt von Anfang an neben den oben beschriebenen Kernaktivitäten wie Strukturanalyse, Prozessoptimierung und Dokumentenmanagement die Interessen der Mitarbeitenden. Ihre Beteiligungsbereitschaft und Qualifikation sowie ein Konfliktmanagement bei Streitfällen sind ebenfalls wichtige Themen eines Implementierungsprozesses.

Ist Qualitätsmanagement allein auf Organisationserfordernisse zentriert und wird der subjektive Faktor vernachlässigt, sind dem Ziel der Verbesserung von Dienstleistung und Zufriedenheit der Klient*innen deutliche Grenzen gesetzt.

1.5.4 Top-down und bottom-up

Werden die bisher genannten Anforderungen berücksichtigt, empfiehlt sich bei der Implementierung von Qualitätsmanagement ein Vorgehen, das sowohl auf steuernde Impulse durch die Leitung als auch auf Aktivitäten und Entwicklungen in den Einrichtungen und Diensten basiert.

Ein solches Vorgehen hat den Vorteil, dass es flexibel auf Störungen in Teilbereichen reagieren kann. So können beispielsweise eingeleitete und sich stabilisierende Entwicklungen vor Ort einen Anpassungsdruck auf eine zögerliche Leitung ausüben – und umgekehrt: Die Ermutigung Mitarbeitender, Verbesserungsvorschläge zu machen, zu diskutieren und sie in das Qualitätsmanagement einzubringen, ist auch eine Aufgabe von Leitung.

1.5.5 Qualitätsmanagement braucht eigene Strukturen

Um Qualitätsmanagement auf allen Organisationsebenen und in allen Einrichtungen und Diensten nachhaltig zu verankern, bedarf es einer eigenen organisatorischen und kommunikativen Struktur. Diese muss den Aufbau und die Aufgaben der jeweiligen sozialen Organisation berücksichtigen.

Besondere Herausforderungen stellen sich dabei dort, wo Träger sozialer Dienste ein breites Portfolio von Hilfen für unterschiedliche Zielgruppen vorhalten. Dort müssen die organisationsbezogenen und die fachlich-inhaltlichen Elemente des Qualitätsmanagements so zusammengeführt werden, dass der Ressourcenverbrauch für Qualitätsmanagement begrenzbar bleibt, gleichzeitig aber die Vorgaben auch für alle Bereiche nutzbar sind.

Zur Realisierung von Qualitätsmanagement sind spezifische Qualifikationen hilfreich, wie sie in einschlägigen Ausbildungen zu Qualitäts(management)beauftragten, Auditor*innen oder Qualitätsmanager*innen vermittelt werden. Neben diesen Qualifikationen manifestiert sich in der Funktion der Qualitätsbeauftragten auch ein Teil der bereitgestellten Ressourcen für das Qualitätsmanagement. Die Qualitätsbeauftragte ist – bezogen auf die jeweilige Organisationsebene – zwischen den Mitarbeitenden und der Leitung verortet. Sie ist dabei eher beratend, initiierend, begleitend und kontrollierend als bestimmend und verantwortend tätig (Stabsstelle).

Zur Sicherung der Zusammenarbeit und Abstimmung mit der Qualitätsbeauftragten ist – in Abhängigkeit von der Komplexität der Organisation – eine Besprechungs- und Kommunikationsstruktur erforderlich. Üblich ist die Einrichtung von Qualitätszirkeln und Qualitätstreffen.

Das entstehende Spannungsfeld zwischen Qualitätsbeauftragten und Leitung sowie zwischen den bestehenden Strukturen der Organisation und den Qualitätsmanagementstrukturen erfordert Transparenz mit Blick auf Aufgaben und Verantwortung der Beteiligten sowie einen bewussten und kooperativen Umgang. Eine wesentliche Voraussetzung für eine konfliktreduzierende Praxis stellen für Merchel (2010) die personelle Repräsentanz des Qualitätsmanagements in der Leitung einer Organisation sowie deren konstruktive Aufgabenerfüllung dar.

1.5.6 Angemessenheit und »Soft Skills«

Neben den strukturellen Voraussetzungen muss die Implementierung von Qualitätsmanagement die Kultur und die Traditionen einer sozialen Organisation, das vorhandene Innovationspotenzial sowie mitarbeiter*innenspezifische Faktoren (Qualifikationen, Alter, Erfahrungen, Erwartungen) in angemessener Weise berücksichtigen.

Diese Angemessenheit kann sich u. a. im Tempo der organisatorischen Umsetzung der Veränderungen ausdrücken. So kann beispielsweise die Implementierung von Qualitätsmanagement im Rahmen eines zeitlich begrenzten Projektmanagements oder als längerfristiger, schrittweiser Entwicklungsprozess erfolgen. Hilfreich ist in jedem Fall eine fachliche Begleitung, die in der Lage ist, die Anforderungen des Qualitätsmanagements und die personellen und strukturellen Bedingungen der Organisation zu erfassen und in einen förderlichen Prozess zu begleiten. Dies kann durch eine vorhandene interne, aber auch durch eine entsprechende externe Expertise gesichert werden.

1.5.7 Zertifizierung

Bei einer Zertifizierung überprüfen und bewerten externe Personen (Auditor*innen) eine Organisation und deren Qualitätsmanagementsystem nach vorgegebenen Qualitätskriterien. Je nach (gesetzlicher) Grundlage und Veranlassung werden diese Kriterien von Leistungsträgern, Fachverbänden oder Leistungserbringern mit eingeführten Verfahren des Qualitätsmanagements bewertet, oft mit DIN EN ISO oder EFQM.

In einer kritischen Analyse verweist Merchel (2004, 2013) auf die für soziale Organisationen mit einer Zertifizierung einhergehenden Risiken, etwa die Fokussierung des Qualitätsmanagements auf formale Aspekte, die Überforderung von Einrichtungen und Diensten oder die unzureichende externe Wirkung eines »Gütesiegels«. Diese kritische Sicht wird hier im Grundsatz geteilt.

Mit einem Zertifizierungsinstrument können aber auch Potenziale gesichert werden. Eine wesentliche Voraussetzung ist, dass die Organisation über ein gefestigtes Selbstverständnis als »lernende Organisation« verfügt und in der Lage ist, sich gegenüber unangemessenen externen Anforderungen abzugrenzen. Eine Zertifizierung kann in einem solchen Fall als Abschluss eines Implementierungsprozesses von Qualitätsmanagement motivierend wirken, lose Entwicklungsenden zusammenführen und zu einem zusätzlichen Qualitätsgewinn beitragen. Im weiteren Verlauf können externe Rückmeldungen nutzbar gemacht werden für die Weiterentwicklung. Wichtige Stellgrößen dürften hierbei die Qualifikation der Auditorin, ihr Selbstverständnis sowie ihre kooperative Haltung sein.

1.6 Zusammenfassung

Das hier zugrunde gelegte Verständnis von Qualitätsentwicklung und Qualitätsmanagement setzt auf die Aktivierung der »kollektiven Intelligenz« in Einrichtungen und Organisationen. Dabei ist der kontinuierliche Verbesserungsprozess nicht zu trennen von einer Praxis der Beteiligung aller Mitarbeitenden.

Qualitätsmanagement ist kein Garant für Fehlervermeidung, es kann jedoch ein wichtiges Instrument zur Arbeit an einer »lernenden Organisation« sein, die sich auf neue Aufgaben rechtzeitig einstellt bzw. neue Zielgruppen und Maßnahmen schnell für sich erschließt.

Qualitätsmanagement braucht Qualitätsindikatoren und eigene Strukturen und Ressourcen, die sowohl top-down als auch bottom-up unter Beteiligung der Mitarbeitenden zu implementieren sind. Im weiteren Verlauf können auch externe Rückmeldungen sowie Vergleiche mit anderen sozialen Organisationen zur kontinuierlichen Verbesserung der strukturellen und fachlich-inhaltlichen Qualität herangezogen werden.

Bei aller Orientierung auf internationale Normen und eingeführte Verfahren müssen die Implementierung und die Umsetzung von Qualitätsmanagement die Besonderheiten Sozialer Arbeit beachten.

***Wilfried Görgen**, Diplom-Psychologe, Psychologischer Psychotherapeut, hat in ambulanten und stationären Einrichtungen als Berater, Psychotherapeut und Supervisor gearbeitet und später als wissenschaftlicher Mitarbeiter und Projektleiter bei der FOGS GmbH, wo er heute freier Mitarbeiter ist.*

***Daniel Deimel** ist Diplom-Sozialarbeiter, Suchttherapeut Supervisor und Professor für Klinische Sozialarbeit an der Katholischen Hochschule Nordrhein-Westfalen, Abteilung Aachen.*

1.6.1 Vertiefungsmöglichkeiten

... 1.6.2 Internet

Deutsche Gesellschaft für Qualitätsmanagement in der Suchttherapie e.V. www.dequs.de

ProPsychiatrieQualität (PPQ): Leitzielorientierte Qualitätsentwicklung in der Sozialpsychiatrie. www.ppq.info

1.6.3 Literatur

Merchel, J. (2013): Qualitätsmanagement in der Sozialen Arbeit. Eine Einführung. Weinheim: Beltz Juventa.

Tergeist, T. (2015): Führen und leiten in psychosozialen Einrichtungen. Köln: Balance buch + medien verlag.

1.7 Fragen und Übungen

1. Recherchieren Sie im Internet die von einem Fachverband entwickelten Qualitätsstandards zu einem Arbeitsfeld der Sozialpsychiatrie oder Suchtkrankenhilfe.
2. Überlegen Sie anhand von konkreten Problemen in einem Ihnen bekannten Arbeitsfeld der Sozialen Arbeit, wie eine Verbesserung der Situation anhand des PDCA-Zyklus aussehen könnte.

3. Machen Sie sich mit den Empfehlungen der S3-Leitlinie Psychosoziale Therapien bei schweren psychischen Erkrankungen vertraut.
4. Entwickeln Sie fünf Qualitätsindikatoren, anhand derer Sie die Qualität des ambulant Betreuten Wohnens für psychisch Kranke bemessen wollen. Begründen Sie Ihre Auswahl.

1.8 Referenzen

Beckmann, C.; Otto, H.-U.; Richter, M.; Schrödter, M. (2004): Qualität in der Sozialen Arbeit. Zwischen Nutzerinteressen und Kostenkontrolle. Wiesbaden: VS.

Campbell, S. M.; Braspenning, J.; Hutchinson, A.; Marshall, M. (2002): Research methods used in developing and applying quality indicators in primary care. Quality & Safety in Health Care, 11 (4), 358–364. DOI: 10.1136/qhc.11.4.358

Dahme, H.-J.; Wohlfahrt, N. (2018): Qualität. In: Otto, H.-U.; Thiersch, H. (Hg.): Handbuch Sozialer Arbeit, S. 1236–1245. München: Reinhardt.

Deming, E. W. (2000): Out of the Crisis. Cambrigde: MIT Press.

Denzin, N. K. (1978/2009): The Research Act. A Theoretical Introduction to Sociological Methods. New York: McGrawHill.

DGPPN – Deutsche Gesellschaft für Psychiatrie und Psychotherapie, Psychosomatik und Nervenheilkunde (Hg.) (2019): S3-Leitlinie. Psychosoziale Therapien bei schweren psychischen Erkrankungen. 2. Aufl. Berlin, Heidelberg: Springer. https://www.awmf.org/uploads/tx_szleitlinien/038-020l_S3_Psychosoziale_Therapien_bei_schweren_psychischen_Erkrankungen_2019-07.pdf (20.06.2022).

Donabedian, A. (1966): Evaluating the Quality of Medical Care. In: The Milbank Memorial Fund Quarterly, 44 (3), 166–206.

Guyatt, G.; Cairns, J.; Churchill, D. et al. (1992): Evidence-based Medicine. A New Approach to Teaching the Practice of Medicine. JAMA, 268 (17), 2420–2425.

Kessl, F. (2013): Soziale Arbeit in der Transformation des Sozialen. Eine Ortsbestimmung. Wiesbaden: VS.

Lawrence, M.; Olesen, F. (1997): Indicators of quality health care. European Journal of General Practice, 3 (3), 103–108. DOI: 10.3109/13814789709160336

Lessenich, S. (2003): Der Arme in der Aktivgesellschaft. Zum sozialen Sinn des »Förderns und Forderns«. WSI-Nachrichten, 2 (4), S. 214–220.

Merchel, J. (2004): Zertifizierung und Qualitätssiegel: Risiken für den Prozess der Qualitätsentwicklung in der Sozialen Arbeit. In: Peterander, F.; Speck, O. (Hg.): Qualitätsmanagement in sozialen Einrichtungen, S. 44–63. München: Reinhardt.

Merchel, J. (2009): Warum Qualitätsmanagement? Zu den Erwartungen an Qualitätsmanagement und dessen Zukunftsperspektiven. Kerbe, 27 (4), S. 4–6.
Merchel, J. (2010): Leiten in Einrichtungen der sozialen Arbeit. München: Reinhardt.
Merchel, J. (2013): Qualitätsmanagement in der Sozialen Arbeit. Eine Einführung. 4. Aufl. Weinheim: Beltz Juventa.
Morgenroth, C. (2008): Qualitätsmanagement und Burnout – Führungskultur in sozialen Arbeitsfeldern. Kerbe, 26 (2), S. 25–27.
Sackett, D. L.; Rosenberg, W. M. C.; Gray, J. A. M.; Haynes, R. B.; Richardson, W. S. (1996): Evidence based medicine: what it is and what it isn't. British Medical Journal, 312 (7023), 71–72. DOI: 10.1136/bmj.312.7023.71
Spießl, H.; Mahler, A. (2009): Qualitätsmanagement in der klinischen Psychiatrie. Kerbe, 39 (4), S. 11–15.
Widera, T. (2006): Interne Qualitätsmanagement-Systeme in der medizinischen Rehabilitation. Deutsche Rentenversicherung, 4–5, S. 279–299. https://www.deutsche-rentenversicherung.de/SharedDocs/Downloads/DE/Experten/infos_reha_einrichtungen/quali_weitere_qs/Wei_Einrichtungsinternes_QM_Widera.html (20.06.2022).
Zinkler, M.; Laupichler, K.; Osterfeld, M. (Hg.) (*2016*): Prävention von Zwangsmaßnahmen. Menschenrechte und therapeutische Kulturen in der Psychiatrie. Köln: Psychiatrie Verlag.

2 Forschung in der Sozialpsychiatrie

Daniel Deimel

In diesem Kapitel möchten wir Sie ermuntern, sich mit der aktuellen wissenschaftlichen Fachliteratur zu beschäftigen. Sie erhalten einen Überblick über unterschiedliche Studientypen der empirischen Forschung im Bereich der Psychiatrie und lernen anhand von Praxisbeispielen, welche Fragestellungen mit welcher Forschungsmethode beantwortet werden können. Dies soll es Ihnen einerseits ermöglichen, Studien besser zu verstehen und deren Ergebnisse einzuordnen, andererseits soll es Ihnen eine systematische Literaturrecherche im Rahmen Ihrer nächsten Hausarbeit oder Ihres nächsten Praxisprojekts erleichtern.
Schlagworte: **Forschungsmethodik, Studientypen, Evidenzbasierung, Literaturrecherche, Datenbanken**

2.1 Fragestellungen in der Sozialpsychiatrie

Die Sozialpsychiatrie ist eine Fachwissenschaft, welche u. a. durch die Professionen und Disziplinen der Medizin, Soziologie, Sozialen Arbeit, Psychologie und Pflege gebildet wird (vgl. Kapitel A 3, »Psychiatrische Grundlagen«). Die Forschungsaktivitäten in diesem Feld richten sich einerseits auf das Individuum – also den psychisch erkrankten Menschen und sein soziales Umfeld –, andererseits auf das Versorgungssystem und seine Rahmenbedingungen. Klinische Sozialarbeiter*innen sollten die Ergebnisse aus Forschungsprozessen systematisch recherchieren, verstehen und einordnen können. Diese Kompetenzen werden im Sinne eines »evidence-based practitioner« verstanden (Deimel 2019, 2021).

Die Forschung in der Sozialpsychiatrie ist sehr vielfältig und wird durch verschiedene methodische Zugänge ermöglicht. Die Forschenden gehen dabei sehr unterschiedlichen Fragen nach. Diese können z. B. sein:

- Welche Faktoren begünstigen die Entstehung von bestimmten psychischen Erkrankungen (die Frage der Ätiologie)?

- Wie viele Menschen sind von bestimmten psychischen Erkrankungen betroffen (die Frage der Epidemiologie)?
- Welche Personengruppen sind besonders vulnerabel für die Entwicklung von psychischen Erkrankungen bzw. was erhält sie gesund (die Frage nach den Risiko- und Schutzfaktoren)?
- Welche Therapien sind wirkungsvoll und wie können diese optimiert werden (die Frage der Wirkungsforschung)?
- Welche Klient*innengruppen werden durch bestimmte Angebote und Maßnahmen nicht erreicht und wie könnte ihr Zugang zum Hilfesystem verbessert werden (die Frage der Versorgungsforschung)?

2.2 Medizinische Forschung

Je nach Perspektive können Studientypen und Forschungsansätze unterschiedlich systematisiert werden. Die folgenden Überlegungen beziehen sich auf eine Systematik der medizinischen Forschung in Anlehnung an Röhrig u. a. (2009). Aus meiner Sicht erscheint diese Einteilung für die Klinische Sozialarbeit grundsätzlich praktikabel und anschlussfähig.

Die medizinische Forschung lässt sich, wie in Abbildung C 2.1 dargestellt, grundsätzlich in die zwei Bereiche Primär- und Sekundärforschung unterteilen. Im Rahmen der Primärforschung werden die eigentlichen (Patient*innen-) Daten erhoben und ausgewertet. Im Rahmen der Sekundärforschung werden verschiedene Studienergebnisse durch Reviews und Metaanalysen auf grundlegende Effekte untersucht.
Die Primärforschung beinhaltet die drei Stränge:

- Grundlagenforschung,
- klinische Forschung und
- epidemiologische Forschung.

Die Grundlagenforschung ist stark durch eine naturwissenschaftliche Perspektive geprägt, da hier grundlegende Eigenschaften von Medikamenten und Behandlungsverfahren entwickelt und überprüft werden (ebd.). Für die Praxis und Profession der Klinischen Sozialarbeit in der Sozialpsychiatrie ist dieser Bereich zu vernachlässigen und wird daher hier nicht weiter ausgeführt. Im Folgenden werden Studientypen aus dem Bereich der klinischen und epidemiologischen Forschung exemplarisch dargestellt.

Abbildung C 2.1 **Einteilung verschiedener Studientypen** (nach Röhrig u. a. 2009, S.

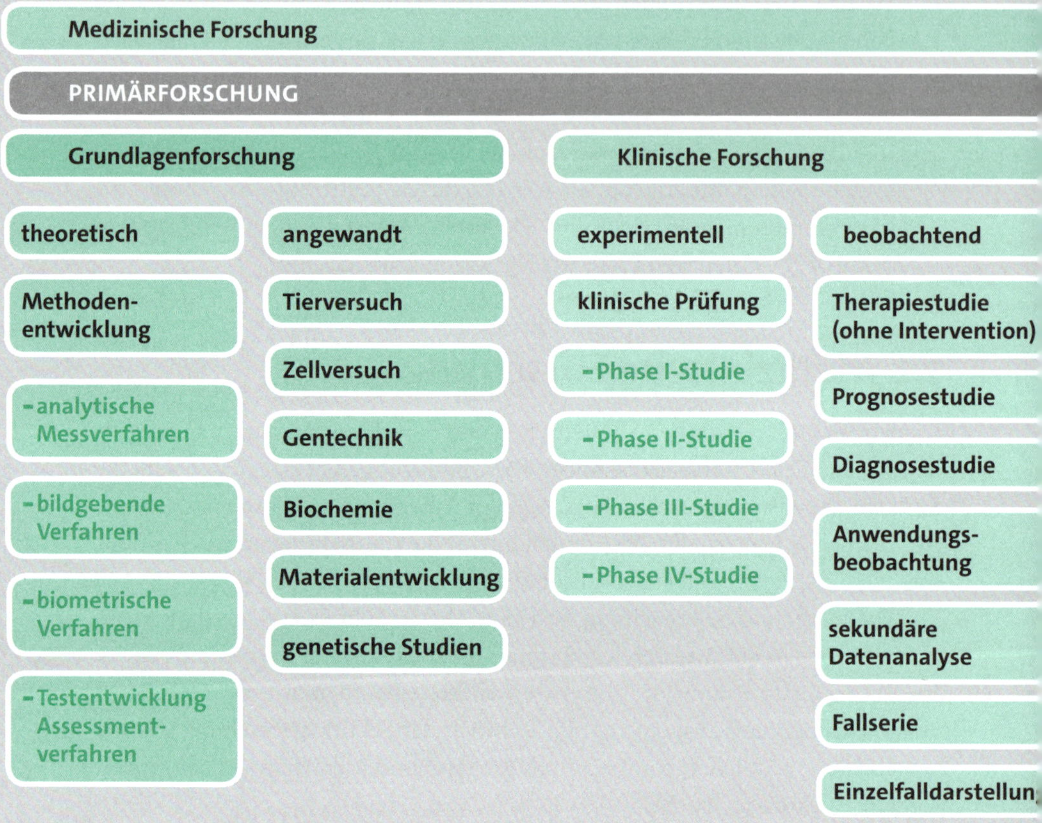

2.3 Klinische Forschung

Unter den klinischen Studien sind sowohl experimentelle (also intervenierende) als auch beobachtende (nicht intervenierende) Studien einzuordnen. Im Rahmen der experimentellen Forschung wird z. B. überprüft, ob ein bestimmtes therapeutisches Verfahren oder auch eine psychosoziale Intervention gegenüber einem anderen Vorgehen wirkungsvoller ist. Die Wirkung einer solchen Intervention wird überprüft, indem zwei möglichst gleiche Patient*innengruppen einer jeweils unterschiedlichen Behandlung oder Intervention unterzogen werden. Der Unterschied zwischen den beiden Gruppen sollte sich dabei möglichst nur auf die jeweilige Therapieform beziehen, Störvariablen sind zu vermeiden.

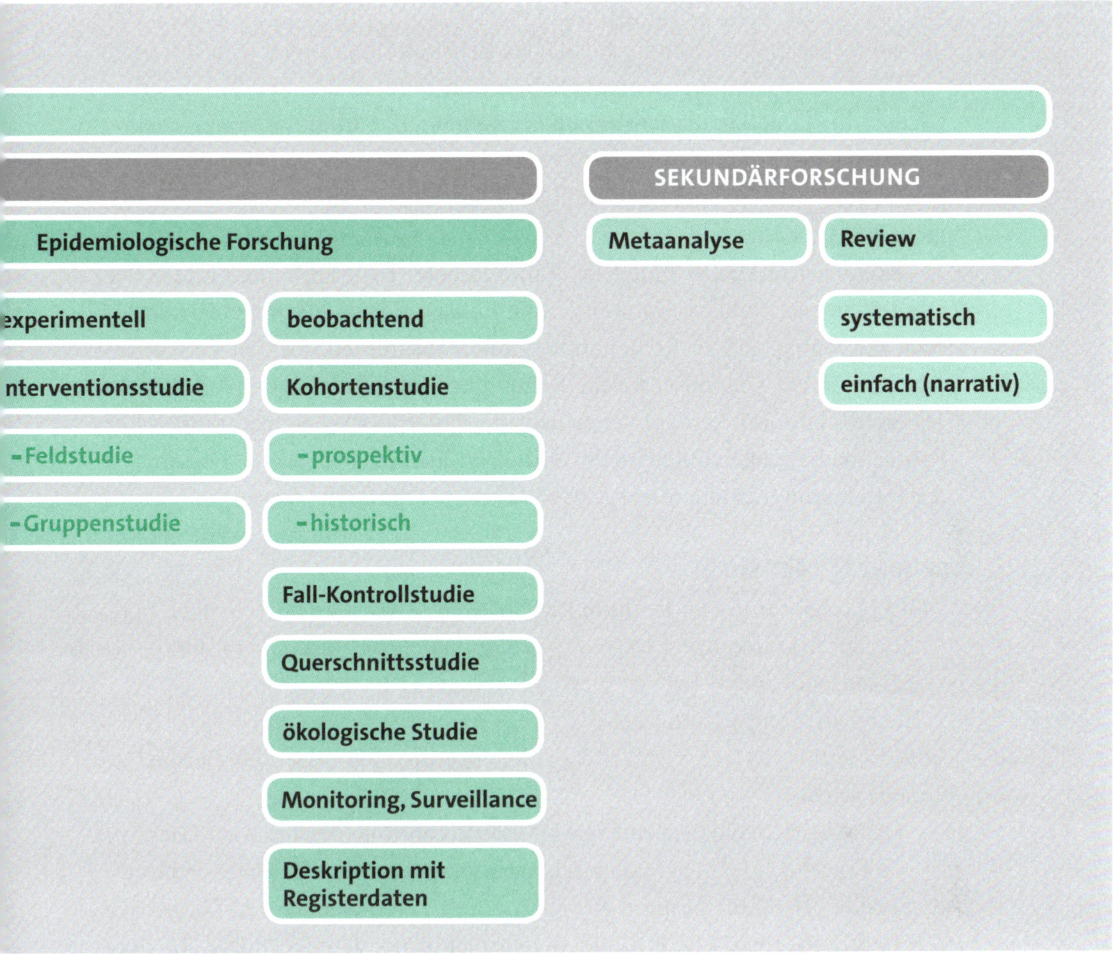

Um einen solchen Vergleich zu ermöglichen, werden die Patient*innen randomisiert, d. h. nach dem Zufallsprinzip einer Gruppe zugewiesen (Bortz & Döring 2016, S. 196). Diese Studien werden als randomisierte kontrollierte Studien (englisch: Randomized Controlled Trial = RCT) bezeichnet. Da sich mithilfe von RCT-Studien besonders gut Wirksamkeitsnachweise statistisch abbilden lassen, werden sie in diesem Feld auch als »Goldstandard« bezeichnet. Sie werden im Sinne der Evidenzbasierung bevorzugt in den medizinischen Leitlinien berücksichtigt, die Behandlungsempfehlungen aussprechen.

Ist eine solche Randomisierung aufgrund der äußeren Rahmenbedingungen nicht möglich, lassen sich dennoch Daten im Rahmen von quasiexperimentellen Studien generieren. Hier werden zwei Patient*innengruppen miteinander verglichen, welche in der Praxis gefunden wurden. Dies können z. B. Patient*innen mit einer Depression in unterschiedlichen Behandlungsgruppen sein. Um einen Vergleich der Gruppen zu ermöglichen und Störvariablen auszuschließen, werden die jeweiligen Patient*innen im Rahmen der Studie anhand einzelner Kriterien wie Alter und Geschlecht parallelisiert. Die Validität (Güte) quasiexperimenteller Untersuchungen ist nicht so hoch einzuschätzen wie die experimenteller Untersuchungen (ebd.).

Im Gegensatz dazu findet im Rahmen einer beobachtenden klinischen Studie keine Auswahl im Sinne einer Randomisierung und Gruppenzuweisung statt. Hier entscheiden die Behandler*innen zusammen mit den Patient*innen anhand der Diagnose, welche Behandlung angezeigt ist. Die individuelle Therapie folgt somit keinem Versuchsplan, sondern unterliegt naturalistischen Rahmenbedingungen und wird durch die Forschenden beobachtet. Die Analyse der Daten erfolgt häufig retrospektiv (Röhrig u. a. 2009).

Beispiel **RCT-Studie**

DGPPN (Hg.) (2019): S3-Leitlinie Psychosoziale Therapien bei schweren psychischen Erkrankungen. https://www.dgppn.de/_Resources/Persistent/28165ed34c0c09d9e092cbfb138e6edcbcfcc277/S3-LL-Psychosoz Therapien_Langversion.pdf

In der Leitlinie ist zur Wirksamkeit der Ergotherapie folgendes Beispiel zu finden (S. 276):

»Aus Deutschland liegt eine randomisierte kontrollierte Studie zur Effektivität von Ergotherapie im psychiatrischen Krankenhaus vor. Die Untersuchungsstichprobe (N = 216) bestand aus stationären Patienten mit den Diagnosen Schizophrenie, manische Episode, bipolare Störung, depressive Episode oder rezidivierende depressive Störung. Die Teilnehmer der Interventionsgruppe erhielten in einem Gruppensetting über 4 Wochen hinweg täglich Ergotherapie im Sinne der kompetenzzentrierten Methode. Die Intervention fand in Form einer offenen Werkgruppe statt. In einem Werkraum arbeitete jeder Patient an einem eigenen Produkt, wobei Absprachen bezüglich der Nutzung der Materialien und Werkzeuge getroffen werden mussten und Kontakt des Ergotherapeuten zu jeder Person bestand. Die Intervention dauerte im Schnitt 126 Minuten täglich. Die Teilnehmer der Kontrollgruppe erhielten im gleichen Zeitumfang Materialien zur Selbstbeschäftigung und hatten keinen Kontakt zu Ergotherapeuten. Sie erhielten allenfalls Ermunterung durch Pflegepersonal. Die Patienten beider Gruppen erhielten als Basistherapien ärztlich-psychiatrische Betreuung, Psychopharmaka, Bewegungstherapie und Gruppensingen, eventuell kam zusätzlich Verhaltenstherapie, IPT oder tiefenpsychologische Einzeltherapie zum Einsatz. Zusammengefasst zeigten sich in Bezug auf die untersuchten klinischen Outcome-Variablen (z. B. Kommunikabilität, Kontrollüberzeugung, Konzentration, Selbstwertgefühl, Hoffnungslosigkeit, Angst, Psychopathologie) in beiden Gruppen Verbesserungen im Verlauf der Behandlung, ohne dass jedoch signifikante Gruppenunterschiede evident wurden. Die einzige Ausnahme bildete die Variable Kommunikabilität, die zum Messzeitpunkt 2 (von insgesamt 3) in der Ergotherapiegruppe signifikant besser ausfiel. Die im Rahmen der Studie erhobenen subjektiven Patienten-Bewertungen von Ergotherapie und Selbstbeschäftigung fielen über alle Diagnosegruppen signifikant positiv zugunsten der Ergotherapie aus. Eine getrennte Betrachtung nach Diagnosegruppen ergab zusätzliche Effekte insbesondere bei den Patienten mit depressiven Störungen. Depressive Patienten der Ergotherapiegruppe erfuhren, basierend auf den Ergebnissen univariater Testungen, eine signifikant stärkere Besserung der depressiven Psychopathologie als Patienten der Kontrollgruppe (Selbstbeschäftigung) und reagierten auch mit einer signifikant stärkeren Reduktion von Angst als Eigenschaft. Erwähnenswert erscheint auch, dass – allerdings diskriminanzanalytisch ermittelt – die manischen Patienten signifikant stärker von Ergotherapie profitierten als von Selbstbeschäftigung.«

2.4 Epidemiologische Forschung

Die Epidemiologie beschäftigt sich mit dem Auftreten von Erkrankungen in einer Bevölkerung oder spezifischen Population. Die Studien aus diesem Feld beziehen sich häufig auf die Verteilung der Krankheit in einer Personengruppen, die Veränderung der Häufigkeit von Erkrankungen im zeitlichen Verlauf sowie die Krankheitsursachen. Auch hier lassen sich experimentelle und beobachtende Studien unterscheiden. Zu den Beobachtungsstudien gehören sowohl Querschnitts- als auch Längsschnittuntersuchungen sowie Fall-Kontroll-Studien.

Querschnittsuntersuchungen beziehen sich auf einen Zeitpunkt bzw. kurzen Zeitraum. Es wird eine Momentaufnahme erstellt, in der bestimmte Merkmale einmalig erhoben werden; bei der Häufigkeit von Erkrankungen spricht man hier von der Punktprävalenz. Durch Querschnittsstudien soll der Istzustand beschrieben und sollen Hypothesen generiert werden. Kausalitäten, wie Ursache-Wirkungs-Zusammenhänge, können durch diese Studien nur sehr eingeschränkt abgebildet werden. Problematisch ist oft die Stichprobenauswahl, da in der Regel nur eine limitierte Personengruppe befragt wird und eine Verallgemeinerung der Ergebnisse von der Repräsentativität der Stichprobe abhängt (vgl. Riedel-Heller & König 2013).

Längsschnittuntersuchungen beziehen sich auf einen längeren Zeitraum. Es werden Personen mehrfach, gegebenenfalls über mehrere Jahre hinweg, bezüglich relevanter Merkmale und Ereignisse befragt und beobachtet. Durch Längsschnittstudien können eine Fülle von Informationen generiert und komplexe Zusammenhänge abgebildet werden, sie sind allerdings sehr zeit- und kostenintensiv und deshalb selten.

Fall-Kontroll-Studien dienen der rückblickenden Untersuchung, ob bei einer Gruppe von erkrankten Personen (Fall) gegenüber einer vergleichbaren gesunden Gruppe (Kontrollgruppe) eine bestimmte Disposition bzw. das Vorhandensein eines Risikofaktors für die Ausbildung einer Erkrankung vorlag. Ein statistisch signifikanter Unterschied zwischen den beiden Gruppen bedeutet eine positive Korrelation zwischen dem Risikofaktor und der Erkrankung. Fall-Kontroll-Studien kommen insbesondere in der Epidemiologie zum Einsatz.

Beispiel **Längsschnittuntersuchung**

Huber, G.; Gross, G.; Schuttler, R.; Linz, M. (1980): Longitudinal studies of schizophrenic patients. In: Schizophrenia Bulletin, 6 (4), S. 592–605. http://schizophreniabulletin.oxfordjournals.org/content/6/4/592.long. DOI: 10.1093/schbul/6.4.592

Im Rahmen dieser Untersuchung zum Langzeitverlauf der Schizophrenie wurden 502 schizophrene Patienten, welche von 1945 bis 1959 in der Universitätsklinik Bonn behandelt wurden, zwischen 1967 und 1973 nachuntersucht.

Zum letzten Follow-up lag die durchschnittliche Erkrankungszeit bei 22,4 Jahren. 22% der Patienten hatten zum Zeitpunkt der Nachuntersuchung keine psychopathologischen Symptome mehr gezeigt. Bei 43% der Patienten konnte eine Teilremission verzeichnet werden und 35% litten weiterhin unter einer schizophrenen Symptomatik.

Faktoren, welche den Krankheitsverlauf beeinflussten, waren die soziale Situation, familiäre Vorbelastung, die Persönlichkeit, das Bildungsniveau, der soziale Status, das Alter bei Störungsbeginn und das Vorhandensein von auslösenden Faktoren.

Beispiel Fall-Kontroll-Studie

Lämmlein, K.; Grube, M. (2012): Psychiatrische Erkrankungen bei drohender Abschiebung. Ergebnisse einer retrospektiven Studie. In: Der Nervenarzt, 83 (1), S. 49–56. DOI: 10.1007/s00115-011-3249-z

Im Rahmen dieser Fall-Kontroll-Studie wurde der Frage nachgegangen, ob sich Migrant*innen mit einer Abschiebeproblematik von Migrant*innen mit gesichertem Aufenthaltsstatus in bestimmten Charakteristika unterscheiden. Ferner sollte ermittelt werden, ob Migrant*innen mit Abschiebeproblematik häufiger psychoreaktive Störungen zeigen als Migrant*innen mit gesichertem Aufenthaltsstatus und, wenn ja, welche.

Die Forschenden verglichen die Daten von 82 Migrant*innen mit Abschiebehintergrund mit den Daten von 93 Migrant*innen mit gesichertem Aufenthaltsstatus. Im Sinne einer besseren Vergleichbarkeit wurden die Patient*innen anhand der Matching-Kriterien Geschlecht, Altersgruppe und Herkunftsregion eingeteilt.

Es zeigte sich, dass Migrant*innen, denen eine Abschiebung droht, signifikant häufiger eine psychoreaktive Störung aufweisen. Bei Migrant*innen mit einer drohenden Abschiebung konnte anamnestisch signifikant häufiger eine Traumatisierung festgestellt werden, als dies bei Migrant*innen mit gesichertem Aufenthaltsstatus der Fall war.

2.5 Systematische Übersichtsarbeiten und Metaanalysen

Da eine immer größere Anzahl an Studien erstellt und publiziert wird, ist es Wissenschaftler*innen und interessierten Praktiker*innen kaum noch möglich, den aktuellen Forschungsstand zu überblicken. Hilfreich sind systematische Übersichtsarbeiten, die Studienergebnisse zu einer bestimmten Fragestellung oder Thematik zusammenfassen. Der Suchprozess ist in der Regel stark systematisiert und strukturiert. Um die Qualität dieser Übersichtsarbeiten und weiteren Analysen zu gewährleisten, haben sich Wissenschaftler*innen auf einen gemeinsamen Standard (PRISMA-Standard) bei der Erstellung dieser Forschungsarbeiten geeinigt. Eine deutsche Übersetzung dieses internationalen Übereinkommens ist bei Moher u. a. (2011) zu finden.

Die Cochrane Collaboration ist eine Wissenschaftsorganisation, in der über 30.000 Menschen aus über 120 Ländern an der Entwicklung von systematischen

Übersichtsarbeiten und Metaanalysen aus dem Bereich der Medizin mitwirken. In ihrer Datenbank sind Übersichtsarbeiten zu unterschiedlichen klinischen Fragestellungen und medizinischen Themen zu finden.

Die Campbell Collaboration bemüht sich um die Beantwortung von sozialwissenschaftlichen Fragestellungen. Sie erstellt Reviews aus den Bereichen Kriminalität und Justiz, Bildung, internationale Entwicklung und Sozialfürsorge.

Im Rahmen einer Metaanalyse lassen sich die ermittelten Ergebnisse von unterschiedlichen klinischen Studien zu der gleichen Fragestellung statistisch zusammenfassen. Durch Metaanalysen sollen übergreifende Effekte (z. B. die Wirksamkeit von Case Management) in einer Population überprüft und abgebildet werden.

Die Qualität der Metaanalysen hängt sehr stark von der Güte der Primärstudien ab, auf die sie sich beziehen (Bortz & Döring 2016, S. 896 ff.). Grundsätzlich werden RCT-Studien sowohl bei systematischen Übersichtsarbeiten als auch bei Metaanalysen bevorzugt einbezogen.

Beispiel **Systematische Übersichtsarbeit**

Gühne, U.; Weinmann, S.; Arnold, K.; Becker, T.; Riedel-Heller, S. (2014): Training sozialer Fertigkeiten bei schweren psychischen Erkrankungen. Übersicht und Wirksamkeit nach Interventionstypen und Settingvariablen. In: Psychiatrische Praxis, 41 (4), S. 371–380. DOI: 10.1055/s-0033-1359873

In dieser Untersuchung gingen die Forschenden der Frage nach, welche Programme zur Verbesserung sozialer Fertigkeiten bei Menschen mit schweren psychischen Erkrankungen besonders wirksam sind. In die Untersuchung wurden ausschließlich RCT-Studien eingeschlossen.

In einem ersten Arbeitsschritt wurde eine systematische Literaturrecherche nach Reviews und Metaanalysen zum Training sozialer Fertigkeiten erstellt. In einem weiteren Schritt wurden die Rechercheergebnisse durch RCTs ergänzt, welche in den bereits gefundenen Metaanalysen nicht enthalten waren. Die Suche erfolgte in den Datenbanken MEDLINE, Cochrane Database of Systematic Reviews, Embase und APA PsycInfo. Daneben wurden alle großen Leitlinien und HTA-Datenbanken (Health Technology Assessment) nach entsprechenden Metaanalysen durchsucht. Von den ursprünglich 968 Treffern wurden nach deren Überprüfung anhand der zuvor definierten Ein- und Ausschlusskriterien insgesamt sechs Metaanalysen und acht RCT-Studien in die Analyse eingeschlossen.

In der systematischen Übersichtsarbeit konnte gezeigt werden, dass das Spektrum an unterschiedlichen Trainings sehr groß ist. Neben einem Basistraining existieren spezifische Problemlöseansätze und komplex aufgebaute modulare Trainingsprogramme, die zum Teil kognitive und berufsspezifische Fertigkeiten kombinieren. Übergreifend zeigen sich bei den Teilnehmer*innen der Programme Vorteile hinsichtlich verbesserter sozialer Fertigkeiten. Die Autor*innen der Studie schlussfolgern, dass ein Training sozialer Fertigkeiten unter Berücksichtigung der individuellen Bedürfnisse und Beeinträchtigung der Patient*innen in jedes Behandlungskonzept zu integrieren ist, zusätzlich zur Psychopharmakotherapie und zu anderen Behandlungsbausteinen. Ein Fokus sollte auf dem Transfer in den Alltag liegen.

Beispiel **Metaanalyse**

Grawe, K.; Donati, R.; Bernauer, F. (1994): Psychotherapie im Wandel. Von der Konfession zur Profession. Göttingen: Hogrefe.

Die Gruppe um Klaus Grawe untersuchte in ihrer wegweisenden Forschungsarbeit zur Wirksamkeit von Psychotherapien die Daten aus 897 Wirksamkeitsstudien. Der gesamte Forschungsprozess dauerte rund 14 Jahre. Die Forschenden gingen dabei wie folgt vor:

- Sammlung und Auswahl der Wirksamkeitsstudien,
- Entwicklung eines standardisierten Auswertungskatalogs,
- strukturiertes Auswertungsvorgehen durch geschulte Mitarbeiter*innen,
- Entwicklung eines standardisierten Güteprofils für kontrollierte Psychotherapiestudien,
- Erstellung der Ergebnisberichte zu den verschiedenen Therapiemethoden.

Die Forscher*innen entwickelten ein Wirksamkeitsprofil zu 41 analysierten psychotherapeutischen Verfahren. Einzelne therapeutische Verfahren, die kognitiv-behaviorale Therapie, die Gesprächspsychotherapie und die psychoanalytische Psychotherapie, wurden dann in einem weiteren Schritt miteinander verglichen. Das Ergebnis dieser Analyse fiel äußerst positiv für die verhaltenstherapeutischen Therapieansätze aus.

Die Dominanz der Verhaltenstherapie brachte Grawe deutliche Kritik ein. Er wurde insbesondere für die Studienauswahl und sein methodisches Vorgehen kritisiert, ihm wurde eine Verzerrung der Daten in seiner Metaanalyse zugunsten der Verhaltenstherapie vorgeworfen. Bei aller Methodenkritik ist die Arbeit von Grawe, Donati und Bernauer jedoch ein Meilenstein der Psychotherapieforschung und brachte einen enormen Erkenntnisgewinn in diesem Feld.

2.6 Qualitative Forschungsansätze

Die Forschungsbemühungen in der Sozialpsychiatrie beinhalten sowohl die qualitative als auch die quantitative Sozialforschung. An dieser Stelle sollen die theoretische Basis und methodischen Zugänge nicht näher erläutert werden – wir verweisen am Ende des Kapitels auf die gängige Grundlagenliteratur –, sondern es soll betont werden, dass beide Perspektiven und Forschungsstränge ihre Berechtigung haben und ihre unterschiedlichen Vorgehensweisen Antworten auf sehr unterschiedliche Fragestellungen ermöglichen, die beide das Arbeitsfeld Psychiatrie bereichern (siehe auch C 3, »Vorbereitung eines Forschungsvorhabens: Kontextanalyse und Fragestellung«).

Die qualitative Sozialforschung beschäftigt sich mit Fragestellungen, welche sich sehr stark auf den Einzelfall beziehen. Das Ziel ist das Herausarbeiten von Sinnzusammenhängen, die ein tieferes Verständnis einer Situation oder Problemlage ermöglichen können. Eine wissenschaftliche Überprüfung einer Theorie oder Hypothese steht hierbei nicht im Vordergrund. Die Ergebnisse dienen eher der Entwicklung von Theorien und bedürfen der Überprüfung durch quantitative Studien.

Qualitative Sozialforschung hat einen explorativen Charakter und die Studien weisen in der Regel nur kleine Stichprobengrößen auf. Nach Mayring (2016) ist die qualitative Sozialforschung durch fünf Grundsätze gekennzeichnet:

- die Subjektbezogenheit der Forschung,
- die Betonung der Deskription,
- die Interpretation der Daten,
- die Fokussierung auf die alltägliche Umgebung der Subjekte sowie
- die Generalisierung der Ergebnisse im Verallgemeinerungsprozess.

Als Erhebungsmethoden kommen häufig zum Einsatz: Interviews, Gruppendiskussionen, Beobachtungen und Dokumentenanalysen.

Für die Sozialpsychiatrie sind die qualitativen Untersuchungen des kanadischen Soziologen Erving Goffman (1972) zur sozialen Situation psychiatrischer Patienten in Kliniken sehr bedeutsam. Goffman prägte in den 1960er Jahren den Begriff der totalen Institution und gab durch seine Analyse deutliche Anstöße für eine Reform des Psychiatriewesens. Seine Ausführungen sind bis heute für die Beschreibung und Analyse von totalen Institutionen wie Gefängnissen und (geschlossenen) psychiatrischen Einrichtungen bedeutsam.

Beispiel Qualitative Interviewstudie

Jungbauer, J.; Stelling, K.; Kuhn, J.; Lenz, A. (2010): Wie erleben schizophren erkrankte Mütter und Väter ihre Elternschaft? Ergebnisse einer qualitativen Interviewstudie. In: Psychiatrische Praxis, 37 (5), S. 233–239. DOI: 10.1055/s-0029-1223535

Die Autor*innen der Studie gingen der Frage nach, wie schizophrene Patient*innen mit minderjährigen Kindern ihre Elternschaft erleben und welchen Unterstützungsbedarf sie diesbezüglich sehen. Die Forscher*innen führten 26 qualitative Interviews mit diesen Patient*innen durch und werteten diese inhaltsanalytisch aus.

Die Studienteilnehmer*innen berichten über Ressourcen und Belastungen in ihrer Elternschaft. Sie sehen für sich selbst häufig einen Unterstützungsbedarf, haben jedoch Angst, professionelle Hilfe in Anspruch zu nehmen, da sie fürchten, ihre Kinder zu verlieren. Die Autor*innen folgern daher, dass diese Personengruppe spezifische Beratungsangebote benötigt.

Beispiel Qualitative Textanalyse

Heydendorff, S. C. von; Dreßing, H. (2016): Mediale Stigmatisierung psychisch Kranker im Zuge der »Germanwings«-Katastrophe. In: Psychiatrische Praxis, 43 (3), S. 134–140. DOI: 10.1055/s-0042-101009

Die Autoren dieser Studie gingen der Frage nach, ob die Berichterstattung über den Flugzeugabsturz der Germanwings-Maschine möglicherweise zu stigmatisierenden Effekten für psychisch kranke Menschen geführt haben könnte. Hintergrund ist, dass der Co-Pilot aufgrund vorliegender psychischer Probleme das Flugzeug absichtlich zum Absturz gebracht haben soll. Zudem sind psychisch erkrankte Menschen häufig von Stigmatisierungen betroffen.

Um diese Frage beantworten zu können, analysierten die Forscher die Berichterstattung der leitenden deutschen Printmedien nach der Flugzeugkatastrophe. Sie werteten retrospektiv sämtliche Artikel, Meldungen und Kommentare der ausgewählten Medien im Zeitraum 24.03.2015 bis 30.06.2015 aus. Nach Überprüfung der Einschlusskriterien konnten 251 Texte in die weitere Analyse aufgenommen werden.

Die Ergebnisse machen eine Verbindung zwischen Berichterstattung und möglicher Stigmatisierung deutlich. So wurden *64,1%* der Texte als »riskante Berichterstattung« eingestuft. In *31,5%* der Texte konnten Hinweise expliziter Stigmatisierung gefunden werden. Die Autoren der Studie fordern künftig eine stärkere Einbeziehung von Expert*innen in die Berichterstattung, wenn psychiatrische Störungen thematisiert werden.

2.7 Versorgungsforschung

Eine weitere Forschungsperspektive im Gesundheitssektor stellt die Versorgungsforschung dar. Sie hat die Versorgungsprozesse und Versorgungsstrukturen zum Gegenstand. Pfaff (2003, S. 13) definiert Versorgungsforschung als »ein fachübergreifendes Forschungsgebiet, das die Kranken- und Gesundheitsversorgung und ihre Rahmenbedingungen beschreibt und kausal erklärt, zur Entwicklung wissenschaftlich fundierter Versorgungskonzepte beiträgt, die Umsetzung neuer Versorgungskonzepte begleitend erforscht und die Wirksamkeit von Versorgungsstrukturen und -prozessen unter Alltagsbedingungen evaluiert«.
In der Versorgungsforschung wird Wert gelegt auf

- Ergebnisorientierung,
- Multidisziplinarität,
- Multiprofessionalität sowie
- Patient*innenorientierung.

Gemäß dem (vgl. Abb. C 2.2) beschäftigt sich die Versorgungsforschung mit den unterschiedlichen Dimensionen des Versorgungsprozesses (Pfaff u. a. 2011).

Abbildung C 2.2 Modell der Versorgungsforschung (nach Pfaff & Schrappe 2011, S.

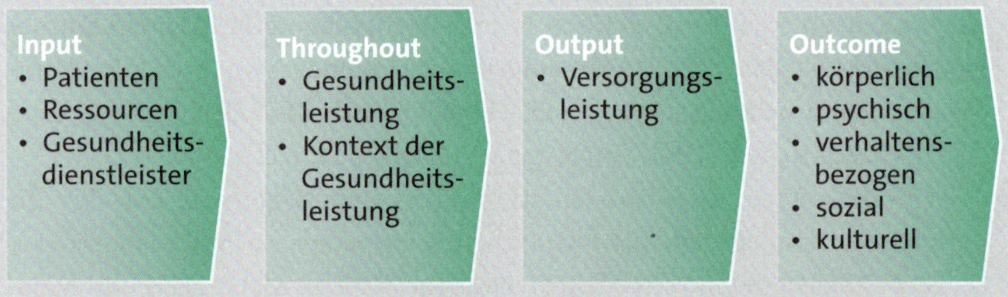

In der Versorgungsforschung werden die Inanspruchnahme der Einrichtungen und die Ressourcen und Gesundheitsdienstleister untersucht (Input). Beispiel: Eine Frage könnte sein, ob psychisch kranke Menschen durch das Versorgungssystem gut erreicht werden und wie sie die bestehenden Angebote nutzen.

Ein weiterer Schwerpunkt sind Untersuchungen von Versorgungsstrukturen und -prozessen sowie deren Kontextbedingungen, in denen sie erbracht werden

(Throughput). Beispiel: Wie ist ein Sozialpsychiatrisches Zentrum strukturiert und in den Stadtteil und das Hilfesystem eingebunden?

Außerdem wird beschrieben und analysiert, wie und unter welchen Bedingungen eine Gesundheitsdienstleistung erbracht wird (Output). Beispiel: Wie sieht die psychosoziale Betreuung von opiatabhängigen Menschen im Rahmen einer Substitutionsbehandlung in einer Suchtberatungsstelle aus?

Untersucht werden ferner die körperlichen, psychischen, verhaltensbezogenen, sozialen und kulturellen Effekte der Versorgungsleistungen (Outcome). Beispiel: Welchen gesundheitlichen Nutzen haben die Klient*innen des ambulant Betreuten Wohnens durch diese Maßnahme?

2.8 Zusammenfassung

Im Feld der Sozialpsychiatrie kommen unterschiedliche Studiendesigns und methodische Ansätze zum Einsatz. Das Lesen und Verstehen klinischer Studien bedarf der Übung. Es ist nicht nur für Studierende der Sozialen Arbeit Pflicht, es stellt auch für Fachkräfte eine Bereicherung dar, da es ihnen ermöglicht, aktuelle Forschungsergebnisse zu erfassen und in ihre praktische Tätigkeit zu integrieren.

Daniel Deimel *ist Diplom-Sozialarbeiter, Suchttherapeut, Supervisor und Professor für Klinische Sozialarbeit an der Katholischen Hochschule Nordrhein-Westfalen, Abteilung Aachen.*

2.9 Vertiefungsmöglichkeiten

2.9.1 Downloadmaterial

Leitfaden für eine strukturierte Literaturrecherche
Video zur Einführung in die Datenbank PubMed

2.9.2 Internet

2.9.2.1 Wissenschaftliche Datenbanken

PSYNDEX

Datenbank aus der Psychologie
http://www.zpid.de/index.php?wahl=PSYNDEX

PubMed/MEDLINE
Internationale Datenbank aus der Medizin
https://www.nlm.nih.gov

LIVIVO (ehemals MEDPILOT)
Deutsches Suchportal für Lebenswissenschaften inkl. des Bestands der Deutschen Zentralbibliothek für Medizin
https://www.livivo.de

Embase
Excerpta Medica Database
Internationale Datenbank aus der Medizin und ihren Randgebieten mit dem Schwerpunkt in Europa. Die Quellen sind ca. 7.000 Zeitschriften aus 70 Ländern.
https://www.elsevier.com/solutions/embase-biomedical-research

Web of Science
Datenbank aus dem Bereich angewandte Naturwissenschaften. Die Quellen sind ca. 9.500 Journals aus 178 Fachgebieten. Sie entspricht dem »Science Citation Index«.
https://clarivate.com/webofsciencegroup/solutions/webofscience-scie/

2.9.2.2 Systematische Übersichtsarbeiten

Cochrane Collaboration: http://www.cochrane.org/de/evidence
Campbell Collaboration: http://www.campbellcollaboration.org
PRISMA Statement: http://www.prisma-statement.org

2.10 Literatur

Bortz, J.; Döring, N. (2016): Forschungsmethoden und Evaluation in den Sozial- und Humanwissenschaften. Heidelberg: Springer.

Lamnek, S. (2010): Qualitative Sozialforschung. Weinheim: Beltz.

Pfaff, H.; Neugebauer, E.; Glaeske, G.; Schrappe, M. (2011): Lehrbuch Versorgungsforschung. Systematik – Methodik – Anwendung. Stuttgart: Schattauer.

2.10.1 Fragen und Übungen

1. Machen Sie sich mit dem Bestand sowie dem Bibliothekskatalog (OPAC) Ihrer Hochschulbibliothek vertraut.

2. Schauen Sie sich das Video »Einführung in die Datenbank PubMed« an, welches Sie bei den Downloadmaterialien finden.
3. Recherchieren Sie in PubMed eine Studie mit einem qualitativen Forschungsdesign zur Situation von an Schizophrenie erkrankten Menschen sowie eine systematische Übersichtsarbeit zur Therapie der Depression.
4. Recherchieren und lesen Sie in PubMed eine Studie zur Wirksamkeit sozialtherapeutischer Wohngruppen.
5. Tauschen Sie sich mit Kommiliton*innen darüber aus, was Ihnen beim Lesen einer Studie leicht- bzw. schwerfällt.
6. Führen Sie eine systematische Literaturrecherche im Rahmen Ihrer nächsten Hausarbeit durch.

2.11 Referenzen

Bortz, J.; Döring, N. (2016): Forschungsmethoden und Evaluation in den Sozial- und Humanwissenschaften. Heidelberg: Springer.

Deimel, D. (2019): Evidenzbasierte Klinische Sozialarbeit: Gegenstand und Perspektiven. Gesundheitswesen 81(7), S. 570–574. DOI: 10.1055/s-0044-101354

Deimel, D. (2021): Evidenzbasierte Klinische Sozialarbeit. In: Bischkopf, J.; Dettmers, S. (Hg.): Handbuch gesundheitsbezogene Soziale Arbeit. 2. Aufl., S. 94–100. München: Reinhardt Verlag.

DGPPN (Hg.) (2019): S3-Leitlinie Psychosoziale Therapien bei schweren psychischen Erkrankungen. 2. Aufl. Berlin: Springer. https://www.dgppn.de/_Resources/Persistent/28165ed34c0c09d9e092cbfb138e6edcbcfcc277/S3-LL-PsychosozTherapien_Langversion.pdf (22.07.2022).

Goffman, E. (1972): Asyle. Frankfurt a. M.: Suhrkamp.

Grawe, K.; Donati, R.; Bernauer, F. (1994): Psychotherapie im Wandel. Von der Konfession zur Profession. Göttingen: Hogrefe.

Gühne, U.; Weinmann, S.; Arnold, K.; Becker, T.; Riedel-Heller, S. (2014): Training sozialer Fertigkeiten bei schweren psychischen Erkrankungen. Übersicht und Wirksamkeit nach Interventionstypen und Settingvariablen. Psychiatrische Praxis, 41 (4), S. 371–380. DOI: 10.1055/s-0033-1359873

Heydendorff, S. C. von; Dreßing, H. (2016): Mediale Stigmatisierung psychisch Kranker im Zuge der »Germanwings«-Katastrophe. Psychiatrische Praxis, 43 (3), S. 134–140. DOI: 10.1055/s-0042-101009

Huber, G.; Gross, G.; Schüttler, R.; Linz, M. (1980): Longitudinal studies of schizophrenic patients. Schizophrenia Bulletin, 6 (4), S. 592–605. DOI: 10.1093/schbul/6.4.592

Jungbauer, J.; Stelling, K.; Kuhn, J.; Lenz, A. (2010): Wie erleben schizophren erkrankte Mütter und Väter ihre Elternschaft? Ergebnisse einer qualitativen Interviewstudie. Psychiatrische Praxis, 37 (5), S. 233–239. DOI: 10.1055/s-0029-1223535

Lämmlein, K.; Grube, M. (2012): Psychiatrische Erkrankungen bei drohender Abschiebung. Ergebnisse einer retrospektiven Studie. Der Nervenarzt, 83 (1), S. 49–56. DOI: 10.1007/s00115-011-3249-z

Mayring, P. (2016): Einführung in die qualitative Sozialforschung. Eine Anleitung zu qualitativem Denken. 6. Aufl. Weinheim: Beltz.

Moher, D.; Liberati, A.; Tetzlaff, J.; Altman, D. G. (2011): Bevorzugte Report Items für systematische Übersichten und Meta-Analysen: Das PRISMA-Statement. Deutsche Medizinische Wochenschrift, 136 (8), S. e9–e15. DOI: 10.1055/s-0031-1272978

Pfaff, H. (2003): Versorgungsforschung – Begriffsbestimmung, Gegenstand und Aufgaben. In: Pfaff, H.; Schrappe, M.; Lauterbach, K.; Engelmann, U.; Halber, M. (Hg.): Gesundheitsversorgung und Disease Management, S. 3–23. Bern: Huber.

Pfaff, H.; Neugebauer, E.; Glaeske, G.; Schrappe, M. (2011): Lehrbuch Versorgungsforschung. Systematik – Methodik – Anwendung. Stuttgart: Schattauer.

Pfaff, H.; Schrappe, M. (2011): Einführung in die Versorgungsforschung. In: Pfaff, H.; Neugebauer, E.; Glaeske, G.; Schrappe, M.: Lehrbuch Versorgungsforschung, S. 2–39. Stuttgart: Schattauer.

Riedel-Heller, S. G.; König, H.-H. (2013): Methodische Grundlagen psychiatrischer Versorgungsforschung: aktueller Stand der Forschung und Entwicklung des Gebietes. In: Rössler, W.; Kawohl, W. (Hg.): Soziale Psychiatrie. Bd. 1, S. 246–257. Stuttgart: Kohlhammer.

Röhrig, B.; Prel, J.-B. du; Wachtlin, D.; Blettner, M. (2009): Studientypen in der medizinischen Forschung. Deutsches Ärzteblatt, 106, (15), S. 262–268. DOI: 10.3238/arztebl.2009.0262

3 Vorbereitung eines Forschungsvorhabens: Kontextanalyse und Fragestellung

Anja Dieterich

Die Fragestellung zu reflektieren und zu begründen, verdient besondere Aufmerksamkeit bei der Planung eines Forschungsvorhabens. Erst auf eine klare Frage aufbauend können Methoden empirischer Sozialforschung ausgewählt oder theoretische Analysen konzipiert werden. Dieses Kapitel legt deshalb den Schwerpunkt auf die inhaltliche Vorbereitungsphase eines empirischen oder theoretischen Forschungsprojekts. Es werden, ausgehend von normativen Ausgangspunkten, drei Arbeitsschritte vorgestellt, mithilfe derer Sie eine Fragestellung entwickeln können. Illustriert durch Fallbeispiele, erhalten Sie praxisbezogene Werkzeuge und Anregungen zur Selbstreflexion, die Sie in der Entwicklung einer forschenden Haltung unterstützen können.
Schlagworte: **Forschung, Fragestellung, Kontextanalyse, Scoping Review, Reflexivität**

3.1 Reflexivität als Schlüssel zu einer forschenden Haltung

Sie haben ein Thema im Blick und möchten ein Forschungsprojekt planen. Was ist Ihr fachliches Ziel und wie kommen Sie zu einer Fragestellung, die Sie inhaltlich interessiert und die Sie vertreten können?

Mit jedem noch so kleinen Projekt werden Sie sich zwangsläufig, ob bewusst oder unbewusst, in vorhandene Diskussionen, Wissensbestände und teils widersprüchliche Interessenlagen einordnen, die den jeweiligen Untersuchungsgegenstand mitprägen. Es ist wichtig, dass Sie diese Gemengelage reflektieren, damit Sie sich bewusst für Ihre eigene Forschungsperspektive entscheiden können.

Studentische Forschungsprojekte sind ein Übungsfeld, in dem wissenschaftlich-methodisches Arbeiten mit einer gewissen Leichtigkeit erprobt und erlernt werden soll. Neben der fachlichen und methodischen Qualifizierung dienen sie als Studienleistung auch pragmatisch dem Ziel, den Studienabschluss zu erreichen. Dennoch will dieser Beitrag Sie inspirieren, auch den größeren Kontext, in dem Ihre Forschung stattfindet, übend mitzudenken.

Natürlich können und müssen nicht in jedem Projekt alle vorgestellten Arbeitsschritte umfassend absolviert werden. Es geht weniger darum, schon alle Facetten Ihres Themas vollständig zu überblicken, als vielmehr darum, ein erstes Bewusstsein dafür zu entwickeln, dass auch durch Forschung eine »einfache Wahrheit« nicht zu haben ist.

Da Forschung immer auch eine Intervention darstellt, indem z. B. durch Datenerhebungen in Praxiszusammenhänge eingegriffen wird oder fachpolitische Diskurse reproduziert bzw. kritisch hinterfragt werden, entsteht eine ethische Verantwortung für die Forschenden. Deshalb gehört eine Reflexion der eigenen Rolle und der im gewählten Untersuchungsgegenstand vorzufindenden Machtverhältnisse zur Vorbereitung eines Forschungsprojekts dazu.

3.2 Ausgangspunkte von Forschung Sozialer Arbeit in der Psychiatrie

Soziale Arbeit ist in der psychiatrischen Praxis mit einem breiten Tätigkeitsspektrum im Gemeinwesen, im Krankenhaus oder in anderen Settings vertreten. Aufgrund ihrer genuin sektorenübergreifenden (lebensweltorientierten, biopsychosozialen) Handlungsansätze und ihres sozialpsychiatrischen Selbstverständnisses (siehe Kapitel A 1, »Soziale Arbeit und Psychiatrie«) hat die Soziale Arbeit eine besondere Expertise für die komplexen Ursachen und Folgen psychischer Erkrankungen. Es liegt deshalb ein kontextsensibles Forschungsverständnis nahe, mit dem subjektbezogene Fragestellungen als mit Lebenslagen, sozialräumlichen und Strukturbedingungen verwoben verstanden werden. Für die Ausrichtung eines Forschungsvorhabens sind deshalb auch die Rahmenbedingungen relevant, z. B. gängige Wissenschaftskulturen, die Praxisrelevanz und auch die politische Dimension einer Fragestellung. Zusätzlich ist eine Mehrperspektivität von Forschung bedeutsam, die diverse Beteiligten-Perspektiven und Interessenlagen berücksichtigt (Schneider u. a. 2013; Armbruster u. a. 2015; Russo 2015).

Eine Besonderheit der Disziplin Sozialer Arbeit ist es, dass für Forschung in diesem Arbeitsfeld ein normativer Veränderungsanspruch gilt. Forschungsvorhaben sollen denjenigen dienen, die Fachkräfte Sozialer Arbeit begleiten und unterstützen.

Es existieren verschiedene Werterahmen, die in Statements von Fachgesellschaften oder in forschungsethischen Grundsätzen von Hochschulen zu finden sind. Im Positionspapier zur Forschung der Deutschen Gesellschaft für Soziale Arbeit (DGSA 2015) wird der Anspruch formuliert, die »Würde eines jeden Menschen, das individuelle Recht zur Selbstentfaltung sowie soziale Gerechtigkeit und (den) Anspruch, den Wandel der Gesellschaft mitzugestalten«. Forschungsvorhaben sollen denjenigen nützen, für die sich Studierende und Fachkräfte Sozialer Arbeit verantwortlich fühlen, sie sollen adressat*innenorientiert sein. Ähnliches findet sich zwar auch in benachbarten Disziplinen wie der Gemeindepsychologie (Foster-Fishman u.a. 2005), jedoch längst nicht in allen forschenden Disziplinen.

Wie aber können diese Werte und Ansprüche berücksichtigt werden? Im begrenzten Rahmen eines Projekts kann nicht immer alles erforscht werden. Es sind Entscheidungen zu treffen, auf welchen spezifischen Aspekt der Schwerpunkt gelegt werden soll, damit eine Fragestellung bearbeitbar wird. Um Enttäuschung vorzubeugen, ist vorausschickend zu sagen, dass es eine einfache Handlungsanweisung ebenso wenig gibt wie prinzipiell »richtige« Forschungsmethoden oder -designs.

Es liegt nahe, der Disziplin Sozialer Arbeit bestimmte vorrangige Forschungsansätze zuzusprechen. Eine Vorreiterrolle und Vorbildfunktion hinsichtlich eines normativen Orientierungsrahmens haben z.B. Community-basierte partizipative Forschungsstile (Hartung u.a. 2020; Peter u.a. 2020). Man könnte aber auch argumentieren, dass gerade Sozialarbeiter*innen, an der Schnittstelle vieler Disziplinen, sich nicht beschränken lassen, sondern sich eines breiten Spektrums von Perspektiven und zugehörigen Methoden bedienen dürfen und sollten (siehe Kapitel C 2, »Forschungsperspektiven in der Sozialpsychiatrie«), um so einen jeweils adäquaten Projektzuschnitt zu erzielen (ebenfalls Kapitel C 2). Der Anspruch einer werteorientierten Forschung, die sich »gegen soziale Ungerechtigkeit, Marginalisierung, Diskriminierung und Unterdrückung« und für »soziale Veränderung, individuelle und kollektive Kapazitätsbildung, Empowerment und Dekolonialisierung« einsetzt (Bergold im Druck), könnte breiter aufgestellt werden. Auch andere Forschungsansätze können auf die genannten Ausgangspunkte hin orientiert werden. So sind quantitative Forschungsdesigns, z. B. sozialepidemiologische Studien, ebenfalls nicht »neutral«, sondern sozial konstruiert. Sie enthalten spezifische Intentionen der Forschenden und potenziell auch deren »blinde Flecken«. Damit sind sie veränderbar im Design und können mehr oder eben weniger adressat*innen-orientiert konzipiert werden.

Beispiel

Eine Stichprobenbefragung zu psychiatrischen Erkrankungen in der Bevölkerung erfolgt als Bürger*innenbefragung aus einer nach Wohnadresse ausgewählten Grundgesamtheit. Damit fehlen in den Zahlen die Angaben von Menschen ohne Wohnort oder Menschen ohne geregelten Aufenthaltsstatus, die aufgrund ihrer prekären Lebenslage oft besonders stark von psychischen Erkrankungen betroffen sind – sie werden mit einem solchen Design nicht erfasst.

Ein solcher Messfehler beeinträchtigt die Aussagekraft scheinbar objektiver Daten. Gerade Sozialarbeitende können solche Konstruktionsfehler vermeiden helfen, indem sie alternative Feldzugänge erschließen und so zur Sichtbarkeit der Krankheitslast beitragen.

Für die Vorbereitung eines Forschungsprojekts bestehen der Anspruch und die Aufgabe, a) den Kontext und b) gegebenenfalls unterschiedliche Perspektiven auf einen Untersuchungsgegenstand mitzudenken und c) bereits in der Planung zu überlegen, was der Nutzen des Vorhabens für Adressat*innen sein soll.

Nicht zuletzt sind auch vorhandene Ressourcen und Begrenzungen wie z. B. der Zeitrahmen und die vorhandenen fachlichen und methodischen Kompetenzen der Forschenden realistisch einzuschätzen, denn auch diese bestimmen maßgeblich mit, wie Sie eine Frage formulieren (können), welchen Forschungsansatz Sie wählen (können) und entsprechend, welche Ergebnisse Sie dann erhalten.

Die im Folgenden vorgestellten Arbeitsschritte können Ihnen helfen, einen passenden Zuschnitt für ein Forschungsvorhaben zu finden. Dabei werden z. T. mögliche Forschungsmethoden und -ansätze erwähnt. Eine detaillierte Darstellung der verschiedenen Forschungsmethoden und des vollständigen Forschungsprozesses ist im Rahmen dieses Lehrbuches nicht möglich, deshalb sei an dieser Stelle auf gängige Fachliteratur verwiesen (siehe Vertiefungsmöglichkeiten, Literatur am Ende dieses Beitrags).

3.3 Kontextanalyse

Forschung findet nicht im luftleeren Raum statt und sie ist keine Einbahnstraße. Es wäre zu einfach, davon auszugehen, dass wir als Forschende Wissen generieren und dann Praxis und Politik beauftragen könnten, die »beste aller möglichen Welten« einfach umzusetzen. Stattdessen ist von einem komplexen Wechselverhältnis verschiedener gesellschaftlicher Teilbereiche auszugehen (Gerlinger 2014).

3.3.1 Forschung Sozialer Arbeit zwischen Wissenschaft, Politik und Praxis

Forschende müssen sich in ihren Entscheidungen nicht nur aktuellen wissenschaftlichen Diskursen gegenüber verhalten. Zusätzlich setzen sie sich durch die Wahl ihres Forschungsthemas und die Fragestellung auch anderen sozialen Teilsystemen gegenüber ins Verhältnis. Bergold und Thomas (2012) systematisieren Anforderungen verschiedener gesellschaftlicher Teilsysteme (Gesellschaft, Wissenschaftssystem, Rechtssystem, Verwaltungssystem, Praxissystem, Nutzende bzw. Betroffene, ökonomisches System), denen gegenüber sich Forschung mit je spezifischen Argumenten rechtfertigen muss.

Zur ersten Näherung schlage ich vereinfachend ein Dreieck von Wissenschaft, Politik und Praxis vor, innerhalb dessen jedes Forschungsvorhaben stattfindet (siehe Abb. C 3.1). Zweifellos relevante ökonomische, kulturelle und weitere Faktoren sollen damit nicht negiert werden, sie können als Querschnittsdimensionen ergänzt werden.

Je genauer man einen Untersuchungsgegenstand oder ein Handlungsfeld kennt, desto besser kann man entscheiden, welchen wissenschaftlichen Diskursen man sich anschließen, welche Herausforderungen der Praxis Sozialer Arbeit man bearbeiten und gegebenenfalls welche Strukturfragen man thematisieren will.

Für eine eigene Kontextanalyse kann auf die drei genannten Dimensionen mit den dazugehörigen Orientierungsfragen nacheinander Bezug genommen werden:

3.3.1.1 In welchem Wissenschaftsfeld bewege ich mich?

Die Kenntnis aktueller wissenschaftlicher Debatten zum gewählten Thema hilft, sich zu verorten. In der Psychiatrie sind z. B. verschiedene Forschungskulturen nicht gleichwertig vorhanden. Jüngere einflussreiche Debatten um Wirkungsorientierung dominieren das Feld, weshalb Wissensbeständen evidenzbasierter Medizin als Leitdisziplin und darin der biologisch orientierten Psychiatrie (Zaumseil 2020) sowie entsprechend quantifizierenden Forschungsmethoden oft Vorrang gegeben wird. Etablierte Handlungsmethoden und Theorieansätze der Sozialen Arbeit und Sozialpsychiatrie wurzeln aber auch in geisteswissenschaftlich-hermeneutischen Begründungstraditionen. Hierzu passende komplexitätsorientierte Forschungsansätze, die oft eher qualitativ-interpretierend vorgehen, haben es schwerer, auch in Bezug auf Forschungsförderung. Vor diesem Hintergrund werden Kontroversen um Evidenz und Wirkung auch innerhalb der Sozialen Arbeit geführt (siehe Kapitel C 1, »Qualitätsentwicklung und Qualitätsmanagement in der Sozialen Arbeit«; Sommerfeld 2016; Burmester & Wohlfahrt 2018). Forschung Sozialer Arbeit steht im medizinnahen Bereich

Abbildung C 3.1 Forschung Sozialer Arbeit im Kontext von Wissenschaft, Praxis und Politik

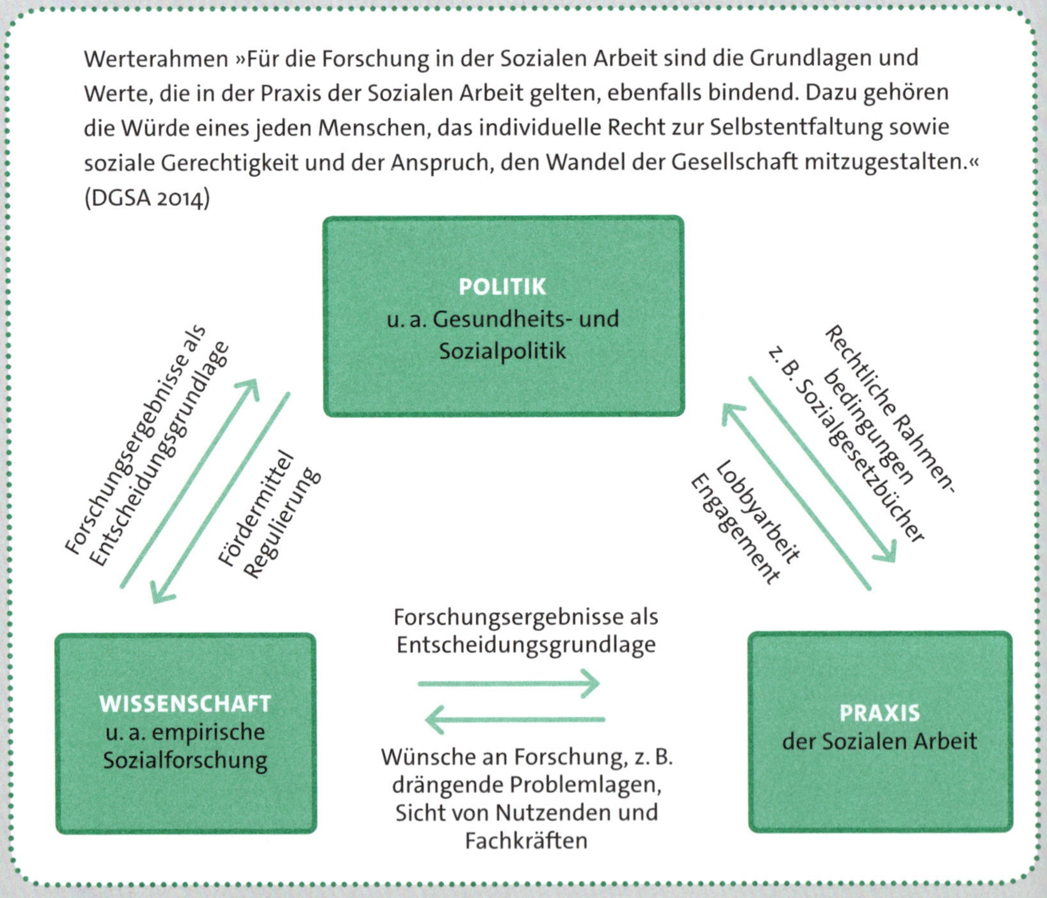

u. a. vor der Wahl, kritische Potenziale sinnverstehender Ansätze stärker auszuschöpfen oder ihr Handeln stärker wirkungsbezogen zu legitimieren, um anschlussfähig zu sein.

Orientierungsfragen Wie ist das eigene Vorhaben im wissenschaftlichen Diskurs des Handlungsfelds verortet? Wird ein Detailaspekt eines bereits viel beforschten Themas vertieft oder wird pionierhaft auf ein bisher weitgehend unerforschtes Thema zugegangen? Wird sich etablierter Wissensbestände und Forschungsmethoden im Handlungsfeld angeschlossen oder soll das Vorhaben eine inhaltlich kritische Außenseiterposition bearbeiten bzw. mit experimentellen Methoden jenseits des Mainstreams arbeiten?

Dieser Teil kann unter Umständen erst nach einer umfassenden Literaturrecherche (siehe unter dem Schlagwort »Scoping Review«) beantwortet werden.

3.3.1.2 Wie soll mein Praxisbezug aussehen?

Forschungsergebnisse können der Praxis als Handlungsgrundlage dienen, umgekehrt entstehen wichtige Impulse für die Forschung aus der Praxis. Der Praxisbezug kann jedoch unterschiedlich gestaltet werden. Bei der Positionierung ist zu differenzieren zwischen Kontextwissen auf einer übergeordneten Ebene und – je nach Projekt – lokalen Praxisbezügen.

Ein Beispiel für relevantes Kontextwissen ist die Kenntnis der unter den psychiatrischen Akteur*innen historisch bedingten Status- und Ressourcenunterschiede zwischen den Berufsgruppen der Medizin, Psychologie, Sozialen Arbeit und Pflege. Für das Ziel einer Zusammenarbeit »auf Augenhöhe« mit anderen Disziplinen und Professionen könnte Forschung helfen, dass die Soziale Arbeit nicht nur eigene Vorstellungen von wünschenswerten Hilfeansätzen, -strukturen und -prozessen entwickelt und vertritt, sondern diese auch mithilfe eigener Fragestellungen systematisch bearbeitet und weiterentwickelt werden.

Orientierungsfragen Wie soll das Verhältnis zur Praxis aussehen? Sollen Impulse aus der Praxis aufgenommen und beforscht werden? Oder will ich »von außen« forschen? Identifiziere ich mich als forschende Person mit der beforschten Praxis oder stamme sogar selbst aus ihr? Soll die Stimme der Praxis am Vorhaben beteiligt werden? Sind mit Praxis eher die tätigen Fachkräfte und deren Problemanzeigen gemeint? Oder soll die Nutzer*innenperspektive im Vordergrund stehen?

EXKURS

Praxisnähe – Praxisferne? Warum wir beides brauchen

Praxisforschung stellt – insbesondere an angewandten Hochschulen – einen vielversprechenden Ansatz dar, um traditionell vorhandene Gräben zwischen Forschung und Praxis zu überbrücken. Durch den Kontakt mit Fachkräften und Adressat*innen können Forschende deren Perspektiven einbeziehen. Ein solcher Gegencheck fördert Projektergebnisse, die nicht für die Schublade (Hermann & Meybohm 2010), sondern für reale Verbesserungen gemacht sind. Nicht immer muss Praxisforschung Modifikationen sozialprofessionellen Handelns oder dessen Wirkungsnachweis zum Ziel haben. Auch durch Aufbereitung von lokalem Wissen z. B. im Zusammenhang mit vulnerablen Personengruppen oder unterfinanzierten Angeboten (NGOs, Ehrenamt) kann die Praxis gestärkt werden (siehe auch die Übung am Ende des Beitrags). Forschende können hier eine Servicefunktion einnehmen, indem sie Daten und somit letztlich Argumente für Veränderungen sammeln.
Es birgt jedoch Gefahren, wenn Forschung vorrangig als Praxisforschung gedacht wird: Auch praxisferne, z. B. trägerunabhängige, Positionen sind wichtig, aus denen heraus gegebenenfalls auch Unbequemes thematisiert werden kann, etwa über Sachzwänge, in denen Praxis stattfindet. Solche Forschungsperspektiven ermöglichen, strukturelle und gesellschaftliche Rahmenbedingungen kritisch zu begleiten, Problemlagen anzusprechen und auch Veränderungsprozesse anzustoßen, die aus der Praxis heraus manchmal nicht sagbar sind.

3.3.1.3 Wie ist der politische Kontext einzuschätzen?

Sozialwissenschaftliche Forschung hat wie Soziale Arbeit immer auch eine politische Dimension, die es auszuloten gilt. Vor allem quantifizierte empirische Ergebnisse werden zunehmend als wichtige Entscheidungsgrundlage von politischen Akteur*innen gefordert. Umgekehrt unterliegen aber auch Forschungsthemen und -akteur*innen deutlichen politisch gestalteten Prägungen, z. B. durch die Konturierung von Fördermittelschwerpunkten in der an Bedeutung gewinnenden Drittmittelforschung, bei der Gelder wettbewerblich einzuwerben sind, oder durch die Mittelausstattung von Forschungsinstitutionen.

Das kann etwa bedeuten, dass die Politik Aufträge vergibt. Hier gilt es dann für wertebasierte Forschung genau zu schauen, ob und wie dieser Auftrag angenommen oder gegebenenfalls modifiziert werden sollte. Dies gehört zu den Handlungsspielräumen und zur Verantwortung der Forschenden, denn Forschung kann sich nicht auf die Wissensproduktion zurückziehen in der Hoffnung, dass Politik im Sinne der Forschenden handelt. Forschende müssen stattdessen Folgenabschätzung und Güterabwägung durchführen.

Orientierungsfragen Welchen Politikbezug hat das eigene Vorhaben? Wie wird die politische Lage zum Thema eingeschätzt? Sollen Probleme im Handlungsfeld systematisch aufgearbeitet werden, um Strukturveränderungen durch die Politik zu erreichen? Sollen für mein Vorhaben Fördermittel beantragt werden? Welcher Akteur stellt diese zur Verfügung und mit welchen inhaltlichen bzw. methodischen Vorgaben ist dies verbunden?

Zur Veranschaulichung können Sie das Fallbeispiel bei den Fragen und Übungen (3) lesen und bearbeiten.

3.3.2 Berücksichtigung der Analyseebenen: Mikro, Meso oder Makro?

Eine weitere Kontextdimension betrifft die möglichen Analyseebenen. In Anlehnung an die klassische Systematik von Handlungsebenen Sozialer Arbeit nach Galuske (2013) könnte man folgende Einteilung nutzen:

Mikro-Ebene Soziale Einzel(fall)hilfe, d. h. die individuumsbezogene Analyseebene

Meso-Ebene Soziale Gruppenarbeit, d. h. die sozialraumbezogene Analyseebene

Makro-Ebene Gemeinwesenarbeit, d. h. die systembezogene Analyseebene

Diese Ebenen sind nicht als trennscharf zu denken, es gibt auch Mehrebenenanalysen, z. B. bei lebenswelt- oder sozialraumorientierten Ansätzen, die das »Subjekt im Kontext« (Flick, im Druck) betrachten. Zudem steht hinter den Schlagworten jeweils eine Vielfalt differenzierter Konzepte und methodischer Möglichkeiten, z. B. unterschiedliche räumlich oder identitätsbezogene Community-Konzepte, die im Detail anderweitig nachgelesen werden können (z. B. bei Bär & Schaefer 2021).

Die Bedeutung der verschiedenen Ebenen soll an folgendem Fallbeispiel aus der Gerontopsychiatrie (modifiziert nach Dieterich & Steffens 2017, S. 16) gezeigt werden:

Beispiel

Frau Müller ist 82 Jahre alt und lebt seit vielen Jahren im zweiten Stockwerk eines Mehrfamilienhauses. Sie leidet an Bluthochdruck, Herzschwäche und gelegentlichen nächtlichen Unruhezuständen. Frau Müller stürzt beim nächtlichen Gang zur Toilette und wird am Morgen von einer Nachbarin aufgefunden. Im Krankenhaus wird ein Oberschenkelhalsbruch festgestellt, auslösend für den Sturz war ein Schlaganfall mit Halbseitenlähmung.

Wenige Tage nach der Operation der Fraktur drängt das Krankenhaus auf eine baldige Entlassung, obwohl Frau Müller nicht ohne Unterstützung selbstständig laufen kann. Der Krankenhaus-Sozialarbeiterin, die die Entlassung vorbereiten soll, berichten die Angehörigen, dass seit dem Tod des Ehemannes im letzten Jahr ein Verlust an Lebensfreude, zunehmende Ängstlichkeit und ein sozialer Rückzug zu beobachten sind. In der folgenden Reha-Behandlung bessert sich der Zustand von Frau Müller nur langsam. Sie bekommt wegen Schluckstörungen eine Ernährungssonde. Tochter und Schwiegersohn kommen zu der Überzeugung, dass die Versorgung in der eigenen Wohnung nicht mehr gewährleistet werden kann. Wenige Wochen nach ihrem Sturz zieht Frau Müller in eine stationäre Pflegeeinrichtung ein. Die Tochter löst die Wohnung ihrer Mutter auf.

In der Pflegeeinrichtung wird behutsam eine rehabilitativ-aktivierende Pflege begonnen. Nach kurzer Zeit äußert Frau Müller Appetit und es kann vorsichtig mit oraler Nahrungsaufnahme angefangen werden. Sie wird sehr langsam mobiler. Frau Müller interessiert sich zunehmend für die Freizeitangebote der Einrichtung, hat an Lebensqualität und Lebensmut gewonnen und formuliert als Ziel, zu Weihnachten wieder laufen zu können.

Je nach Ebene, die man wählt, rücken unterschiedliche Fragestellungen an den Fall in den Vorder- bzw. Hintergrund:

Indivduumsbezogene Analyseebene Auf dieser Ebene würde man sich z. B. dafür interessieren, wie die Behandlung von Anpassungsstörungen bzw. depressiven Episoden im Alter bei Menschen mit Multimorbidität therapeutisch verbessert werden kann.

Sozialraumbezogene Analyseebene Im Fallbeispiel bleibt unbekannt, was Frau Müller selbst wollte: Vielleicht hätte sie nach Hause gewollt, evtl. sogar unter Inkaufnahme eines medizinischen Risikos, z. B. eines weiteren Sturzes? Im Sinne personenzentrierter Sozialer Arbeit könnte sich hier das Forschungsinteresse ableiten, genauer zu analysieren, wie ältere Menschen nach kritischen Lebensereignissen in ihrer häuslichen Umgebung sozial eingebunden sind bzw. werden könnten oder wie ein Hilfesystem aufgestellt sein müsste, um die Rückkehr nach akuten medizinischen Krisen zu ermöglichen.

Systembezogene Analyseebene Schließlich kann die Versorgungssituation aus der Distanz angeschaut werden: Wieso kommt es in Deutschland zu vorzeitigen Einweisungen in stationäre Pflegeeinrichtungen? Welche Akteur*innen sollten hier besser zusammenarbeiten? Damit wären sozialrechtliche Rahmenbedingungen und Steuerungsprinzipien sowie historisch bedingte politische Entwicklungspfade in den Blick zu nehmen.

Am Beispiel von Frau Müller lässt sich außerdem zeigen, wie die professionellen Blickwinkel, die hinter den Forschungsfragen stehen, machtkritisch hinterfragt werden können. Eine Vision engagierter Gesundheitspolitik ist es, dass niedrigschwellige, gut integrierte und sozialraumbezogene, psychosoziale Hilfen auszubauen wären, damit ältere Menschen so lange wie möglich zu Hause bleiben können. Ohne diese Vision grundsätzlich in Abrede zu stellen, könnte es interessant sein, professionskritisch nach den Schattenseiten einer solchen Vision zu forschen bzw. auf die problematischen Aspekte einer Ausweitung der professionellen Sphäre Sozialer Arbeit hinzuweisen: Hat Frau Müller eine Chance, unbehelligt von fürsorglicher Belagerung zu leben? Wie kann die Autonomie der Lebenspraxis gegenüber dem Zuständigkeitsanspruch von Professionen gewahrt werden?

Beleuchten Sie bereits in der Planungsphase den Untersuchungsgegenstand auf den verschiedenen Analyseebenen. Das hilft Ihnen bei der kontextsensiblen Einordnung der Ergebnisse.

Zusammenfassend gilt, dass es nicht die »beste« Analyseebene für die Soziale Arbeit gibt. Aber es ist von praktischer und auch politischer Bedeutung für Adressat*innen, was auf welcher Ebene und von wem beforscht wird.

3.4 Formulierung einer Fragestellung: »Kreuzverhör« als Werkzeug

Während die bisherigen Arbeitsschritte der inhaltlichen Klärung dienen, kann der folgende Fragenkatalog Sie parallel dazu unterstützen, Ihre Fragestellung zu präzisieren und zu strukturieren. Es ist sinnvoll, sich diesem »Kreuzverhör« mehrfach im Verlauf Ihres Projekts zu stellen. Die dabei entstehende Schreibarbeit lohnt sich, weil so sichtbar wird, wo noch Präzisierung nötig ist.

Abbildung C 3.2 »Kreuzverhör« zur Präzisierung der Forschungsfrage (nach Ruhmann 2003)

BENENNEN SIE DAS THEMA
Ich untersuche, arbeite an, forsche über …

Das Thema meiner Arbeit lautet: ....

....

FORMULIEREN SIE DIE FRAGESTELLUNG
Ich möchte herausfinden, wer, was, wann, wo, welche, warum, wie, ob …

BEGRÜNDEN SIE IHRE FRAGESTELLUNG
Ich möchte verstehen, wie, warum oder ob …
Was interessiert mich am Thema und warum?

BESCHREIBEN SIE IHR ZIEL
Welche Frage möchte ich mit der Arbeit beantworten?
Welche Ergebnisse erwarte ich? Wem nutzen sie?
In welchem Gebiet meines Faches ist die Fragestellung angesiedelt?
Welches Problem möchte ich durch meine Untersuchung lösen? Wie?
Welche anderen Probleme gibt es im Untersuchungsgebiet, die ich sehe, aber nicht eigens bearbeite?

BESCHREIBEN SIE DIE PROJEKTART
Wie möchte ich an das Thema wissenschaftlich herangehen? (z. B. eigene Empirie? Literaturanalyse? Sonstiges?)

SKIZZIEREN SIE ERSTE IDEEN ZUR VORGEHENSWEISE
Was mache ich zuerst? Was dann? Und warum? Wie werde ich methodisch vorgehen?
Welche Literatur brauche ich?

3.5 Aufarbeitung des Forschungsstandes: Scoping Review und PCC-Schema

Schließlich wird eine Forschungsfrage umso präziser und der inhaltliche Beitrag zum Forschungsfeld umso wertvoller, je umfassender man sich vorab ins Thema eingearbeitet hat. Systematische Verfahren der Literaturrecherche können helfen, sich im Dschungel relevanter wissenschaftlicher Literatur nicht zu verlieren.

Sogenannte Scoping Reviews erlauben eine erste Orientierung im Forschungsfeld. Mit ihrer Hilfe können vorläufige Arbeitsdefinitionen von Fachkonzepten festgelegt und Themen konzeptionell abgegrenzt werden.
Der Ablauf eines Scoping Reviews gestaltet sich wie folgt:

Festlegung von Rechercheziel und Frage Zu welchem Thema soll Literatur gesucht werden, was ist das Ziel der Recherche? Auf Basis des Fallbeispiels von Frau Müller könnte es z. B. interessant sein, herauszufinden, inwiefern die Bedeutung von Fallbesprechungen im Krankenhaus für die Qualität der Entlassungsplanung bereits belegt ist, um auf dieser Basis besser für den frühzeitigen Einbezug klinischer Sozialarbeit argumentieren zu können.

Eine Gedächtnisstütze bei der Formulierung eines Themas ist das sogenannte PCC-Schema (Population, Concept, Context): Im Beispiel geht es um die Population alter Menschen im Krankenhaus und deren Entlassungsplanung. Die Handlungsmethode, also das interessierende Konzept ist die Fallbesprechung, der Kontext der akutstationäre Krankenhausaufenthalt. Das Thema einer Recherche könnte also sein: Interdisziplinäre Fallbesprechungen im Krankenhaus als Instrument der Entlassungsplanung alter Menschen nach akutstationärem Aufenthalt.

Festlegung der Suchstrategie Mit welchen Schlagwörtern plane ich in welchen Datenbanken zu recherchieren? Welche Ein- und Ausschlusskriterien lege ich fest? Zum Beispiel liegt es hier nahe, nicht allgemein zu Fallbesprechungen zu recherchieren, sondern nur zu solchen, die a) im Krankenhaus stattfinden, die b) explizit die Soziale Arbeit einbeziehen und die c) die Patient*innengruppe alter Menschen in akutmedizinischer Behandlung zum Thema haben. Welche Kriterien festgelegt werden, ist eine inhaltliche Entscheidung. Gerade bei wenig beforschten Themen können auch Transferansätze sinnvoll sein, die z. B. positive Effekte von Fallbesprechungen in anderen Settings oder bei anderen Personengruppen im Krankenhaus nachweisen usw.

Durchführung der Recherche Elm und Kolleg*innen (2019) schlagen als ersten Schritt eine orientierende Suche in mindestens zwei Onlinedatenbanken vor. Aus den gefundenen Artikeln werden die in Titel und Abstract enthaltenen Kernbegriffe und verwendeten Indexbegriffe der Datenbanken ausgewertet. Mit diesen Schlagworten wird im zweiten Schritt in allen relevanten Datenbanken recherchiert. Im dritten Schritt werden die Literaturlisten der gefundenen Artikel nach weiterer Literatur durchsucht. Die gefundenen Studien werden zunächst tabellarisch (Autor*in, Quelle, relevante Ergebnisse) gelistet. Die Recherche kann durch Verfeinerung von Suchworten in mehreren Schleifen erfolgen.

Prozess- und Ergebnisdokumentation Zu einem vollständigen Scoping Review gehört das Verfassen einer schriftlichen Zusammenfassung der gefundenen Literatur, die gleichzeitig auch als Basis für das Kapitel zum Forschungsstand z. B. in Qualifikationsarbeiten genutzt werden kann.

Detaillierte Anleitungen für Scoping Reviews inkl. einer Beispieltabelle zur Ergebnissicherung sind bei Elm und Kolleg*innen (2019) bzw. in der Handreichung der Bundesanstalt für Arbeitsschutz und Arbeitsmedizin (BAuA 2014) zu finden.

3.6 Zusammenfassung

Untersuchungsgegenstände sind nicht neutral. Der Standpunkt, von dem aus wir Fragen formulieren, und die Auswahl der Methoden, mit denen wir sie zu beantworten versuchen, prägen den Gegenstand mit. Konzeptionelle und normative Ausgangspunkte von Sozialer Arbeit legen eine kontextsensible, multiperspektivische und adressat*innenorientierte Ausrichtung von Forschung nahe. Eine reflexive Forschungshaltung hilft, das eigene Forschungsinteresse zu analysieren.

Die Forschungsfrage kann durch eine sorgfältige Kontextanalyse konkretisiert werden. Zu prüfen ist zum einen, wie ein Forschungsvorhaben in den aktuellen Wissenschaftskulturen, in seinem Verhältnis zur Praxis und im Hinblick auf seinen Politikbezug verortet werden kann, und zum anderen, auf welche Analyseebene (Mikro, Meso, Makro) der Schwerpunkt gelegt werden soll. Handwerkliche Arbeitsschritte (Kreuzverhör, Scoping Review) unterstützen die systematische Vorbereitung.

Anja Dieterich *ist Professorin für Methoden empirischer Sozialforschung an der Katholischen Hochschule für Sozialwesen Berlin (KHSB). Arbeitsschwerpunkte sind: soziale und gesundheitliche Ungleichheit, Gesundheitssystementwicklung, Gesundheitspolitik, Zugang zu Gesundheitsversorgung für sozial benachteiligte Personengruppen.*

3.7 Vertiefungsmöglichkeiten

3.7.1 Downloadmaterial

»Kreuzverhör« zur Präzisierung der Forschungsfrage (nach Ruhmann 2003)

3.7.2 Internet

BAuA –Bundesanstalt für Arbeitsschutz und Arbeitsmedizin (2014): Leitfaden für die Erarbeitung von Scoping Reviews. https://www.baua.de/DE/Themen/Arbeit-und-Gesundheit/Psychische-Gesundheit/Projekt-Psychische-Gesundheit-in-der-Arbeitswelt/pdf/Leitfaden-Scoping-Reviews.pdf?__blob=publicationFile&v=2

3.7.3 Literatur

Baur, N.; Blasius, J. (2014): Handbuch Methoden der empirischen Sozialforschung. Wiesbaden: Springer VS.

Döring, N.; Bortz, J., Poschl, S. (2016): Forschungsmethoden und Evaluation in den Sozial- und Humanwissenschaften. 5. Aufl. Berlin: Springer.

Przyborski, A.; Wohlrab-Sahr, M. (2021): Qualitative Sozialforschung. 5. überarb. u. erweit. Aufl. München: Oldenbourg.

Van der Donk, B.; Wright, M. (2014): Praxisforschung im Sozial- und Gesundheitswesen. Bern u. a.: Huber.

3.8 Fragen und Übungen

1. Nehmen Sie eine Bestandsaufnahme Ihres Forschungsprofils vor: Wo kenne ich mich bereits aus? Wo habe ich Interesse, mich einzuarbeiten? Welches fachliche, theoretische und methodische Rüstzeug bringe ich mit?
2. Recherchieren und lesen Sie ein veröffentlichtes »Scoping Review« zu einem Thema, das Sie interessiert. Versuchen Sie, die einzelnen Arbeitsschritte des Reviews nachzuvollziehen und auf ein eigenes Thema zu übertragen.
3. Fallbeispiel Gesundheitsversorgung von Menschen ohne Papiere:
   a. Versuchen Sie, für die nachfolgend skizzierte Praxis eine Kontextanalyse durchzuführen und
   b. den Untersuchungsgegenstand auf verschiedenen Analyseebenen zu beleuchten (Mikro, Meso, Makro).
   c. Formulieren Sie jeweils eine mögliche Forschungsfrage.

Menschen ohne geregelten Aufenthaltsstatus werden seit vielen Jahren in Deutschland notdürftig durch zivilgesellschaftliche und kommunale Initiativen medizinisch behandelt und sozial beraten, meist unentgeltlich und auf Spendenbasis. Sie möchten durch Ihre Forschung dazu beitragen, dass diese Personengruppe einen besseren Zugang zu regulärer Gesundheitsversorgung bekommt. Dafür müssen Sie abschätzen, wie das am besten gelingen kann: Eine Option wäre, Zahlen zu produzieren, wie viele Menschen in Deutschland betroffen sind und wie hoch die Versorgungsbedarfe (und damit die zu erwartenden Kosten) sind. Diese Vorgehensweise würde aktuellen Forderungen nach quantifizierten empirischen Grundlagen aus der Bundespolitik vermutlich am besten nachkommen. Es liegt nahe, eine solche »harte« Beweisführung zu unternehmen, um zu zeigen, wie groß das Problem ist. Beachten Sie aber auch die Folgen Ihrer Forschung: Denken Sie, dass diese Informationen absehbar zum Abbau von Zugangsbarrieren beitragen? Vielleicht schaden die Daten den Adressat*innen auch, weil sie stattdessen zur Verschärfung abwehrender migrationspolitischer Maßnahmen genutzt werden.

Sie könnten auch entscheiden, einen eher regionalen partizipativen Forschungsansatz unter Einbezug der Helfenden aus den Anlaufstellen zu wählen, um lokales Wissen sichtbar zu machen. Hier wäre zu überlegen, ob Sie es in Ihrem Projektrahmen verantworten können, die in der Regel überlasteten Helfer*innen mit Ihren Fragen von der praktischen Arbeit abzuhalten und zur Beteiligung an Interviews und Co. zu überreden? Geben Ihre Ressourcen es her, dass Sie den hoch belasteten Betroffenen, also den Menschen ohne Papiere, durch die Beteiligungsmöglichkeit Hoffnung auf Sichtbarkeit und Verbesserung ihrer Lebenslage machen? Oder ist es aufgrund kurzer Projektlaufzeit und knapper Ressourcen wahrscheinlich, dass Sie zwar am Ende einen Projektbericht oder eine Abschlussarbeit vorlegen können, der Sie persönlich weiterbringt, aber den Menschen ohne Aufenthaltsstatus (und ihren Unterstützer*innen) nicht hilft?

3.9 Referenzen

Armbruster, J.; Dieterich, A.; Hahn, D.; Ratzke, K. (Hg.) (2015): 40 Jahre Psychiatrie-Enquete. Blick zurück nach vorn. Köln: Psychiatrie Verlag.

Bär, G.; Schaefer, I. (2021): Community Health und partizipative Forschung. In: Schmidt-Semisch, H.; Schorb, F. (Hg.): Public Health. Disziplin – Praxis – Politik, S. 259–283. Wiesbaden: Springer VS.

Bergold, J. (im Druck) Partizipative Forschung und Gemeindepsychologie: Ein Zwillingspaar. In: Achberger, C.; Behzadi, A.; Lenz, A.; Neumann, O; Schürrmann, I.; Seckinger, M. (Hg.): Handbuch Gemeindepsychologie – Community Psychology in Deutschland.

Bergold, J.; Thomas, S. (2012): Partizipative Forschungsmethoden: Ein methodischer Ansatz in Bewegung. Forum Qualitative Sozialforschung / Forum: Qualitative Social Research, 13 (1), Art. 30. Doi:10.17169/fqs-13.1.1801

Burmester, M.; Wohlfahrt, N. (2018): Wozu die Wirkung Sozialer Arbeit messen? Eine Spurensicherung. (Soziale Arbeit kontrovers, 18.) Berlin, Freiburg im Breisgau: Deutscher Verein für öffentliche und private Fürsorge e.V; Lambertus. https://www.content-select.com/index.php?id=bib_view&ean=9783784130781 (04.06.2022).

DGSA – Deutsche Gesellschaft für Soziale Arbeit (2015): Positionspapier »Forschung in der Sozialen Arbeit«. In: Schneider, A.; Köttig, M.; Molnar, D. (Hg.): Forschung in der Sozialen Arbeit. Grundlagen – Konzepte – Perspektiven, S. 39–44. Leverkusen-Opladen: Verlag Barbara Budrich.

Dieterich, A.; Steffens, T. (2017): Sektorenübergreifende Versorgung für multimorbide alte Menschen. Hg. v. Diakonie Deutschland. Online verfügbar unter https://www.diakonie.de/fileadmin/user_upload/Diakonie/PDFs/Diakonie-Texte_PDF/01_2017___Versorgung_fu__r_alte_Menschen_Internet.pdf (04.06.2022).

Elm, E. von; Schreiber, G.; Haupt, C. (2019): Methodische Anleitung für Scoping Reviews (JBI-Methodologie). In: Zeitschrift für Evidenz, Fortbildung und Qualität im Gesundheitswesen 143, S. 1–7. DOI: 10.1016/j.zefq.2019.05.004

Flick, U. (im Druck): Subjekt im Kontext. Methodenkombinationen und Forschungsperspektiven in der Gemeindepsychologie. In: Behzadi, A.; Lenz, A.; Neumann, O.; Schürrmann, I.; Seckinger, M. (Hg.): Handbuch Gemeindepsychologie – Community Psychology in Deutschland. Tübingen: dgvt-Verlag.

Foster-Fishman, P.; Nowell, B.; Deacon, Z.; Nievar, M.; McCann, P. (2005): Using methods that matter: the impact of reflection, dialogue, and voice. In: American Journal of Community Psychology 36 (3–4), S. 275–291. DOI: 10.1007/s10464-005-8626-y

Galuske, M. (2013): Methoden der sozialen Arbeit. Eine Einführung. Bearbeitet von Karin Bock und Jessica Fernandez Martinez. 10. Aufl. Weinheim, Basel: Beltz Juventa.

Gerlinger, T. (2014): Sind gesundheitspolitische Entscheide ohne wissenschaftliche Erkenntnisse vertretbar? Universität Bielefeld. Vortrag gehalten auf dem 11. Schweizerischer Kongress für Gesundheitsökonomie Gesundheitswissenschaften, Bern, 24.10.2014. https://skgg.ch/download/2014/skgg14_th_gerlinger.pdf (04.06.2022).

Hartung, S.; Wihofszky, P.; Wright, M. (2020): Partizipative Forschung. Wiesbaden: Springer.

Hermann, A.; Meybohm, U. (2010): »Nicht mehr für die Schublade«. In: Forum Gemeindepsychologie, 15 (1). http://www.gemeindepsychologie.de/fg-1-2010_02.html (04.06.2022).

Peter, S.; Bär, G.; Behrisch, B.; Bethmann, A.; Hartung, S.; Kasberg, A.; Wulf, I.; Wright, M. (2020): Partizipative Gesundheitsforschung in Deutschland – quo vadis? In: Gesundheitswesen 82 (4), S. 328–332. DOI: 10.1055/a-1076-8078

Ruhmann, G. (2003): »Kreuzverhör« zur Präzisierung der Fragestellung. In: WWU (Hg.): Formalia-Handbuch. Ein Leitfaden für Studierende der Katholisch-Theologischen Fakultät, S. 58–59. https://www.uni-muenster.de/imperia/md/content/fb2/b-historischetheologie/mittlereundneuerekirchengeschichte/arning/fb02_formalia-handbuch_ws2018-19.pdf (21.06.2022).

Russo, J. (2015): Die epistemische Dominanz unterbrechen. Anforderungen an die Forschung. In: Armbruster, J.; Dieterich, A.; Hahn, D.; Ratzke, K. (Hg.): 40 Jahre Psychiatrie-Enquete. Blick zurück nach vorn. Köln: Psychiatrie Verlag.

Schneider, A.; Rademaker, A.; Lenz, A.; Müller-Baron, I. (Hg.) (2013): Soziale Arbeit – Forschung – Gesundheit. Forschung: bio-psycho-sozial. Leverkusen-Opladen: Verlag Barbara Budrich. Online verfügbar unter http://www.content-select.com/index.php?id=bib_view&ean=9783847403401 (xx.yy.zzzz).

Sommerfeld, P. (2016): Evidenzbasierung als ein Beitrag zum Aufbau eines professionellen Wissenskorpus in der Sozialen Arbeit. In: Borrmann, S.; Thiessen, B. (Hg.): Wirkungen Sozialer Arbeit. Potentiale und Grenzen der Evidenzbasierung für Profession und Disziplin, S. 21–41. Leverkusen-Opladen: Verlag Barbara Budrich.

Zaumseil, M. (2020): Evidenzbasierte Gesundheitsversorgung als neue Bewegung und Kultur am Beispiel von evidence-based mental health care. In: Forum Gemeindepsychologie, 25 (1). http://www.gemeindepsychologie.de/181.html (04.06.2022).

4 Praxisforschung am Beispiel einer qualitativen Bedarfsanalyse

Johannes Jungbauer

In diesem Kapitel werden Sie grundlegende Vorgehensweisen und Strategien kennenlernen, die bei der Planung und Durchführung von praxisbezogenen Forschungsprojekten relevant sind. Am Beispiel eines Forschungsprojekts zum Unterstützungsbedarf von jungen Erwachsenen mit psychischen Erkrankungen wird der Forschungsprozess als Abfolge typischer Schritte rekonstruiert, mit Konzeption und Durchführung einer Befragung sowie Auswertung und dem Transfer der Forschungsergebnisse in die Praxis. Bei der Planung und Durchführung einer eigenen praxisbezogenen Studie, z. B. im Rahmen einer Bachelor- oder Masterarbeit, können Sie sich an diesem Prozessmodell orientieren.
Schlagworte: **Praxisforschung, Forschungsplanung, Bedarfsanalyse, qualitative Forschung, Praxistransfer**

4.1 Warum Praxisforschung?

Wozu brauchen wir Praxisforschung gerade in der Sozialen Arbeit mit psychisch kranken und abhängigen Menschen? Ohne Zweifel haben unsere Klient*innen ein Anrecht auf Hilfen, die auf der Basis der besten aktuellen wissenschaftlichen Erkenntnisse konzipiert und angeboten werden (vgl. Gahleitner u. a. 2015). Evidenzbasierte Konzepte, wie sie in der Medizin und in der Psychotherapie schon seit Langem etabliert sind, gewinnen damit auch in der Sozialen Arbeit an Bedeutung (vgl. Hüttemann 2014). Dabei ist die Soziale Arbeit gefordert, eigene, professionsgerechte Kriterien für praxisbezogene Forschung und evidenzbasierte Praxis zu definieren (vgl. Petr & Walter 2009).

Wichtige Bereiche der praxisbezogenen Forschung sind z. B. Bedarfsanalysen, Versorgungsforschung sowie die Evaluation von Praxiskonzepten und -interventionen für psychisch kranke Menschen. Welche Art von Hilfe und

Unterstützung benötigen spezifische Gruppen (z. B. psychisch kranke Mütter)? Wie, wann und von wem werden existierende Hilfeangebote (z. B. Hilfen zur Erziehung) in Anspruch genommen, welche Schwierigkeiten und Barrieren gibt es dabei? Bringen Hilfeangebote und Interventionen (z. B. Arbeitstherapie) einen objektiv nachweisbaren Nutzen, der die Bereitstellung öffentlicher Mittel oder die Einrichtung einer Planstelle rechtfertigt? All dies sind Fragen, die für die Praxis der Sozialen Arbeit mit psychisch kranken Menschen unmittelbar relevant sind (vgl. Pauls 2006). Ihre Relevanz wurde bereits 2010 durch ein Urteil des Bundesverfassungsgerichts unterstrichen, das klarstellte, dass auch Fachhochschulen einen Forschungsauftrag haben, insbesondere im Hinblick auf praxisbezogene Forschungsfragen (BVerfG 2010).

Vor diesem Hintergrund lässt sich seit etwa 20 Jahren eine regelrechte »Take-off-Phase« der Forschung in der Klinischen Sozialarbeit beobachten (Maier 2009). Sie wird befördert durch die Tatsache, dass insbesondere die Masterstudiengänge für Soziale Arbeit Kenntnisse und Kompetenzen vermitteln, die zur Durchführung von größeren praxisbezogenen Forschungsprojekten befähigen (Gahleitner u. a. 2015; Jungbauer 2009). Damit sollen die Methoden der empirischen Sozialforschung auch stärker als bisher für Verbesserungen und Weiterentwicklungen in der Praxis nutzbar gemacht werden. Hierbei sind sowohl quantitativ-statistische als auch qualitative Forschungsmethoden relevant (Krumm u. a. 2019).

4.2 Beispiel eines praxisbezogenen Forschungsprojekts

Anhand eines Praxisforschungsprojekts zum Unterstützungsbedarf von jungen Erwachsenen mit psychischen Erkrankungen werden nun grundlegende Vorgehensweisen und Strategien erläutert, die für den Forschungsprozess typisch sind. Dabei wird deutlich, dass Praxisforschung insofern zirkulär angelegt ist, als sie einerseits ihre Impulse aus der Praxis bezieht und andererseits auf die Rückspeisung von Forschungsbefunden in die Praxis abzielt. »Praxis schafft Wissen und Wissen schafft Praxis« (Pauls 2006, S. 28) – dieser Grundgedanke ist für praxisbezogene Fragestellungen im Kontext der Sozial- und Gemeindepsychiatrie sehr bedeutsam, lässt sich aber natürlich auch auf andere Arbeits- und Praxisfelder der Sozialen Arbeit übertragen.

4.2.1 Ausgangspunkt: Praxisbezogenes Erkenntnisinteresse

Am Anfang eines anwendungsbezogenen Forschungsprojekts steht immer ein praxisbezogenes Erkenntnisinteresse, das aus Erfahrungen, Problemen und Fragen in der Praxis entsteht. So kann z. B. eine systematische Bedarfsanalyse sinnvoll sein, um nicht an den Bedürfnissen der Klient*innen »vorbeizuplanen« oder um Gründe für eine geringe Inanspruchnahme zu ermitteln. Dieses auf den Hilfebedarf einer Adressat*innengruppe bezogene Erkenntnisinteresse soll im Folgenden exemplarisch anhand eines vom Autor geleiteten Forschungsprojekts verdeutlicht werden, das am Institut für Gesundheitsforschung und Soziale Psychiatrie (igsp) der Katholischen Hochschule NRW in Aachen durchgeführt wurde (Jungbauer u. a. 2008; Stelling u. a. 2009).

Beispiel

Mitarbeiter gemeindepsychiatrischer Einrichtungen berichten häufig, dass ihre Kontakt-, Freizeit- und Beratungsangebote nur sehr wenig von jungen Erwachsenen zwischen 18 und 30 Jahren genutzt werden. Außerdem nehmen junge Erwachsene mit einer psychischen Erkrankung kaum an Gruppenangeboten teil; am ehesten wird eine individuelle Einzelberatung nachgefragt. Woran liegt das?

Es ist zu vermuten, dass jüngere Psychiatriepatient*innen andere Bedürfnisse haben als ältere. Oder, anders ausgedrückt: Die bestehenden Angebote sind möglicherweise zu wenig auf ihre spezifischen Bedürfnisse zugeschnitten. Vor diesem Hintergrund erschien eine genauere Untersuchung der hierfür relevanten Gründe und Bedingungen lohnend: Welche spezifischen Bedürfnisse haben junge Erwachsene mit einer psychischen Erkrankung, welche Art von Unterstützung benötigen bzw. wünschen sie, und wie bewerten sie vorhandene Hilfeangebote?

4.2.2 Orientierung: Literaturrecherche, Auswahl, Analyse

Zunächst gilt es, sich einen Überblick über den aktuellen Stand der Forschung und der relevanten Fachliteratur zu verschaffen (zur Aufarbeitung des aktuellen Forschungsstandes siehe Kapitel C 3, »Vorbereitung eines Forschungsvorhabens: Kontextanalyse und Fragestellung«). Dies ist aus mehreren Gründen wichtig: Zum einen kann es durchaus sein, dass es bereits gute Studien zu der interessierenden Thematik gibt, dann erübrigt sich möglicherweise ein eigenes Forschungsprojekt. Zum anderen wäre es unwissenschaftlich, bereits vorliegende Erkenntnisse und Befunde zu der eigenen Forschungsfrage zu ignorieren.

Empirische Sozialforschung baut immer auf dem auf, was man bereits weiß, nur sehr selten muss man wirklich bei »null« anfangen. Darüber hinaus kann man bei der Konzeption eines eigenen Forschungsprojekts von bereits vorliegenden Studien profitieren oder sich anregen lassen. Mitunter empfiehlt es sich sogar, persönlich Kontakt mit anderen Forscher*innen aufzunehmen, die bereits zu der eigenen Forschungsfrage veröffentlicht haben.

Für die Literaturrecherche ist das Internet unverzichtbar. Neben der gezielten Suche über die Online-Kataloge der Hochschulbibliotheken mit Schlagworten, Autor*innen, Titeln usw. bieten Internetsuchmaschinen bereits vielfältige Möglichkeiten. Für eine systematische Recherche von Fachliteratur stehen Internetdatenbanken zur Verfügung, die größtenteils gebührenfrei für Wissenschaftler*innen und Studierende über die Hochschulbibliotheken zugänglich sind. Wichtige Datenbanken für die klinische Sozialarbeit in der Psychiatrie sind u. a. PSYNDEX, MEDLINE bzw. Pub-Med und Social SciSearch. Bei der Literatursuche ist zu beachten, dass heutzutage die meisten Studien auf Englisch publiziert werden, und zwar hauptsächlich in Fachzeitschriften (nicht in Büchern, wie oft angenommen wird). Auch deutsche Publikationen werden oft mit einer englischen Kurzzusammenfassung (»abstract«) und entsprechenden Schlagworten (»keywords«) versehen.

Als Ergebnis einer Literaturrecherche erhält man meist eine umfangreiche Liste mit prinzipiell relevanten Publikationen und Kurzzusammenfassungen. Aus ökonomischen Gründen muss dann in der Regel die Entscheidung getroffen werden, welche davon ausgewählt und im Original beschafft und eingehender studiert werden sollen. Für viele Praxisforschungsprojekte ist es ausreichend, wenn zunächst die wichtigsten Überblicksartikel (»reviews«) ausgewertet werden. Möglicherweise verschiebt sich durch die Rezeption der Fachliteratur auch der Fokus des eigenen Erkenntnisinteresses.

Beispiel

Auch im vorliegenden Forschungsbeispiel wurde zunächst einschlägige Fach- und Forschungsliteratur recherchiert. Neben Fachliteratur zur Lebenssituation von jungen Erwachsenen mit einer psychischen Erkrankung wurde gezielt nach Studien zu deren Hilfe- und Unterstützungsbedarf gesucht. Dabei zeigte sich, dass es zum Zeitpunkt der Recherche kaum spezifische Fachpublikationen zum Unterstützungsbedarf jüngerer Psychiatriepatient*innen (ca. 18 bis 25 Jahre) gab. In der entwicklungspsychologischen Fachliteratur wurde die Zeit des frühen Erwachsenenalters (»emerging adulthood«) jedoch zunehmend als eigenständige Lebensphase dargestellt, die eine Vielzahl von spezifischen Entwicklungsaufgaben und Entwicklungschancen, aber auch Entwicklungsrisiken mit sich bringt (Arnett 2006). Dieser Aspekt erschien für das geplante Forschungsprojekt sehr bedeutsam, denn eine psychische Erkrankung stellt gerade für junge Erwachsene ein gravierendes Entwicklungsrisiko dar: Viele normative Entwicklungsaufgaben dieser Altersphase (z. B. Identitäts- und Autonomieentwicklung, Partnerschaft und Familienplanung, Schul- und Berufsausbildung) können nicht oder nur unter Schwierigkeiten bewältigt werden. Es erschien naheliegend, dass der spezifische Hilfebedarf und die Inanspruchnahme von Hilfen viel mit den spezifischen Entwicklungsproblemen zu tun haben, mit denen psychisch erkrankte junge Erwachsene konfrontiert sind.

4.2.3 Zielanalyse: Entwicklung einer wissenschaftlichen Forschungsfrage

Im Anschluss an die Sichtung der relevanten Fachliteratur und der Verortung des eigenen Erkenntnisinteresses auf der wissenschaftlichen »Landkarte« kann eine differenziertere Zielanalyse im Hinblick auf ein eigenes Praxisforschungsprojekt erfolgen. Was ist das zentrale Anliegen der geplanten Studie? Welche Fragen sollten am Ende beantwortet werden können? Was ist im Idealfall der Nutzen der Forschungsergebnisse im Hinblick auf Verbesserungen von Praxiskonzepten und Hilfeangeboten?

Weiterhin sollten an diesem Punkt des Forschungsprozesses wissenschaftliche Fragestellungen entwickelt werden, die zum einen das eigene praxisbezogene Erkenntnisinteresse aufgreifen und zum anderen auf den aktuellen Forschungsstand Bezug nehmen. Auf dieser Grundlage kann auch ein Arbeitstitel für das geplante Forschungsvorhaben formuliert werden.

Im vorliegenden Beispiel wurde als Forschungsziel definiert, die Lebenssituation und den subjektiven Hilfebedarf psychisch erkrankter junger Erwachsener zu ermitteln, um auf dieser Grundlage bedarfsgerechte Unterstützungsangebote konzipieren zu können. Unter Bezugnahme auf entwicklungspsychologische Konzepte sollte untersucht werden, wie junge Erwachsene mit unterschiedlichen psychischen Erkrankungen ihre aktuelle Lebenssituation und ihre Entwicklungsaufgaben wahrnehmen und welche Schwierigkeiten sie dabei erleben. Ferner sollte untersucht werden, welche Art von Hilfe sich die Betroffenen wünschen und wie sie vorhandene Unterstützungsangebote bewerten. Der Arbeitstitel der geplanten Studie lautete »Entwicklungsprobleme und Unterstützungsbedarf bei jungen Erwachsenen mit einer psychischen Erkrankung«.

4.2.4 Studienplanung: Design, Methodik, Studienteilnehmer*innen

Im nächsten Schritt muss eine Reihe von wichtigen Entscheidungen hinsichtlich der konkreten Durchführung des geplanten Forschungsprojekts getroffen werden. So muss entschieden werden, wie die Studie angelegt wird (Forschungsdesign) und welche Methodik geeignet ist, um die definierten Ziele zu erreichen bzw. um die Forschungsfragen zu beantworten.

Hierbei stehen quantitative und qualitative Forschungsmethoden zur Verfügung. Die Entscheidung für eine bestimmte Methodik sollte prinzipiell inhaltlich, d. h. abhängig von der jeweiligen Forschungsfrage getroffen werden. Die Forschungspraxis zeigt indes, dass die Entscheidung für eine Forschungsmethodik oft nicht inhaltlich, sondern ideologisch erfolgt: So bevorzugen viele Mediziner*innen und Psycholog*innen quantitativ-statistische Untersuchungsmethoden, denen sie mehr Objektivität und Aussagekraft zuschreiben als qualitativen Verfahren. Hingegen ist in der Sozialen Arbeit die Auffassung weit verbreitet, dass es eine »Wahlverwandtschaft« mit der qualitativen Forschung gebe und dass die komplexe Lebens- und Erlebenswelt der Befragten nur über qualitative Forschungsmethoden wirklich verstehbar sei (vgl. z. B. Völter 2008). Erst in den letzten Jahren wird verstärkt für eine Gleichberechtigung quantitativer und qualitativer Forschungsmethoden in der Sozialarbeitswissenschaft plädiert (Graßhoff 2010).

An diesem Punkt des Forschungsprozesses ist die Operationalisierung der interessierenden Merkmale und Sachverhalte erforderlich: Es muss entschieden werden, wie diese erfasst bzw. gemessen werden sollen. So kann z. B. ein Merkmal wie »Soziale Teilhabe« mit einem Fragebogen erhoben werden, in dem nach unterschiedlichen Teilhabeaspekten (Berufstätigkeit, Freizeitaktivitäten, soziale Beziehungen u. a.) gefragt wird. Der Grad an Teilhabe kann dann auf einer Skala (z. B. 1–10) eingeschätzt werden. Analog dazu können geeignete Fragen für einen Interviewleitfaden zum Thema Teilhabe entwickelt werden.

Die Wahl eines Forschungsdesigns beinhaltet ferner die präzise Definition der zu befragenden Stichprobe sowie die Planung des konkreten Vorgehens bei der Datenerhebung (z. B. persönliche oder telefonische Befragung, Rücksendung eines Fragebogens, Online-Befragung usw.). Empfehlenswert ist es auch, einen Zeit- und Arbeitsplan unter Berücksichtigung der verfügbaren personellen und finanziellen Ressourcen zu erstellen. Bei größeren Forschungsprojekten ist es sinnvoll, im Rahmen einer »Meilenstein-Planung« Zwischenziele zu definieren und zu festgelegten Zeitpunkten zu überprüfen.

Wenn all dies überlegt und entschieden ist, sollte ein schriftliches Exposé zu dem geplanten Forschungsprojekt erstellt werden.

Ein Exposé umfasst neben einem kurzen Problemaufriss eine Zusammenfassung des aktuellen Forschungsstands einschließlich der wichtigsten Literaturangaben, eine Herleitung der eigenen Fragestellung sowie eine Argumentation zum erwarteten Praxisnutzen der Ergebnisse. Ferner werden in dem Exposé Forschungsdesign, Methodik sowie Stichprobe beschrieben und es wird ein Zeit- und Arbeitsplan skizziert, in dem Arbeitsphasen, Projektbeteiligte und deren Aufgaben sowie die Auswertung und die geplante Dokumentation dargestellt werden.

Ein solches Exposé ist erfahrungsgemäß im Hinblick auf ein planvolles, strukturiertes Vorgehen bei der Projektdurchführung sehr hilfreich. Darüber hinaus hat es häufig eine Funktion bei der Projektpräsentation. Dieser Aspekt ist besonders wichtig, wenn finanzielle Mittel für das Projekt eingeworben werden sollen. Dann wird das Exposé als Forschungsantrag ausgearbeitet und enthält auch Angaben zu den benötigten Personal- und Sachmitteln.

Beispiel

In unserem Beispiel erschien eine qualitative, »sinnverstehende« Forschungsmethodik gut geeignet, um die subjektive Lebenswirklichkeit junger Erwachsener differenziert zu rekonstruieren. Ein qualitatives Design erschien auch aufgrund des explorativen Charakters der Studie angemessen. Die Studie zielte demzufolge darauf ab, einen bislang kaum untersuchten Bereich der gemeindepsychiatrischen Versorgung wissenschaftlich zu erkunden und diesbezügliche Hypothesen zu entwickeln. Als Einschlusskriterien wurden festgelegt:

- Vorliegen einer psychischen Störung nach ICD-10;
- mindestens ein stationärer Aufenthalt in der Erwachsenenpsychiatrie;
- Alter 18 bis 30 Jahre;
- Alter beim ersten Psychiatrieaufenthalt $\leq$ 25 Jahre.

Als anzustrebende Stichprobengröße wurde unter Berücksichtigung der zur Verfügung stehenden Ressourcen eine Zahl von n = 18 festgelegt. Die Befragung sollte im Sinne des problemzentrierten Interviews und unter Verwendung eines Interviewleitfadens erfolgen, der auf der Grundlage der entwickelten Forschungsfragestellungen zu erstellen war.

4.2.5 Datenerhebung

Wenn die Konzeption und die Planung der Studie abgeschlossen sind, kann die Datenerhebung beginnen. Zunächst müssen Personen gefunden und für die Teilnahme an der Studie gewonnen werden, die zu den definierten Einschlusskriterien passen. Diese »Rekrutierung« der Studienteilnehmer*innen erfolgt sehr häufig über kooperierende Institutionen wie Kliniken und Beratungsstellen sowie über sogenannte Gatekeeper, die Kontakt zu potenziellen Studienteilnehmer*innen haben und einen Kontakt vermitteln können. Vor Beginn der Datenerhebung müssen die Teilnehmenden über die Modalitäten der Befragung informiert werden (z. B. Ziele und Ablauf der Befragung, Freiwilligkeit, Anonymität, Datenschutz) und erklären, dass sie mit diesen einverstanden sind (»informed consent«).

Der konkrete Ablauf der Datenerhebung hängt stark von der gewählten Forschungsmethodik und vom Umfang der zu erhebenden Informationen ab.

Unabhängig von der Methodik sollte bei der Befragung psychisch kranker Studienteilnehmer*innen immer berücksichtigt werden, dass diese meist weniger belastbar sind und mehr Hilfestellung benötigen als psychisch gesunde Menschen. So kann es notwendig sein, im Verlauf einer Befragung eine Pause zu machen oder die Datenerhebung zu einem anderen Zeitpunkt fortzusetzen.

Grundsätzlich ist bei der Datenerhebung eine maximale Informationsausbeute anzustreben. So ist bei Fragebogenstudien darauf zu achten, dass die Fragebögen möglichst vollständig und korrekt ausgefüllt wurden. Maßnahmen wie frankierte Rückumschläge oder Erinnerungs-E-Mails erhöhen die Rücklaufquote. Qualitative Interviews sollten nach Möglichkeit mit dem Einverständnis der Teilnehmenden aufgezeichnet und transkribiert werden.

Beispiel

In unserer Studie »Entwicklungsprobleme und Unterstützungsbedarf bei jungen Erwachsenen mit einer psychischen Erkrankung« wurden die Studienteilnehmer*innen über Mitarbeitende gemeindepsychiatrischer Einrichtungen sowie über niedergelassene Psychiater*innen und Psychotherapeut*innen rekrutiert. Diese wurden gebeten, einen Kontakt zu jüngeren Patient*innen herzustellen, die die Einschlusskriterien der Studie erfüllten. Sofern diese damit einverstanden waren, informierte eine Mitarbeiterin des Projekts in einem Vorgespräch über das Thema und die Modalitäten der Befragung und vereinbarte einen Interviewtermin. Insgesamt konnten 16 junge Erwachsene mit unterschiedlichen Diagnosen befragt werden (Schizophrenie, bipolare Psychosen, Borderline-Persönlichkeitsstörungen).

Die Interviews wurden unter Verwendung des Interviewleitfadens durchgeführt, der Fragen zu den Themenbereichen soziales Netzwerk, Partnerschaft, Ausbildung bzw. Beruf, Zukunftsperspektiven, Unterstützungsbedarf sowie Inanspruchnahmeverhalten und Bewertung von Hilfeangeboten umfasste. Bei allen Themenbereichen wurde der Einfluss der psychischen Erkrankung auf den eigenen Lebensalltag und die eigene Entwicklung erfragt. Ferner wurden die Teilnehmenden gebeten, einen Fragebogen zu soziodemografischen und erkrankungsbezogenen Daten auszufüllen. Sämtliche Interviews wurden digital aufgezeichnet und von studentischen Hilfskräften transkribiert.

4.2.6 Auswertung, Ergebnisdarstellung, Publikation

Für den nächsten Schritt, die Datenauswertung, kommen unterschiedliche qualitative oder quantitative Verfahren infrage.
Quantitative Fragebogendaten werden insbesondere bei größeren Stichproben meist mit dem statistischen Softwarepaket SPSS ausgewertet (vgl. Steiner & Benesch 2022). Neben einer deskriptiv-statistischen Auswertung von Häufigkeiten und prozentualer Verteilung bestimmter Merkmalsausprägungen können Hypothesen überprüft werden, beispielsweise zu statistisch signifikanten Gruppenunterschieden und Zusammenhängen zwischen verschiedenen Variablen.

Qualitative Daten, z. B. Interviewtranskripte, können mit unterschiedlichen qualitativen Verfahren ausgewertet werden. Am häufigsten werden Interviewdaten nach dem Prinzip der qualitativen Inhaltsanalyse ausgewertet (Mayring 2015). Dabei wird das meist sehr umfangreiche Textmaterial in mehreren Arbeitsschritten systematisch reduziert, um die zentralen Inhalte der geführten Interviews herauszufiltern. Vielfach wird dabei die Bildung eines inhaltlichen Kategoriensystems angestrebt.

Die Ergebnisse praxisorientierter Forschungsprojekte werden in aller Regel im Rahmen eines Abschlussberichts dokumentiert. Bei größeren, drittmittelfinanzierten Projekten wird dies auch deshalb gefordert, um dem Mittelgeber gegenüber Rechenschaft über die Verwendung der Fördermittel abzulegen. Transparenz ermöglicht ebenfalls ein Downloadangebot im Internet, z. B. auf der Homepage der durchführenden Institution. In vielen Fällen bietet sich auch die Publikation der Ergebnisse in einer geeigneten Fachzeitschrift oder einem

Sammelband an (eine Auflistung von Zeitschriften Sozialer Arbeit findet sich hier: http://www.dgsainfo.de/service/zeitschriften-soziale-arbeit/).

Beispiel

In unserem Forschungsbeispiel wurden die erhobenen Interviewdaten nach dem Prinzip der strukturierenden Inhaltsanalyse ausgewertet. Dabei wurde ein Kategoriensystem im Sinne von Mayring (2015) entwickelt, das die Kategorien »Familienbeziehungen«, »Peergroup-Kontakte«, »Partnerschaft und Familienplanung«, »Ausbildung und Beruf« sowie »Spezifischer Hilfebedarf« umfasste. Die Ergebnisse stehen im Einklang mit der Hypothese, dass die Bewältigung typischer Entwicklungsaufgaben des frühen Erwachsenenalters (Autonomie, Ausbildung, Partnerschaft) durch die psychische Erkrankung stark beeinträchtigt wird. Junge psychisch erkrankte Menschen befinden sich in einem komplizierten Prozess der Identitätsfindung, bei dem die Erkrankung in Selbstbild und Alltag integriert werden muss (Krankheits-Identitätsarbeit). Sie möchten so weit wie möglich ein »normales Leben« aufrechterhalten und versuchen zunächst oft, eine vorsichtige Distanz zum psychiatrischen Hilfesystem und zu anderen Betroffenen zu wahren.

Außerdem haben sie offenbar in vieler Hinsicht andere Unterstützungsbedürfnisse als ältere Patient*innen und erleben vorhandene Angebote oft als unpassend oder sogar abschreckend, was zu einer relativ geringen Inanspruchnahme führt. Gewünscht wird vor allem Unterstützung im Bereich der beruflichen Entwicklung und des Wohnens. Attraktiv sind ferner Aktivitäten mit Gleichaltrigen und internetbasierte Beratungs- und Kommunikationsangebote. Die Ergebnisse der Studie wurden in Form von zwei Artikeln in Fachzeitschriften publiziert (Jungbauer u. a. 2008; Stelling u. a. 2009). Außerdem flossen die Ergebnisse in eine Dissertation an der Universität Leipzig ein (Stelling 2009).

4.2.7 Schlussfolgerungen für die Praxis

Im letzten Schritt kehren wir zum Ausgangspunkt des Forschungsprojekts zurück, indem die gewonnenen Ergebnisse und Erkenntnisse in die Praxis zurückgespeist werden. Diese Rückkoppelungsschleife ist sehr wichtig im Hinblick auf den Anspruch von Praxisforschung, nicht nur Forschung über die Praxis zu betreiben, sondern vor allem Forschung für die Praxis. Je nach Erkenntnisinteresse und Verwertungszusammenhang sind dabei unterschiedliche Aktivitäten sinnvoll und notwendig.

Prinzipiell sind die aktive Verbreitung und Streuung (»Dissemination«) der wichtigsten Forschungsergebnisse eine wesentliche Voraussetzung für den Transfer in die Praxis. Zu diesem Zweck sollten die Ergebnisse eines Forschungsprojekts der (Fach-)Öffentlichkeit vorgestellt werden, z. B. in Form eines Vortrags oder eines Posters auf einer Tagung. Darüber hinaus kann es zweckmäßig sein, Praxismitarbeiter*innen auf unterschiedlichen Ebenen sowie Verantwortliche in Institutionen und (Lokal-)Politik über die Erkenntnisse des Projekts zu informieren. Hierfür bieten sich Informationsveranstaltungen und -gespräche sowie Fortbildungen an. Wenn auf der Grundlage der Forschungsergebnisse konkrete Vorschläge zu Verbesserungen und Innovationen in der Praxis entwickelt wurden, kann auch die Organisation von Round-Table-Gesprächen sinnvoll sein, z. B. mit Vertretungen von Kliniken, gemeindepsychiatrischen Einrichtungen und Kostenträgern.

Beispiel

Die Ergebnisse des in diesem Kapitel vorgestellten Praxisforschungsprojekts konnten dazu beitragen, dass in Aachen ein Beratungs- und Unterstützungsangebot speziell für junge Erwachsene mit einer psychischen Erkrankung geschaffen wurde. Mitarbeitende der Aachener Laienhelfer Initiative e. V. entwickelten auf der Grundlage der erstellten Bedarfsanalyse das Konzept »Step by step«, das gezielt auf die spezifischen Entwicklungsaufgaben und Bedürfnisse junger Erwachsener Bezug nimmt. Es handelt sich um ein niedrigschwelliges, gestuftes Hilfeangebot, das u. a. internetbasierte Information und Beratung, Sprechstunden, Freizeittreffs, Gruppenangebote sowie ambulant Betreutes Wohnen speziell für junge Erwachsene mit psychischen Erkrankungen bereitstellt. In diesem Kontext wurde in Zusammenarbeit mit Klient*innen eine attraktive zielgruppenspezifische Homepage entwickelt.

Um das Angebot finanziell abzusichern, wurde in Kooperation mit dem Jugendamt eine tragfähige Lösung über »Hilfen für junge Volljährige« nach § 41 SGB VIII gefunden. Im Zuge der Konzeptentwicklung wurden ferner Kontakte und Kooperationen mit anderen Einrichtungen aufgebaut, u. a. mit dem Mainzer Projekt »unplugged«, das bereits seit 2005 Beratung und Hilfe für junge Menschen mit psychischen Problemen anbietet. Darüber hinaus wurde das Forschungsprojekt im Rahmen von mehreren Fachtagungen einer breiteren (Fach-)Öffentlichkeit vorgestellt, um für die spezifischen Bedürfnisse junger Erwachsener mit einer psychischen Erkrankung zu sensibilisieren und dazu beizutragen, dass spezifische Angebote für sie auch andernorts auf- und ausgebaut werden (vgl. Jungbauer 2013).

4.3 Zusammenfassung

Praxisforschung lässt sich anhand typischer Schritte beschreiben: Am Anfang steht ein praxisbezogenes Erkenntnisinteresse, insbesondere im Hinblick auf Verbesserungen und Weiterentwicklungen in der Arbeit mit psychisch erkrankten Menschen. Bei der Formulierung einer konkreten Forschungsfrage sollte immer der aktuelle Erkenntnisstand berücksichtigt werden. Deswegen sind zunächst eine sorgfältige Recherche und Analyse der relevanten Fachliteratur erforderlich.

Die Planung des konkreten Vorgehens (Design) und die Wahl der Methodik hängen von der jeweiligen Fragestellung und den verfügbaren personellen und zeitlichen Ressourcen ab, aber auch von den spezifischen Erfordernissen im Umgang mit psychisch erkrankten Menschen. Im Rahmen einer Befragung ist beispielsweise zu bedenken, dass diese oft weniger belastbar sind oder mehr Unterstützung benötigen als andere Studienteilnehmer*innen.

Im Anschluss an die Erhebung und Auswertung der Daten werden die Ergebnisse schriftlich dokumentiert und in geeigneter Form veröffentlicht. Im letzten Schritt findet der Transfer der gewonnenen Erkenntnisse in die Praxis statt.

Prof. Johannes Jungbauer *lehrt Psychologie an der Kath. Hochschule Nordrhein-Westfalen in Aachen und ist dort Leiter des Instituts für Gesundheitsforschung und Soziale Psychiatrie (igsp).*

4.4 Vertiefungsmöglichkeiten

... 4.4.1 Internet

Aachener Laienhelfer Initiative e. V.
STEP BY STEP – Individuelle Unterstützung für junge Erwachsene
https://www.ali-ev-aachen.de/angebote/step-by-step

Gesellschaft für psychosoziale Einrichtungen Mainz
unplugged – das Beratungscafé
https://unplugged.gpe-mainz.de/unplugged/beratung.html

4.4.2 Literatur

Grundlagen und Übersicht

Hussy, W.; Schreier, M.; Echterhoff, G. (2013): Forschungsmethoden in Psychologie und Sozialwissenschaften. Berlin: Springer.

Schaffer, H.; Schaffer, E. (2019): Empirische Methoden für soziale Berufe: Eine anwendungsorientierte Einführung in die qualitative und quantitative Sozialforschung. Freiburg im Breisgau: Lambertus.

Fragebogenkonstruktion und -auswertung

Steiner, E.; Benesch, M. (2022): Der Fragebogen. Von der Forschungsidee zur SPSS-Auswertung. 6., aktual. u. überarb. Aufl. Stuttgart: Facultas Verlag / utb.

Qualitative Forschungsplanung

Glaser, B.; Strauss, A. (2010): Grounded Theory: Strategien qualitativer Forschung. 3. Aufl. Bern: Huber.

Mayring, P. (2016): Einführung in die qualitative Sozialforschung. 6. überarb. Aufl. Weinheim: Beltz.

Evaluation

Gollwitzer, M.; Jäger, R. S. (2014): Evaluation kompakt. 2. Aufl. Weinheim: Beltz.

Statistik

Bärtl, M. (2017): Statistik Schritt für Schritt: Das Lehrbuch vom Autor des YouTube-Kanals »Kurzes Tutorium Statistik«. Offenburg: Kindle direct publishing.

4.5 Fragen und Übungen

1. Recherchieren Sie Fachliteratur zum Thema »Beratung für psychisch erkrankte Eltern«. Nutzen Sie dabei gängige Internetsuchmaschinen und Literaturdatenbanken.
2. Erstellen Sie ein Forschungsdesign für eine qualitative Studie, in der untersucht werden soll, wie psychisch erkrankte Menschen arbeitstherapeutische Maßnahmen erleben und bewerten.
3. Recherchieren Sie ein standardisiertes Fragebogeninstrument, das für die Beurteilung der Arbeitsfähigkeit psychisch erkrankter Menschen genutzt werden kann, z. B. bei arbeitstherapeutischen oder arbeitsrehabilitativen Maßnahmen.

4. Entwerfen Sie einen Kurzfragebogen mit acht bis zehn Frage-Items für eine quantitative Fragebogenstudie, in der die soziale Teilhabe von psychisch erkrankten Menschen untersucht werden soll.

4.6 Literatur

Arnett, J. J. (2006): Emerging Adulthood: The Winding Road from the Late Teens through the Twenties. New York: Oxford University Press.

BVerfG – Bundesverfassungsgericht (2010): Beschluss des Ersten Senats vom 13. April – 1 BvR 216/07. http://www.bverfg.de/e/rs20100413_1bvr021607.html (21.06.2022).

Gahleitner, S. B.; Rademaker, A. L.; Hahn, G. (2015): Forschung in der Klinischen Sozialarbeit: Bestandsaufnahme und Perspektive. Klinische Sozialarbeit, 11 (3), S. 9–11.

Graßhoff, G. (2010): Qualitative Methoden in der sozialpädagogischen Praxisforschung – eine Wahlverwandtschaft? Zeitschrift für Sozialpädagogik, 8 (1), S. 27–37.

Hüttemann, M. (2014): Evidenzbasierte Praxis und Qualität. Klinische Sozialarbeit. Zeitschrift für psychosoziale Praxis und Forschung, 10 (4), S. 11–12.

Jungbauer, J. (2009): Auf Augenhöhe mit der scientific community: Notwendigkeit und Erfordernisse einer empirischen Sozialarbeitsforschung. Sozialmagazin, 34 (1), S. 43–47.

Jungbauer, J. (2013): Junge Volljährige mit psychischen Erkrankungen: Entwicklungsprobleme und Unterstützungsbedarf. Vortrag auf der gemeinsamen Fachtagung von AGpR und RGSP »Altersspezifische Konzepte zur Begleitung von jungen Volljährigen« am 30.01.2013.

Jungbauer, J.; Kuhn, K.; Stelling, K. (2008): »Ich hab schon ein bisschen Angst, rauszugehen ...«. Zum Unterstützungsbedarf von jungen Erwachsenen mit einer psychischen Erkrankung. Psychosoziale Umschau, 23 (4), S. 5–8.

Krumm, S.; Kilian, R.; Löwenstein, H. (Hg.) (2019): Qualitative Forschung in der Sozialpsychiatrie. Eine Einführung in Methodik und Praxis. Köln: Psychiatrie Verlag.

Maier, K. (2009): Zur gegenwärtigen Situation der Sozialarbeitsforschung in Deutschland. In: Gahleitner, S.B.; Hahn, G. (Hg.): Forschung aus der Praxis – Forschung für die Praxis, S. 32–45. Köln: Psychiatrie Verlag.

Mayring, P. (2015): Qualitative Inhaltsanalyse. Grundlagen und Techniken. 12., aktual. Aufl. Weinheim: Beltz.

Pauls, H. (2006): Praxis schafft Wissen und Wissen schafft Praxis. Begründungen für eine praxisorientierte Forschung in der Sozialen Arbeit. FORUM sozialarbeit + gesundheit, 2 (1), S. 28–31.

Petr, C. G.; Walter, U. M. (2009): Evidence-based practice: a critical reflection. European Journal of Social Work, 12 (2), S. 221–232. DOI: 10.1080/13691450802567523

Steiner, E.; Benesch, M. (2022): Der Fragebogen. Von der Forschungsidee zur SPSS-Auswertung. 6., aktual. u. überarb. Aufl. Stuttgart: Facultas Verlag / utb.

Stelling, K. (2009): Entwicklungsprobleme in Familien mit einem psychisch kranken Mitglied. Leipzig: Dissertation an der Medizinischen Fakultät der Universität Leipzig.

Stelling, K.; Kuhn, K.; Riedel-Heller, S.; Jungbauer, J. (2009): Entwicklungsprobleme bei jungen Erwachsenen mit einer psychischen Erkrankung: Ergebnisse einer qualitativen Interviewstudie. Psychiatrische Praxis, 36 (3), S. 119–124. DOI:10.1055/s-2008-1067572

Völter, B. (2008): Verstehende Soziale Arbeit. Zum Nutzen qualitativer Methoden für professionelle Praxis, Reflexion und Forschung. In: Forum Qualitative Sozialforschung / Forum Qualitative Social Research, 9 (1). https://www.qualitative-research.net/index.php/fqs/article/download/327/716 (21.06.2022).

5 Selbstfürsorge und Gesundheitsförderung

Katrin Liel

In diesem Kapitel werden zunächst spezifische Belastungen und Ressourcen im Arbeitsfeld Psychiatrie vorgestellt. Darüber hinaus werden Strategien der Selbstfürsorge beschrieben, die es ermöglichen, auf individueller Ebene selbst etwas für die eigene Gesundheit zu tun und die personalen Ressourcen zu stärken. Da auch die Träger und Organisationen einen wesentlichen Beitrag dazu leisten können, dass Fachkräfte der Sozialen Arbeit ihre Berufstätigkeit langfristig und gesund ausüben können, werden ebenfalls betriebliche Ansatzpunkte zur Gesundheitsförderung skizziert. Das Ziel ist es, sowohl verhaltensbezogene als auch verhältnisbezogene Aspekte aufzuzeigen, die es erlauben, eine Berufstätigkeit in der Psychiatrie möglichst gesund, zufrieden und damit professionell ausüben zu können. Denn nur wer gut auf sich selbst und die eigene Gesundheit achtet, kann auch langfristig für andere tätig werden.

Schlagworte: **Selbstfürsorge, Selbstmitgefühl, Selbstwirksamkeit, Achtsamkeit, Supervision, Burnout, Gesundheitsförderung, Betriebliches Gesundheitsmanagement**

5.1 Herausforderungen, Belastungen und Ressourcen

Zur Gestaltung professioneller Hilfen in der Psychiatrie ist es unerlässlich, den Blick auch auf die Fachkräfte der Sozialen Arbeit selbst zu richten. Wie können die herausfordernden Beratungs- und Behandlungsprozesse mit den Adressat*innen derart gestaltet werden, dass die Gesundheit der Fachkräfte keinen Schaden nimmt? Was kann dabei helfen, nach einem anstrengenden Arbeitstag abzuschalten? Wie können von Anfang an die individuelle Stressbewältigungskompetenz und die Reflexionsfähigkeit von Fachkräften der Sozialen Arbeit in der Psychiatrie geschult werden, dass diese ihren anspruchsvollen Beruf nachhaltig ausüben können? Und: Wie können die Rahmenbedingungen derart gestaltet werden, dass Ressourcen aufgebaut, beständig weiterentwickelt und im Alltag gelebt werden?

In diesem Zusammenhang ist es wichtig, sowohl Belastungen zu reduzieren als auch Ressourcen aufzubauen. Dem geht idealerweise eine systematische Analyse von Belastungsfaktoren und von erlebten Ressourcen voraus, um Ansatzpunkte zur Prävention und Gesundheitsförderung ableiten zu können.

Die Soziale Arbeit ist eine anspruchsvolle, komplexe und herausfordernde Profession, die per se schon gesundheitliche Belastungen mit sich bringen kann. Dies illustriert ein Zitat der Burnoutforscherin Christine Maslach: »Dealing with people can be very demanding. It takes a lot of energy to be calm in the midst of crises, to be patient in the face of frustrations, to be understanding and compassionate when surrounded by fear, pain, anger, or shame« (Maslach 2003, S.26). Burnout galt und gilt insofern als spezifische Problematik helfender Berufe. So zählen beispielsweise im Fehlzeitenreport 2018 Berufe der Sozialarbeit bzw. Sozialpädagogik zu den zehn Berufsgruppen mit den meisten Arbeitsunfähigkeitstagen aufgrund von Burnout-Erkrankungen (Badura u. a. 2018, S. 379).

Seit gut zehn Jahren wird wissenschaftlich erforscht, wie stark das Ausmaß an psychischer und physischer Belastung bei Fachkräften der Sozialen Arbeit ist. Poulsens Befragung von 100 Fachkräften der Kinder- und Jugendhilfe (2012) zielte darauf ab, spezifische Stress- und Belastungsfaktoren herauszufiltern. Über die Hälfte der Befragten bezeichnete die alltägliche Arbeitsbelastung als sehr hoch bzw. hoch. Die am häufigsten genannten Stressoren und Belastungsfaktoren waren Zeit- und Termindruck, umständliche und lebensfremde Bürokratie sowie Personalmangel (Poulsen 2012).

Eine Studie bei 925 psychosozialen Fachkräften (Dahl 2017) ergab, dass die psychische Beanspruchung (subjektives Stresserleben und Ausmaß an Erschöpfung) in diesem Berufsfeld deutlich ausgeprägt ist. Mehr als ein Viertel der befragten Fachkräfte fühlt sich ständig oder häufig durch die Arbeit überlastet. Die Mehrheit der Befragten gab außerdem an, dass sie nicht daran glaube oder unsicher sei, unter den gegebenen Anforderungen bis zum Rentenalter arbeiten zu können (Dahl 2019).

Diese Ergebnisse wurden durch Mühling, die in einer bundesweiten Online-Studie 1.273 Sozialarbeitende befragt hat, teilweise bestätigt (Mühling 2021). Dort zeigte sich, dass rund ein Zehntel aller Befragten ein hohes Maß an beruflicher Erschöpfung aufweist, d. h. sich nach fast jedem Arbeitstag verbraucht fühlt, meistens schon vor Beginn des Arbeitstags müde und durch die Arbeit mit Menschen angestrengt und frustriert ist. Beschäftigte der Klinischen Sozialarbeit seien hierunter mit am häufigsten betroffen.

5.1.1 Spezifische Belastungen der psychiatrischen Arbeit

Zunächst ist hier die professionelle Beziehungsarbeit an sich zu nennen. Es gilt, dem hohen Anspruch an angemessener Beziehungsgestaltung zwischen vertrauensvoller Nähe und sachlicher Distanz mit psychisch belasteten Menschen gerecht zu werden (siehe Kapitel B 2, »Beziehungsaufbau und Beziehungsgestaltung«). Das Einbringen der eigenen Persönlichkeit ist einerseits notwendig, um authentisch zu handeln, bedarf aber andererseits einer großen Sensibilität und Reflexionsfähigkeit.

Lang andauernde Kontakte mit biopsychosozial belasteten Klient*innen können darüber hinaus zu emotionaler Ermüdung (»compassion fatigue«) führen (Hoffmann & Hofmann 2012). Emotionale Erschöpfung, Depersonalisation bzw. Empathieverlust gelten wiederum als Burnoutrisiko.

Die Arbeit mit hoch belasteten Zielgruppen und die damit verbundene Konfrontation mit Leid und Hilflosigkeit bergen zudem die Gefahr einer indirekten Traumatisierung oder Sekundärtraumatisierung (McCann & Pearlman 1990). Hiervon wird gesprochen, wenn sich bei den helfenden Personen Symptome zeigen, die denen der primär Traumatisierten ähneln.

Aufgrund des Tripel-Mandats der Sozialen Arbeit (Staub-Bernasconi 2018) und der damit verbundenen gleichzeitigen Orientierung an den Interessen sowohl der Adressat*innen als auch des Staates und des Trägers und nicht zuletzt an den fachlichen Ansprüchen der eigenen Profession sind auch und gerade im Setting der Sozialpsychiatrie Loyalitäts-, Rollen- und Identitätskonflikte vorprogrammiert.

In einer chinesischen Studie wurde der Rollenstress bei Sozialarbeiter*innen im ersten Berufsjahr untersucht und herausgefunden, dass dieser signifikant mit emotionaler Erschöpfung und verminderter Leistungsfähigkeit korreliert und zu Burnout führen kann (Tang & Li 2021). Insbesondere ethische Konflikte (siehe Kapitel A 7, »Ethik in der Sozialen Arbeit«) können zu Stress und gesundheitlichen Belastungen führen. So kann es beispielsweise schwerfallen, im psychiatrischen Maßregelvollzug (§ 63 StGB) mit psychisch kranken Straftäter*innen das Autonomie-Prinzip der Sozialen Arbeit auszugestalten, das besagt, dass jeder Mensch selbst Experte für sein Leben ist. Und wie kann und soll in Rehabilitationseinrichtungen der Suchtkrankenhilfe, die Abstinenz als Behandlungsziel vorgeben, zieloffen und lebensweltorientiert mit den Suchtkranken gearbeitet werden?

Neben diesen emotionalen Herausforderungen und Konflikten können in der Psychiatrie natürlich auch objektive Faktoren wie Lärm oder Schichtarbeit gesundheitliche Belastungen mit sich bringen. Nichtkonventionelle Arbeitszeiten am Wochenende, an Feiertagen, abends, nachts oder in Rufbereitschaft haben gesundheitliche Auswirkungen und werden als belastend erlebt.

Arbeitgeber sind über Arbeitsschutzgesetze verpflichtet, diese gesundheitlichen Belastungen zu reduzieren und Entlastung, auch im Rahmen eines finanziellen Ausgleichs, anzubieten. Äußere Rahmenbedingungen, wie z. B. unfreiwillige Teilzeitarbeit und befristete Arbeitsverträge, werden teilweise als Belastungen wahrgenommen und haben als solche Auswirkungen auf die Gesundheit der Fachkräfte. Laut Spieß und Westermaier (2016) sehen 14% der Fachkräfte der Sozialen Arbeit eine Gefährdung ihres Arbeitsplatzes. Darüber hinaus finden 40% der Sozialpädagog*innen ihr Gehalt, das immer auch ein Ausdruck gesellschaftlicher Anerkennung ist, nicht angemessen. Eine differenzierte Auswertung des Mikrozensus und des DGB-Index »Gute Arbeit« (Henn u. a. 2017) zeigt für die Soziale Arbeit insbesondere in den Bereichen »Emotionale Anforderungen«, »Arbeitsintensität«, »Einkommen« und »Betriebliche Sozialleistungen« eher schlechte Indexwerte.

Fachkräfte der Sozialen Arbeit sind – wie alle Beschäftigten – den Anforderungen der Digitalisierung (Liel 2020) sowie der Beschleunigung und Verdichtung von Arbeitsprozessen ausgesetzt. In fast allen Arbeitsbereichen ist in den letzten Jahren der Verwaltungs- und Dokumentationsaufwand deutlich angestiegen und wird als belastend erlebt. Diese Prozesse wurden durch die Corona-Pandemie noch intensiviert und verschärft (siehe auch Kapitel A 8, »Psychische Probleme, psychiatrische Versorgung und psychiatrische Rehabilitation während der Coronavirus-Pandemie«).

Ein Spezifikum, das insbesondere Sozialarbeiter*innen in Handlungsfeldern der Psychiatrie und anderen gesundheitsbezogenen Bereichen betrifft, sind die erhöhten Ansprüche an das eigene Gesundheitsverhalten und das eigene Stress- und Krisenmanagement. Berufstätige in diesem Handlungsfeld sehen sich diesbezüglich oft hohen Erwartungen gegenüber, da ihnen eine Expert*innenrolle für psychosoziale Gesundheit zugeschrieben wird. Diese Erwartungen werden sowohl von außen an sie herangetragen als auch teilweise selbst produziert und können zu innerem Druck und einer zusätzlichen Stressbelastung führen.

Es stellt sich bei der Betrachtung der Herausforderungen und Belastungen die Frage, warum es überhaupt Sozialarbeiter*innen gibt, die in der Psychiatrie arbeiten wollen. Dies lenkt den Blick auf die zweifelsohne vorhandenen positiven Aspekte und gesundheitsbezogenen Ressourcen dieses Handlungsfeldes.

5.1.2 Spezifische Ressourcen der psychiatrischen Arbeit

Fragt man Fachkräfte der Psychiatrie, warum sie diese Tätigkeit gewählt haben, kommt häufig die Antwort, dass sie ihren Job als interessant, vielseitig und sinnvoll empfinden. Die Arbeit mit psychisch kranken Menschen wird eben nicht nur als belastend und herausfordernd empfunden, sondern auch als lebendig und beglückend. Als gesundheitliche Ressource zeigte sich im Rahmen einer wissenschaftlichen Befragung von Fachkräften der Sozialen Arbeit (Henn u. a. 2017) der Sinn der Sozialen Arbeit – also die Bewertung, dass das eigene professionelle Handeln trotz aller Herausforderungen Sinn hat. Damit hat die Soziale Arbeit gegenüber vielen anderen Professionen einen deutlichen und wichtigen Vorteil.

Die Sinnhaftigkeit der Sozialen Arbeit zeigt sich u. a. auch daran, dass es nicht wenige Menschen gibt, die sich nach einer Tätigkeit in anderen Berufen für die Soziale Arbeit entscheiden, da das Ausüben dieser Profession als sinnvoll(er) erachtet wird. Während in anderen Branchen Mitarbeitende sich nicht immer mit den Unternehmenszielen identifizieren können, so ist dies bei Sozialarbeiter*innen sehr viel häufiger der Fall. Und eine Übereinstimmung der eigenen Werte und Ziele mit den Werten und Zielen des Arbeitgebers trägt erheblich zum Sinnerleben bei.

Ein weiterer Aspekt, der die Belastungen und Herausforderungen relativieren kann, ist die Tatsache, dass es Ressourcen gibt, die diese abpuffern. Ob die oben aufgeführten Aspekte als Belastungen wahrgenommen werden und negative Effekte auf die Gesundheit haben, ist also u. a. abhängig von subjektiven Bewertungsprozessen. Für den einen kann z. B. ein befristeter Arbeitsvertrag sehr belastend sein, während sie der anderen nichts ausmacht bzw. sogar als etwas Positives betrachtet wird. Ob ein Aspekt also als belastend wahrgenommen wird oder nicht, ist abhängig von individuell vorhandenen Einstellungen und Ressourcen.

Es gibt Studien, die aufzeigen, dass es gerade die Tätigkeit von Sozialarbeitenden selbst ist, die dazu führt, dass Ressourcen entwickelt werden. So konnten Las Olas Palma-García und Hombrados-Mendieta (2014) zeigen, dass es die Tätigkeit in der Sozialen Arbeit und die damit verbundene Auseinandersetzung mit Schwierigkeiten, Herausforderungen und Unwägbarkeiten sind, die dazu führen, Selbstbewusstsein und Coping-Strategien zu entwickeln. Die Widrigkeiten des professionellen Alltags in der Sozialen Arbeit können also nicht nur als Stressursache, sondern auch als Resilienzquelle gesehen werden.

Insgesamt können stressmildernde Ressourcen sowohl auf personaler Ebene (z. B. Selbstvertrauen), auf sozialer Ebene (z. B. soziale Unterstützung) und auf organisationaler Ebene (z. B. betriebliches Gesundheitsmanagement) angesiedelt werden (Bendig u. a. 2016). Im Folgenden werden daher zunächst individuelle Ansatzpunkte der Selbstfürsorge und anschließend organisationale Ansatzpunkte der Gesundheitsförderung dargestellt.

5.2 Ansatzpunkte der Selbstfürsorge

Wie lässt sich eine selbstfürsorgliche, selbstmitfühlende und achtsame Haltung als Grundvoraussetzung für den Aufbau personaler gesundheitsbezogener Ressourcen entwickeln?

Um Verantwortung für die eigene Gesundheit zu übernehmen, ist zunächst einmal ein aktiver, gesunder Lebensstil der Ausgangspunkt. Dieser setzt sich zusammen aus ausreichend Bewegung (Empfehlungen siehe Pfeifer & Rütten 2017), gesunder Ernährung (Empfehlungen siehe DGE 2017), wenig Alkoholkonsum (Empfehlungen siehe DHS 2019) und Nikotinabstinenz. Nur wenigen Menschen gelingt es konsequent, einen gesunden Lebensstil in allen Bereichen zu realisieren, auch wenn dieser die Basis für eine gute biopsychosoziale Gesundheit ist. Es ist also davon auszugehen, dass auch viele Sozialarbeiter*innen hier noch Potenzial haben, diese Ressourcen aktiv (weiter) zu entwickeln.

Ein Ansatzpunkt kann das Konzept der Selbstfürsorge sein. Dieser Ansatz hat in den letzten Jahren großen Zulauf gefunden: Unzählige Bücher, Kurse, Internetseiten, Podcasts und Apps bieten Ideen, Tipps und Ratschläge, wie es gelingen kann, gut oder zumindest besser für sich selbst zu sorgen. Nur wenige dieser Angebote sind jedoch wissenschaftlich fundiert und zeigen nachweisliche Effekte.

Die Sorge um sich selbst ist nicht erst ein Thema moderner Gesellschaften. Sie wurde bereits in der Antike im »goldenen Zeitalter der Selbstfürsorge« u. a. von Sokrates angesprochen (siehe hierzu Gussone & Schipek 2000) und im letzten Jahrhundert wieder aufgegriffen (Foucault 1986). Dennoch gibt es bislang keinen wissenschaftlichen Konsens, was Selbstfürsorge eigentlich konkret bedeutet, da jeder Ansatz auf andere Facetten fokussiert.

5.2.1 Aktiv, achtsam und selbstmitfühlend sein

Drei Aspekte der Selbstfürsorge tauchen in vielen Konzepten auf:

Die eigenen Bedürfnisse ernst nehmen Zentral scheint zu sein, »sich selbst liebevoll und wertschätzend zu begegnen, das eigene Befinden und die eigenen Bedürfnisse ernst zu nehmen und aktiv zum eigenen Wohlergehen beizutragen«

(Dahl 2019, S. 70). Reddemann formuliert knapper: »Ich verstehe darunter einen liebevollen, achtsamen und mitfühlenden Umgang mit mir selbst« (Reddemann 2009, S. 565).

Selbstmitgefühl Ebenfalls von Bedeutung scheint das Konzept des Selbstmitgefühls (»self-compassion«) zu sein. Selbstmitgefühl beinhaltet nach der Definition von Neff (2003, S. 85, Übers. d. A.) drei Komponenten:

- einen freundlichen, gütigen und verständnisvollen Umgang mit sich selbst,
- die eigenen Erfahrungen als Teil des Menschseins zu betrachten (»common humanity«) und
- die achtsame Wahrnehmung von unangenehmen Gefühlen und Gedanken, ohne sich von ihnen mitreißen zu lassen oder sich zu sehr mit ihnen zu identifizieren.

Insbesondere die zweite Komponente der Verbundenheit und des Gefühls, selbst ein Teil der Menschheit und damit eines größeren Ganzen zu sein, scheint für die Gesundheit von Fachkräften der Sozialen Arbeit von großer Bedeutung zu sein. So haben (Miller u. a. 2019) bei einer Befragung von über 1.000 Sozialarbeiter*innen in den USA herausgefunden, dass diese auch ohne eigenes Training relativ selbstmitfühlend mit sich selbst umgehen. Auffällige Werte der Selbstmitgefühl-Subskala »Isolation« legen nahe, zukünftig insbesondere auf den Aspekt der Verbundenheit, der Solidarität und des gemeinsamen Menschseins zu fokussieren. Das aktive Sich-bewusst-Machen, dass z. B. die Herausforderungen in der Arbeit mit Menschen mit Borderline-Persönlichkeitsstörungen Teil des Menschseins sind und dass es allen Fachkräften vermutlich gleich geht (dass man also mit dieser Erfahrung nicht allein ist), fördert die Verbundenheit und hat insofern einen positiven Effekt auf die eigene Gesundheit.

Achtsamkeit Dies bedeutet, »auf eine bestimmte Art aufmerksam zu sein: bewußt [sic!], im gegenwärtigen Augenblick und ohne zu urteilen« (Kabat-Zinn 2015, S. 18). Die Wirksamkeit von achtsamkeitsbasierten Verfahren zur Stressreduktion (mindfulness based stress reduction – MBSR) gilt mittlerweile als hinreichend belegt (Lamothe u. a. 2016). Achtsamkeit ist hierbei keine Technik, sondern vielmehr eine Haltung, die es ermöglicht, im Arbeitsalltag ruhiger und gelassener zu werden. Schon kleine Veränderungen der Aufmerksamkeit bzw. des Wahrnehmungsfokus können große Effekte haben, wenn sich E-Mails auftürmen und eigentlich keine Zeit ist oder wenn eine Situation als anstrengend erlebt wird. Es gibt mittlerweile viele Angebote, die auf das Erlernen von Achtsamkeit abzielen, teilweise werden diese Angebote auch von Krankenkassen als Präventionsmaßnahme bezuschusst.

Die Entwicklung einer selbstfürsorglichen, selbstmitfühlenden, aktiven und achtsamen Haltung führt also dazu, die eigenen Bedürfnisse wahrzunehmen und darauf zu reagieren. Die Effekte der Etablierung dieser Haltung sind äußerst vielfältig: Sie können sowohl das Praktizieren eines gesundes Maßes an Bewegung und Aktivität umfassen als auch das Meiden von Menschen und Situationen, die einem nicht guttun, oder auch den Beitritt in Fachverbände zur gemeinschaftlichen Interessenvertretung und zum Erleben von Verbundenheit.

5.2.2 Dysfunktionale Denkmuster bearbeiten

Ein weiterer Ansatzpunkt der Selbstfürsorge kann es sein, bestimmte eigene Kognitionen zu erkennen und schrittweise zu verändern. In der Literatur werden u. a. folgende dysfunktionale, stressverstärkende Denkmuster oder Haltungen von Berater*innen und Therapeut*innen beschrieben, die zu gesundheitlichen Belastungen führen können (Hoffmann & Hofmann 2012; Faßbinder u. a. 2015):

- dichotomes Denken oder »Schwarz-Weiß-Denken«,
- Katastrophisieren,
- unangemessene Imperative, z. B. »Ich muss immer perfekt sein!«,
- mangelnde Distanz bzw. Abgrenzung,
- »Konfliktvermeidung« oder »Verwöhnhaltung«, z. B. indem Adressat*innen von Hilfeleistungen vor unangenehmen Wahrheiten verschont werden,
- Unsicherheit, negative Selbstbewertung,
- Misstrauen bzw. hohes Kontrollbedürfnis.

Auch wenn alle Menschen solche Denkmuster von Zeit zu Zeit haben, so gilt es doch – insbesondere in herausfordernden Arbeitsfeldern wie der Sozialpsychiatrie – zu lernen, Informationen und Situationen zunehmend differenzierter wahrzunehmen und zu reflektieren. Dysfunktionale Denkverzerrungen können erkannt, hinterfragt und Alternativen erarbeitet werden, auch wenn sie sich oft schleichend und unbewusst realisieren. Der Weg dorthin führt über Selbstreflexion und Supervision.

Die Effekte von Supervision sind auch und gerade für den Bereich der Psychiatrie belegt. So haben beispielsweise Orth und Kolleg*innen (2007) 115 Mitarbeiter*innen von acht psychiatrischen Tageskliniken befragt und konnten bei 69,6% der Befragten positive Erfahrungen eruieren wie z. B. Verbesserung der Beziehungsarbeit mit Klient*innen, Mehrperspektivität, Unterstützung, neue Impulse sowie Verbesserung der Zusammenarbeit und Kommunikation im Team. Eine kontinuierliche Begleitung durch externe Supervision wird aus diesen Gründen in vielen Einrichtungen des psychiatrischen Versorgungssystems seit mehreren Jahren als unverzichtbares Qualitätsmerkmal der Arbeit angesehen.

5.2.3 Dankbarkeit und Sinnhaftigkeit leben

Neben der Bearbeitung dysfunktionaler Denkmuster sind zwei weitere Techniken zu nennen, die nachweislich die eigene Gesundheit fördern: das Praktizieren von Dankbarkeit und die Wahrnehmung von Sinnhaftigkeit im eigenen Leben.

Dankbarkeit Das Praktizieren von Dankbarkeit ist eine wirksame Möglichkeit, mehr Zuversicht, Zufriedenheit und positive Gefühle ins eigene Leben zu bringen (Hartmann 2020). Eine dankbare Haltung ist dabei nicht von vornherein als gegeben oder nicht gegeben anzusehen, sondern kann erlernt und entwickelt werden.

Aus der positiven Psychologie ist bekannt, dass der erste Schritt hierfür eine bewusste Entscheidung für Dankbarkeit im eigenen Leben ist, der zweite umfasst das stetige Üben, z. B. durch ein täglich oder wöchentlich geführtes Dankbarkeitstagebuch oder auch durch das Festhalten von Momenten der Dankbarkeit mit Fotos. Das Ausdrücken von Dankbarkeit ist dann als dritter Schritt nur eine logische Folge und kann wiederum dazu führen, dass sich Beziehungen intensivieren und soziale Unterstützung ausgebaut wird.

Sinnhaftigkeit Die Bedeutung von Sinnhaftigkeit im eigenen Leben fußt auf der Theorie der Salutogenese (Antonovsky 1979; siehe auch Kapitel A 2, »Theorien und Rahmenbedingungen Klinischer Sozialarbeit in der Psychiatrie«). Für das Kohärenzgefühl und damit für die eigene Gesundheit ist es von zentraler Bedeutung, die Haltung zu entwickeln, dass die Herausforderungen des Lebens Investition und Engagement verdienen. Antonovsky bezeichnet dies selbst als Ebene der Sinnhaftigkeit und meint damit, dass das eigene Leben und die eigenen Aktivitäten für einen selbst einen Sinn ergeben.

Sinn kann erlebt werden, wenn wir durch unsere Tätigkeit Ziele erreichen wollen oder Aufgaben zu erfüllen suchen, die wir bejahen. Nach Ryff und Keyes (1995) ist die Tatsache, einen Sinn im Leben zu sehen, einer von sechs Schlüsseldimensionen für psychisches Wohlbefinden. Eine Möglichkeit, den eigenen Werten und Zielen auf die Spur zu kommen, ist also auch die Auseinandersetzung mit den Fragen: »Was ist mir in meinem Leben wichtig?« oder »Was hat Sinn für mich?« und »Welche Werte sind mir wichtig und wie kann ich sie in meinem Alltag leben?«.

Sinnhaftigkeit kann insbesondere auch durch Spiritualität erlebt werden, die wiederum oft mit Dankbarkeit verknüpft ist. Die kontinuierliche Auseinandersetzung mit diesen »großen Fragen« des Lebens hat positive Effekte auf das eigene Wohlbefinden und die eigene Gesundheit.

Durch das bewusste Erleben von Dankbarkeit und Sinnhaftigkeit können diese als Ressourcen bei der Bewältigung von stressreichen Herausforderungen aktiviert werden.

5.2.4 Die Motivation zur Selbstfürsorge hochhalten

Eine große Frage, die sich immer wieder stellt, ist, wie kann das gesundheitsförderliche Verhalten – sei es nun die Ausübung eines gesunden Lebensstils oder das Praktizieren von Dankbarkeit – über einen längeren Zeitraum von mehreren (Berufs-)Jahren aufrechterhalten werden? Wie gelingt es, das erwünschte Verhalten als Teil des eigenen Verhaltensrepertoires zu ritualisieren, ohne sich stets neu dafür motivieren zu müssen?

Zur wiederholten Ausführung gesundheitsbewusster Handlungen kann neben dem Setzen von smarten Zielen das Erleben von Selbstwirksamkeit als fundamental angesehen werden. Selbstwirksamkeit wird nach Bandura (1991) aufgebaut durch ein wiederholtes erfolgreiches Umsetzen eines Verhaltens, das der eigenen persönlichen Anstrengung zugeschrieben wird, oder durch symbolische Erfahrungen im Sinne eines mündlichen Zuspruchs (»Du schaffst das!«). Wer es sich z. B. zutraut, sich im Rahmen professioneller Beziehungsarbeit gut und wertschätzend abzugrenzen, wird es vermutlich auch eher schaffen.

Das bewusste Gestalten, Erleben und Kommunizieren von Momenten der Selbstwirksamkeit spielt eine große Rolle.

Und schließlich beeinflusst das bewusste Erleben (und Kommunizieren) von selbstwirksamen Momenten, also erfolgreich bewältigten Situationen, positiv die eigene Motivation und hilft damit, am Ziel der gesunden Selbstfürsorge dranzubleiben.

Forschungsergebnisse zeigen, wie effektiv bereits kurze Impulse der Selbstfürsorge bei Berufstätigen sein können. Die Evaluation des »Besser leben!«-Seminars für psychosoziale Fachkräfte (fünf Seminareinheiten à vier Stunden) hat eine Reduktion des Stresserlebens und des Ausmaßes an Erschöpfung nachgewiesen, die auch noch über einen Zeitraum von drei Jahren nach Seminarteilnahme feststellbar war (Dahl 2019).

Inzwischen wurden auch digitale Angebote entwickelt und umgesetzt: Seit März 2021 bietet die Deutsche Vereinigung für Soziale Arbeit im Gesundheitswesen (DVSG) eine dreiteilige Online-Seminarreihe (à 90 min) für eine Gruppe von maximal 20 Fachkräften der Sozialen Arbeit an mit Impulsen zur Selbstfürsorge und Selbstreflexion (siehe hierzu www.dvsg.org).

Das individuelle Praktizieren von Stressbewältigung und Selbstfürsorgetechniken reicht jedoch nicht aus, um die Gesundheit nachhaltig zu erhalten und zu fördern. Darüber hinaus müssen auch Strukturen und Rahmenbedingungen in Einrichtungen der Sozialen Arbeit, bei den Trägern der Wohlfahrtspflege, in den Krankenhäusern und Psychiatrien und bei Vereinen und Verbänden verändert werden.

5.3 Gesundheitsförderung als Aufgabe der Träger und Organisationen

Längerfristige, weitreichendere Veränderungen können nur auf Organisationsebene gestaltet werden, zumal die Förderung und Aufrechterhaltung von Gesundheit eine gesamtgesellschaftliche Aufgabe ist und Gesundheit nicht nur in der Verantwortung jedes einzelnen Menschen zu sehen ist. Das Thema Fachkräftegesundheit sollte daher als essenziell für professionelle Soziale Arbeit erkannt und angegangen werden.

Aus der Arbeitsmedizin sind diverse Ansätze bekannt, die im Sinne eines Betrieblichen Gesundheitsmanagements (BGM) die Gesundheit der Beschäftigten nachweislich positiv beeinflussen können. Diese können durchaus auch auf die Settings der Psychiatrie übertragen und angewendet werden.

Kommunikation von Wertschätzung und Anerkennung Dies ist ein zentrales Thema des BGM, wobei sich Anerkennung verbal und finanziell ausdrücken kann. Positive Auswirkungen der Kommunikation von Anerkennung auf die Gesundheit wurden anhand des Modells beruflicher Gratifikationskrisen (Siegrist 1996) nachgewiesen. Fachkräfte in Führungs- und Leitungsfunktionen sozialer Organisationen haben hier im Sinne eines »gesunden Führens« (BGW 2017) besondere Verantwortung. Offen gezeigtes Interesse, Lob und realistisches Feedback für die Arbeit (Erfolge und auch täglicher Einsatz) reduzieren die Belastungen der Mitarbeitenden und entsprechen darüber hinaus auch dem

Wunsch der Fachkräfte nach mehr Wertschätzung (Poulsen 2012). Eine angemessene Bezahlung sowie verlässliche Arbeitsbedingungen sollten ebenfalls Standard sein.

Gefährdungsbeurteilungen Zur Reduzierung psychischer Belastungen können seitens des Arbeitgebers Gefährdungsbeurteilungen durchgeführt werden, die über anonyme Mitarbeiter*innenbefragungen mit Fragebögen, Gruppendiskussionen oder Beobachtungen durch Expert*innen erfolgen können. Gefährdungsbeurteilungen haben im Arbeits- und Gesundheitsschutz eine besondere Bedeutung, da sie ein verbindliches gesetzliches Instrumentarium darstellen, das psychische Belastungen aufdeckt, thematisiert und damit Grundlagen zu deren Reduzierung liefern kann (BAUA 2014). Unternehmen sollen über dieses Instrument dazu motiviert werden, sich aktiv mit den jeweiligen Arbeitsbedingungen ihrer Beschäftigten auseinanderzusetzen.

Obwohl seit 2013 alle Betriebe, unabhängig von der Anzahl der Mitarbeitenden, dazu verpflichtet sind, Gefährdungsbeurteilungen durchzuführen, wird dieses Verfahren bislang nur in sehr geringem Umfang angewendet. Nach Ahlers (2011) führen nur 16% der Unternehmen Gefährdungsbeurteilungen durch, in denen sowohl körperliche als auch psychische Arbeitsbelastungen berücksichtigt werden. Als Ursachen für die geringe Quote werden die Komplexität des Themas und die Folgelosigkeit bei Missachtung des Arbeitsschutzgesetzes genannt (Ahlers 2015).

Autonomie und Handlungsspielräume Es gibt noch weitere organisationale Aspekte, die sich positiv auf die Gesundheit auswirken können. »Gesunde Organisationen« (Ulich 2011) beachten evidenzbasierte gesundheitsförderliche Aspekte, wie z. B. ganzheitliche Aufgaben mit planenden, ausführenden und kontrollierenden Elementen, Autonomie durch Entscheidungsmöglichkeiten, Lern- und Entwicklungsmöglichkeiten, Zeitelastizität und stressfreie Regulierbarkeit sowie die Sinnhaftigkeit der Arbeit.

Eine systematische Literaturübersicht zum Thema Burnout und Arbeitsbedingungen (Seidler u. a. 2014) hat gezeigt, dass insbesondere hohe Anforderungen am Arbeitsplatz bei geringen Entscheidungsspielräumen der Beschäftigen Risikofaktoren für Burnout sind. Wenn also die hohen Anforderungen an Berufstätige im Arbeitsfeld Psychiatrie nur teilweise reduziert werden können, so könnte zumindest überlegt werden, wie die Entscheidungsspielräume erhöht werden können.

Abbildung C 5.1 Ansatzpunkte für Selbstfürsorge und Gesundheitsförderung

	Beim Individuum	Bei der Organisation
Belastungen reduzieren	Aufbau eines gesunden Lebensstils (z. B. ausreichend Bewegung, gesunde Ernährung)	Reduktion von Arbeitsbelastungen (z. B. Zeitdruck, Überstunden, unklare Rollenanforderungen)
	Bearbeitung dysfunktionaler Denkmuster	Betriebliches Gesundheitsmanagement inklusive Gefährdungsbeurteilungen
Ressourcen aufbauen	Die eigenen Bedürfnisse ernstnehmen	Regelmäßige Supervisionsangebote
	Selbstmitgefühl und Achtsamkeit etablieren	Vergrößerung von Handlungs- und Entscheidungsspielräumen
	Verbundenheit wahrnehmen	Wertschätzung und Anerkennung kommunizieren
	Bewusstes Erleben von Sinnhaftigkeit	
	Dankbarkeit praktizieren	

Letztlich geht es darum, ein betriebliches Gesundheitsmanagement zu installieren, das partizipativ die Fachkräfte mit einbezieht und sich nicht darin erschöpft, Entspannungskurse anzubieten und eine gute Sitzergonomie sicherzustellen.

Allerdings äußern nach Mühling (2021) 40,4% der befragten Sozialarbeiter*innen, dass es an ihrer Arbeitsstelle überhaupt (noch) keine gesundheitsbezogenen Angebote für sie gebe. Dies ist insofern bedauerlich, da betriebliche Angebote zur Gesundheitsförderung, die speziell für die Fachkräfte und deren Belastungssituation zugeschnitten sind, einen positiven und nachhaltigen Einfluss auf das Wohlbefinden und den Erhalt der Leistungsfähigkeit haben könnten.

5.4 Zusammenfassung

Insgesamt lässt sich konstatieren, dass das Thema Selbstfürsorge und Gesundheitsförderung für Fachkräfte der Sozialen Arbeit in der Psychiatrie mehr Aufmerksamkeit verdient. Es ist zwar aufgrund vielfältiger Belastungen essenziell, selbst aktiv zu werden und Selbstfürsorge zu betreiben, um einem Burnout vorzubeugen – die Orientierung an evidenzbasierten Methoden ist hierbei angezeigt. Gleichzeitig wäre es fatal, die Verantwortung für die Gesundheit zu individualisieren. Gesundheit und Wohlbefinden sind immer auch abhängig von den gesellschaftlichen Strukturen und damit u. a. auch von den Trägern der Sozialen Arbeit. Diese haben eine Mitverantwortung, die Gesundheit ihrer Fachkräfte langfristig zu erhalten und zu fördern.

***Katrin Liel**, Prof. Dr. rer. biol. hum., Diplom-Sozialpädagogin (FH), Professorin für gesundheitswissenschaftliche Grundlagen Sozialer Arbeit an der HAW Landshut. Arbeitsschwerpunkte: Gesundheitsförderung und Prävention, Gesundheitsbezogene Soziale Arbeit, Klinische Sozialarbeit, Suchthilfe, Selbstfürsorge in der Sozialen Arbeit.*

5.5 Vertiefungsmöglichkeiten

5.5.1 Downloadmaterial

Standort-Check Selbstfürsorge

5.5.2 Internet

Über diesen Link ist der Download eines multimedialen E-Books zum Thema Mitgefühl möglich:
http://www.compassion-training.org/?lang=de

5.5.3 Literatur

Hoffmann, N.; Hofmann, B. (2012): Selbstfürsorge für Therapeuten und Berater. 2., überarb. Aufl. Weinheim, Basel: Beltz.

Gussone, B.; Schiepek, G. (2000): Die »Sorge um sich«. Burnout-Prävention und Lebenskunst in helfenden Berufen. Tübingen: dgvt-Verlag.

5.6 Fragen und Übungen

Was motiviert Sie für eine Tätigkeit in der Psychiatrie, trotz der offensichtlichen Belastungen?

Wie gesundheitsförderlich haben Sie in Ihrem Studium die organisatorischen Rahmenbedingungen der Hochschule erlebt bzw. welche Elemente der Gesundheitsförderung bei Studierenden hat Ihre Hochschule umgesetzt?

5.7 Referenzen

Ahlers, E. (2011): Wachsender Arbeitsdruck in den Betrieben. In: Kratzer, N.; Becker, K.; Hinrichs, S.; Dunkel, W. (Hg.): Arbeit und Gesundheit im Konflikt. Analysen und Ansätze für ein partizipatives Gesundheitsmanagement, S. 35–60. Baden-Baden: Nomos.

Ahlers, E. (2015): Leistungsdruck, Arbeitsverdichtung und die (ungenutzte) Rolle von Gefährdungsbeurteilungen. In: WSI-Mitteilungen 68 (3), S. 194–201.

Antonovsky, A. (1979): Health, stress and coping: New perspectives on mental and physical well-being. San Francisco: Jossey-Bass.

Badura, B.; Ducki, A.; Schröder, H.; Klose, J.; Meyer, M. (Hg.) (2018): Fehlzeiten-Report 2018. Sinn erleben – Arbeit und Gesundheit. Berlin, Heidelberg: Springer.

Bandura, A. (1991): Social cognitive theory of self-regulation. In: Organizational Behavior and Human Decision Processes 50 (2), 248–287.

BAUA – Bundesanstalt für Arbeitsschutz und Arbeitsmedizin (Hg.) (2014): Gefährdungsbeurteilung psychischer Belastung. Erfahrungen und Empfehlungen. Berlin: Erich Schmidt Verlag.

Bendig, H.; Lück, P.; Mätschke, L.-M. (2016): iga.fakten. Psyche und Gesundheit im Erwerbsleben. Hg. v. Initiative Gesundheit und Arbeit (iga). https://www.iga-info.de/fileadmin/redakteur/Veroeffentlichungen/iga_Fakten/Dokumente/Publikationen/iga-Fakten_10_Psyche_und_Gesundheit.pdf (05.06.2022).

BGW – Berufsgenossenschaft für Gesundheitsdienst und Wohlfahrtspflege (Hg.) (2017): Gesund und motivierend führen. Wie Führungskräfte ihr Team und sich selbst stärken. https://www.bgw-online.de/bgw-online-de/service/medien-arbeitshilfen/medien-center/gesund-und-motivierend-fuehren-14708 (05.06.2022).

Dahl, C. (2017): Selbstfürsorge für psychosoziale Fachkräfte. Eine Studie zur psychischen Beanspruchung und zu beruflichen Belastungsfaktoren sowie Evaluation einer Gesundheitsförderungsmaßnahme zur Stärkung der Selbstfürsorge im Rahmen einer randomisiert kontrollierten Studie. Landau: Verlag Empirische Pädagogik.

Dahl, C. (2019): Warum es sich lohnt, gut für sich zu sorgen. Über den langfristigen Nutzen der Selbstfürsorge – Ergebnisse zweier empirischer Studien. In: Prävention und Gesundheitsförderung 14 (1), S. 69–78.

DGE – Deutsche Gesellschaft für Ernährung e.V. (2017): Vollwertig essen und trinken nach den 10 Regeln der DGE. www.dge.de/fileadmin/public/doc/fm/10-Regeln-der-DGE.pdf (25.07.2022).

DHS – Deutsche Hauptstelle für Suchtfragen e.V. (2019): Alkohol – Risiken. https://www.dhs.de/suechte/alkohol/risiken (05.06.2022).

Faßbinder, E.; Klein, J. P.; Sipos, V.; Schweiger, U. (2015): Therapie-Tools Depression. Weinheim, Basel: Beltz.

Foucault, M. (1986): Die Sorge um sich. Frankfurt a. M.: Suhrkamp.

Gussone, B.; Schiepek, G. (2000): Die »Sorge um sich«. Burnout-Prävention und Lebenskunst in helfenden Berufen. Tübingen: dgvt.

Hartmann, C. (2020): Sei dankbar! Online-Journal www.spectrum.de. https://www.spektrum.de/news/sei-dankbar/1774092# (05.06.2022).

Henn, S.; Lochner, B.; Meiner-Teubner, C. (2017): Arbeitsbedingungen als Ausdruck gesellschaftlicher Anerkennung Sozialer Arbeit. https://index-gute-arbeit.dgb.de/++co++22b66946-573c-11e7-a9ce-525400e5a74a (05.06.2022).

Hoffmann, N.; Hofmann, B. (2012): Selbstfürsorge für Therapeuten und Berater. 2. Aufl. Weinheim, Basel: Beltz.

Kabat-Zinn, J. (2015): Im Alltag Ruhe finden. Meditationen für ein gelassenes Leben. Erw. Tb-Neuausg. München: Knaur.

Lamothe, M.; Rondeau, É.; Malboeuf-Hurtubise, C.; Duval, M.; Sultan, S. (2016): Outcomes of MBSR or MBSR-based interventions in health care providers: A systematic review with a focus on empathy and emotional competencies. In: Complementary therapies in medicine 24, 19–28. DOI: 10.1016/j.ctim.2015.11.001

Las Olas Palma-García, M.; Hombrados-Mendieta, I. (2014): The development of resilience in social work students and professionals. Journal of Social Work 14 (4), 380–397. DOI: 10.1177/1468017313478290

Liel, K. (2020): Lebenskohärenz und Selbstwirksamkeit im Zeitalter der Digitalisierung. In: Liel, K.; Rademaker A. L. (Hg.): Gesundheitsförderung und Prävention – quo vadis Kinder- und Jugendhilfe? Eine Bilanz 10 Jahre nach dem 13. Kinder- und Jugendbericht, S. 74–86. Weinheim, Basel: Beltz Juventa.

Maslach, C. (2003): Burnout. The cost of caring. Cambridge: MA Malor Books.

McCann, I. L.; Pearlman, L. A. (1990): Vicarious traumatization: A framework for understanding the psychological effects of working with victims. Journal of Traumatic Stress 3 (1), 131–149. DOI: 10.1007/BF00975140

Miller, J. J.; Lee, J.; Shalash, N.; Poklembova, Z. (2019): Self-compassion among social workers. In: Journal of Social Work 26 (10), 1–15. DOI: 10.1177/1468017319829404

Mühling, T. (2021): Aktuelle Studienergebnisse zur »Gesundheit von Fachkräften der Sozialen Arbeit«. In: Forum sozialarbeit & gesundheit 3, S. 6–9.

Neff, K. (2003): Self-Compassion: An Alternative Conceptualization of a Healthy Attitude Toward Oneself. In: Self and Identity 2 (2), 85–101. DOI: 10.1080/15298860309032

Orth, S.; Siegele, F.; Petzold, H. G. (2007): Die Wirkung von Supervision in psychiatrischen Tageskliniken. In: Supervision. Theorie – Praxis – Forschung. Eine interdisziplinäre Internet-Zeitschrift (05). https://www.fpi-publikation.de/supervision/05-2007-orth-siegele-petzold-die-wirkung-von-supervision-in-psychiatrischen-tageskliniken/ (05.06.2022).

Pfeifer, K.; Rütten, A. (Hg.) (2016): Nationale Empfehlungen für Bewegung und Bewegungsförderung. www.bundesgesundheitsministerium.de/fileadmin/Dateien/3_Downloads/B/Bewegung/Nationale-Empfehlungen-fuer-Bewegung-und-Bewegungsfoerderung-2016.pdf#page=1&zoom =90,-100,604 (05.06.2022).

Poulsen, I. (2012): Stress und Belastung bei Fachkräften der Jugendhilfe. Ein Beitrag zur Burnoutprävention. Wiesbaden: Springer VS.

Reddemann, L. (2009): Selbstfürsorge. In: Kernberg, O. F.; Dulz, B. M.; Eckert, J. (Hg.): WIR: Psychotherapeuten über sich und ihren »unmöglichen« Beruf. Nachdr. d. 1. Aufl., S. 563–568. Stuttgart: Schattauer.

Ryff, C.; Keyes, C. (1995): The structure of psychological well-being revisited. In: Journal of Personality and Social Psychology, 69, 719–727. DOI: 10.1037/0022-3514.69.4.719

Seidler, A.; Thinschmidt, M.; Deckert, S.; Then, F.; Hegewald, J.; Nieuwenhuijsen, K.; Riedel-Heller, S. (2014): The Role of Psychosocial Working Conditions on Burnout and Its Core Component Emotional Exhaustion – a Systematic Review. In: Journal of Occupational Medicine and Toxicology 9 (1), 10.

Siegrist, J. (1996): Soziale Krisen und Gesundheit. Eine Theorie der Gesundheitsförderung am Beispiel von Herz-Kreislauf-Risiken. Reihe Gesundheitspsychologie, Bd. 5. Göttingen: Hogrefe.

Spieß, K.; Westermaier, F. (2016): Berufsgruppe »Erzieherin«: Zufrieden mit der Arbeit, aber nicht mit der Entlohnung. DIW Wochenbericht 83 (43), S. 1022–1033.

Staub-Bernasconi, S. (2018): Soziale Arbeit als Handlungswissenschaft. Soziale Arbeit auf dem Weg zu kritischer Professionalität. 2. Aufl. Opladen, Toronto: Verlag Barbara Budrich.

Ulich, E. (2011): Arbeitspsychologie. 7. Aufl. Zürich, Stuttgart: Schöffer-Poeschel.

Tang, X.; Li, X. (2021): Role Stress, Burnout, and Workplace Support Among Newly Recruited Social Workers. Research on Social Work Practice 31(3), 104973152098453. DOI: 10.1177/1049731520984534

Register